"十二五"职业教育国家规划立项教材

国家卫生和计划生育委员会"十二五"规划教材

全国中等卫生职业教育教材

供康复技术专业用　　　　第2版

常见疾病康复

主　编　郭　华

副主编　马洪朝　王丽岩

编　者（以姓氏笔画为序）

马洪朝（江西省赣州卫生学校）

王丽岩（大庆医学高等专科学校）

任丽伟（首都铁路卫生学校）

李　方（河南省郑州市卫生学校）

李　强（浙江省桐乡市卫生学校）

杨文东（云南省大理卫生学校）

郭　华（广东省江门中医药学校）

郭金达（河北省秦皇岛市卫生学校）

覃　莹（广东省江门中医药学校）

人民卫生出版社

图书在版编目（CIP）数据

常见疾病康复 / 郭华主编 . —2 版 . —北京：人民卫生
出版社，2015

ISBN 978-7-117-21673-9

Ⅰ. ①常… Ⅱ. ①郭… Ⅲ. ①常见病－康复医学－
高等职业教育－教材②常见病－护理学－高等职业教育－
教材 Ⅳ. ①R49②R47

中国版本图书馆 CIP 数据核字（2015）第 255831 号

| 人卫智网 | www.ipmph.com | 医学教育、学术、考试、健康，购书智慧智能综合服务平台 |
| 人卫官网 | www.pmph.com | 人卫官方资讯发布平台 |

常见疾病康复
第 2 版

主　　编：郭　华
出版发行：人民卫生出版社（中继线 010-59780011）
地　　址：北京市朝阳区潘家园南里 19 号
邮　　编：100021
E - mail：pmph @ pmph.com
购书热线：010-59787592　010-59787584　010-65264830
印　　刷：三河市博文印刷有限公司
经　　销：新华书店
开　　本：787×1092　1/16　　印张：31
字　　数：774 千字
版　　次：2002 年 7 月第 1 版　　2016 年 2 月第 2 版
　　　　　2022 年 12 月第 2 版第 12 次印刷（总第 14 次印刷）
标准书号：ISBN 978-7-117-21673-9
定　　价：65.00 元

打击盗版举报电话：010-59787491　E-mail：WQ @ pmph.com
质量问题联系电话：010-59787234　E-mail：zhiliang @ pmph.com

出版说明

为全面贯彻党的十八大和十八届三中、四中、五中全会精神,依据《国务院关于加快发展现代职业教育的决定》要求,更好地服务于现代卫生职业教育快速发展的需要,适应卫生事业改革发展对医药卫生职业人才的需求,贯彻《医药卫生中长期人才发展规划(2011—2020年)》《现代职业教育体系建设规划(2014—2020年)》文件精神,人民卫生出版社在教育部、国家卫生和计划生育委员会的领导和支持下,按照教育部颁布的《中等职业学校专业教学标准(试行)》医药卫生类(第二辑)(简称《标准》),由全国卫生职业教育教学指导委员会(简称卫生行指委)直接指导,经过广泛的调研论证,成立了中等卫生职业教育各专业教育教材建设评审委员会,启动了全国中等卫生职业教育第三轮规划教材修订工作。

本轮规划教材修订的原则:①明确人才培养目标。按照《标准》要求,本轮规划教材坚持立德树人,培养职业素养与专业知识、专业技能并重,德智体美全面发展的技能型卫生专门人才。②强化教材体系建设。紧扣《标准》,各专业设置公共基础课(含公共选修课)、专业技能课(含专业核心课、专业方向课、专业选修课);同时,结合专业岗位与执业资格考试需要,充实完善课程与教材体系,使之更加符合现代职业教育体系发展的需要。在此基础上,组织制订了各专业课程教学大纲并附于教材中,方便教学参考。③贯彻现代职教理念。体现"以就业为导向,以能力为本位,以发展技能为核心"的职教理念。理论知识强调"必需、够用";突出技能培养,提倡"做中学、学中做"的理实一体化思想,在教材中编入实训(实验)指导。④重视传统融合创新。人民卫生出版社医药卫生规划教材经过长时间的实践与积累,其中的优良传统在本轮修订中得到了很好的传承。在广泛调研的基础上,再版教材与新编教材在整体上实现了高度融合与衔接。在教材编写中,产教融合、校企合作理念得到了充分贯彻。⑤突出行业规划特性。本轮修订紧紧依靠卫生行指委和各专业教育教材建设评审委员会,充分发挥行业机构与专家对教材的宏观规划与评审把关作用,体现了国家卫生计生委规划教材一贯的标准性、权威性、规范性。⑥提升服务教学能力。本轮教材修订,在主教材中设置了一系列服务教学的拓展模块;此外,教材立体化建设水平进一步提高,根据专业需要开发了配套教材、网络增值服务等,大量与课程相关的内容围绕教材形成便捷的在线数字化教学资源包,为教师提供教学素材支撑,为学生提供学习资源服务,教材的教学服务能力明显增强。

人民卫生出版社作为国家规划教材出版基地,有护理、助产、农村医学、药剂、制药技术、营养与保健、康复技术、眼视光与配镜、医学检验技术、医学影像技术、口腔修复工艺等 24 个专业的教材获选教育部中等职业教育专业技能课立项教材,相关专业教材根据《标准》颁布情况陆续修订出版。

康复技术专业编写说明

根据教育部 2010 年公布的《中等职业学校专业目录（2010 年修订）》，康复技术专业（100500）的目的是面向基层医疗卫生机构、社区、残联及民政系统康复机构等，培养从事临床康复、社区康复和养老机构康复等工作，德智体美全面发展的高素质劳动者和技能型人才。人民卫生出版社积极落实教育部、国家卫生和计划生育委员会相关要求，推进《标准》实施，在卫生行指委指导下，进行了认真细致的调研论证工作，规划并启动了教材的编写工作。

本轮康复技术专业规划教材与《标准》课程结构对应，设置公共基础课（含公共选修课）、专业基础课、专业技能课（含专业核心课、专业选修课）教材。其中专业核心课教材根据《标准》要求设置共 10 种。

本轮教材编写力求贯彻以学生为中心、贴近岗位需求、服务教学的创新教材编写理念，教材中设置了"学习目标""病例／案例""知识链接""考点提示""本章小结""目标测试""实训／实验指导"等模块。"学习目标""考点提示""目标测试"相互呼应衔接，着力专业知识掌握，提高专业考试应试能力。尤其是"病例／案例""实训／实验指导"模块，通过真实案例激发学生的学习兴趣、探究兴趣和职业兴趣，满足了"真学、真做、掌握真本领""早临床、多临床、反复临床"的新时期卫生职业教育人才培养新要求。

本系列教材将于 2016 年 7 月前全部出版。

全国卫生职业教育教学指导委员会

7

总序号	适用专业	分序号	教材名称	版次
1	护理专业	1	解剖学基础 **	3
2		2	生理学基础 **	3
3		3	药物学基础 **	3
4		4	护理学基础 **	3
5		5	健康评估 **	2
6		6	内科护理 **	3
7		7	外科护理 **	3
8		8	妇产科护理 **	3
9		9	儿科护理 **	3
10		10	老年护理 **	3
11		11	老年保健	1
12		12	急救护理技术	3
13		13	重症监护技术	2
14		14	社区护理	3
15		15	健康教育	1
16	助产专业	1	解剖学基础 **	3
17		2	生理学基础 **	3
18		3	药物学基础 **	3
19		4	基础护理 **	3
20		5	健康评估 **	2
21		6	母婴护理 **	1
22		7	儿童护理 **	1
23		8	成人护理（上册）- 内外科护理 **	1
24		9	成人护理（下册）- 妇科护理 **	1
25		10	产科学基础 **	3
26		11	助产技术 **	1
27		12	母婴保健	3
28		13	遗传与优生	3

续表

总序号	适用专业	分序号	教材名称	版次
29	护理、助产专业共用	1	病理学基础	3
30		2	病原生物与免疫学基础	3
31		3	生物化学基础	3
32		4	心理与精神护理	3
33		5	护理技术综合实训	2
34		6	护理礼仪	3
35		7	人际沟通	3
36		8	中医护理	3
37		9	五官科护理	3
38		10	营养与膳食	3
39		11	护士人文修养	1
40		12	护理伦理	1
41		13	卫生法律法规	3
42		14	护理管理基础	1
43	农村医学专业	1	解剖学基础 **	1
44		2	生理学基础 **	1
45		3	药理学基础 **	1
46		4	诊断学基础 **	1
47		5	内科疾病防治 **	1
48		6	外科疾病防治 **	1
49		7	妇产科疾病防治 **	1
50		8	儿科疾病防治 **	1
51		9	公共卫生学基础 **	1
52		10	急救医学基础 **	1
53		11	康复医学基础 **	1
54		12	病原生物与免疫学基础	1
55		13	病理学基础	1
56		14	中医药学基础	1
57		15	针灸推拿技术	1
58		16	常用护理技术	1
59		17	农村常用医疗实践技能实训	1
60		18	精神病学基础	1
61		19	实用卫生法规	1
62		20	五官科疾病防治	1
63		21	医学心理学基础	1
64		22	生物化学基础	1
65		23	医学伦理学基础	1
66		24	传染病防治	1

续表

总序号	适用专业	分序号	教材名称	版次
67	营养与保健专业	1	正常人体结构与功能 *	1
68		2	基础营养与食品安全 *	1
69		3	特殊人群营养 *	1
70		4	临床营养 *	1
71		5	公共营养 *	1
72		6	营养软件实用技术 *	1
73		7	中医食疗药膳 *	1
74		8	健康管理 *	1
75		9	营养配餐与设计 *	1
76	康复技术专业	1	解剖生理学基础 *	1
77		2	疾病学基础 *	1
78		3	临床医学概要 *	1
79		4	康复评定技术 *	2
80		5	物理因子治疗技术 *	1
81		6	运动疗法 *	1
82		7	作业疗法 *	1
83		8	言语疗法 *	1
84		9	中国传统康复疗法 *	1
85		10	常见疾病康复 *	2
86	眼视光与配镜专业	1	验光技术 *	1
87		2	定配技术 *	1
88		3	眼镜门店营销实务 *	1
89		4	眼视光基础 *	1
90		5	眼镜质检与调校技术 *	1
91		6	接触镜验配技术 *	1
92		7	眼病概要	1
93		8	人际沟通技巧	1
94	医学检验技术专业	1	无机化学基础 *	3
95		2	有机化学基础 *	3
96		3	分析化学基础 *	3
97		4	临床疾病概要 *	3
98		5	寄生虫检验技术 *	3
99		6	免疫学检验技术 *	3
100		7	微生物检验技术 *	3
101		8	检验仪器使用与维修 *	1
102	医学影像技术专业	1	解剖学基础 *	1
103		2	生理学基础 *	1
104		3	病理学基础 *	1

续表

总序号	适用专业	分序号	教材名称	版次
105		4	医用电子技术 *	3
106		5	医学影像设备 *	3
107		6	医学影像技术 *	3
108		7	医学影像诊断基础 *	3
109		8	超声技术与诊断基础 *	3
110		9	X 线物理与防护 *	3
111	口腔修复工艺专业	1	口腔解剖与牙雕刻技术 *	2
112		2	口腔生理学基础 *	3
113		3	口腔组织及病理学基础 *	2
114		4	口腔疾病概要 *	3
115		5	口腔工艺材料应用 *	3
116		6	口腔工艺设备使用与养护 *	2
117		7	口腔医学美学基础 *	3
118		8	口腔固定修复工艺技术 *	3
119		9	可摘义齿修复工艺技术 *	3
120		10	口腔正畸工艺技术 *	3
121	药剂、制药技术专业	1	基础化学 **	1
122		2	微生物基础 **	1
123		3	实用医学基础 **	1
124		4	药事法规 **	1
125		5	药物分析技术 **	1
126		6	药物制剂技术 **	1
127		7	药物化学 **	1
128		8	会计基础	1
129		9	临床医学概要	1
130		10	人体解剖生理学基础	1
131		11	天然药物学基础	1
132		12	天然药物化学基础	1
133		13	药品储存与养护技术	1
134		14	中医药基础	1
135		15	药店零售与服务技术	1
136		16	医药市场营销技术	1
137		17	药品调剂技术	1
138		18	医院药学概要	1
139		19	医药商品基础	1
140		20	药理学	1

** 为"十二五"职业教育国家规划教材
* 为"十二五"职业教育国家规划立项教材

前　言

　　本教材为教育部"十二五"职业教育国家规划立项教材、国家卫生和计划生育委员会"十二五"规划教材,是为推动我国中等卫生职业教育及教材建设的发展,以教材创新推进中等卫生职业教育改革,培养面向基层的技能型康复技术专业人才而编写。

　　本教材根据教育部《中等职业学校康复技术专业教学标准》的要求,紧密围绕最新《康复医学与治疗技术(初级士)考试大纲》和《康复保健师评定标准》,遵循"三基(基本知识、基本理论、基本技能)、五性(思想性、科学性、先进性、启发性、适用性)、三特定(特定目标、特定对象、特定限制)"的原则,对接职业标准和岗位需求。强调全书体例结构规范,编写风格一致,内容科学严谨。本教材编写以"课程标准"入手,内容的设计充分体现中等职业教育的应用性、实用性和技能性,始终坚持"以学生为主体,能力培养为本,素质教育同步"的理念,在分析常见疾病康复工作流程的同时,紧紧围绕岗位工作任务安排教材的知识内容和能力内容,将教学的切入点放在临床治疗与康复治疗的结合点上;将教材内容的重点放在疾病早期康复治疗的介入、日常生活活动能力所需的康复技术、常见疾病的康复治疗知识与技能上;同时养成沟通与交流能力,将良好的职业道德思想贯穿于学习的始终。

　　本教材编写过程中,采纳了许多师生好的意见和建议,调研了各级、各类康复医疗机构的需求,力求以应用为主旨和特点,使教学内容与职业需求紧密结合,强化实践教学,加强学生职业能力训练,使本教材的职业教育属性得到具体体现,尤其是对即将服务于基层的康复技术专业人员能学有所用。本教材除主要供中等职业教育康复技术专业教学使用之外,同时可作为在职康复技术专业人员的参考用书,也可作为康复医学与治疗技术(初级士)资格考试和康复保健师培训的复习用书。

　　本教材的编写吸纳了国内外有关教材及专著的一些观点,得到了各编者所在学校的大力支持,在此一并表示诚挚的感谢! 由于编者水平有限、编写时间仓促,错误与疏漏在所难免,祈望广大师生和读者不吝赐教和指正,以期下次修订时得以完善和提高。

郭　华

2015 年 10 月

目 录

绪论··· 1
　　一、疾病康复的基本概念·· 1
　　二、疾病康复的内容与目标··· 2
　　三、疾病康复的基本原则·· 2
　　四、临床思维方式与基本程序·· 3
　　五、疾病康复在现代医学中的地位和作用······························ 4

第一章　常见功能障碍康复··· 8
　第一节　慢性疼痛··· 8
　　一、概述·· 8
　　二、康复评定·· 9
　　三、功能障碍··· 12
　　四、康复治疗··· 12
　　五、健康教育··· 14
　　六、功能结局··· 14
　第二节　压疮·· 16
　　一、概述··· 16
　　二、康复评定··· 17
　　三、功能障碍··· 18
　　四、预防·· 18
　　五、康复治疗··· 19
　　六、健康教育··· 20
　　七、功能结局··· 20
　第三节　痉挛·· 21
　　一、概述··· 22
　　二、康复评定··· 22
　　三、功能障碍··· 24
　　四、康复治疗··· 24
　　五、健康教育··· 27

六、功能结局 ……………………………………………………………… 27

第四节 挛缩 ………………………………………………………………… 28

一、概述 ……………………………………………………………… 29

二、康复评定 ………………………………………………………… 29

三、功能障碍 ………………………………………………………… 30

四、康复治疗 ………………………………………………………… 30

五、健康教育 ………………………………………………………… 32

六、功能结局 ………………………………………………………… 32

第五节 吞咽障碍 …………………………………………………………… 33

一、概述 ……………………………………………………………… 33

二、康复评定 ………………………………………………………… 34

三、功能障碍 ………………………………………………………… 35

四、康复治疗 ………………………………………………………… 35

五、健康教育 ………………………………………………………… 37

六、功能结局 ………………………………………………………… 37

第六节 神经源性膀胱和肠道功能障碍 …………………………………… 38

一、神经源性膀胱功能障碍 ………………………………………… 39

二、神经源性肠道功能障碍 ………………………………………… 43

第七节 感觉和认知功能障碍 ……………………………………………… 47

一、概述 ……………………………………………………………… 48

二、康复评定 ………………………………………………………… 51

三、功能障碍 ………………………………………………………… 55

四、康复治疗 ………………………………………………………… 55

五、健康教育 ………………………………………………………… 59

六、功能结局 ………………………………………………………… 59

第八节 言语障碍 …………………………………………………………… 60

一、概述 ……………………………………………………………… 61

二、康复评定 ………………………………………………………… 62

三、功能障碍 ………………………………………………………… 63

四、康复治疗 ………………………………………………………… 64

五、健康教育 ………………………………………………………… 67

六、功能结局 ………………………………………………………… 67

第九节 儿童发育、精神与行为障碍 ……………………………………… 68

一、儿童注意缺陷多动障碍 ………………………………………… 68

二、儿童孤独症 ……………………………………………………… 71

三、儿童智力低下 …………………………………………………… 75

第二章 常见神经系统疾病康复 …………………………………………… 80

第一节 脑卒中 ……………………………………………………………… 80

一、概述 …………………………………………………………………… 80

二、康复评定 ……………………………………………………………… 82

三、功能障碍 ……………………………………………………………… 87

四、康复治疗 ……………………………………………………………… 87

五、健康教育 ……………………………………………………………… 94

六、功能结局 ……………………………………………………………… 94

第二节　颅脑损伤 …………………………………………………………… 95

一、概述 …………………………………………………………………… 96

二、康复评定 ……………………………………………………………… 97

三、功能障碍 …………………………………………………………… 100

四、康复治疗 …………………………………………………………… 100

五、健康教育 …………………………………………………………… 103

六、功能结局 …………………………………………………………… 103

第三节　脊髓损伤 ………………………………………………………… 105

一、概述 ………………………………………………………………… 105

二、康复评定 …………………………………………………………… 108

三、功能障碍 …………………………………………………………… 110

四、康复治疗 …………………………………………………………… 111

五、健康教育 …………………………………………………………… 120

六、功能结局 …………………………………………………………… 120

第四节　帕金森病 ………………………………………………………… 121

一、概述 ………………………………………………………………… 121

二、康复评定 …………………………………………………………… 122

三、功能障碍 …………………………………………………………… 123

四、康复治疗 …………………………………………………………… 124

五、健康教育 …………………………………………………………… 126

六、功能结局 …………………………………………………………… 126

第五节　阿尔茨海默病 …………………………………………………… 127

一、概述 ………………………………………………………………… 127

二、康复评定 …………………………………………………………… 128

三、功能障碍 …………………………………………………………… 129

四、康复治疗 …………………………………………………………… 129

五、健康教育 …………………………………………………………… 131

六、功能结局 …………………………………………………………… 131

第六节　周围神经损伤 …………………………………………………… 132

一、概述 ………………………………………………………………… 132

二、康复评定 …………………………………………………………… 134

三、功能障碍 …………………………………………………………… 135

四、康复治疗 …………………………………………………………… 135

五、健康教育 ………………………………………………………………… 138

六、功能结局 ………………………………………………………………… 138

第七节　脑性瘫痪 …………………………………………………………… 140

一、概述 ……………………………………………………………………… 140

二、康复评定 ………………………………………………………………… 143

三、功能障碍 ………………………………………………………………… 147

四、康复治疗 ………………………………………………………………… 148

五、健康教育 ………………………………………………………………… 154

六、功能结局 ………………………………………………………………… 154

第八节　多发性硬化 ………………………………………………………… 155

一、概述 ……………………………………………………………………… 156

二、康复评定 ………………………………………………………………… 157

三、功能障碍 ………………………………………………………………… 158

四、康复治疗 ………………………………………………………………… 158

五、健康教育 ………………………………………………………………… 159

六、功能结局 ………………………………………………………………… 160

第九节　脊髓灰质炎后遗症 ………………………………………………… 161

一、概述 ……………………………………………………………………… 162

二、康复评定 ………………………………………………………………… 163

三、功能障碍 ………………………………………………………………… 163

四、康复治疗 ………………………………………………………………… 164

五、健康教育 ………………………………………………………………… 165

六、功能结局 ………………………………………………………………… 165

第三章　常见肌肉骨骼系统疾病康复 ……………………………………… 168

第一节　骨折 ………………………………………………………………… 168

一、概述 ……………………………………………………………………… 168

二、康复评定 ………………………………………………………………… 170

三、功能障碍 ………………………………………………………………… 171

四、康复治疗 ………………………………………………………………… 172

五、健康教育 ………………………………………………………………… 180

六、功能结局 ………………………………………………………………… 180

第二节　手外伤 ……………………………………………………………… 182

一、概述 ……………………………………………………………………… 182

二、康复评定 ………………………………………………………………… 183

三、功能障碍 ………………………………………………………………… 185

四、康复治疗 ………………………………………………………………… 186

五、健康教育 ………………………………………………………………… 190

六、功能结局 ………………………………………………………………… 190

第三节　运动损伤…………………………………………………………… 191

　　一、概述………………………………………………………………… 192

　　二、康复评定…………………………………………………………… 192

　　三、功能障碍…………………………………………………………… 195

　　四、康复治疗…………………………………………………………… 195

　　五、健康教育…………………………………………………………… 203

　　六、功能结局…………………………………………………………… 204

第四节　颈椎病……………………………………………………………… 205

　　一、概述………………………………………………………………… 205

　　二、康复评定…………………………………………………………… 208

　　三、功能障碍…………………………………………………………… 211

　　四、康复治疗…………………………………………………………… 212

　　五、健康教育…………………………………………………………… 215

　　六、功能结局…………………………………………………………… 215

第五节　关节置换术………………………………………………………… 217

　　一、概述………………………………………………………………… 217

　　二、康复评定…………………………………………………………… 218

　　三、功能障碍…………………………………………………………… 219

　　四、康复治疗…………………………………………………………… 220

　　五、健康教育…………………………………………………………… 225

　　六、功能结局…………………………………………………………… 225

第六节　骨关节炎…………………………………………………………… 227

　　一、概述………………………………………………………………… 227

　　二、康复评定…………………………………………………………… 229

　　三、功能障碍…………………………………………………………… 229

　　四、康复治疗…………………………………………………………… 230

　　五、健康教育…………………………………………………………… 231

　　六、功能结局…………………………………………………………… 232

第七节　腰椎间盘突出症…………………………………………………… 233

　　一、概述………………………………………………………………… 233

　　二、康复评定…………………………………………………………… 235

　　三、功能障碍…………………………………………………………… 236

　　四、康复治疗…………………………………………………………… 236

　　五、健康教育…………………………………………………………… 239

　　六、功能结局…………………………………………………………… 240

第八节　肩关节周围炎……………………………………………………… 241

　　一、概述………………………………………………………………… 241

　　二、康复评定…………………………………………………………… 243

　　三、功能障碍…………………………………………………………… 243

四、康复治疗 ………………………………………………………………… 243

五、健康教育 ………………………………………………………………… 245

六、功能结局 ………………………………………………………………… 245

第九节　脊柱侧凸 …………………………………………………………… 247

一、概述 …………………………………………………………………… 247

二、康复评定 ………………………………………………………………… 248

三、功能障碍 ………………………………………………………………… 249

四、康复治疗 ………………………………………………………………… 249

五、健康教育 ………………………………………………………………… 253

六、功能结局 ………………………………………………………………… 253

第十节　骨质疏松症 ………………………………………………………… 253

一、概述 …………………………………………………………………… 254

二、康复评定 ………………………………………………………………… 256

三、功能障碍 ………………………………………………………………… 256

四、康复治疗 ………………………………………………………………… 257

五、健康教育 ………………………………………………………………… 258

六、功能结局 ………………………………………………………………… 259

第十一节　儿童进行性肌营养不良 ………………………………………… 260

一、概述 …………………………………………………………………… 260

二、康复评定 ………………………………………………………………… 263

三、功能障碍 ………………………………………………………………… 265

四、康复治疗 ………………………………………………………………… 265

五、健康教育 ………………………………………………………………… 270

六、功能结局 ………………………………………………………………… 270

第四章　常见呼吸及循环系统疾病康复 …………………………………… 272

第一节　慢性阻塞性肺疾病 ………………………………………………… 272

一、概述 …………………………………………………………………… 272

二、康复评定 ………………………………………………………………… 273

三、功能障碍 ………………………………………………………………… 275

四、康复治疗 ………………………………………………………………… 276

五、健康教育 ………………………………………………………………… 282

六、功能结局 ………………………………………………………………… 282

第二节　支气管哮喘 ………………………………………………………… 285

一、概述 …………………………………………………………………… 285

二、康复评定 ………………………………………………………………… 286

三、功能障碍 ………………………………………………………………… 287

四、康复治疗 ………………………………………………………………… 288

五、健康教育 ………………………………………………………………… 289

六、功能结局 ……………………………………………………………………… 290

第三节　慢性心力衰竭 ………………………………………………………………… 291

　　一、概述 ………………………………………………………………………… 291

　　二、康复评定 …………………………………………………………………… 293

　　三、功能障碍 …………………………………………………………………… 294

　　四、康复治疗 …………………………………………………………………… 294

　　五、健康教育 …………………………………………………………………… 297

　　六、功能结局 …………………………………………………………………… 297

第四节　冠状动脉粥样硬化性心脏病 ………………………………………………… 299

　　一、概述 ………………………………………………………………………… 299

　　二、康复评定 …………………………………………………………………… 300

　　三、功能障碍 …………………………………………………………………… 303

　　四、康复治疗 …………………………………………………………………… 304

　　五、健康教育 …………………………………………………………………… 308

　　六、功能结局 …………………………………………………………………… 309

第五节　原发性高血压 ………………………………………………………………… 310

　　一、概述 ………………………………………………………………………… 311

　　二、康复评定 …………………………………………………………………… 312

　　三、功能障碍 …………………………………………………………………… 313

　　四、康复治疗 …………………………………………………………………… 313

　　五、健康教育 …………………………………………………………………… 316

　　六、功能结局 …………………………………………………………………… 316

第六节　周围血管疾病 ………………………………………………………………… 318

　　一、血栓闭塞性脉管炎 ………………………………………………………… 318

　　二、静脉炎和血栓性静脉炎 …………………………………………………… 320

　　三、下肢深静脉血栓形成 ……………………………………………………… 321

　　四、急性淋巴管炎和淋巴结炎 ………………………………………………… 323

第五章　常见消化及泌尿生殖系统疾病康复 ………………………………………… 326

第一节　慢性胃炎 ……………………………………………………………………… 326

　　一、概述 ………………………………………………………………………… 326

　　二、康复评定 …………………………………………………………………… 327

　　三、功能障碍 …………………………………………………………………… 328

　　四、康复治疗 …………………………………………………………………… 328

　　五、健康教育 …………………………………………………………………… 329

　　六、功能结局 …………………………………………………………………… 329

第二节　消化性溃疡 …………………………………………………………………… 330

　　一、概述 ………………………………………………………………………… 331

　　二、康复评定 …………………………………………………………………… 332

三、功能障碍 ……………………………………………………………… 332

四、康复治疗 ……………………………………………………………… 332

五、健康教育 ……………………………………………………………… 333

六、功能结局 ……………………………………………………………… 333

第三节 尿路感染 …………………………………………………………… 334

一、概述 …………………………………………………………………… 334

二、康复评定 ……………………………………………………………… 335

三、功能障碍 ……………………………………………………………… 336

四、康复治疗 ……………………………………………………………… 336

五、健康教育 ……………………………………………………………… 337

六、功能结局 ……………………………………………………………… 337

第四节 生殖系统感染 ……………………………………………………… 338

一、概述 …………………………………………………………………… 339

二、康复评定 ……………………………………………………………… 340

三、功能障碍 ……………………………………………………………… 340

四、康复治疗 ……………………………………………………………… 341

五、健康教育 ……………………………………………………………… 341

六、功能结局 ……………………………………………………………… 342

第六章 常见风湿及内分泌系统疾病康复 ………………………………… 344

第一节 类风湿关节炎 ……………………………………………………… 344

一、概述 …………………………………………………………………… 344

二、康复评定 ……………………………………………………………… 345

三、功能障碍 ……………………………………………………………… 347

四、康复治疗 ……………………………………………………………… 347

五、健康教育 ……………………………………………………………… 350

六、功能结局 ……………………………………………………………… 350

第二节 强直性脊柱炎 ……………………………………………………… 351

一、概述 …………………………………………………………………… 352

二、康复评定 ……………………………………………………………… 352

三、功能障碍 ……………………………………………………………… 353

四、康复治疗 ……………………………………………………………… 354

五、健康教育 ……………………………………………………………… 356

六、功能结局 ……………………………………………………………… 357

第三节 糖尿病 ……………………………………………………………… 358

一、概述 …………………………………………………………………… 358

二、康复评定 ……………………………………………………………… 360

三、功能障碍 ……………………………………………………………… 360

四、康复治疗 ……………………………………………………………… 361

五、健康教育 ··· 363
六、功能结局 ··· 363

第七章　恶性肿瘤康复 ··· 366
一、概述 ··· 366
二、康复评定 ··· 367
三、功能障碍 ··· 369
四、康复治疗 ··· 369
五、健康教育 ··· 371
六、功能结局 ··· 371
七、常见恶性肿瘤康复 ··· 371

第八章　烧伤康复 ··· 378
一、概述 ··· 378
二、康复评定 ··· 379
三、功能障碍 ··· 381
四、康复治疗 ··· 381
五、健康教育 ··· 384
六、功能结局 ··· 384

第九章　常见皮肤疾病康复 ··· 387
第一节　单纯疱疹 ··· 387
一、概述 ··· 387
二、康复评定 ··· 388
三、功能障碍 ··· 388
四、康复治疗 ··· 388
五、健康教育 ··· 389
六、功能结局 ··· 389
第二节　带状疱疹 ··· 391
一、概述 ··· 391
二、康复评定 ··· 391
三、功能障碍 ··· 392
四、康复治疗 ··· 392
五、健康教育 ··· 393
六、功能结局 ··· 393
第三节　银屑病 ··· 395
一、概述 ··· 395
二、康复评定 ··· 395
三、功能障碍 ··· 396

四、康复治疗 …………………………………………………… 396

五、健康教育 …………………………………………………… 397

六、功能结局 …………………………………………………… 397

第四节　玫瑰糠疹 ……………………………………………… 398

一、概述 ………………………………………………………… 399

二、康复评定 …………………………………………………… 399

三、功能障碍 …………………………………………………… 399

四、康复治疗 …………………………………………………… 400

五、健康教育 …………………………………………………… 400

六、功能结局 …………………………………………………… 401

第十章　常见五官科疾病康复 ………………………………… 403

第一节　常见眼科疾病 ………………………………………… 403

一、概述 ………………………………………………………… 403

二、康复评定 …………………………………………………… 404

三、功能障碍 …………………………………………………… 405

四、康复治疗 …………………………………………………… 405

五、健康教育 …………………………………………………… 406

六、功能结局 …………………………………………………… 406

第二节　常见耳部疾病 ………………………………………… 407

一、概述 ………………………………………………………… 407

二、康复评定 …………………………………………………… 408

三、功能障碍 …………………………………………………… 409

四、康复治疗 …………………………………………………… 409

五、健康教育 …………………………………………………… 410

六、功能结局 …………………………………………………… 410

第三节　常见鼻部疾病 ………………………………………… 411

一、概述 ………………………………………………………… 411

二、康复评定 …………………………………………………… 412

三、功能障碍 …………………………………………………… 413

四、康复治疗 …………………………………………………… 413

五、健康教育 …………………………………………………… 414

六、功能结局 …………………………………………………… 414

第四节　常见咽喉疾病 ………………………………………… 415

一、概述 ………………………………………………………… 415

二、康复评定 …………………………………………………… 416

三、功能障碍 …………………………………………………… 416

四、康复治疗 …………………………………………………… 417

五、健康教育 …………………………………………………… 417

六、功能结局···417

第五节　常见口腔疾病···418

一、概述···419

二、康复评定···420

三、功能障碍···420

四、康复治疗···421

五、健康教育···422

六、功能结局···422

实训指导···424

实训一　慢性疼痛康复···424

实训二　痉挛康复···425

实训三　脑卒中康复···426

实训四　颅脑损伤康复···426

实训五　脊髓损伤康复···427

实训六　帕金森病康复···428

实训七　脑性瘫痪康复···429

实训八　骨折康复···430

实训九　手外伤康复···431

实训十　运动损伤康复···432

实训十一　颈椎病康复···433

实训十二　关节置换术康复·······································434

实训十三　骨关节炎康复···435

实训十四　慢性阻塞性肺疾病康复·······························436

实训十五　冠心病康复···437

实训十六　高血压病康复···438

实训十七　糖尿病康复···439

实训十八　烧伤康复···440

参考文献···442

目标测试参考答案···443

《常见疾病康复》教学大纲···447

绪　论

学习目标

1. 掌握：疾病康复的基本概念、内容与目标。
2. 熟悉：疾病康复的基本原则、在现代医学中的地位和作用。
3. 了解：疾病康复的临床思维方式与临床基本程序。

一、疾病康复的基本概念

1981年世界卫生组织（WHO）对康复的定义是"康复是指综合协调地应用各种措施，最大限度地恢复和发展病、伤残者的身体、心理、社会、职业、娱乐、教育和周围环境相适应方面的潜能"。康复不仅针对疾病而且着眼于整个人、从生理上、心理上，社会上及经济能力上进行全面康复，它包括医学康复（利用医学手段促进康复）、教育康复（通过特殊教育和培训促进康复）、职业康复（恢复就业能力取得就业机会），及社会康复（在社会层次上采取与社会生活有关的措施，促使残疾人能重返社会），其最终目标提高残疾人生活素质，恢复独立生活、学习和工作的能力，使残疾人能在家庭和社会过有意义的生活。

康复医学是医学一个新分支的学科，主要涉及利用物理因子和方法（包括电、光、热、声、机械设备和主动活动）以诊断、治疗和预防残疾和疾病（包括疼痛），研究使病、伤、残者在体格上、精神上、社会上、职业上得到康复，消除或减轻功能障碍，帮助他们发挥残留功能，恢复其生活能力，工作能力以重新回归社会。康复医学是由理疗学，物理医学逐渐发展形成一门新学科，主要面向慢性病人及伤残者，强调功能上的康复，而且是强调整体功能康复，使患者不但在身体上，而且在心理上和精神上得到康复。它的着眼点不仅在于保存伤残者的生命，而且还要尽量恢复其功能，提高生活素质，重返社会，过有意义的生活。

疾病康复是应用康复医学的基本理论和方法，研究常见疾病所引起的功能障碍、结构异常、活动和参与受限，结合疾病特点，进行康复评定、康复治疗、残疾预防以及康复教育的一门学科。临床疾病常常导致患者不同程度的功能障碍（包括生理功能和心理功能）、身体结构异常、个体活动及社会参与能力的受限。常见疾病康复是以临床疾病引起的功能障碍为中心，以残疾预防为准绳，以康复评定为依据，以康复治疗为手段，以改善和消除常见疾病引起的功能障碍、结构异常，提高个体的独立生活能力和生活质量，促进患者的社会参与能力、早日回归社会为目标的一门学科，是临床康复的重要组成部分。

二、疾病康复的内容与目标

（一）内容

随着康复医学的不断发展，且与临床治疗学的密切结合，在开展多个临床领域专科康复的工作中发展了新的知识和技术，逐步形成了疾病康复的一些分支，如神经科康复、骨科康复、心脏康复、肺科康复、风湿科康复、职业性伤病康复、儿科康复、老年病症康复、肿瘤康复以及精神科康复等。

本教材主要介绍以下内容：绪论、常见功能障碍康复、常见神经系统疾病康复、常见肌肉骨骼系统疾病康复、常见呼吸及循环系统疾病康复、常见消化及泌尿生殖系统疾病康复、常见风湿及内分泌系统疾病康复、恶性肿瘤康复、烧伤康复、常见皮肤疾病康复、常见五官科疾病康复。

（二）目标

疾病康复的最终目标是使病伤残患者通过功能的改善或（和）环境条件的改善而能重返社会，成为对社会有用的成员，重新参加社会生活，履行社会职责。

人们为了能参加社会生活和履行社会职责，需具备以下6方面的基本能力：①意识清楚，有辨人、辨时、辨向的能力。②个人生活能自理。③可以行动（步行、利用轮椅、乘坐交通工具）。④可进行家务劳动或消遣性作业。⑤可进行社交活动。⑥有就业能力，以求经济上能自给。康复医学工作就是为了帮助患者恢复以上能力，促使患者重新回归社会。

三、疾病康复的基本原则

要防治临床疾病引起的患者的身体功能与结构损伤、个体活动及社会参与能力受限，首先应当坚持以下四个原则。

（一）残疾预防原则

对所有门诊和住院患者应具有高度的残疾预防意识并采取相应的康复措施早期介入。对就诊的所有门诊和住院患者在功能障碍发生前要综合协调地采取各种康复治疗措施，防止残疾的发生，重点是残疾的二、三级预防。对于门诊和住院的患者而言，其残损已经发生，所以首先是采取二级预防措施，防止残疾的发生和影响患者个体活动；对已经发生了残疾、活动受限的患者，应积极采取三级预防措施，防止发生残障影响患者的职业能力和社会生活参与能力。

在疾病得到控制后所遗留的功能障碍，在不同程度上影响着患者的身体、心理及社会功能，轻则限制患者进行和参与社会活动，重则生活无法自理，生存质量低下。因此，如何做好临床疾病的二级预防（预防残疾）和三级预防（预防残障）是其重点。随着广大医务工作者和患者康复意识的不断增强、各级卫生行政主管部门对康复工作的重视以及我国经济和康复医学的发展，临床疾病的康复作为康复医学的一个重要组成部分，在急救医疗水平发达的当今社会正迅速发展，受到临床医务工作者，特别是康复医学工作者的高度重视。

（二）结构与功能复原的原则

结构与功能复原是指疾病与损伤一旦导致了患者的身体功能与结构的损伤，就应当首先采用医疗和康复措施，尽可能恢复患者的身体功能与结构，坚持复原的原则。身体结构损伤包括各器官、组织、细胞、分子和基因等的缺损和异常；功能损伤包括生理功能（人的所有生理功能如运动、感知、心理、语言交流）障碍、个体活动及职业能力和社会生活参与能

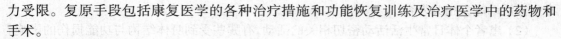

力受限。复原手段包括康复医学的各种治疗措施和功能恢复训练及治疗医学中的药物和手术。

（三）代偿原则

代偿分体内代偿和体外代偿。经医疗和康复措施后,患者身体结构与功能、活动与参与能力仍然只有部分恢复,甚至完全不能恢复者,则应坚持代偿原则,采取代偿方法。

1. 体内代偿　主要包括系统内功能重组和系统间功能重组。系统内功能重组是在同一系统内不同水平上的功能重组和在同一系统同一水平上靠残存功能来代偿,前者如运动系统的高级精细控制部分受累后,通过训练让较低级的粗大运动部分来代偿,后者如股伸肌中某一肌肉受累时,通过训练加强其他残存的股伸肌来代偿。系统间的功能重组就是由另一个在功能上完全不同的系统来代偿。例如通过训练让失明的患者用皮肤触觉接受摄像机转换而来的电刺激代替视觉形象的感知。

2. 体外代偿　是指附加于身上的和经常与身体接触的代偿。这类代偿有人工置入耳蜗、人工喉等,经常与身体接触的有假肢、自助具、轮椅、拐杖、助行器等。

（四）适应原则

1. 功能适应　是指医师和治疗师应当通过综合协调地应用各种康复措施使患者的功能状态恢复到极限水平以适应其生活、学习和工作的需要。

2. 心理适应　是指医师和治疗师应当通过康复教育和心理治疗使患者以乐观和积极的心态正确面对自己目前的身体状况和功能状况,勇敢地重新回归家庭和社会。

3. 环境适应　是指改变患者以外的环境以减轻它们对残障者形成的障碍,这包括从建筑结构上建立方便残疾人在家庭和社会中活动的无障碍设施,建立保障残障者的法律,在观念上改变人们对残疾的不正确看法;在舆论上进行关心爱护和尊重残疾人的宣传等。

上述三条原则的目的就是为了减少残疾和残障,改善患者的生活质量,使患者重返社会。由于社会的发展,医疗和康复技术水平的迅速提高,人们对生活质量也有了更高的要求,康复项目的早期介入对于预防患者可能出现的诸多并发症起到关键作用,从而改善患者的生活质量,生活质量的改善也将有利于患者参与社会生活。

四、临床思维方式与基本程序

（一）临床思维方式

WHO 于 21 世纪初正式发布的《国际功能、残疾和健康分类》(ICF)强调以功能为核心,任何急、慢性疾病(无论先天性还是后天获得性)及损伤必然导致患者不同程度的身体功能与结构损伤、个体活动受限和社会参与受限。因此,治疗师应当以 ICF 为准绳,抓住功能、活动和参与三个重点作为临床思维的基本方式。

1. 身体功能与结构

（1）确定疾病与损伤导致了患者身体结构的何种异常,是缺失、损伤、炎症,还是变异。身体结构主要包括整体结构和各系统、器官、组织、细胞、分子和基因等。

（2）确定疾病与损伤导致了患者身体功能方面的哪些障碍或受限。身体功能包括运动功能、警觉功能、认知功能、平衡功能、语言言语功能、心理功能及各器官、组织和系统的功能等。

2. 个体活动

（1）确定身体功能与结构异常导致了患者个体哪些方面的活动能力受限。主要涉及日常生活活动能力相关内容。

（2）患者个体日常生活活动密切相关的活动，有哪些受到身体结构与功能损伤的影响。主要涉及家务和购物等。

3. 社会参与　确定身体结构与功能异常和个体活动受限。

——对患者参与工作学习的能力是否有影响；

——对患者参与社区活动的能力是否有影响；

——对患者参与社会交往的能力是否有影响；

——对患者参与休闲娱乐是否有影响；

——对患者生活质量是否有影响。

（二）临床基本程序

疾病康复是康复医学的重要组成部分之一，临床基本程序在秉承了康复医学整体特点之外，还要考虑到内外科疾病的特点。首先要在充分全面了解患者病史的前提下，对患者进行全面细致的体格检查和康复评定，在评定的基础上制订合理可行的康复治疗目标，再根据康复目标制订具体的康复治疗方案，并定期召开评价会以调整康复治疗方案，直至患者达到康复治疗目标，重返家庭与社会。疾病康复的临床基本程序如下：

1. 了解病史、体格检查和相关实验室及影像学检查。

2. 初期康复评定　医师或医师和相关治疗师，必要时患者或其家属参加。

3. 制订康复目标　医师或医师和相关治疗师共同制订。

4. 制订康复治疗方案/计划　医师或医师和相关治疗师共同制订。

5. 实施康复治疗　相关治疗师负责。

6. 中期康复评定　医师和相关治疗师，必要时患者或其家属参加；根据评定结果调整治疗方案。

7. 末期康复评定　医师和相关治疗师，必要时患者或其家属参加；根据评定结果决定患者是出院回归家庭、社会，还是到相关疗养或临终关怀机构。

五、疾病康复在现代医学中的地位和作用

（一）地位

WHO将康复医学、临床医学、预防医学、保健医学作为现代化医院的基本功能，其间是互相关联、互相交错、四环相扣的关系。康复医学与临床医学的关联不仅在于康复治疗过程经常需要同时进行临床治疗，而且临床治疗过程也需要康复治疗积极地介入。例如心肌梗死、脑卒中、脑外伤、脊髓损伤等，患者均需要早期活动和功能锻炼，以缩短住院时间，提高功能恢复的程度。临床医学与康复医学在疾病急性期和亚急性期总是相互交织。

康复医学与临床医学的区别见绪论表1。

绪论表1　康复医学与临床医学的区别

	康复医学	临床医学
核心理念	以人体运动障碍为中心	以人体疾病为中心
医学模式	强调生物、心理、社会模式	强调生物学模式
工作对象	各类病伤残者	各类病伤残者
临床评估	强调躯体、心理、生活/社会独立功能	强调疾病诊断和系统功能

续表

	康复医学	临床医学
治疗目的	以功能障碍为核心,强调改善、代偿、替代的途径来改善躯体/心理功能,提高生活质量,回归社会	以疾病为核心,强调去除病因、挽救生命、逆转病理和病理生理过程
治疗手段	以非药物治疗为主,强调患者主动参与和合理训练	以药物和手术为主,强调医护者的作用
工作模式	团队模式	专业化分工模式

在康复医学发展的初期,疾病康复的对象是以骨科和神经系统伤病为主,骨骼肌肉疾病的康复和神经康复是康复医学的主流内容,但是随着心肺疾病的康复、癌症和慢性疼痛康复的不断深入,临床其他常见疾病的康复已逐步受到重视。近年来,消化系统疾病、泌尿系统疾病、周围血管疾病、部分感染性疾病,眼、耳、鼻、喉、口腔和皮肤科部分疾病的康复治疗也逐步开展起来。总之,进一步开展常见疾病康复治疗对提高临床疗效、缩短治疗时间、防治并发症,尤其是对改善或恢复患者的功能与结构、提高或恢复患者的日常生活活动能力和社会参与能力,有效实施残疾的二、三级预防,推动临床康复的深入普及具有十分重要的现实意义和深远的历史意义。

（二）作用

由于医学科学技术的进步,抢救存活率显著提高,留有后遗症和功能障碍的患者也随之增多。此外,因疾病慢性化,需要长期治疗的患者也日益增多。目前很多疾病还有年轻化的趋势。病愈后残留的后遗症会使这些家庭主要收入来源的人丧失参加工作的能力,限制他们参与社会活动,进而导致他们及其家庭生活贫困,甚至影响到家庭其他成员的生活、工作、学业,给个人、家庭和社会带来巨大的负面影响。而正确、及时的康复治疗可以针对各种功能及能力受限,采用各种康复手段,最大限度地恢复患者的生活自理能力,损伤较轻、康复治疗及时的患者还可经此重新走上工作岗位。

1. 预防残疾　疾病康复治疗可以及早评定和治疗患者患病后的功能和能力受限,将患者的功能和能力受限的程度降到最低。对残损已经发生的门诊和住院的患者,由于在功能障碍发生前已经综合协调地采取了各种康复治疗措施,因而大大降低了残疾的发生率。对已经发生了残疾的患者由于积极采取了三级预防措施,从而显著降低了残障的发生率,最大限度地减少残疾对患者的生活、学习和工作造成的影响。

2. 治疗作用　物理疗法在临床多发病、常见病的治疗中有重要作用,例如治疗急慢性感染性和非感染性炎症、各种劳损、创伤等有显著疗效;骨折经理疗后愈合期可缩短1/3左右;周围神经损伤后,理疗可使其再生速度加快3倍。创伤后及早进行理疗,可加速创伤愈合,减少后遗症。对不同类型的冠状动脉硬化性心脏病、高血压病、低血压病、缺血性脑血管病、慢性呼吸系统疾病、慢性消化系统疾病、骨性关节炎等,合理选择物理疗法可控制病理过程的发展,防止产生严重的不良后果,而且理疗无副作用,此外有些疾病虽然不会危及生命,但经久不愈会给患者的生活和劳动带来极大的不便和痛苦,物理疗法对此往往可以发挥显著的治疗作用。慢性溃疡有的迁延数年、十余年甚至更久,经选用某些种类的光疗、激光治疗、电疗、超声波疗法等综合性的物理疗法,常可以取得显著疗效,直至治愈。

3. 减轻副作用,增强疗效　疾病康复治疗以物理疗法、作业治疗、运动治疗、康复工程技术、心理治疗、饮食调理等疗法作为首选治疗,改变了在治疗措施中起主导地位药物治疗的传统方式,避免和减少了使用药物治疗的种类和剂量,减少甚至完全避免了药物的副作用对人体的伤害,显著增加了临床治疗效果。

4. 防治并发症　疾病康复治疗可以减少多种因长期卧床治疗而引起的并发症,如肺部感染、尿路感染、压疮、心肺功能下降、肌肉萎缩、肌力肌耐力下降、骨质疏松、骨关节炎及关节挛缩等的发生。

 小结

　　疾病康复是指综合采用各种康复治疗手段,对各类伤、残、病患者的病理和病理生理异常以及相应的功能障碍,进行的针对性康复医疗实践,最终目标提高残疾人生活素质,恢复独立生活、学习和工作的能力,使残疾人能在家庭和社会过有意义的生活。开展常见疾病康复治疗对提高临床疗效、缩短治疗时间、防治并发症,尤其是对改善或恢复患者的功能与结构、提高或恢复患者的日常生活活动能力和社会参与能力,有效实施残疾的二、三级预防,推动临床康复的深入普及具有十分重要的现实意义和深远的历史意义。

 目标测试

A 型题

1. 进行疾病康复的基本原则正确的有
    A. 残疾治疗原则
    B. 结构与功能复原的原则
    C. 代替原则
    D. 结构复原的原则
    E. 功能复原的原则

2. 下列哪一种**不是**康复医学与临床医学的区别
    A. 核心理念不同　　　　B. 治疗目不同　　　　C. 治疗手段不同
    D. 工作模式不同　　　　E. 用药剂量不同

3. 康复医学在现代医学中地位哪一个**不正确**
    A. 现代医学由预防医学、临床医学、保健医学和康复医学构成
    B. 综合医院必须加强康复医学科建设
    C. 康复医学尚未纳入临床医学一级学科
    D. 社区医疗卫生服务强调"六位一体",其中康复是一个重要内容
    E. 康复医学更接近于新医学

4. 康复治疗方法**不包括**
    A. 物理治疗　　　　　　B. 肉毒毒素注射　　　C. 言语训练
    D. 佩戴矫形器　　　　　E. 作业治疗

5. 康复治疗的基本原则**不包括**
    A. 因人而异　　　　　　B. 循环渐进　　　　　C. 持之以恒
    D. 全面康复　　　　　　E. 少量多次

B 型题

    A. 功能代偿　　　　　　B. 体外适应　　　　　C. 认知适应
    D. 功能适应　　　　　　E. 体内代偿

6. 代偿原则正确的有

7. 适应原则正确的有
   A. 抓住功能、活动和参与三个重点
   B. 各系统、器官、组织、细胞、分子和基因等
   C. 各系统、器官、组织、细胞、分子和运动功能
   D. 各系统、器官、组织、细胞、分子和运动功能、感觉功能、认知功能、平衡功能、语言言语功能、心理功能等
   E. 各系统、器官、组织、细胞、分子和运动功能、感觉功能、认知功能、平衡功能、语言言语功能、心理功能及各器官、组织和系统的功能等
8. 进行疾病康复的临床思维基本方式是指
9. 身体结构与功能包括

（郭　华）

第一章 常见功能障碍康复

第一节 慢性疼痛

学习目标

1. 掌握：慢性疼痛的概念、康复治疗目的、常见康复治疗方法。
2. 熟悉：慢性疼痛的康复评定、功能障碍、健康教育。
3. 了解：慢性疼痛的常见病因。

案例

女，33岁，因腰部疼痛无法继续工作，近一年服用中药疼痛未见减轻，牵引按摩3个多月腰痛仍未减轻并逐渐加重。情绪压抑，长期睡眠差。查体：腰椎L_3、L_4、L_5椎旁压痛，同时右侧腰部、臀部、大腿部肌肉轻度萎缩。腰椎X线片示：L_3、L_4、L_5依次向右偏移3mm，L_5骶化。CT片示：$L_{3\sim4}$，$L_{4\sim5}$椎间盘突出。

请问：1. 该患者属于慢性疼痛吗？
2. 如何对该患者的腰痛进行视觉模拟评分法的评定？
3. 该患者应采取哪些康复治疗措施？

一、概述

（一）定义

国际疼痛研究协会（IASP）提出"疼痛是第五个生命体征，与血压、体温、呼吸、脉搏一起，是生命体征的重要指标"，并将之定义为：疼痛是与现存或潜在的组织损伤有关的或可用损伤来描述的一种不愉快的感觉和情绪体验。

慢性疼痛是一个综合征，是一种持续的病理过程，是疾病或损伤恢复期过后仍持续的疼痛，持续时间可达3~6个月以上。我国慢性疼痛病史者占总人口的25%~30%，且呈上升趋势，诊断和治疗较为困难，给患者带来了身体、精神等方面的负担。

（二）病因

1. 疾病或刺激因素 常见有慢性神经源性疼痛，如中枢性疼痛、外周神经痛等；组织损伤性疼痛，如慢性劳损、癌痛等；无菌性炎症痛，如慢性下腰背痛、慢性关节痛等。

2. 心理因素 情感、社会、经济、文化和动机状态对慢性疼痛均有较大影响。如消极心态的人慢性疼痛发病率明显高于积极心态的人。

（三）临床表现

常与自主神经功能表现有关,多见于女性,以弥漫性疼痛为主。慢性持续性的反复疼痛可引起患者睡眠障碍,改变患者的情绪,出现焦虑、抑郁等心理障碍,临床上常将疼痛、睡眠、情绪称为慢性疼痛三联征。一旦慢性疼痛形成,则完全缓解的可能性极小,且容易出现药物成瘾。

（四）辅助检查

检查项目应根据临床实际需要,有目的和有系统地选择。常用有实验室检查、X线平片、超声波、CT、MRI、肌电图等。

二、康复评定

（一）生理功能评定

1. 疼痛评定　疼痛评定方法主要分为两大类:①直接法:依据刺激 - 反应原则,直接给患者以某种致痛性刺激所测得的痛阈,如压痛评定法等。②间接法:让患者自己描述或评定现有疼痛的性质和程度的方法,如视觉模拟评分法等。临床上多使用间接评定法,常用方法如下:

（1）视觉模拟评分法（VAS）:也称目测类比评分法。方法为在纸上画一条 10cm 长的线段,线段左端表示无痛（0）,右端表示极痛（10）。目测后让患者根据自己所感受到的疼痛程度,在线段上用手指出或笔画出疼痛位置。从起点至记号处的距离长度就是疼痛的量（图1-1）。一般重复两次取平均值。此法优点为简单、快速、易操作,在临床上广泛应用于治疗效果的评价。缺点为两点之间不能量化;要求患者有一定的知识水平,年龄不小于 8 岁;只能对患者治疗前后做评价,不能做患者之间的比较。

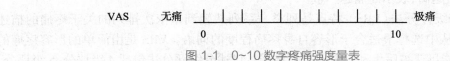

图 1-1　0~10 数字疼痛强度量表

（2）简化 McGill 疼痛问卷（SF-MPQ）:由 11 个感觉类和 4 个情感类对疼痛的描述词以及视觉模拟评分法（VAS）和现时疼痛强度（PPI）三部分组成（表1-1）。

表 1-1　简式 McGill 疼痛问卷

Ⅰ.疼痛分级指数（PRI）的评定

疼痛性质	疼痛程度			
A 感觉项				
	无	轻	中	重
1. 跳痛	0	1	2	3
2. 刺痛	0	1	2	3
3. 刀割痛	0	1	2	3
4. 锐痛	0	1	2	3
5. 痉挛牵扯痛	0	1	2	3
6. 绞痛	0	1	2	3

续表

7. 烧灼痛	0	1	2	3
8. 持续固定痛	0	1	2	3
9. 胀痛	0	1	2	3
10. 触痛	0	1	2	3
11. 撕裂痛	0	1	2	3

B 情感项

1. 软弱无力	0	1	2	3
2. 厌烦	0	1	2	3
3. 害怕	0	1	2	3
4. 受罪、惩罚感	0	1	2	3

感觉项评分(S):_____   情感项评分(A):_____

疼痛总分(T=S+A):_____

Ⅱ. 视觉模拟评分法(VAS)

无痛(0) |_____| 剧痛(10)

Ⅲ. 现有疼痛强度(PPI)评定

0—无痛；   1—轻度不适；

2—不适；   3—难受；

4—可怕的痛；   5—极为痛苦

总评:S=_____;A:_____;PRI=_____;VAS=_____;PPI=_____

总评时,PRI 感觉项和情感项总分越高,表示疼痛越严重;VAS 的点越靠近10,表示疼痛越严重;PPI 分值越高,表示疼痛越严重。

(3)口述分级评分法(VRS):特点是列举一系列从轻到重依次排列的关于疼痛的描述性词语,让患者从中选择最适合于形容自身疼痛程度的词语。VRS 是由简单的形容疼痛的字词组成,所以能迅速被医生和患者双方所接受。口述分级评分法包括 4 级评分、5 级评分、6 级评分、12 级评分和 15 级评分,这些词通常按从疼痛最轻到最强的顺序排列(表 1-2)。最轻程度疼痛的描述常被评估为 0 分,以后每增加 1 级即增加 1 分,因此每个描述疼痛的形容词都有相应的评分,以便定量分析疼痛。这样,患者的总疼痛程度评分就是最适合其疼痛水平有关的形容词所代表的数字。

表 1-2　口述分级评分法

4 级评定法	5 级评定法	6 级评定法	12 级评定法	15 级评定法
1 无痛	1 无痛	1 无痛	1 不引人注意的痛	1 无痛
2 轻度痛	2 轻度痛	2 轻度痛	2 刚刚注意到的疼痛	2 极弱的痛
3 中度痛	3 中度痛	3 中度痛	3 很弱的痛	3 刚刚注意到的疼痛
4 严重痛	4 严重痛	4 严重痛	4 弱痛	4 很弱的痛
	5 剧烈痛	5 剧烈痛	5 轻度痛	5 弱痛
		6 难以忍受的痛	6 中度痛	6 轻度痛
			7 强痛	7 中度痛

续表

4级评定法	5级评定法	6级评定法	12级评定法	15级评定法
			8 剧烈痛	8 不适性痛
			9 很强烈的痛	9 很强烈的痛
			10 严重痛	10 剧烈痛
			11 极剧烈痛	11 很强烈的痛
			12 难以忍受的痛	12 极剧烈痛
				13 很剧烈的痛
				14 不可忍受的痛
				15 难以忍受的痛

（4）数字类比评分法（NRS量表）：用于疼痛缓解程度的评定，是将疼痛程度用0到10这11个数字表示。0表示无痛，10表示最痛。被测者根据个人疼痛感受在其中相应数字上做记号，程度分级标准为：0：无痛；1~3：轻度疼痛；4~6：中度疼痛；7~10：重度疼痛。此方法在国际上较为通用。

NRS量表

无痛 0—1—2—3—4—5—6—7—8—9—10 最剧烈的痛

疼痛缓解度 =（接受治疗前疼痛程度 – 治疗后疼痛程度）/ 接受治疗前疼痛程度

0- 未缓解

5- 轻度缓解（疼痛程度下降25%）

6- 中度缓解（疼痛程度下降50%）

7- 明显缓解（疼痛程度下降75%）

8- 完全缓解（疼痛消失）

（5）痛阈测定：多用于肌肉骨骼系统的疼痛评定，评定方法是使用压力测痛计在患者手指关节等处逐渐施加压力，并听取患者的疼痛反应，并记录诱发疼痛出现时所需压力的强度（kg/cm^2）。继续加压至患者不能耐受时，记录到的最高疼痛耐受限度所需的压力强度，即为耐痛阈值。

（6）行为疼痛测定：多用于成人，通过观察患者疼痛时的行为，观察患者平常活动中坐、站立、行走与卧位活动中出现的表现（如痛苦表情、保护性动作或不自主发出的语音和叹息等）。

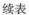

考点提示

目测类比评分法、McGill疼痛问卷、口述分级评分法、数字类比评分法、痛阈测定、行为疼痛测定

2. 运动功能评定　当患者合并肌痉挛或关节挛缩时才会出现运动功能障碍，此时常采用被动关节活动范围（PROM）检查关节活动度，采用徒手肌力测定法（MMT）评定肌力。

（二）心理功能评定

对出现焦虑的患者可使用焦虑自评量表（SAS）或汉密尔顿焦虑量表（HAMA）进行评定，对出现抑郁的患者可使用抑郁自评量表（SDS）、汉密尔顿抑郁量表（HRSD）等进行评定。

（三）日常生活活动能力评定

当疼痛影响患者的日常生活活动能力时，可进行活动水平的评定，主要通过各种ADL量表进行评定，如FIM功能评定量表等。

（四）社会参与能力评定

疼痛影响患者社会生活时,可进行参与水平的评定,主要采用各种生存质量的评定量表。包括一般常用的世界卫生组织生存质量测定简表、SF-36 量表等,也可以根据患者的具体病症选择相关的生存质量量表,如癌症疼痛的患者可以选择各种癌症生存质量的评定量表。

三、功能障碍

（一）生理功能障碍

1. 疼痛　是慢性疼痛患者的主要功能障碍。

2. 运动功能障碍　当合并肌痉挛或关节挛缩等严重情况时可出现。

（二）心理功能障碍

慢性疼痛可影响患者的睡眠,长期失眠,极易引发焦虑、烦躁等情绪,严重者可出现抑郁。

（三）日常生活活动能力受限

由于疼痛及其并发症引起患者肢体活动受限及行为异常,在完成穿衣、吃饭、个人卫生、家务劳动等方面受到限制,降低生活能力。

（四）社会参与能力受限

由于慢性疼痛及其并发症的存在,患者对社会活动失去兴趣,不愿与他人交流,不愿参加社会活动,不愿发挥自己的责任和义务,社会参与能力严重下降。

四、康复治疗

（一）目标

消除疼痛行为的强化因素,缓解或控制疼痛反应,减少药物使用,提高功能水平和日常生活活动能力,提高生活质量。

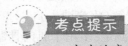
考点提示
疼痛的康复目标

（二）原则

1. 综合康复治疗　由于引起慢性疼痛的原因及机制较复杂,慢性疼痛本身既是一种疾病,又是其他疾病的一种症状,因此在康复治疗过程中应综合应用各项康复治疗手段,以达到较好的康复治疗效果。

2. 个体化治疗　根据具体病因及患者的具体身心状况,制订适宜的康复治疗方案。

3. 注重全面康复　了解引起疼痛的因素和心理问题,以康复评定结果为基础,制订以物理治疗为主的综合康复方案。

（三）方法

1. 物理治疗

（1）物理因子治疗:可协助缓解疼痛、降低痛阈、缓解痉挛、减少疼痛介质的释放等。

1）电疗法:首选经皮神经电刺激（TENS）疗法,选用频率 2~160Hz,电流强度可选择耐受量,每次 20~30 分钟,10~15 次为一疗程。治疗颈、肩、腰、腿痛、神经源性疼痛等镇痛效果较好。还可使用音频电疗法、调制中频电疗法、高频电疗法等。

2）温热疗法:可抑制疼痛反射,提高痛阈,主要包括蜡疗和水疗。治疗时可将患部浸入蜡液或温水（37℃）中,每次 30 分钟,每日 1 次,10 次为一疗程。

3）冷疗：可减慢肌肉内神经传导速度，缓解疼痛。方法为局部冷敷 5~10 分钟，每日 1~2 次，5~10 次即可。注意温度不能过低，防止发生冻伤。

4）光疗法：具有较好的镇痛作用，包括激光、红外线、紫外线等。如半导体激光疗法为散焦或穴位照射治疗，强度 200~350mW，每日 1 次，每部位 5~8 分钟，5~10 次为一疗程。

5）超声波疗法：可使组织深部产热而缓解疼痛，特别适合神经肌肉、骨骼系统所引起的疼痛。方法为在疼痛局部将电极对置或并置，微热量或无热量，每次 8~10 分钟，每日 1 次，10~15 次为一疗程。

6）磁疗法：磁场可降低感觉神经对外界刺激的反应，减少疼痛感觉的传入。方法为两个磁头于病灶处对置，频率 40~60 次 / 分钟，磁场强度为 0.6~0.8T，每次 20 分钟，10~15 次为一疗程。

7）生物反馈疗法：常采用肌电生物反馈疗法、手指皮肤温度生物反馈疗法，帮助患者体会紧张和放松的感觉，学会对疼痛的自我调节和控制。生物反馈治疗慢性疼痛具有良好的疗效，每次训练 10~15 分钟，每日 1~3 次。

8）音乐治疗：通过聆听、欣赏乐曲，如轻音乐等，引起人体心理生理状态改变，从而达到疼痛治疗的目的。

（2）运动疗法：主要是通过促进骨骼肌肉正常生物力学关系的恢复，改善运动组织的血液循环和代谢，恢复肌肉的正常张力、肌力和关节的正常活动范围，增加柔韧性，纠正功能障碍，达到止痛的目的。同时可产生良好的心理效应，消除或减轻疼痛。主要包括：①手法治疗，如关节松动技术，每次 15~20 分钟，每天 1 次。②肌力训练，每次 20 分钟，每天 1 次。③全身锻炼，鼓励患者参与适宜的主动锻炼，如医疗行走、医疗体操、徒步、游泳等。根据患者个人的自我感觉掌握运动量，每天或隔天 1 次。

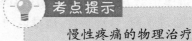

考点提示
慢性疼痛的物理治疗

2. 心理治疗　治疗师应多与患者及家属沟通交流，利用宣传板、媒体等方式对其进行宣教，增强患者对疼痛的正确认识，同时可采用心理支持疗法、理性情绪疗法、集体心理疗法、认知行为疗法等多种方法对其进行心理治疗，帮助患者学会控制自己的不良情绪及对压力的反应，适当宣泄。鼓励患者多从事一些休闲性活动如园艺活动、户外散步、观赏风景、听轻音乐等，以分散大脑对疼痛的注意力，还应注意劳逸结合，确保睡眠的时间和质量，保持精力充沛。

3. 作业治疗　主要目的是减轻疼痛及其相关的残障。作业治疗师可让患者参与共同制订作业治疗方案，增强患者主动康复意识，促进患者对疼痛的自我治疗，提高其独立缓解疼痛的能力。通常可利用人们日常生活的活动，选择打扮自己、做家务、购物或工作等适当的方式，使患者在家庭生活活动中得到训练，同时鼓励患者积极参加社会活动和文体活动。

4. 辅具应用　对有些慢性疼痛可利用一些支具减轻疼痛，也可根据具体情况选择支具或矫形器等，必要时可以为患者提供适合的穿戴用品和助行器等。如关节疼痛可使用关节支具，脊柱支具则可稳定椎体关节减轻疼痛。

5. 神经阻滞治疗　神经阻滞是指在脊神经（或神经节）、交感神经节、周围神经等神经鞘内或神经附近注入药物或以物理方法阻断神经传导功能，用于治疗该神经所支配的区域的疼痛。常用的阻滞疗法有破坏感觉神经阻滞、治疗性神经阻滞、周围神经阻滞、交感神阻滞、扳机点阻滞、A 型肉毒素神经阻滞。

6. 药物治疗　是疼痛治疗中较为基本、常用的方法,目的是使疼痛尽快缓解,有利于患者尽早恢复或获得功能性活动。临床上慢性疼痛通常应用的药物有 3 类。

（1）非阿片类药物:为临床首选镇痛药物,具有解热、镇痛、抗炎、抗风湿的作用,对慢性疼痛有较好的镇痛效果,如对乙酰氨基酚等。

（2）阿片类药物:镇痛作用强,但作用短暂,常用于治疗急性或癌性疼痛等,包括吗啡、哌替啶等。此类药物具有成瘾性,应尽量避免用于慢性疼痛患者。

（3）辅助性镇痛药物:慢性疼痛患者常伴有焦虑、抑郁、烦躁、失眠等症状,需联合使用辅助药物治疗,包括抗抑郁药(丙米嗪等)、抗惊厥药(苯妥英钠等)、抗痉挛药(地西泮等)等。

7. 中医传统康复疗法

（1）针灸:常选择针刺腧穴,可刺激机体释放内源性镇痛物质。

（2）推拿按摩:常选用掌揉法、揉捏、震颤、滚动、叩打等技术,可放松肌肉,改善异常收缩,纠正关节紊乱。

（3）气功:包括太极拳、八段锦和五禽戏,可疏通经络,促进局部血液循环等作用。

（4）小针刀:对因软组织粘连引起的疼痛效果较好。

8. 手术治疗　当使用上述镇痛方法无效时可考虑手术治疗。目前较常用的有交感神经切断术、脊神经后根切断术、脊髓前外侧柱切断术等。

五、健康教育

1. 健康生活方式　养成积极的社会心态,提高自我保健能力,培养健康的生活方式,积极做到"心理平衡、合理膳食、适量运动、戒烟限酒",终止不健康的行为,消除致病危险因素,预防疾病,促进健康。

2. 治疗原发病　明确引起疼痛的病因,积极治疗原发病。

3. 全身锻炼　有氧锻炼可改善机体耐受性,提高机体适应水平。可选用健身操、羽毛球、徒步、登山、游泳、太极拳、气功和八段锦等健身运动。

六、功能结局

1. 睡眠障碍　疼痛使患者感到难以忍受,影响睡眠质量,久治不愈可造成失眠等生理功能障碍。

2. 运动功能方面　患者由于疼痛而活动减少,长时间的运动减少,造成关节和肌肉僵硬及挛缩,重者可进一步造成运动功能障碍。

3. 肢体畸形　长期运动减少或不运动,可逐渐发生肌肉萎缩、关节挛缩,甚至导致畸形和残疾。

4. 心理功能方面　长期的疼痛会影响患者心理功能,表现为焦虑、忧郁、沮丧,甚者绝望。

5. 日常生活活动能力受限　长时间疼痛,会影响运动功能和患者的进食、穿衣、行走及个人卫生等日常生活活动能力。

6. 社会参与能力受限　心理障碍、运动功能障碍不但影响患者的生活质量,还影响工作能力和社会交往等能力,对以前的工作不能够胜任。

小结

　　慢性疼痛是人类健康的常见问题,也是临床多学科面临的医学难题之一。本节就慢性疼痛的相关概念、常见病因、功能障碍、常用康复评定方法及主要康复治疗方法进行了介绍,要重点掌握慢性疼痛的常用康复评定方法和常用康复治疗方法,并了解常见慢性疼痛综合征的康复治疗方案。

 目标测试

A 型题

1. 关于疼痛的概念描述正确的是
   A. 是机体对各种刺激所引起的反应
   B. 疼痛是由于真正潜在组织损伤而引起的或用损伤来描述的一种不愉快的感觉和情绪
   C. 是难以用客观的指标衡量的一种主观感受
   D. 是躯体感觉、情绪、认知以及其他因素相关的一种客观感受
   E. 是各种伤害性刺激引起的不愉快的主观感受

2. 理疗对治疗慢性疼痛的目的是
   A. 减少急性损伤反应
   B. 抑制水肿产生
   C. 降低神经纤维和痛觉感受器的敏感性
   D. 尽快并最大限度地缓解和消除疼痛
   E. 减少组胺等疼痛介质的释放

3. 下列哪项**不属于**常见的疼痛评价方法是
   A. Albert 划杠测验
   B. 目测类比法
   C. 数字疼痛评分法
   D. 简式 McGill 疼痛问卷
   E. 痛阈测痛法

4. 慢性疼痛三联征主要表现为
   A. 疼痛、睡眠与情绪异常
   B. 疼痛、焦虑与抑郁
   C. 疼痛、睡眠障碍与焦虑
   D. 疼痛、异常感觉与 Tinel 征
   E. 疼痛、情绪异常与 Tinel 征

5. 对于药物治疗疼痛,**不科学**的是
   A. 可以联合用药
   B. 从小剂量开始
   C. 个体化给药
   D. 按阶梯给药
   E. 吗啡的止痛效果较好,可以多用吗啡

(任丽伟)

第二节 压 疮

学习目标

1. 掌握：压疮的分期评定、预防。
2. 熟悉：压疮的病因、康复治疗方法、健康教育。
3. 了解：压疮的定义、好发部位。

案例

男,60岁,3个月前因右侧脑出血后致左侧肢体瘫痪,因长期卧床而家属未给患者勤翻身,致骶部出现2cm×3cm大小的溃疡,溃疡创面呈紫红色,有渗出液。

请问：1. 该患者骶部发生了什么情况?
2. 该如何治疗?
3. 该如何预防再次发生?

一、概述

（一）定义

压疮又称褥疮,是指身体局部组织长期受压,引起血液循环障碍,导致局部不同程度的缺血性溃疡和组织坏死。

（二）病因及发病机制

压疮的发生主要与压力、剪切力、摩擦力及潮湿四种因素相关,促使压疮形成的主要原因为：

1. 感觉和自主运动功能丧失　由于感觉功能减退,患者不能感受到某些部位长时间受压;由于瘫痪或卧床等原因,患者不能或不愿活动,无法通过变换体位来减轻局部受压,因而易发生压疮。

2. 血液循环功能障碍　长期卧床或肌肉不活动,导致局部血液循环减慢,使相应区域皮肤血液供应减少,降低了皮肤组织对压力的耐受力。

3. 护理不当　在使用便盆、翻身、坐轮椅、床铺平整、干燥及皮肤清洁等方面,护理不当,导致局部潮湿、剪切力或摩擦力而引起压疮。

4. 全身状况　营养不良、贫血、衰弱、高龄等。

（三）临床表现

主要表现为红肿、溃疡等局部皮肤症状,严重者可出现感染等并发症。由于体位及受压点不同,好发部位也不同。仰卧位好发于枕骨粗隆、肩胛部、肘部、骶尾部、足跟等处;侧卧位好发于耳廓、肩峰、股骨大转子、膝关节内外侧、内外踝等处;俯卧位好发于前额、下颌、肩部、女性乳房、男性生殖器、髂嵴、膝部、脚趾等处;坐位好发于坐骨结节处。

二、康复评定

(一)生理功能评定

1. 压疮预测 大部分压疮发生的条件及部位是可以预知的,临床上常进行压疮危险因素的评定,用于筛查和发现压疮的高危个体,常用方法为 Braden 评分法(表 1-3)。

表 1-3 Braden 评分法

评分内容	1分	2分	3分	4分
感觉:对压迫部位的不适感受能力	完全丧失	严重丧失	轻度丧失	未受损害
潮湿:皮肤暴露于潮湿的程度	持续潮湿	非常潮湿	偶尔潮湿	很少潮湿
活动:身体活动的程度	卧床不起	局限于椅子上	偶可步行	经常步行
活动能力:改变和控制体位的能力	完全不能	严重限制	轻度限制	不受限制
营养:通常摄食情况	恶劣	不足	适当	良好
摩擦力和剪力	有	潜在	无	无
总分				

评分越低,表明患者器官功能越差,发生压疮的危险性越高。如果患者是长期卧床或局限于轮椅上,即 Braden 评分很低,表明患者处于高度发生压疮的危险中,必须采取预防措施。

2. 压疮程度评定 2007 年美国国家压疮咨询委员会(NPUAP)根据压疮的发展过程和轻重程度,将压疮分为 6 个期:

(1)可疑的深部组织损伤:局部皮肤完整,可出现颜色改变,如紫色或红褐色。受损区域软组织可能有疼痛、硬块、渗出、潮湿、发热或冰冷等表现。

(2)淤血红润期(Ⅰ度):皮肤仍保持完整,受损部位出现疼痛、硬块、表面变软、发热或冰凉等改变。特征表现为红、肿、热、麻或触痛,解除压力 30 分钟后,皮肤颜色仍不能恢复正常。

(3)炎性浸润期(Ⅱ度):真皮部分缺失,表现为一个浅的开放性溃疡,创面呈粉红色,无腐肉,也可能表现为一个完整的或破裂的血清性水疱。

(4)浅度溃疡期(Ⅲ度):全层皮肤缺失,皮下脂肪层可见,但骨头、肌腱、肌肉未外露,有坏死组织,但组织缺失的深度不明确,可能包含有瘘管和窦道。在鼻梁、耳朵、枕骨、踝部因无皮下组织,压疮的深度较浅,而在脂肪较多的部位此期压疮可能形成非常深的溃疡。

(5)坏死溃疡期(Ⅳ度):全层组织缺失,伴有骨、肌腱或肌肉外露,创面可布满坏死组织或焦痂,常有瘘管或窦道,甚至溃疡深及肌肉和支持系统(如筋膜、肌腱、关节囊等)而并发骨髓炎。

(6)无法分期的压疮:典型特征是全层组织缺失,溃疡底部有腐肉覆盖(黄色、黄褐色、灰色、绿色或褐色,或者伤口床有焦痂附着)。

3. 运动功能评定 常采用被动关节活动范围(PROM)检查关节活动度,采用徒手肌力测定法(MMT)评定肌力。

(二)心理功能评定

常采用汉密尔顿焦虑量表(HAMA)和汉密尔顿抑郁量表(HRST)评定患者的心理状态。

（三）日常生活活动能力评定

常选用改良 Barthel 指数量表对其 ADL 功能进行评定。

（四）社会参与能力评定

可使用世界卫生组织生活质量 100（WHOQOL-100）量表
对患者社会参与能力进行评定。

三、功能障碍

（一）生理功能障碍

1. 感染　压疮常见合并症，严重者可出现骨髓炎甚至菌血症等。

2. 运动功能障碍　重度压疮可引起肌肉、关节受损，或合并疼痛，导致关节活动受限，
严重者引起关节挛缩或肢体畸形，致肢体活动障碍。

3. 感觉障碍　压疮部位及周围皮肤感觉异常、感觉减退。

4. 结构异常　经久不愈的压疮导致皮肤损伤，瘢痕形成，甚至引起肢体的畸形。

（二）心理功能障碍

严重或久治不愈的压疮会使患者产生羞怯、紧张、焦虑、悲伤、烦躁不安、孤独寂寞，并常
感精神压抑、自卑甚至抑郁。

（三）日常生活活动能力受限

重度压疮或伴发合并症患者，由于疼痛、运动功能障碍等，导致患者自我照顾、日常活
动、家庭劳动及购物等各种日常生活活动能力受限。

（四）社会参与能力受限

压疮患者常常伴有其他疾病，因而患者的工作、社交活动均受到限制，有些患者甚至将
终生不能再就业，严重影响其社会参与能力。

四、预防

压疮重在预防，目的在于避免机械外力对皮肤的损害作用，消除与压疮形成有关的各种
危险因素。

（一）一般预防

1. 皮肤检查与护理　是预防压疮的基础。每天定期检查全身尤其是骨突起处皮肤，注
意有无组织损伤征象，如发红、水疱、擦伤、肿胀等，并及时给予处理。对于受压部位的皮肤，
应避免按摩。

2. 健康教育　教给患者及家属有关压疮的相关知识，提高其对各项预防及治疗措施的
依从性。勤洗澡，勤换内衣、床单，避免皮肤长时间处于潮湿状态。服装宜宽松肥大，避免
过紧。

（二）病因预防

1. 避免局部长期受压

（1）定时翻身：是卧床患者预防压疮的基本方法，一般每 2 小时翻身一次，必要时每 1
小时翻身一次，夜间每 3~4 小时翻身 1 次。协助患者翻身时动作应轻柔，避免拖拽，以免损
伤皮肤，翻身后可在身体空隙处放置软枕以分散压力。

（2）轮椅坐位训练及减压训练：乘坐轮椅时要注意姿势正确，身体要坐直，膝部不要过
高，每 30 分钟应支撑减压一次，每次持续 15 秒。

（3）正确使用石膏、夹板和绷带固定及佩戴矫形器：开始使用时需多次观察患者局部皮肤颜色和温度的变化，尤其注意骨骼突起部位，确认安全使用时间，每次使用完毕后要检查是否有局部受压皮肤发红，如存在问题应及时处理。

2. 选择良好的床或床垫、坐垫　理想的床垫和坐垫能使承重面积尽量增大，给皮肤提供良好的理化环境（散热、温度等）。目前临床使用的各种充气垫、电动压力轮替床垫、电动翻身床、脊髓损伤的特殊专用床等均可使压力均匀分布，避免局部持续受压，尤其是降低骨性突起部位受压程度。

（三）消除危险因素

1. 积极治疗原发病　积极处理和治疗各种导致患者运动、感觉功能障碍的疾病，改善其功能。

2. 加强营养　营养不良是导致压疮发生的因素之一，及时补充蛋白质、维生素和微量元素等营养成分，可提高机体抵抗力。

> **考点提示**
> 压疮的一般预防措施、病因预防、消除危险因素

五、康复治疗

（一）目标

解除对压疮区域的压迫，全面处理可能的压疮诱发因素；积极控制和治疗原发病，开展适度的康复功能训练；清洁创面，防治感染，促进组织愈合。

（二）原则

以预防为主，局部治疗解除压迫，保护创面，通过换药等基本措施及全身管理促进压疮愈合。

（三）方法

1. 物理治疗　具有改善局部血液循环，促进局部组织的新陈代谢，改善局部营养，预防和控制感染，促进创面愈合的作用。

（1）物理因子治疗

1）微波疗法：可改善局部血液循环。选择输出功率20~25W，辐射探头距压疮3~4cm，每次10分钟，每日1次，10~20次为一疗程。

2）紫外线疗法：可消炎、促进肉芽生长。Ⅱ度以上的压疮，选择超强红斑量照射压疮病灶区，于坏死组织脱落后改用强红斑量照射。在治疗的同时，用弱红斑量照射压疮周围1cm区域内的健康皮肤，于肉芽生长期内改用弱或中等红斑量照射病灶，每日1次，直至压疮治疗结束。

3）激光疗法：可促进皮肤组织再生，具有消炎作用。常使用氦-氖激光，每日1次，每次10分钟。

4）红光疗法：可扩张血管、改善局部血液循环。采用红光治疗仪，波长600~700nm，输出功率2~3W，红光输出窗口为圆形，对准创面，间距10~20cm，每部位每次20分钟，每日1次。10天为一疗程。适用于皮肤感染、慢性皮肤溃疡等。

5）磁疗、红外线疗法：具有消炎作用。距疮口5cm左右，每日1次，每次10分钟。

（2）运动疗法

1）呼吸操：主要练习深而慢的呼吸、腹式呼吸，有预防肺部感染、预防下肢静脉血栓形成的作用。

2）上肢关节活动度练习：做四肢各个关节生理活动范围的运动训练，运动疗法对卧床的患者应该早期介入，根据患者的具体状况，设计个性化的运动疗法动作，以达到最佳的效果。

3）肌肉力量练习：局部可做等长收缩，上肢可做肱二头肌、肱三头肌和屈伸腕关节的动作，下肢可做踝关节和足趾的屈伸动作，练习股四头肌紧张收缩与放松，每个动作维持10秒钟，重复10次。

4）定时改变体位：在骨突出部位垫好软枕，避免压力过于集中，是预防压疮的重要措施之一。每2小时交替改变一次体位（仰卧、侧卧、坐位），避免同一部位受到长时间的持续受压。

5）臀部减压训练：长期依靠轮椅的患者，为了缓解对臀部的压迫，应练习臀部减压训练，双手支撑床面或支撑轮椅的扶手，做将臀部抬离椅面的动作。练习在轮椅上将身体向一侧倾斜，让对侧臀离开椅面，再向另一侧倾斜，交替练习。

2. 作业治疗 长期卧床的患者，要训练他们自己完成穿脱衣服、洗漱、进食等ADL活动，如厕训练需要在护士帮助下完成。

3. 康复辅具 利用各种具有充气防压疮和翻身按摩功能的气垫和床，不断改变患者身体受压的部位和时间，并起到翻身和按摩的效果。每隔2小时帮患者翻身1次，取右侧卧位30°、左侧卧位30°和半坐卧位三种姿势交替翻身。

4. 心理治疗 要积极给予患者心理疏导和鼓励，使其配合治疗。除给予患者精神安慰，表达对患者的关爱体贴外，还应向患者及家属宣传相关医学知识，增强自我应对能力，配合康复治疗。

5. 中医传统康复治疗 可运用灸法促使气血运行，预防和治疗压疮。方法为悬灸压疮易发或已发部位，每个部位以灸致局部潮红为度，每次15~20分钟，每日1次。

6. 手术治疗 对严重压疮（如达到Ⅲ~Ⅳ度者）、长期非手术治疗不愈合、创面肉芽老化、边缘有瘢痕组织形成、合并有骨关节感染或深部窦道形成者，应采用手术治疗。

考点提示
压疮的康复治疗

六、健康教育

1. 预防外伤 对患者及其家属进行预防压疮的教育，日常生活及康复训练中要注意防止外伤。缺乏神经支配或营养不良时即使是很轻的皮肤损伤，也会发生感染，演变成与压疮相似的创面，因此要特别注意清除床面、椅子上的异物等。

2. 皮肤护理 受压部位的皮肤常因出汗、分泌物、排泄物而引起皮肤浸润和感染，尤其大小便失禁的患者，褥单下常铺有通气性差的防湿衬垫，更需加强皮肤护理，每天早晚擦洗受压部位各一次，注意动作要轻柔，保持皮肤的清洁和干燥。

3. 注意营养 营养不良的患者因皮肤对压力损伤的耐受力下降，容易发生压疮，且治疗困难。因此要注意高蛋白、高维生素、高热量饮食，防止患者出现贫血和低蛋白血症。

七、功能结局

1. 生理功能方面 巨大压疮消耗机体，影响患者肢体康复，如不积极进行康复治疗，部分患者病情恶化可导致患者死亡。

2. 心理功能方面 久不愈合的患者有不同程度的忧郁、沮丧和自卑等心理障碍。

3. 社会功能方面 患者的社会交往受限，劳动能力下降或丧失，职业受限。

小结

　　本节主要对压疮的定义、病因、分期、评定、预防和治疗等内容进行了介绍。压疮是可防可控的,其处理关键是预防,正确的评估患者情况是预防压疮的前提条件,同学们在学习过程中要重点关注压疮的预防和治疗,多关注临床治疗新方法,帮助患者减轻痛苦。

 目标测试

A 型题

1. 如果皮肤受压表面皮色转为紫红,压之不褪色,皮肤因水肿变薄而出现水疱,水疱极易破溃,此期为

    A. 淤血红润期　　　　　B. 炎性浸润期　　　　　C. 浅度溃疡期

    D. 坏死溃疡期　　　　　E. 以上都不是

2. 压疮发生的根本原因是

    A. 局部组织受压过久　　　　　　　　B. 老龄

    C. 皮肤长期受潮湿、摩擦因素的刺激　　D. 肥胖

    E. 全身营养不良

3. 下列哪个部位**不是**压疮最常见的部位

    A. 坐骨　　　　　　　　B. 骶骨　　　　　　　　C. 足跟

    D. 膝盖　　　　　　　　E. 股骨大转子

4. 压疮的危险因素**不包括**

    A. 身体状况　　　　　　B. 精神状况　　　　　　C. 年龄性别因素

    D. 运动能力　　　　　　E. 大小便失禁情况

5. 预防压疮最主要是

    A. 经常更换卧位　　　　B. 床铺应平整无皱褶　　C. 保持皮肤清洁干燥

    D. 防止皮肤摩擦　　　　E. 促进局部血液循环

6. 请评估下列哪种患者最易发生压疮

    A. 年老体弱　　　　　　B. 营养不良　　　　　　C. 长期发热

    D. 昏迷病人　　　　　　E. 恶病质患者

(任丽伟)

第三节　痉　挛

 学习目标

1. 掌握:痉挛的评定方法和康复治疗方法。
2. 熟悉:痉挛的定义、临床分类、康复治疗目标。
3. 了解:痉挛发生的病因及病理。

案例

　　女,15 岁,脑瘫患者,右侧上下肢肌张力均明显增高,右侧下肢的高肌张力使患者行走时感觉明显不适,行走 100m 左右需要停下并休息。曾口服解痉药及佩戴踝足矫形器,但效果均不明显。

　　请问: 1. 该患者的主要功能障碍是什么?
　　　　　2. 需进行哪些康复评定?
　　　　　3. 康复治疗措施该如何进行?

一、概述

(一) 定义

　　痉挛是上运动神经元损伤后,由于脊髓与脑干反射亢进而导致的肌张力异常增高状态。痉挛经常在脑或脊髓病变后出现,但并非所有的肌张力增高均称为肌痉挛。属于上运动神经元综合征的运动障碍表现之一。

(二) 病因与病理

　　1. 病因　引发痉挛的病因是多方面的,主要见于脑卒中、颅脑损伤、小儿脑性瘫痪、脊髓损伤、多发性硬化症等中枢神经性病损过程中。同时,某些因素也会诱发痉挛出现或加重痉挛程度,主要包括:精神紧张、情绪激动、疼痛以及尿路感染、尿潴留、严重便秘、皮肤受压及不良刺激、压疮或外界感觉刺激增强(不合适的支具和尿袋)等。

　　根据病变部位不同,痉挛可分为脑源性痉挛(如脑卒中、脑外伤和脑瘫)、脊髓源性痉挛(完全性痉挛、不完全性痉挛)和混合性痉挛(如多发性硬化)三类。

　　2. 病理　病理生理基础是运动神经元兴奋性增高;牵伸诱发的运动神经元突触兴奋性增高;抑制性突触的输入降低;脊髓上兴奋性改变。

(三) 临床表现

　　主要为肌张力增高表现(如 Babinski 征、阵挛、反射活跃、手足徐动、痉挛状态等)及由此引发的姿势异常和运动模式异常。严重者可伴有疼痛,还可出现睡眠困难、情绪与精神心理状态异常等表现。

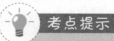

考点提示

　　痉挛的定义、病因和病理生理基础、临床表现

二、康复评定

(一) 生理功能评定

　　1. 定量评定

　　(1) 改良 Ashworth 量表:是目前临床上应用最多的痉挛评定量表,具有良好的效度和信度。该表将肌张力分为 0~4 级,使痉挛评定由定性转为定量。评定标准如下表(表 1-4)。

　　(2) 被动关节活动度(PROM)检查:快速进行关节被动运动,感受肢体出现阻力时所在的位置和经过的时间,对其进行评价,见表 1-5。

　　(3) Penn 分级法:以自发性痉挛发作频度评定痉挛严重程度,评定标准见表 1-6。

　　(4) 痉挛的阵挛评分(Clonus 分级法):以踝阵挛持续时间长短分级评价痉挛程度,见表 1-7。

表 1-4　改良 Ashworth 分级量表

级别	评定标准
0 级	肌张力不增加,被动活动患侧肢体在整个范围内均无阻力
1 级	肌张力稍增加,被动活动患侧肢体到终末端时有轻微的阻力
1⁺ 级	肌张力稍增加,被动活动患侧肢体时在前 1/2ROM 中有轻微的"卡住"感觉,在后 1/2ROM 中有轻微阻力
2 级	肌张力轻度增加,被动活动患侧肢体在大部分 ROM 内均有阻力,但仍可以活动
3 级	肌张力中度增加,被动活动患侧肢体在整个 ROM 内均有阻力,活动比较困难
4 级	肌张力重度增加,患侧肢体僵硬,阻力很大,被动活动困难

表 1-5　被动关节活动度检查标准

级别		评定标准
Ⅰ	轻度	在 PROM 的后 1/4,即肌肉靠近它的最长位置时出现阻力
Ⅱ	中度	在 PROM 的后 1/2 时即出现阻力
Ⅲ	重度	在 PROM 的后 1/4,即肌肉在其最短的位置时已出现阻力,使 PROM 难以完成

表 1-6　Penn 分级法评分标准

级别	评定标准	级别	评定标准
0 级	无痉挛	3 级	痉挛经常发作,>1 次 / 小时
1 级	刺激肢体时,诱发轻、中度痉挛	4 级	痉挛频繁发作,>10 次 / 小时
2 级	痉挛偶有发作,<1 次 / 小时		

表 1-7　Clonus 分级法标准

级别	评定标准	级别	评定标准
0 级	无踝阵挛	3 级	踝阵挛持续 10~14 秒
1 级	踝阵挛持续 1~4 秒	4 级	踝阵挛持续≥15 秒
2 级	踝阵挛持续 5~9 秒		

（5）综合痉挛量表（CSS）:内容包括腱反射、肌张力及阵挛 3 个方面,目前主要应用于脑损伤和脊髓损伤后下肢痉挛的评定。以踝关节为例,CSS 的评定内容包括跟腱反射、踝跖屈肌群肌张力、踝阵挛,其评定方法及具体评分标准如下:

1）跟腱反射:患者仰卧位,髋外展,膝屈曲。检查者使踝关节稍背伸,保持胫后肌群一定的张力,用叩诊锤叩击跟腱。0 分:无反射;1 分:反射减弱;2 分:反射正常;3 分:反射活跃;4 分:反射亢进。

2）踝跖屈肌群肌张力:患者仰卧位,下肢伸直,放松。检查者被动全范围背伸踝关节,感觉所受到的阻力。0 分:无阻力(软瘫);2 分:阻力降低(低张力);4 分:正常阻力;6 分:阻力轻度到中度增加,尚可完成踝关节全范围的被动活动;8 分:阻力重度(明显)增加,不能或很难完成踝关节全范围的被动活动。

3）踝阵挛:患者仰卧位,下肢放松,膝关节稍屈曲。检查者手托足底快速被动背伸踝关节,观察踝关节有无节律性的屈伸动作。1 分:无阵挛;2 分:阵挛 1~2 次;3 分:阵挛 2 次以上;

4分:阵挛持续超过30秒。

结果判断:0~7分为无痉挛,8~9分为轻度痉挛,10~12分为中度痉挛,13~16分为重度痉挛。

对痉挛采用量表评定时应遵循各量表的检查条件和检查程序,结合患者病情和功能障碍的实际情况,避免呆板套用。

2. 仪器评定

(1)屈曲维持试验:用于上肢痉挛的评定方法。肩关节按要求屈曲外展,肘关节在水平面上进行被动活动,记录关节活动的角度和速度等各项数据。

(2)钟摆试验:主要用于下肢股四头肌与腘绳肌痉挛程度的定量评定。记录小腿由完全伸展位自由下坠时摆动的角度和角速度等数据。痉挛存在时,下肢摆动受到影响,呈现出一种与正常情况不同的摆动形式,并随痉挛轻重而有一定差异。痉挛越重,摆动受限越明显。

(3)便携式测力计:对于长期痉挛的患者可采用此法评定。通过不同速度下的被动运动,记录达到被动运动终点时便携式测力计的读数,来表达痉挛的程度。

(4)等速装置评定:可分别用等速摆动试验和等速被动测试,主要对痉挛的速度依赖性作出评定。

3. 电生理评定法 可进行肌电图(EMG)检查、多通道动态肌电图(EMG)检测,分析F波、H反射、Hmax/Mmax等数据,判断患者的痉挛与功能情况。

(二)心理功能评定

常采用汉密尔顿焦虑量表(HAMA)和汉密尔顿抑郁量表(HRST)评定患者的心理状态。

(三)日常生活活动能力评定

临床上应用最广的为Barthel指数评定量表,不仅可以用来评定患者治疗前后的功能状态,也可以预测治疗效果、住院时间及预后。也可采用功能独立性(FIM)评定量表进行评定。

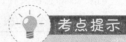
考点提示
改良Ashworth分级法、生物力学评定方法

三、功能障碍

1. 运动功能障碍 主要表现为肌张力增高,关节活动范围受限。痉挛还可导致多种并发症,包括皮肤损伤、静脉栓塞和静脉炎、疼痛、搬运困难、排痰困难、骨质疏松及关节挛缩等。

2. 心理功能障碍 合并慢性疼痛患者可致烦躁、沮丧、焦虑、抑郁。

3. 日常生活活动能力受限 上肢痉挛会影响患者的个人卫生、穿衣、进食、写字、烹饪等日常生活及工作;下肢痉挛会影响患者的行走、上下楼梯、如厕、乘坐交通工具等日常生活。

4. 压疮 痉挛导致异常躯干和肢体姿势,患者体位变动减少,长期受压部位易发生压疮。

5. 疼痛 严重痉挛可致肢体疼痛,使患者更不愿活动患肢而影响其功能的恢复。

四、康复治疗

(一)目的

降低肌张力,改善异常的姿势,纠正异常运动模式,恢复患者维持姿势平稳和有目的的运动能力。

（二）目标

1. 改善活动能力、日常生活活动能力、个人卫生。

2. 减轻疼痛、痉挛。

3. 增加关节活动度，扩大关节活动范围。

4. 增加矫形器佩戴的合适程度，改善矫形位置，提高耐力。

5. 改变强迫体位、改善在床或椅上的体位摆放，让患者自觉舒适。

6. 消除有害的刺激因素，预防压疮发生或促进更快愈合，使护理更容易。

7. 预防或减轻与肌张力异常有关的并发症如挛缩等，延迟或避免外科手术。

8. 最终提高患者及其照顾者的生存质量。

（三）原则

康复治疗方案必须个体化，因人而异，治疗计划包括短期、长期的目标，应清晰可见，且患者及其家属、照顾者能够接受。

（四）方法

有人将痉挛的处理分为 7 级阶梯，简称"七阶梯方案"：

第一阶梯：①预防伤害性刺激。②健康教育。

第二阶梯：掌握并坚持正确的体位摆放、关节被动运动和牵伸技术。

第三阶梯：①治疗性的主动运动训练。②理疗、水疗、按摩和针灸等。③矫形器的使用。

第四阶梯：①以巴氯芬为代表的口服抗痉挛药物的使用。②以肉毒毒素为代表的神经化学阻滞疗法。

第五阶梯：①鞘内药物注射。②选择性脊神经后根切断术等手术治疗。

第六阶梯：①肌腱延长、肌腱切开等矫形外科手术。②周围神经切除手术。

第七阶梯：脊髓切开、脊髓前侧柱切断等破坏性更大的手术。

1. 物理治疗

（1）物理因子治疗

1）温热疗法：可止痛及扩张末梢循环，同时有抑制痉挛的作用，常用的有①温水浴，将患肢直接浸泡在水温 37~38℃的温水中，持续 20~30 分钟。②超短波，选择温热量，每次 15~20 分钟，10~15 次为一疗程。③红外线，每次照射 20~30 分钟，每日 1~2 次，15~20 次为一疗程。

2）冷疗法：寒冷因子的刺激能够抑制肌梭的活动，使神经传导及传导速度降低，从而缓解痉挛。冷疗法常用有①冷水槽法，将患肢直接浸泡在冰水中 15~20 秒，然后用毛巾擦干，反复 5~6 次至皮肤发红。②冰块致冷法，使用冰块在痉挛部位的皮肤上间接性反复快速刺激，至皮肤发红，能够有一过性缓解痉挛的作用。

3）生物反馈疗法：应用相应的声、光仪器仪表的反馈信号系统，让患者直观看到自身瘫痪肢体的痉挛问题并使其尝试放松痉挛的肌群，努力根据反馈指示进行主动活动。每次治疗 30 分钟，每日 1 次，每周 5 次，4 周为一个疗程。脱离仪器后独自重复训练 2~3 次，每次 20 分钟左右。

4）振动疗法：是一种促进主动肌的手段，将振动理疗仪频率设置在 100Hz 左右、振幅 0.5~3.5mm 的振动上，施于拮抗肌的肌腱上或腱腹处，持续 10~15 分钟。利用反射性的交互抑制原理使痉挛减轻。

5）功能性电刺激治疗：能够促进上运动神经元瘫痪的主动肌运动和抑制主动肌痉挛。常采用对痉挛肌的拮抗肌群进行电刺激，通过神经的交互支配反射性地降低痉挛肌的张力。治疗初期每次刺激 10 分钟，随着功能的恢复逐步延长刺激时间。

（2）运动疗法

1）正确的体位：保持肢体抗痉挛的良好体位称为良肢位，可以预防痉挛的产生。如痉挛已经出现，良好的抗痉挛体位也具有缓解痉挛的作用，并且对压疮和关节挛缩现象起到预防作用。

2）被动运动和按摩：采用温和、缓慢、持续的牵张手法对痉挛的肢体进行牵拉，可降低肌张力。当感觉到肌肉等软组织的抵抗时，在此位置上保持至少 15s，然后放松，反复进行。操作时要防止肌肉的拉伤或关节的损伤、脱位，有明显肌痉挛时，避免突然用力过猛造成损伤。痉挛肌肉具体牵伸时间目前并无共识，一般认为每 24 小时至少应有 2 小时使肌肉保持完全伸展状态。此外可配合中医的按摩手法，深入且较长时间的肌肉按摩对缓解痉挛有一定的帮助，如推法、按揉法、擦法和挤压法等，每次 15~20 分钟，每日 1~2 次。

3）神经生理学疗法

① Rood 技术：是在特定皮肤区域内利用轻微的机械刺激或表皮温度刺激，影响该区的皮肤感受器，可获得局部促通作用，适合于任何有运动控制障碍的患者。主要包括挤压法、牵拉法、运动控制法，每次 20~30 分钟，每日 1 次。

② Bobath 技术：通过应用易化技术促进正常运动模式建立，以抑制异常的运动反射活动，从根本上改变痉挛状态。基本方法是：采用控制关键点、姿势反射和反射性抑制等治疗技术使痉挛缓解、肌张力降低，再实施神经易化技术以建立正常的运动模式。每次 30 分钟，每日 1~2 次。

③ Brunnstrom 技术：根据 Brunnstrom6 级分类法，应用紧张性颈反射和紧张性迷路反射以及借用共同运动和联合反应抑制偏瘫侧肢体的痉挛。每次 30 分钟，每日 1~2 次。

④ PNF 技术：是以正常的运动模式和运动发展为基础，采用肢体和躯干的螺旋形式和对角线主动、被动、抗阻力运动，类似于日常生活活动中的功能活动，并通过手的接触、语言命令、视觉引导进行的全面运动治疗，不仅能有效地抑制痉挛，且有更好地促进正常运动产生的功能。每次 30 分钟，每日 1 次。

4）功能性活动训练：训练患者在控制痉挛的同时，自主地完成一些日常的生活活动。主要包括床上翻身动作、坐位平衡的维持、站起和步行训练等。每次 20~30 分钟，每日 1~2 次。

2. 辅具应用 目的是保持抑制痉挛的肢位和防止及矫正痉挛导致的挛缩。在肌肉痉挛情况下，矫形器能在一定程度上通过对痉挛肌的持续牵伸，保持骨骼、关节的稳定，达到减缓肌痉挛、疼痛、预防和（或）矫正畸形、防止关节挛缩、促进正常运动模式建立的作用。如踝足矫形器（AFO）对纠正足的跖屈内翻有效。

3. 药物治疗 是治疗痉挛的主要方法之一。一方面使用方便、解除痉挛效果明显；另一方面缓解痉挛维持时间相对较长，便于康复的运动治疗和训练。通过药物治疗可使康复治疗更顺利进行；提高康复治疗效果；预防并发症，如关节挛缩。

常用药有：①巴氯芬：是一种肌肉松弛剂，可抑制脊髓单突触和多突触神经元之间的传递，从而达到缓解痉挛的目的。②替扎尼定：为中枢性肌肉松弛药，主要作用部位在脊髓。通过抑制神经末梢兴奋性氨基酸的释放，以抑制引起肌张力过高的多突触反射，达到缓解痉挛的作用。

对于严重的痉挛患者,应用以上疗法效果欠佳者,可用神经化学阻断疗法,在痉挛肢体的末梢神经干或痉挛肌的运动点,经皮注入酚剂阻滞传导。方法是:先用绝缘电极注射针式电子定位器确定神经干或运动点,然后注入 2%~5% 浓度的酚液 3~5ml,注射后立即可以出现痉挛减轻,约 50% 以上患者可持续 6 个月以上。亦可采用 A 型内毒素局部注射法,主要作用于神经肌肉接头处以抑制神经递质的释放,松弛痉挛的骨骼肌。

4. 手术治疗 当痉挛的严重状态不能用以上各种治疗缓解时,可选用手术治疗。常用的手术治疗有跟腱延长术、肌腱切断术、周围神经切断术、选择性脊神经后根切断术和脊髓切断术等。

5. 心理治疗 主要使用心理安慰、支持疏导的方法。治疗过程中,治疗师应多与患者沟通,鼓励患者增强战胜疾病的自信心,主动配合康复治疗。患者家属应给予患者精神上、生活上无微不至的关心,使其保持有规律的生活和健康的心态,提高生活质量。

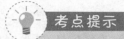

考点提示

痉挛的康复治疗方法

6. 中医传统康复疗法 参见本章第七节。

五、健康教育

1. 使患者清楚痉挛的可防性和可控性,减轻患者的精神压力和思想负担。

2. 教会患者日常生活中常需掌握的防护知识,如需要合理的卧位、坐位姿势,能够起到良好地自我控制痉挛;指导患者学会自我观察易受挤压部位的皮肤,防止出现压疮。

3. 学会自我护理,如对有尿潴留、习惯性大便秘结者,能够自我导尿和物理手段排解大便,及时做好个人皮肤卫生清理以减少诱因的存在。

4. 主动积极地配合康复治疗。

六、功能结局

1. 运动功能方面 因肌张力增高、关节活动范围受限而导致主动活动减少或消失,严重者可出现关节挛缩甚至肢体畸形,最终可致运动功能障碍。

2. 心理功能方面 长期痉挛患者可致烦躁、沮丧、焦虑、抑郁。

3. 日常生活活动能力受限 肢体痉挛会影响患者的进食、穿衣、行走及个人卫生等日常生活活动能力。

4. 压疮 长期痉挛导致患者体位变动减少,长期受压部位可发生压疮。

5. 疼痛 严重痉挛可致肢体疼痛,使患者更不愿活动患肢而影响其功能的恢复。

小结

痉挛多见于脑卒中、颅脑损伤、小儿脑性瘫痪、脊髓损伤、多发性硬化症等中枢神经性病损过程中。通过本节的学习,要求学生能够完成学习目标,并能在全面功能评定的基础上,制订综合性康复治疗方案,采用各种合理的康复方法和技术,最大限度地改善异常姿势,纠正异常运动模式,恢复患者维持姿势平稳和有目的的运动能力,增强患者日常生活活动自理能力,提高患者的生存质量。

目标测试

A 型题

1. 痉挛发生的病因主要是
    A. 高血压、糖尿病、脊髓损伤
    B. 高血压、颅脑损伤、糖尿病
    C. 脑血管意外、颅脑损伤、小儿脑性瘫痪、脊髓损伤
    D. 吸烟和酗酒、糖尿病、心脏病
    E. 以上都是

2. 痉挛的主要表现为
    A. 认知障碍、平衡障碍、肌张力异常
    B. 肌力降低、巴宾斯基征、行为障碍
    C. 姿势异常、运动模式异常、日常生活活动障碍
    D. 肌张力异常、运动缓慢、共济失调
    E. 以上都不是

B 型题

（3-6 题共用备选答案）

    A. Bobath 技术　　　　B. 促进运动的控制能力　　　　C. 关节松解技术
    D. PNF 技术　　　　　E. 温热疗法

3. 对于痉挛型脑瘫的小儿可在患者的背部对骶棘肌采用（　　）手法以放松全身肌张力

4. 促进脑卒中患者痉挛期肢体运动功能向正常恢复以（　　）技术为主进行训练

5. 具有抑制痉挛作用的同时且有止痛及扩张末梢循环作用（　　）

6. 姿势反射和反射性抑制等治疗技术使痉挛缓解是属于（　　）技术的应用

（任丽伟）

第四节　挛　缩

 学习目标

1. 掌握：挛缩的定义、康复评定方法、分类。
2. 熟悉：挛缩的主要功能障碍、康复治疗方法。
3. 了解：挛缩的病因及发病机制。

 案例

　　男，30 岁。一个半月前因不慎摔伤造成左侧肱骨干粉碎性骨折，术后肩、肘关节活动均受限。查体：肩、肘关节疼痛，活动受限，活动时疼痛加剧，VAS 评分 6 分。各关节 ROM 测量，肩关节：前屈 0~90°，后伸 0~20°，外展 0~70°，内旋 0~45°，外旋 0~25°；肘关节：主动屈曲 40~90°，被动屈曲 40~100°，伸展受限；前臂：外旋 0~45°。左上肢肩关节前

屈、后伸、外展、内收肌力均为 4 级;肘关节屈、伸肌力均 3 级;前臂外旋肌力 3 级。

请问: 1. 引起该患者关节挛缩的原因是什么?

2. 该患者存在的主要功能障碍包括哪些方面?

3. 该患者需进行哪些康复治疗?

一、概述

(一)定义

挛缩是外伤、手术或疾病等各种原因需长期制动所导致的关节周围的软组织、肌肉、韧带和关节囊等失去原有弹性,引起关节的主动和被动活动范围受限。挛缩常常后遗关节活动功能降低或消失,不仅影响疾病的康复,还可造成患者日常生活的严重障碍,影响其生活质量。

(二)病因、发病机制与分类

1. 病因 关节挛缩的形成不仅与肢体瘫痪及限制活动有关,也与痉挛及重力的影响使四肢处于不适当的强制肢位有关。常见病因为:①关节病损:常见疾病有骨折、关节病变及损伤、滑膜及腱鞘疾病、骨性关节病等。②肌肉痉挛:常见疾病有脑卒中、脑外伤、脊髓损伤、脑瘫等。③深度烧伤。④肌肉无力:肌肉的创伤、感染、退行性变及周围神经病损等。⑤长期卧床。

2. 发病机制 限制关节活动导致肌纤维间结缔组织、胶原纤维增生;关节囊纤维化,疏松结缔组织变为致密结缔组织,使关节周围软组织短缩,活动范围减少;关节变得僵硬,甚至强直畸形,严重者关节可能完全不能活动。

3. 分类

(1)关节源性挛缩:挛缩直接由关节构成体(如软骨,滑膜和关节囊等)本身的病变引起,如关节创伤、制动、炎症、感染或退行性变等。上肢挛缩以肘、腕关节和手指畸形多见,下肢挛缩以膝、踝关节多见。

(2)软组织性挛缩:软组织性挛缩为关节周围软组织、肌腱、韧带、皮肤及皮下组织病患引起。如跨越关节的烧伤后瘢痕形成和瘢痕挛缩、腱鞘及滑膜炎、韧带的撕裂伤等。

(3)肌肉性挛缩:肌肉性挛缩是由肌肉本身的疾病或外在的病变引起肌肉结构的改变,导致内在性肌肉挛缩。如先天性的肌肉挛缩、注射性臀肌挛缩、小儿三角肌挛缩等。而外在性肌肉挛缩多继发于神经功能障碍、制动等因素。如偏瘫等继发的小腿三头肌挛缩。

(三)临床表现

主要表现为肌张力增高、关节畸形、关节活动度降低,同时可有疼痛、关节周围皮肤瘢痕、肌肉萎缩等。

> **考点提示**
> 挛缩的定义、关节源性挛缩、软组织性挛缩、肌肉性挛缩

二、康复评定

(一)运动功能评定

1. 关节活动度评定 被动关节活动范围(PROM)检查是评定挛缩最常用的方法。如受

累部位仅局限于单一关节,应对其关节活动度进行评定;如受累部位较多,还应该进行上肢或下肢整体功能的评定。

2. 肌力评定　常采用徒手肌力评定法(MMT),按 0~5 级肌力记录检查结果,并与健侧对比,肌力达到 3 级以上时,可使用器械测定法。

3. 痉挛评定　常采用改良 Ashworth 痉挛量表进行评定。

(二)日常生活活动能力评定

包括躯体的日常生活活动能力(PADL)和工具性日常生活活动能力(IADL)。PADL 评定常选用改良 Barthel 指数量表,不仅可以评定功能,还可以判断预后;IADL 常采用修订后的功能活动问卷(FAQ);需要全面评定 ADL 时,常采用功能独立性评定(FIM)量表。

(三)疼痛评定

常采用视觉模拟评分法(VAS)评定。

(四)精神心理评定

常采用简易智能精神状态检查量表(MMSE)评定认知功能,采用汉密尔顿焦虑量表(HAMA)和汉密尔顿抑郁量表(HRST)评定患者的心理状态。

三、功能障碍

1. 运动功能障碍　主要包括关节活动范围减少、肌力减退、痉挛、加重瘫痪肢体功能障碍等。

2. 日常生活活动能力受限　上肢挛缩会影响到患者的个人卫生、穿衣、进食、写字、烹饪等日常生活及工作;下肢挛缩会影响患者的行走、上下楼梯、如厕、乘坐交通工具等日常生活。

3. 疼痛　原发病及挛缩均可导致肢体疼痛,使患者更不愿活动患肢而影响其功能的恢复。

4. 心理功能障碍　因不适当姿势摆放、关节的局部病理性改变和烧伤瘢痕的挛缩等因素造成的关节功能障碍,可使患者产生较严重的心理疾患,对功能的恢复信心不足,加之关节功能恢复训练时间较长,可能加重患者的心理负担,严重者可出现焦虑、抑郁情绪。

考点提示

挛缩的危害

四、康复治疗

(一)目标

增加关节活动度,扩大关节活动范围;缓解疼痛、挛缩;改善运动功能障碍及日常生活活动能力障碍;提高患者生存质量。

(二)预防

1. 保持良好的体位　为防止不正确体位导致肌肉、韧带等长期处于短缩状态,失去伸缩性和弹性所采取的预防措施。为了减轻挛缩或者减轻挛缩的后果,必须保持关节功能位;对卧位患者可以用枕头、毛毯等软性织物保持关节的固定;对于有明显挛缩倾向的患者可用石膏或塑料矫形器;卧于硬床可以减少屈髋、屈膝挛缩的机会;足底垫板或用踝足矫形器可以预防足下垂。

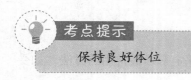

考点提示

保持良好体位

2. 维持关节活动范围　为了防止关节发生活动受限所采取的预防措施,目的是确保肌肉和构成关节的软组织的柔韧性,维持关节的正常活动范围,防止因关节长期制动而导致挛缩形成。每天将所有受累肢体未制动的关节都活动一遍,每一关节重复活动 10 次,注意动作应轻柔,且控制在无痛范围内。

（三）方法

1. 物理治疗

（1）运动疗法

1）被动运动:是矫治关节挛缩的最基本最简单的方法。主要是利用软组织的可塑性对粘连进行松解,既有预防作用,也有治疗作用,主要包括:

①持续被动运动（CPM）:应用 CPM 治疗仪进行持续被动运动,此法能改善局部血液循环,促进关节软骨再生及韧带、肌腱的修复,防治制动导致的关节挛缩。使用时速度由慢到快,关节活动角度逐渐增加到最大范围,可每日持续使用 5~16 小时,或每次连续 1 小时,每日 3 次,连续 2~4 周。

②手法治疗:主要有两种手法。a. 关节松动:目的是治疗关节活动受限、僵硬、挛缩等。共分Ⅳ级手法,每次治疗时一种手法可以重复 3~4 次,治疗的总时间在 15~20 分钟,每日 1 次。b. 被动牵伸:是通过外在力量拉长挛缩组织,以增加挛缩组织长度和关节活动范围的方法,目的是使组织纤维在牵伸力的作用下发生弹性和塑性延长。由治疗师控制牵伸方向、时间和速度,其基本原则为:每次牵伸要达到关节当时所能达到的最大活动范围;用力程度以患者疼痛能耐受为限。一般每次牵伸持续 10~30 秒,重复 10~20 次。

③牵引:是利用牵引的重力作用,使挛缩和粘连的纤维产生更多的塑性延长,改善关节功能状态的方法。常采用滑轮、绳索、墙壁拉力器等器械,在挛缩肢体远端按需要方向施加适当重量进行牵拉,轻中度挛缩每日牵引 2 次,每次 20~30 分钟,严重的挛缩每次 30 分钟或更长,每日 2 次。牵引前在关节囊或肌肉肌腱结合部位加热效果更佳。

2）主动运动:可改善血液循环,强化肌肉力量,促进神经支配恢复,预防挛缩形成或改善挛缩造成的功能障碍。

①肌力训练:已出现挛缩的关节可先进行被动运动,再进行肌力增强训练,根据肌力情况选用主动助力运动、主动运动和抗阻运动训练,以增加关节活动范围和肌肉收缩力量。还可进行关节体操训练和日常生活活动训练,以提高肢体功能,增加耐力,提高生活自理能力。

②步态训练:关节僵硬和瘢痕挛缩可造成不同程度的步态改变,加之肌力减退,常可出现行走障碍。可应用拐杖、助行架等辅助装置,增加患者站立行走的时间,纠正错误步态。

（2）物理因子治疗:在软组织松解的基础上进行,可保持手术松解的效果,推迟复发时间。

1）热疗:红外线、热水、温水浴等,有软化瘢痕、明显增加挛缩组织弹性的作用。如手部瘢痕挛缩,可坚持温水（38~39℃）洗手,每日 2 次,每次 30 分钟,洗手前应将水盆进行消毒处理。

2）超声波疗法:能使胶原纤维束分散,对瘢痕组织有一定软化作用。每次 5~15 分钟,每日 1 次,15~20 次为一疗程。

3）音频电疗:有良好止痒、止痛的效果,及软化瘢痕和改善组织营养作用。每次 20~30 分钟,每日 1 次,20~30 次为一疗程。

4）蜡疗法:具有镇痛、缓解肌痉挛、增加肌肉伸展性和改善局部血液循环的作用。采用蜡饼或药蜡进行局部蜡疗,每次 30 分钟,每日 2 次。

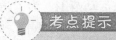

考点提示

　　挛缩的运动治疗、物理因子治疗和矫形器应用

　　2. 辅具应用　矫形器是矫治挛缩较有效的方法。装配合适的支具或夹板,在关节功能训练后,用支具或夹板将关节固定在一个比较适当的抗挛缩位置,进行持续的牵伸,防止挛缩进展,保持关节治疗的效果。还可装配上弹性牵引装置,主动、被动地对小关节(腕、掌、手指)进行练习。

　　3. 心理治疗　应以安慰、支持疏导等方法为主,帮助患者增强战胜疾病的自信心,主动配合康复治疗。患者家属也应给予患者精神上、生活上无微不至的关心,使其保持有规律的生活和健康的心态,提高生活质量。

　　4. 手术治疗　如果关节挛缩程度较严重,限制了关节的功能,则需要进行松解手术,术前应使用一切康复手段,以减小手术规模,增加手术效果。常用术式有关节镜下松解术及手术松解术。

　　5. 中医传统康复疗法　参见本章第七节。

五、健康教育

　　根据挛缩的发病机制可知,挛缩是可以早期预防的,因此,应告知患者及其家属预防挛缩的重要性,在日常生活中多加注意。对于关节、肌肉、软组织等病损的患者,早期即应注重体位摆放及关节活动度维持训练,有效预防关节挛缩的发生。

六、功能结局

　　1. 运动功能方面　患者因关节活动范围减少、痉挛等而加重瘫痪肢体功能障碍,严重者形成肢体残疾。

　　2. 日常生活活动能力受限　关节挛缩导致患者上下肢活动受限,不同程度地影响日常生活活动能力。

　　3. 疼痛　原发病及挛缩等原因均可导致肢体疼痛。

　　4. 心理功能方面　因关节活动受限、甚至关节畸形残疾等造成患者痛苦、自卑,严重者可出现焦虑、抑郁等情绪。

 小结

　　关节、肌肉、软组织等的病损均可造成关节挛缩,是严重影响患者生活质量的重要因素之一。要重点关注挛缩定义、功能障碍及常见康复评定方法,由于挛缩的治疗效果并不理想,但却可以早期预防,因此应重点掌握挛缩的预防方法,并熟悉常用的挛缩康复治疗方法,改善挛缩造成的功能障碍,恢复关节的运动功能,增强患者日常生活活动自理能力,提高其生存质量。

 目标测试

A 型题

1. 挛缩的运动功能障碍**不包括**

　　A. 关节活动度障碍

　　B. 肌力减退

　　C. 痉挛　　　　　　　　　　　　　　　　D. 加重瘫痪肢体功能障碍

　　E. 日常生活活动能力障碍

2. 挛缩的康复功能评定内容**不包括**

　　A. 运动功能评定　　　　　　　　　　　　B. GCS 定量评定

　　C. 疼痛评定　　　　　　　　　　　　　　D. 精神心理评定

　　E. 日常生活活动能力评定

3. 挛缩的康复治疗**不正确**的是

　　A. 持续被动运动　　　　B. 关节松动　　　　C. 被动牵伸

　　D. 主动运动　　　　　　E. 长期制动

B 型题

（4~6 题共用备选答案）

　　A. 关节创伤　　　　　　B. 脊髓损伤　　　　C. 老年性关节炎

　　D. 腱鞘炎　　　　　　　E. 大面积深度烧伤

4. 由瘢痕增生造成挛缩的病因为

5. 因关节退行性变导致挛缩的疾病为

6. 为预防挛缩形成,需进行良肢位摆放的疾病为

（任丽伟）

<h1 align="center">第五节　吞　咽　障　碍</h1>

 学习目标

1. 掌握:吞咽障碍的康复评定和康复治疗。

2. 熟悉:吞咽障碍的临床表现、功能障碍。

3. 了解:吞咽障碍的定义、病因与分类。

案例

　　男性,70 岁,因脑卒中造成右侧偏瘫、右侧面瘫。查体:运动性失语、流涎、伸舌不能、喉结上抬幅度小。用杯子试饮水 30ml,部分水自右口角流出,仰头吞咽,多次呛咳,1 分钟后杯内剩余 10ml 水。

　　请问: 1. 该患者目前的吞咽功能是否正常?

　　　　　 2. 该患者存在的主要功能障碍包括哪些方面?

　　　　　 3. 该患者需进行哪些康复治疗?

一、概述

（一）定义

　　吞咽活动是一种极其快速且复杂的运动,根据食团在吞咽时所经过的解剖位置,将正常的吞咽过程分为口腔准备期、口腔期、咽期和食管期。其中口腔准备期及口腔期是在随意控

制下完成的,而咽期及食管期则是自动完成的。

吞咽障碍是由于各种原因导致的下颌、双唇、舌、软腭、咽喉、食管等功能受损,食物不能安全有效地经口腔运送到胃中获得足够营养和水分的进食困难。一般应符合下列标准:①食物或饮品从口腔输送至胃部的过程中出现问题。②食物误吸入气管,形成误吸性肺炎,引起反复肺部感染。③口腔及咽部肌肉控制不良或不能协调收缩而未能正常吞咽。

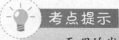

考点提示

吞咽的发生机制

(二)病因与分类

1. 病因　多见于脑部病损患者如脑卒中、帕金森病、脑外伤、脑肿瘤等;也可见于重症肌无力、食管癌、多发性肌炎、其他神经肌肉或上消化道构造上的损伤、放射线治疗期等。

2. 分类　根据病因一般将吞咽障碍分为:

(1)功能性吞咽障碍:此类障碍吞咽相关解剖结构一般正常,属于口腔、食管运动异常引起的障碍。包括:①肌肉病变:如重症肌无力、多发性肌炎、肌萎缩侧索硬化症、颈部肌张力障碍等。②食管动力性病变:如胃食管反流病、弥漫性食管痉挛。③心理因素:如患者害怕吞咽,对吞咽表现出一种癔症性反应或拒绝吃东西。

(2)器质性吞咽障碍:与吞咽相关的器官如口、咽、喉、食管等解剖结构出现异常改变所致。常见有吞咽通道及邻近器官的炎症、损伤、肿瘤、外伤手术或放射治疗等。

(3)神经源性吞咽障碍:因神经系统疾病引起的与吞咽功能有关的脑卒中、痴呆、帕金森病、多发性硬化或运动神经元病等所致。

(三)临床表现

主要症状为进食速度慢,出现吞咽反射延迟,吞咽费力、小口多次下咽、进食或饮水呛咳、误吸入气管、吞咽时有梗阻感等;并发症状为发音困难、嘶哑、气短、喉咙痛、胸部不适等症状。最常见的继发障碍为造成饮食习惯改变、误吸性肺炎、营养失调、体重减轻等。

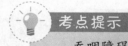

考点提示

吞咽障碍的定义、病因、症状

(四)辅助检查

1. 吞咽造影检查(VFSE)　可对整个吞咽过程进行详细的评估和分析,是目前最可信的吞咽评价检查方法,常被认为是评定吞咽障碍的标准。

2. 吞咽电视内镜检查(VESS)　观察鼻、上咽喉、会厌、勺状软骨、声带的解剖结构和功能状况,了解进食时食物积聚的位置及状况,但不能显示吞咽全过程。

二、康复评定

(一)生理功能评定

1. 临床检查　吞咽障碍临床检查法(CED)是患者本人、照顾者及家属对吞咽异常的详细描述,包括吞咽困难持续时间、频度、加重和缓解的因素、症状、继发症状等;临床专科资料及相关的既往史;目前的进食方式及食物类型等。当怀疑患者有吞咽功能障碍时,应把 CED作为最基本的评定。

2. 反复唾液吞咽测试　是一种评定吞咽反射诱发功能的方法。患者取坐位,检查者将手指放在患者的喉结及舌骨处,观察在 30 秒内患者吞咽的次数和喉上抬的活动度,如喉上下移动范围小于 2cm,视为异常。高龄患者 30 秒内完成喉上抬动作 2 次即可。

3. 饮水试验　让患者在坐位状态下饮温水 30ml,观察患者饮水过程有无呛咳并记录饮水所用时间。评定标准如下:①Ⅰ级(优):5 秒之内,一饮而尽,无呛咳,诊断为正常。②Ⅱ级(良):超过 5 秒分两次以上喝完,无呛咳,诊断为可疑。③Ⅲ级(中):一饮而尽,但有呛咳。④Ⅳ级(可):分两次以上喝完,且有呛咳。⑤Ⅴ级(差):呛咳多次发生,不能将水全部喝完。分级为Ⅲ、Ⅳ、Ⅴ级诊断为异常。此法简便易行,适于判断初次急性发病患者恢复期有无吞咽障碍,并可根据饮水后语言清晰度预测误咽是否存在。

4. 口面部功能评定　常采用 Frenchay 构音障碍评定法,对与吞咽过程有关的口腔肌肉活动功能进行评定,包括唇、舌、喉、软腭的运动,下颌的位置等。主要有口腔直视检查和口腔器官运动及感觉功能检查。

5. 进食功能评定

(1) 口腔期:①不能把口腔内的食物送入咽喉,从口唇流出,或者仅重力作用送入咽喉(0 分)。②不能形成食团流入咽喉,只能让食物原状流入咽喉(1 分)。③不能一次就把食物完全送入咽喉,一次吞咽动作后,有部分食物残留在口腔内(2 分)。④一次吞咽就可完成把食物送入咽喉(3 分)。

(2) 咽期:①不能引起咽喉上举,会厌的闭锁及软腭弓闭合,吞咽反射不充分(0 分)。②在会厌谷及梨状窝存有多量的残食(1 分)。③少量潴留残食,且反复几次吞咽可把残食全部吞咽入咽喉下(2 分)。④一次吞咽就可把食物送入食管(3 分)。

(3) 误咽程度:①大部分误咽,但无呛咳(0 分)。②大部分误咽,但有呛咳(1 分)。③少部分误咽,无呛咳(2 分)。④少量误咽,有呛咳(3 分)。⑤无误咽(4 分)。

进食功能评定重症为 0 分,正常为 10 分。

(二) 心理功能评定

对于出现焦虑患者可使用焦虑自评量表(SAS)或汉密尔顿焦虑量表(HAMA)进行评定,对于出现抑郁患者可使用抑郁自评量表(SDS)或汉密尔顿抑郁量表(HRSD)等进行评定。

三、功能障碍

1. 生理功能障碍　主要为吞咽障碍。

2. 心理功能障碍　因流涎、漏食等表现,患者不愿在公众场合进食,可使患者产生羞怯、恐惧与抑郁等心理障碍。

四、康复治疗

(一) 目的

1. 恢复或提高患者的吞咽功能,改善身体的营养状况。

2. 增加进食的安全,减少食物误咽,减少误吸性肺炎等并发症发生的机会。

3. 消除因不能经口进食所产生的心理恐惧与抑郁。

(二) 方法

1. 基础训练

(1) 感官刺激

1) 冷刺激:能有效强化吞咽反射,反复训练,可使之易于诱发且吞咽有力。将冰冻棉棒蘸少许水,轻轻刺激软腭、腭弓、舌根及咽后壁,然后嘱患者做空吞咽动作。如患者流涎过多,可对患侧唾液腺行冷刺激,每次 10 分钟,每日 3 次,至皮肤稍发红。

2）触觉刺激：用手指、棉签、压舌板等刺激面颊部内外、唇周、舌等，以增加这些器官的敏感度。每次 10 分钟，每日 3 次。

3）味觉刺激：用棉棒蘸不同味道的汤汁，刺激舌部味觉，增强食欲。每次 10 分钟，每日 3 次。

（2）口、颜面功能训练

1）口唇闭锁训练：可以改善食物或水从口中漏出的状况。让患者面对镜子独立进行紧闭口唇的练习。对无法主动闭锁口唇的患者，可予以辅助。当患者可以主动闭拢口唇后，可让患者口内衔一个系线的大纽扣，治疗师牵拉系线，患者紧闭口唇进行对抗，尽量不使纽扣脱出。其他练习包括口唇突出与旁拉、嘴角上翘（做微笑状）、抗阻鼓腮等。

2）下颌运动训练：可促进咀嚼功能。做尽量张口、然后松弛及下颌向两侧运动练习。对张口困难患者，可对痉挛肌肉进行冷刺激或轻柔按摩，使咬肌放松；通过主动、被动运动让患者体会开合下颌的感觉。为强化咬肌肌力，可让患者做以白齿咬紧压舌板的练习。

3）舌部运动训练：可以促进对食丸的控制及向咽部输送的能力。可让患者向前及两侧尽力伸舌，伸舌不充分时，可用纱布裹住舌尖轻轻牵拉，然后让患者用力缩舌，促进舌的前后运动；通过以舌尖舔吮口唇周围，练习舌的灵活性；用压舌板抵抗舌根部，练习舌根抬高等。

4）声带内收训练：通过声带内收训练，达到屏气时声带闭锁，防止食物进入气管。具体方法为患者深吸气，两手按住桌子或在胸前对掌，用力推压，闭唇、憋气 5 秒钟。

5）咳嗽反射训练：患者先深吸气后屏住气，迅速收缩腹部同时打开声门。强化咳嗽有利于排出吸入或误咽的食物，促进喉部闭锁。

6）声门上吞咽训练：声门上吞咽又称"屏气吞咽"，具体做法是由鼻腔深吸一口气，然后屏住气进行空吞咽，吞咽后立即咳嗽。这一方法的原理是：屏住呼吸使声门闭锁、声门气压加大、吞咽时食物不易进入气管，吞咽后咳嗽可以清除滞留在咽喉部的食物残渣。

7）促进吞咽反射训练：用手指上下摩擦甲状软骨至下颌下方的皮肤，可引起下颌的上下运动和舌部的前后运动，继而引发吞咽。此方法可用于口中含有食物却不能产生吞咽运动的患者。

8）可应用低中频电刺激、电针、肌电生物反馈疗法等物理因子疗法增强与吞咽相关的肌肉的肌力，促进吞咽动作的协调性。

2. 摄食训练

（1）进食体位：患者取仰卧位，将床头抬高 30°，头前屈，膝关节放置软枕，偏瘫侧肩部垫枕。进食时将头转向患侧，提高咽对食团的推动力。采取这种体位食物不易从口中漏出，有利于食团向舌根运送，减少鼻腔反流及误吸。进食后 30 分钟内应保持该体位，防止食物反流。

（2）食物形态：根据吞咽障碍的程度及部位，本着先易后难的原则选择合适食物。容易吞咽的食物特征是密度均匀，有适当黏性，不易松散，通过咽及食管时容易变形，不在黏膜上残留。通常选用蛋羹、豆腐等食品。

（3）一口量：如果一口量过多，会从口中漏出或残留在咽部导致误吸误咽；过少则会因刺激强度不够而难以诱发吞咽反射。正常人一口量约 20ml，患者一般先以少量试之（3~4ml），然后酌情增加。

（4）喂食方法：做好进食准备工作，保持进食环境安静、舒适、心情愉快，清洁口腔清洁，用拇指指腹环行按摩面颊部 5 分钟，做好咀嚼肌群的训练。嘱患者调整好呼吸，先用汤匙盛少量食物放在患者舌后部并轻轻压下，以刺激感觉，促进舌体运动。

（5）进食速度：指导患者以较常人缓慢的速度进行摄食、咀嚼和吞咽。一般每餐进食的时间控制在45分钟左右为宜。

（6）辅助吞咽动作：辅助去除咽部滞留食物。

1）空吞咽：当咽部已有食物残留，如继续进食，则残留积累增多，容易引起误咽。因此，每次进食吞咽后，应反复做几次空吞咽，使食块全部咽下，然后再进食。

2）交互吞咽：让患者交替吞咽固体食物和流食，或每次吞咽后饮少许水（1~2ml），这样既有利于激发吞咽反射，又能达到去除咽部滞留食物的目的。

3）侧方吞咽：咽部两侧的梨状隐窝是另一处吞咽后容易滞留食物的部位，通过颏部指向左、右侧的点头样吞咽动作，可去除并咽下滞留于两侧梨状隐窝的食物。

4）点头样吞咽：会厌上凹是另一处容易残留食物的部位。当颈部后屈，会厌上凹变得狭小，残留食物可被挤出，反复进行几次形似点头的动作，同时做空吞咽动作，便可除去残留食物。

3. 中医传统康复疗法 可使用针灸疗法，常选用穴位有天突、金津、玉液、廉泉、丰隆、合谷、内关、足三里等，手法为平补平泻。参见本章第七节。

4. 心理治疗 治疗师不仅要重视患者的吞咽功能康复训练，同时也要针对患者及其家属的心理问题进行疏导解决。通过介绍成功案例，使患者及其家属树立战胜疾病的自信心，积极发挥家庭治疗吞咽障碍的潜能。

5. 食管扩张术 主要用于各种原因引起的（如先天性、化学灼伤性、消化性、放疗后瘢痕性）食管狭窄、环咽肌或贲门失弛缓症等引起的吞咽障碍治疗，包括导管球囊扩张术、食管镜下直接扩张术和胃咽橡胶梭子扩张术。

6. 其他 包括呼吸训练、排痰法的指导、上肢进食功能训练、食物的调配选择、餐具的选择、辅助具的选择与使用、进食前后口腔卫生的保持等。

五、健康教育

1. 使患者清楚吞咽障碍并发症的危害，提高重视。

2. 鼓励患者积极主动配合康复治疗，树立自信心，提高生存质量的欲望。

3. 教会患者出院后的注意事项，如进食量及体位等，当出现呛咳时不要惊慌，可变换体位，并坚持练习吞咽体操以巩固疗效。

六、功能结局

1. 生理功能方面 重症者可长期存留吞咽障碍。

2. 心理功能方面 长期吞咽障碍患者有不同程度的忧郁、沮丧和自卑等心理障碍。

小结

　　吞咽障碍不仅给患者造成痛苦，影响营养摄入，还可能导致吸入性肺炎、大量食物进入气管出现窒息死亡。合理选择评定方法，全面判断其功能障碍情况，选择有效的康复治疗方法。吞咽障碍的康复治疗应综合应用药物、基础训练、摄食训练、针灸及手术等措施。要特别注意的是吞咽障碍患者无论在评定还是治疗的过程中，一定要时刻备好吸痰器，防止食物误吸，造成吸入性肺炎甚至窒息死亡。

目标测试

A 型题

1. 最方便常用的检查吞咽功能的试验是

    A. 洼田饮水试验   B. X 线造影录像   C. 肌电图试验

    D. 咽下内压试验   E. 反复唾液吞咽测试

2. 洼田饮水试验时两次以上喝完,有呛咳,该检查结果为

    A. 洼田饮水试验 I 级   B. 洼田饮水试验 II 级   C. 洼田饮水试验 III 级

    D. 洼田饮水试验 IV 级   E. 洼田饮水试验 V 级

3. 吞咽障碍患者应以较常人缓慢的速度进行摄食,一般每餐适宜的进食时间应控制在

    A. 15 分钟   B. 25 分钟   C. 35 分钟

    D. 45 分钟   E. 50 分钟

4. 吞咽障碍病因**不包括**

    A. 重症肌无力   B. 食管癌   C. 多发性肌炎

    D. 帕金森病   E. 冠心病

5. **不属于**吞咽障碍的特点为

    A. 饮水呛咳   B. 理解困难   C. 误吸

    D. 口咽肌无力   E. 流涎

6. 摄食时,正常人的每次入口量宜为

    A. 10ml   B. 15ml   C. 20ml   D. 30ml   E. 25ml

(任丽伟)

第六节 神经源性膀胱和肠道功能障碍

 学习目标

1. 掌握:神经源性膀胱和肠道功能障碍的康复评定和康复治疗。
2. 熟悉:神经源性膀胱和肠道功能障碍的临床表现、功能障碍。
3. 了解:神经源性膀胱和肠道功能障碍的定义、病因与分类。

 案例

    男,52 岁,1 年前车祸致 T_{12}、L_1 椎体粉碎性骨折,出现双下肢活动、大小便失禁。后行 T_{12}、L_1 椎体骨折钢板内固定术,术后双下肢功能无明显改善,小便失禁,大便便秘。诊断:脊髓损伤(运动平面 L_2,感觉平面 L_1,ASIA C 级)。

    请问: 1. 该患者目前的主要功能障碍有哪些?

            2. 该患者需要做的膀胱功能评定有哪些?

            3. 对于肠道功能障碍,该采取哪些康复治疗措施?

一、神经源性膀胱功能障碍

（一）概述

1. 定义　神经病变或损害引起的膀胱或（和）尿道功能障碍,称为神经源性膀胱,由于这类疾病同时伴有尿道功能障碍和膀胱尿道功能协调性异常,因此也有人将其称为神经源性膀胱尿道功能障碍。

2. 病因与分类

（1）病因:神经源性膀胱可由先天性原因(如脊髓发育不良)或后天性原因(损伤或疾病)引起。

1）颅内病变:脑血管意外、颅内肿块、多发性硬化和帕金森病,既可影响皮质中枢,也可影响上节段的传导径路。轻症者通常引起无抑制性膀胱,重者往往导致反射性膀胱。

2）脊髓损害:当所有至脊髓排尿中枢的传导径路均遭破坏时,引起反射性神经源性膀胱。最常见的脊髓损害是脊髓损伤、脊髓肿瘤、椎间盘疾病和多发性硬化。

3）马尾损害:外伤和肿瘤使马尾受累时引起膀胱功能障碍,通常为自主性膀胱。

4）后根和脊髓感觉传导通路损害:该损害往往导致低反射或无反射性膀胱,造成大容量膀胱。常见原因为糖尿病、脊髓结核病等。

5）前角损害:这些损害引起非收缩性膀胱,多为脊髓灰质炎所致。

6）药物不良反应:各种不同药物对自主神经系统作用不同,可导致膀胱功能障碍。三环类抗抑郁剂、抗组胺药和苯妥英钠等均可引起排空不全。

（2）分类

1）传统分类:包括感觉麻痹性膀胱、运动麻痹性膀胱、自主性膀胱、反射性膀胱、无抑制性膀胱。

2）根据尿流动力学和功能分类:表 1-8。

表 1-8　尿流动力学和功能分类

	由膀胱引起		由膀胱引起
失禁	无抑制性收缩	潴留	逼尿肌反射消失
	容量减少		容量大/顺应性高
	顺应性低		正常(因认知、运动等引起)
	正常(因认知、运动等引起)		由流出道引起
	由流出道引起		高排出压,伴低尿流率
	膀胱颈压下降		内括约肌协调不良
	外括约肌压下降		外括约肌协调不良
			括约肌过度活跃
潴留和失禁	由膀胱引起,无抑制性收缩合并逼尿肌活动下降		

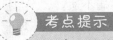

考点提示

　　神经源性膀胱障碍的定义、原因和分类

3. 临床表现　主要症状为尿失禁、排尿困难、尿潴留,常见并发症为压疮等皮肤损害及膀胱感染等泌尿系统感染。

（二）康复评定

1. 生理功能评定

（1）尿流率测定:主要反映排尿过程中逼尿肌与尿道括约肌相互作用的结果,即下尿路的总体功能情况。主要参数有最大尿流率、尿流时间及尿量等。尿流率受性别、年龄和排尿量等因素的影响。

（2）膀胱压力容积测定:通过测定膀胱内压力与容积间的关系,反映膀胱功能。正常膀胱压力容积测定为:①无残余尿。②膀胱充盈期内压维持在 0.49~1.47kPa,顺应性良好。③没有无抑制性收缩。④膀胱充盈过程中,最初出现排尿感觉时的容量为 100~200ml。⑤膀胱总容量 400~500ml。⑥排尿及终止排尿受意识控制。

（3）尿道压力分布测定:沿尿道连续测定并记录压力,以了解尿道功能,主要参数有最大尿道闭合压、功能性尿道长度。

（4）括约肌肌电图:即检测尿道外括约肌功能。正常排尿周期中,膀胱充盈期间,尿道外括约肌呈持续活动,排尿时肌电活动突然终止,排尿完毕,肌电活动重新出现。病理情况可见:①逼尿肌收缩时,括约肌肌电活动同时增强,即逼尿肌—括约肌协同失调。②膀胱充盈过程中,突然出现括约肌肌电活动静止,患者出现不自主漏尿。

（5）尿流动力学和 B 超或 X 线同步联合检查:用稀释的碘溶液代替生理盐水充盈膀胱,可在尿流动力学检查时同步获得各项参数及膀胱尿道形态变化。

（6）简易膀胱容量与残余尿量测量法:在社区无法进行尿流动力学检测时,可进行简易膀胱容量与残余尿量测定,以粗略评估膀胱功能。①残余尿测定:患者自行排尿后,立即插入导尿管,所导出的尿液容积即为残余尿量。②膀胱容量测定方法:排空膀胱后,缓慢注入生理盐水（温度为 37℃）,直到生理盐水不再滴入时,所灌入盐水体积即为膀胱容积;然后开通膀胱与水柱的通路,所得水柱即为膀胱压力（图 1-2）。

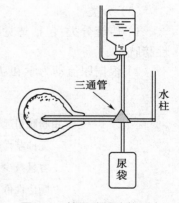

2. 心理功能评定　对于出现焦虑患者可使用焦虑自评量表（SAS）或汉密尔顿焦虑量表（HAMA）进行评定,对于出现抑郁患者可使用抑郁自评量表（SDS）或汉密尔顿抑郁量表（HRSD）等进行评定。

图 1-2　简易膀胱功能测定

3. 日常生活活动能力评定　可使用 Barthel 指数量表对患者日常生活活动能力进行评定。

4. 社会参与能力评定　可使用世界卫生组织生活质量 100（WHOQOL-100）量表对患者社会参与能力进行评定。

（三）功能障碍

1. 生理功能障碍

（1）疼痛:尿失禁、尿潴留均会使患者有泌尿系感染症状,可引起患者疼痛不适。

（2）排尿障碍:不同的病因可造成不同的膀胱贮尿、排尿功能障碍,最常见为尿失禁、尿潴留、排尿困难。

（3）肾功能障碍:尿潴留易诱发泌尿系感染、结石、肾积水等,最终影响肾脏功能。

（4）性功能障碍：部分尿失禁患者有性交痛，并在性交时出现尿失禁，影响性生活。

2. 心理功能障碍　对于大多数尿潴留患者来说，疾病会使其产生悲伤、痛苦、消沉压抑、丧失自信、无助和绝望的心理变化。对于尿失禁，有的患者会产生强烈的情绪变化，如羞怯、紧张、焦虑、悲伤、烦躁不安、孤独寂寞，并常感精神压抑、自卑、痛苦难忍。

3. 日常生活活动能力受限　尿潴留使患者行动不便，限制患者的各种日常活动。尿失禁患者常常不能胜任家务、不愿外出及性生活受到影响。

4. 社会参与能力受限　尿潴留患者常常伴有其他疾病同时发生，因而患者的工作、社交活动受到限制，有些患者甚至将终生不能再就业；尿失禁患者常常会对劳动、工作及社交活动产生影响，降低其生活质量。

（四）康复治疗

1. 目标

（1）控制或消除尿路感染；

（2）膀胱在贮尿期保持低压并能适当排空；

（3）具有适当控尿能力；

（4）尽量不使用导尿管或造瘘；

（5）能更好地适应社会生活并尽量满足职业需要。

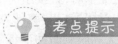

考点提示

神经源性膀胱障碍的治疗目标

2. 失禁型障碍的治疗　原则为促进膀胱贮尿。

（1）抑制膀胱收缩、减少感觉传入及增加膀胱容量

1）药物治疗：抗胆碱能制剂可减少膀胱收缩能力，如羟丁酸，10~15mg/d，青光眼、肠梗阻、妊娠禁用。

2）神经阻滞：选择性骶神经根切断。

3）行为治疗：用于认知障碍患者，制定排尿方案的同时进行必要排尿训练，即定时排尿，每隔 2~5 天排尿间隔时间增加 5~10 分钟，直至合理的间隔时间为止。

（2）增加膀胱出口阻力

1）药物治疗：α 肾上腺素能药物和 β 受体阻滞剂可增加尿道压力。如麻黄碱，25~100mg/d；丙米嗪，儿童 25mg 睡前，成人 100~200mg/d，高血压、心绞痛、甲亢禁用。

2）手术治疗：发病一年后确定括约肌功能不能恢复者可行人工括约肌置入。

3）行为疗法：生物反馈、有规律排尿刺激等。

4）辅具应用：可使用外部集尿器、间歇性或持续性导尿及尿流改道。

（3）控制尿路感染。

1）及时进行导尿，注意无菌操作；

2）进行膀胱训练，促进自行排尿的恢复；

3）已发生感染时，应根据尿培养及药敏试验选用有效抗生素；

考点提示

失禁型神经源性膀胱障碍的治疗

4）及时排除膀胱结石等并发症；

5）反复发作严重感染者，应考虑行耻骨上膀胱造瘘术。

3. 潴留型障碍的治疗　原则为促进膀胱排空。

（1）增加膀胱内压与促进膀胱收缩

1）行为疗法：① Crede 手压法，用拳头由脐部深按压向耻骨方向滚动，以避免耻骨上加压尿液反流引起肾盂积水。② Valsave 屏气法，可增加腹压。③寻找触发点，促进或诱发反

射性逼尿肌收缩,如牵张、叩击耻骨上和会阴区、挤压阴茎、肛门刺激后诱发排尿等。

2)药物治疗:胆碱能制剂氯贝胆碱(氨甲酰甲胆碱),40~100mg/d,可增加膀胱内压促进排尿。溃疡病、哮喘、甲亢、肠梗阻禁用。

3)电刺激:直接作用于膀胱及骶神经运动支,可采用经皮电刺激或直肠内刺激。

(2)减低膀胱出口阻力

1)手术治疗:根据实际情况,选择前列腺切除、尿道狭窄修复或扩张术、尿道内、外括约肌不同术式以解除梗阻。

2)药物治疗:α受体阻滞剂可降低尿道阻力,如酚苄明。

(3)间歇性导尿:清洁间歇性导尿每4~6小时导尿1次,或根据摄入量制订,每日2~3次,膀胱容量最好在400~500ml。残余尿少于80ml时,可停止导尿或每日1次导尿,以帮助清除残余尿沉渣。可教育患者或其家属在医生示范指导下学习,方法为坐位下具备手功能患者肥皂洗手后,直接用清洁的手接触导尿管,导尿管外部可涂润滑剂以便顺利插入。男性患者要注意尿道口朝腹部方向以避免尿道峡部的损伤。导尿管可以浸泡在苯扎溴铵(新洁尔灭)等无黏膜刺激的消毒制剂中,也可使用一次性导尿管。

(4)保留导尿:为术后或疾病早期常用的方法,因持续放置尿管,易引起感染,待病情稳定后应及早去除导尿管。保留导尿时要注意导尿管方向应朝向腹部,防止出现耻骨前弯的压疮和突然的尿道拉伤。增加液体出入量保持足够的尿流,减少尿沉淀。集尿袋注意排空以避免尿液反流膀胱,不能持续保持集尿袋开放使膀胱失去充盈机会而造成小膀胱。同时应注意导尿管质地和粗细,每周应更换导尿管。

考点提示

潴留型神经源性膀胱障碍的治疗

(5)尿流改道:耻骨上造瘘或回肠代膀胱。

4.心理治疗 治疗师应以心理安慰、支持疏导的方法为主,多疏导患者,向其介绍排尿障碍康复的成功案例,鼓励患者积极参加康复训练,掌握清洁间歇导尿方法,培养自信心,积极参加社会活动,融入社会生活。对于心理障碍严重者,可对其进行支持性心理治疗、行为疗法、生物反馈疗法等。

5.中医传统康复疗法

(1)中药治疗:按照辨证论治的原则参考用药。如以排尿无力或遗尿为主者多属膀胱气化失司,肾气不固,可用缩泉丸、无比山药丸、金匮肾气丸;排尿困难多为淤血壅塞,尿道闭阻,用抵挡汤、大黄牡丹汤、失笑散、猪苓汤;尿潴留多见气不化水,饮湿内停,用五苓散、苓甘五味姜辛汤;尿路感染及结石者属湿浊下注,用萆薢分清饮、排石冲剂等。

(2)针灸按摩:可选曲骨、中极、复溜、三阴交、肾俞、命门、关元、气海等穴位,可针可灸,亦可点按、揉摩。

(3)中药外敷:如用生田螺、葱白、麝香少许(也可用冰片代替)、面粉;或车前草、连须葱白;或甘遂、薏苡仁适量打粉或捣烂敷脐部,每次30分钟,一日数次。

(五)健康教育

应让患者及家属了解详情,做好思想准备,帮助患者树立自信心,主动参与康复,掌握清洁间歇导尿等方法,注意预防尿路感染,提高日常生活活动能力。

(六)功能结局

1.生理功能方面

(1)疼痛:合并泌尿系统感染者可出现疼痛不适。

（2）排尿障碍：最常见为尿失禁、尿潴留。

（3）肾功能障碍：合并肾积水时，可影响肾脏功能。

（4）性功能障碍：部分尿失禁患者可出现性交时尿失禁，影响性生活。

2. 心理功能方面　长期尿失禁或尿潴留，使患者产生悲伤、痛苦、消沉压抑、丧失自信、无助和绝望的心理变化。

3. 日常生活活动能力方面　长期排尿障碍使患者不能很好地胜任家务、不愿外出而与社会隔离及性生活受到影响。

4. 社会参与能力方面　排尿障碍使患者工作不便，影响其劳动、工作等社会活动。

二、神经源性肠道功能障碍

（一）概述

结肠始于回盲瓣，止于肛门括约肌。结肠壁由两层平滑肌构成，内层在直肠末端增厚形成肛门内括约肌（IAS）；外层在肛门内侧形成肛门外括约肌（EAS）复合体。

排便是协调性活动，受意识控制，乙状结肠与直肠充盈、扩张引起神经冲动传至圆锥部的脊髓骶节段中枢后产生反射活动，传出冲动再从骶节段中枢发出，引起直肠收缩和 EAS 协调性舒张，引起排便反射。

排便抑制是靠 IAS、EAS、盆底肌静息张力和反射性收缩维持。肛管内的静息张力由 IAS 张力性收缩维持。咳嗽或腹压增加时引起 EAS 反射性收缩使肛管向相反方向扭转，以防止粪漏。直肠扩张牵拉耻骨直肠肌，产生便意。扩张的直肠使 IAS 反射性舒张（直肠肛门抑制性反射 RAIR），将粪便推送到肛管上部，刺激肠壁感受器，EAS 收缩，关闭直肠颈，并机械地阻止 IAS 进一步舒张，从而维持大便节制。

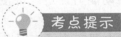

考点提示

排便机制和排便抑制

1. 定义　神经源性肠道功能障碍是肠道失去中枢神经支配造成感觉运动障碍，使结肠活动和直肠肛门功能发生紊乱，导致结肠通过时间延长，肛门括约肌失去自主控制，直肠平滑肌与盆底横纹肌协调性被打乱，表现为便秘、大便失禁等肠道并发症。

2. 病因与分类

（1）无抑制性直肠：由大脑上运动神经元损伤引起，如脑卒中、多发性硬化、脑肿瘤及外伤等。

（2）反射性直肠：即上运动神经源性直肠，骶反射中枢以上脊髓的运动神经元及感觉通路受损，而骶髓第 2~4 节段相应的周围神经依然完好，则直肠功能是属于反射性的。由于副交感神经性排便仍有功能，其肛门内括约肌维持正常的休息张力，而当直肠充盈刺激直肠黏膜时即引起反射性松弛，即反射性排便，常见于四肢瘫痪、多发性硬化、血管性疾病及脊髓空洞症患者。

（3）自主性直肠：自主性直肠即无反射性直肠，由于脊髓或周围神经损伤，致使骶反射弧受损，副交感神经对内括约肌的正常抑制作用消失，内括约肌因而收缩，加上副交感性排便反射亦因该神经损伤而消失，结果肠道蠕动减少，肠内容物推进缓慢，水分过度吸收，大便硬结、便秘，引起大便潴留。

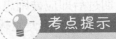

考点提示

神经源性肠道障碍的定义、病因与分类

3. 临床表现　主要表现为便秘或大便失禁,长期失禁者可并发会阴、骶尾部皮肤炎症或压疮、感染,长期便秘者可伴腹痛、呕吐、食欲减退等。

4. 辅助检查　肛门指诊可以检查除外痔、肛门狭窄等器质性疾病。通过检查患者模拟排便和缩紧肛门的动作,对其肛门直肠肌肉的张力是否协调有一个评估。

（二）康复评定

1. 生理功能评定

（1）肛门直肠测压（ARM）:常用灌注式测压法,分别检测肛门括约肌静息压、肛门外括约肌的收缩压和排时的松弛压、直肠内注气后有无直肠肛门抑制反射（RAIR）出现,还可以测定直肠的感知功能和直肠壁的顺应性等。ARM 有助于评估肛门括约肌、直肠有无动力和感觉功能障碍。

（2）直肠动力学检查:在肛门内放置一根三腔管,记录肛门直肠内压力,同时在肛门外括约肌插入一根银电极,记录肌点活动。充盈直肠内气球,直肠内压间歇性上升伴肛门压力下降,当肠内压达到 1.96~2.94kPa 时,外括约肌肌电图出现静止,此时肛门内压力趋于 0,直肠压力上升至肠道容量 150~300ml 时,即产生排便,气球同时排出。EMG 和直肠、肛门内压力变化参数评估神经源性直肠排便障碍可作为临床参考。

2. 心理功能评定　对于出现焦虑患者可使用焦虑自评量表（SAS）或汉密尔顿焦虑量表（HAMA）进行评定,对于出现抑郁患者可使用抑郁自评量表（SDS）或汉密尔顿抑郁量表（HRSD）等进行评定。

3. 日常生活活动能力评定　可使用 Barthel 指数量表对患者日常生活活动能力进行评定。

4. 社会参与能力评定　可使用世界卫生组织生活质量 100（WHOQOL-100）量表对患者社会参与能力进行评定。

（三）功能障碍

1. 生理功能障碍

（1）疼痛:便秘患者可有不同程度的腹痛。

（2）排便障碍:可有便秘或大便失禁。

2. 心理功能障碍　患者会有沮丧情绪,严重者出现焦虑和抑郁。

3. 日常生活活动能力受限　大便失禁使患者行动不便,限制患者的各种日常活动。

4. 社会参与能力受限　大便失禁患者常会出现社会活动减少,职业受限,生活质量降低。

（四）康复治疗

1. 排便训练　早期有效的肠道管理训练是神经源性直肠功能障碍患者重要的肠道康复手段。

（1）目标:使大部分患者自己能在厕所便器上利用重力和自然排便的机制独立完成排便;具备在社会活动时间内能控制排便的“社会节律”功能。

（2）原则:急性期过后即应鼓励患者开始进行排便训练。①尽量沿用伤前的排便习惯。②避免长期使用缓泻剂,可使用大便软化剂,用量个体化。③当出现问题时,应该找出何种原因引起。④如果患者有陪护,尽量安排在有陪护的时间进行训练。⑤如果患者不是每天排便,不应该强迫患者每天进行。⑥向患者讲解排便障碍的有关问题,取得患者的理解和配合,鼓励患者主动参与解决问题。

（3）训练方法：①行为管理：养成每日定时排便的习惯，每日早餐后胃肠反射最强。②排便体位：排便体位以蹲、坐位为佳，如不能蹲坐，则采用左侧卧位较好。③肌肉训练：站立和步行可减少便秘。腹肌和骨盆肌肉的力量在排便动作中作用非常重要，应进行腹肌训练和吸气训练，如仰卧起坐，腹式深呼吸和提肛运动。

（4）排便方法：餐后半小时进行腹部按摩，或用手指轻柔的按摩肛门周围，刺激排便反射产生。定时刺激使肛门括约肌和盆底肌收缩可促进排便中枢反射形成。如上述方法无效，可用手法清除大便，操作应轻柔，避免损伤肛门和直肠黏膜及肛门括约肌。

2. 饮食管理 应该进食高纤维素食物，如糙米，全麦食品，蔬菜，水果等；高容积和高营养食物。便秘时多吃桃、杨梅、樱桃等食物，腹泻时加茶、白米、苹果酱等。应每日摄入适量的水，每日 2~2.5L 为宜，不包含酒精、咖啡和利尿剂。

3. 药物治疗 针对便秘的治疗目的是软化粪便，促进肠道动力，刺激排便，而不是造成水泻。可选用下列药物：

（1）容积性泻药：又称膨松剂，如小麦麸皮、玉米麸皮、魔芋、琼脂、甲基纤维素、车前子制剂等。

（2）渗透性泻药：口服盐类渗透性泻药，如硫酸镁、硫酸钠等。过量或反复使用盐类渗透性泻药，可引起高镁血症、高钠血症等。糖类渗透性泻药如乳果糖。

（3）刺激性泻药：又称接触性泻药，主要作用为刺激肠道蠕动，促进排便。①蒽醌类植物性泻药，主要作用于大肠，包括大黄，番泻叶，芦荟等。②双苯甲烷类：包括酚酞，口服肠道分解后可刺激肠黏膜蠕动，产生排便。

（4）润滑性泻药：①液体石蜡：可软化粪便，适用于避免用力排便者。②甘油制剂：如开塞露可软化粪便和对肛门直肠产生刺激性作用，促进排便。③多库酯钠：宜短期使用，用于排便无力患者。

4. 心理治疗 应多与患者交流，鼓励患者正确认识疾病，消除心理障碍，鼓励患者积极参加康复训练，培养自信心，积极参加社会活动，融入社会生活。

5. 电刺激治疗 包括肛门外括约肌电极置入，促进或抑制排便功能。

6. 手术治疗 神经移植或结肠、回肠造瘘术。

7. 中医传统康复疗法

（1）中药治疗：按照辨证论治的原则参考用药。如年老体弱、排便艰涩多属大肠传导失司，肾气无权，可用济川煎；腹胀胸闷、大便不畅多为食滞气阻，用五磨汤、大柴胡汤、枳实导滞丸；大便秘结为热结肠腑用麻仁丸；疲乏食少、排便无力多为气虚下陷用补中益气汤；面白眼花、大便干燥属血虚便秘选四物汤合增液汤。

（2）针灸按摩：可选天枢、足三里、气海、大肠俞、支沟、长强、上巨虚等穴位，可针可灸，亦可点按、揉摩。

（3）中药灌肠：如用大承气汤煎煮药汁保留灌肠。

（五）健康教育

1. 饮食中必须有适量的纤维素，可多食青菜、韭菜、芹菜等，主食不要过于精细，要适当吃些粗粮和杂粮，同时应注意每日摄入足够量的饮食，以刺激肠道蠕动。

2. 足量饮水以预防大便干燥，早饭前或起床后喝一杯水有轻度通便作用，可适当食用一些含脂肪多的食品，如核桃仁、花生米、芝麻等，它们都有良好的通便作用。

3. 积极参加文体活动，如散步，跑步，做深呼吸运动，练气功，打太极拳，转腰抬腿等；进行腹部按摩,顺序为右下腹→右上腹→左上腹→左下腹;增强胃肠动力,多进行膈肌、腹肌、肛门肌锻炼,提高排便动力。

(六) 功能结局

1. 生理功能方面　可有便秘或大便失禁,便秘患者可伴随不同程度的腹痛。
2. 心理功能方面　患者会有沮丧情绪,严重者出现焦虑和抑郁。
3. 日常生活活动能力方面　大便失禁使患者行动不便,限制各种日常活动。
4. 社会参与能力方面　大便失禁患者常会出现社会活动减少。

 小结

中枢或周围性神经系统损害造成的神经源性膀胱与肠道功能障碍是影响患者生活质量的重要因素之一。因神经系统损害的水平不同,表现出的神经源性膀胱与肠道功能障碍的类型和特点也不尽相同。因此要求重点理解神经源性膀胱与肠道功能障碍的定义、临床表现,并掌握其康复评定和治疗方法,重点掌握间歇性导尿的方法及注意事项。

 目标测试

A 型题

1. 正常排尿时
   - A. 逼尿肌收缩,括约肌收缩
   - B. 逼尿肌收缩,括约肌松弛
   - C. 逼尿肌松弛,括约肌收缩
   - D. 逼尿肌松弛,括约肌松弛
   - E. 以上都不对

2. 关于尿失禁的描述,下列说法正确的是
   - A. 尿失禁和尿潴留不能同时存在
   - B. 尿失禁仅由括约肌松弛引起
   - C. 尿失禁和尿潴留可以同时存在
   - D. 膀胱顺应性增高可引起尿失禁
   - E. 膀胱颈压增高可引起尿失禁

3. 关于清洁间歇性导尿的描述,下列说法正确的是
   - A. 容易引起感染
   - B. 不能长期使用
   - C. 只要正确操作,不会增加感染发生率
   - D. 残余尿低于 80ml 时,仍要间歇导尿
   - E. 增加尿道损伤的风险

4. 膀胱按压适用于
   - A. 逼尿肌、括约肌反射亢进
   - B. 逼尿肌、括约肌无反射
   - C. 逼尿肌无反射、括约肌反射亢进
   - D. 逼尿肌反射亢进、括约肌无反射
   - E. 以上说法均不对

5. 神经源性膀胱功能障碍首选的康复治疗方法
   - A. 药物　　　B. 手术　　　C. 膀胱挤压　　D. 行为治疗　　E. 电刺激

6. 对于神经源性肠道功能障碍患者的治疗,下列**不正确**的是

    A. 增加高脂肪、高蛋白饮食   B. 充足的水分

    C. 纤维含量高食物   D. 规律排便

    E. 适当采用大便软化药物

7. 排便障碍患者自我按摩腹部增加肠蠕动时按摩的方向为

    A. 由右下腹→右上腹→左上腹→左下腹

    B. 由右上腹→右下腹→左下腹→左上腹

    C. 由左上腹→左下腹→右下腹→右上腹

    D. 由左下腹→右下腹→右上腹→左上腹

    E. 由右上腹→左上腹→左下腹→右下腹

8. 排大便功能障碍的辅助措施**不正确**的是

    A. 口服软便剂

    B. 使用开塞露等栓剂

    C. 对肛门括约肌痉挛型患者做局部按摩

    D. 经处理而无法排便者采用灌肠法

    E. 减少含纤维素丰富食物的摄入

(9~11题共用题干)

    男,30岁,外伤性 L_1 椎体骨折术后 1 年,双下肢活动不能伴大小便功能障碍。诊断为脊髓损伤,ASIA B 级,感觉平面 L_2,运动平面 L_2。大便每 4~5 天 / 次,小便失禁,每次自行排尿量 200~250ml。尿流动力学检测示残余尿量 270ml。

9. 该患者的肠道处理**不宜**采取的治疗措施是

    A. 充足的水分、高纤维含量饮食   B. 大便软化剂

    C. 定时规律排便   D. 直肠造瘘术

    E. 灌肠法

10. 膀胱功能障碍的治疗应首选

    A. 留置导尿   B. 清洁间歇导尿   C. 膀胱造瘘术

    D. 外用集尿袋   E. 电刺激

11. 若要进一步了解膀胱功能,下列哪项评定**可不考虑**

    A. 膀胱容积测定   B. 膀胱压力测定   C. 括约肌肌电图

    D. 尿道压力分布测定   E. 膀胱镜检查

(任丽伟)

第七节　感觉和认知功能障碍

 学习目标

1. 掌握:感觉和认知功能障碍的定义、临床分型、物理治疗及作业治疗。

2. 熟悉:感觉和认知功能障碍的康复评定、健康教育。

3. 了解:感觉和认知功能障碍的病因、辅助检查。

案例

男,45岁,右侧腰部疼痛不适数年,加重一个月。右侧下肢时有电击样疼痛,皮肤干燥脱屑,不易感觉到按摸和震动,左侧下肢不知道疼痛,对温度也探试不准。

请问: 1. 对该患者应该给予哪些辅助检查?

2. 康复评定有哪些项目?

3. 应采用哪些综合康复治疗手段?

一、概述

(一) 定义

1. 感觉障碍　是指人脑对作用于感受器的客观事物之个别属性(如大小、形状、颜色、坚实度、声音、温度、湿度等)的直接反映(如痛觉、震动觉、皮肤定位感觉、视觉等)由于疾病、伤残等因素导致减退、缺失或异常的统称。

2. 认知障碍　是指各种原因引起大脑及中枢神经系统损伤后导致的记忆、语言、视空间、执行、计算和理解判断等功能中的一项或多项异常,又称高级脑功能障碍。其中的知觉障碍是指在感觉传导系统完整的情况下,大脑皮质特定区域对感觉刺激的认识和整合障碍,属于纯生理范畴,如失用症、失认症。

(二) 病因与病理

凡是与感觉传导通路相关联的躯干、四肢、头面部的组织、器官病变或损伤都可导致相应的感觉障碍,而大脑不同部位的损伤会导致不同性质及程度的认知障碍。常见的病因有:

(1) 中枢神经系统病变:脑血管疾病,如脑梗死、脑出血脑;神经系统变性疾病,如阿尔茨海默病、多系统萎缩;中枢神经系统感染性疾病,如病毒性脑膜炎;中枢神经系统脱髓鞘疾病,如多发性硬化;神经系统发育异常性疾病,如脑性瘫痪;脊髓损伤或病变。

(2) 周围神经病变:如臂丛神经病变、坐骨神经损伤。

(3) 外伤:如脑外伤、骨折、烧伤。

(4) 缺血或营养代谢障碍如糖尿病、多发性神经炎等。

导致感觉和认知障碍的因素复杂多样,病理改变如神经元胞体、轴突或髓鞘水肿、变性、坏死、解体等,可参看相关疾病内容。感觉径路刺激性病理改变可引起感觉过敏(量变)或感觉障碍如感觉倒错、过度、异常、疼痛等(质变);感觉通路受破坏时出现感觉减退或缺失。

(三) 临床分型及表现

1. 感觉功能障碍的分型

(1) 周围神经型:表现为神经支配区域的感觉功能障碍。包括①末梢型。②神经干型。③后根型。

(2) 脊髓型:①脊髓横贯性损害:为受损节段平面以下的各种感觉减退或缺失。②脊髓半切综合征:为受损平面以下同侧深感觉障碍,对侧痛、温觉障碍。③后角性:为分离性感觉障碍,即节段性分布的痛觉、温度觉障碍,深感觉和触觉存在。详见第二章第三节。

(3) 脑干型:因传导束受损的部位不同症状而异。①分离型:对侧肢体深感觉障碍和感觉性共济失调,而无痛觉、温度觉障碍。②交叉型:对侧肢体的痛觉、温度觉障碍和同侧面部感觉障碍。③偏身型:对侧偏身和面部的各种感觉缺失,多伴同侧脑神经运动障碍。

（4）丘脑型：①偏身感觉障碍：对侧偏身所有形式的感觉减退或缺失。②丘脑痛：为感觉恢复过程中，出现对侧偏身自发的、难以忍受的剧痛。③感觉过敏或倒错。④非感觉症状：对侧同向偏盲、不完全性偏瘫、偏身不自主运动等。

（5）内囊型：对侧偏身感觉障碍，常合并运动、视纤维受累而出现"三偏征"。

（6）皮质型：以精细、复杂的感觉损害严重，而浅感觉障碍较轻或无异常为特点。①局限性感觉性癫痫：表现为对侧皮肤的相应部位发生阵发性感觉异常，可向邻近扩散作。②偏身感觉障碍：往往只出现对侧身体某一部分的感觉障碍，称为单肢感觉障碍。③感觉忽略：在两侧肢体对称部位给予触觉或痛觉刺激，只感知健侧肢体的刺激，或者同时触觉刺激患侧面部和手（足），只能感知面部的刺激。

2. 知觉和认知功能障碍的分型

（1）知觉障碍：知觉以感觉作为基础，但比感觉信息的叠加要复杂得多。

1）躯体构图障碍：①单侧忽略：表现为不能注意到对侧身体或空间物品，或不能对其变化做出相应反应，或反应迟钝。②左右分辨困难：不能分辨自己或他人的左侧和右侧及执行相应指令。③躯体失认：不能识别自己和他人身体各个部位以及部位间的关系，常见于优势大脑半球顶叶和颞叶后部的损伤。表现为否认偏瘫肢体的存在，或承认偏瘫的肢体但认为长在别人身上；不能完成区别身体部位的指令；不能模仿他人的动作；把身体某部位看得比实际的大或小；常述说患侧沉重感；不能识别身体部位，但能识别物体的结构等。④手指失认：不能识别、命名自己及他人的手指，重者会影响手指的功能活动如系纽扣、打字，见于左侧大脑半球顶叶的角回受损。⑤疾病失认，否认或忽视瘫痪肢体的存在，为脑卒中后的短暂表现，康复期较少见。

2）视空间关系障碍：①图形背景分辨障碍：不能从视野范围内发现自己所需要的对象，注意广度缩短，注意力分散等，如不能在抽屉中找到想要的剪刀，不能找到轮椅上的手闸。②空间定位障碍：不能判断物体间的关系，如不能按指令完成"将桌子上的书拿起来"这样的动作。③空间关系障碍：不能认识两个及以上物体间及物体与人体间的位置、距离、角度等关系，如不能区别衣服的前后及里外、找不到袖子、两条腿穿入同一只裤筒。④地形定向障碍：不能描述熟悉环境或线路的特征、不能记住新路线、迷路。⑤形态恒常性识别障碍：不能识别手表和手链、田和由等外观或结构略有差异的字或物品。⑥离知觉障碍：如不能准确够到眼前的物品，上下楼梯不安全感。

3）失认症：是指因大脑损伤而不能通过相应的器官感受和认识熟悉的事物，但仍可利用其他感觉途径识别的一类症状。包括①视觉失认：没有视觉障碍的前提下，不知道视觉范围内客观实体的名称、形状、作用等，但通过听觉、味觉、嗅觉可以理解实体的特征。又分为：物体失认 - 最为常见，表现为不能识别常用物体，但通过其他感觉可以识别，如通过触摸识别筷子；面容失认 - 不能识别以往熟悉的面孔，通过说话、脚步声、发型、服饰来识别；同时失认 - 不能同时完整地识别一个图像，只能识别其中微小细节，即理解或识别某方面某部分，不能获得整体感，因而不能说出画的主题；颜色失认 - 不能说出和命名熟悉物品的颜色，不能按颜色匹配图片上的物品，但可以识别颜色不同的两个放在一起的物品，色盲表检查示正常。②触觉失认：表现为触觉、温度觉、本体感觉和注意力正常，但不能通过触摸识别熟悉物品。③听觉失认：听觉正常，但不能识别声音的意义。又分为：非言语性声音失认 - 不能将物体和它发出的声音联系起来，如听到汽车鸣喇叭声却不能与汽车联系起来；言语性声音失认 - 不能识别言语声音的意义，而其他听觉认识正常，如阅读理解、书写、自发言语。

考点提示

失认症的定义、躯体失认、听觉失认、触觉失认、视觉失认

4）失用症：是指因大脑损伤而不能正确运用后天习得的运动技能进行有目的性运动的运用障碍。包括①意念性失用：表现为对工具的选择和适用障碍，不能自动或按指令完成有目的的动作，尤其是多步骤的动作，虽能完成复杂动作中的每一个分解动作，但不能按顺序完成，也不能准确选择和使用工具，如进餐时用筷子去喝汤，不能合理进食饭菜。②意念运动性失用：是指不能执行口头指令的运动，也不能模仿他人的动作，但对过去的运动仍有记忆，可无意识地、自动地进行，如指令完成徒手刷牙动作时表示茫然，但递给牙刷时可完成刷牙动作。③运动性失用：是指肢体精细动作笨拙，如不能完成系纽扣、穿针引线。④口腔-面部失用，不能按指令完成面部唇、舌、咽、喉、下颌等部位的复杂动作，如吹口哨、鼓腮、眨眼或表现为不协调、不正确或持续动作。⑤结构性失用：是指组合或构成活动障碍。表现为不能按指令完成画图、积木组装等，严重者如不能完成穿衣、摆放餐具、组装家具。⑥穿衣失用：表现为不能辨认衣服的上下、前后、里外，因找不到袖口及扣眼而不能穿衣，错位系扣、两腿同入一条裤腿中。⑦步行失用：脚离地困难，上下台阶可，平地行走不能。

考点提示

失用症的定义、意念性失用、意念运动性失用、运动性失用、结构性失用、穿衣失用、步行失用

（2）注意障碍：不能处理进行活动所必需的各种信息，因而不能集中于某种具体的活动。

1）觉醒状态低下：对痛觉、触觉、视觉、及言语等刺激不能迅速、正确地做出反应，表现迟钝。

2）注意范围缩小：主动注意减弱，一般事物不能引发注意。

3）保持注意障碍：指注意的持久性和稳定性下降，易受干扰。

4）选择注意障碍：难以进行有目的的信息选择并剔除无关信息，易受自身及外部环境影响而注意力不集中。

5）转移注意障碍：不能根据需要及时从当前注意对象中脱离出来，因而不能跟踪事件发展。

6）分配注意障碍：缺乏在同一时间内利用多种信息的能力。

（3）记忆障碍：指个人处于一种不能记住或回忆信息或技能的状态，有可能是由于病理生理性的（如痴呆、脑外伤、CO 中毒等）或情境性的（严重应激、过多的环境干扰等）原因引起的永久性或暂时性的记忆障碍。记忆包括识记、保持、再现。根据神经生理和生化研究将记忆分为瞬时记忆（分、秒之内）、短时记忆（几天）和长时记忆（月、年）。记忆和遗忘是伴随的，遗忘有时间规律和选择性。

1）遗忘症：是指记忆的完全丧失。病人对一定时间内的生活经历，或者全部丧失，或者部分丧失。有的人由于大脑皮质受到损害而导致遗忘。往往近事遗忘出现较早，包括顺行性遗忘和逆行性遗忘。有的人由于心理因素导致心因性遗忘，往往因为情绪因素影响记忆丧失，包括选择性遗忘、分离性遗忘和界限性遗忘。

2）记忆错误：指将别人的经历归之于自己，并毫不怀疑地坚信是自己的经历。

（四）辅助检查

常用有影像学检查、神经 - 电生理检查、头颈部血管超声检查、腰椎穿刺和脑脊液检查、放射性核素检查、脑 - 神经 - 肌肉活组织检查等。

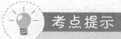

考点提示
记忆障碍病因、遗忘症、记忆错误

二、康复评定

（一）生理功能评定

1. 感觉功能评定　可以了解感觉缺失程度、评估感觉恢复情况、辅助临床诊断以确定损伤和功能的受限方面和程度、为制定康复治疗方案提供依据。

（1）浅感觉检查

1）触觉：被检者闭目，以棉签或软毛按面、颈、上肢、躯干、下肢顺序轻触其皮肤并回答有无轻痒感觉或计次数。在四肢的刺激与长轴一致，在胸腹的刺激与肋骨走行一致。

2）痛觉：被检者闭目，以圆头针刺激正常皮肤先感知一遍，再针刺检查部位并回答"痛"或"不痛"及指出部位。对痛觉麻木者从障碍处开始，对痛觉过敏者从正常部位开始再过渡到障碍处。

3）温度觉：被检者闭目，以冷水（5°~10°）或热水（40°~45°）试管接触皮肤 2~3 秒并说出感觉。

4）压觉：被检者闭目，以大拇指挤压肌肉和肌腱，并指出感觉。

（2）深感觉检查

1）运动觉：被检者闭目，轻握其手指或足趾两侧，屈伸 5° 左右，令其辨识运动方向，亦可加大角度或测试大关节以了解感觉减退程度。

2）位置觉：被检者闭目，放置肢体于一定位置并令其描述所处状态；或闭目做共济运动的指鼻试验、站立、行走步态等。

3）震动觉：被检者闭目，将震动频率为 256 次 / 秒的音叉置于其骨骼突出部如手指、鹰嘴、内外踝并回答有无感觉及持续时间。注意上下、左右对比，年老者可出现进行性丧失。

以上三种深感觉障碍的程度可不一致。

（3）复合感觉（皮质感觉）检查

1）皮肤定位觉：被检者闭目，以棉签、手指轻触其皮肤并令手指指出部位，正常误差：手部 <3.5mm，躯干部 <1cm。

2）两点辨别觉：被检者闭目，以两脚规、叩诊锤的两尖端同时轻触其皮肤，测定能区别的最小距离。正常值：舌尖 1mm、指尖 3~5mm、指背 4~6mm、手掌 8~15mm、手背 20~30mm、前胸 40mm、背部 40~50mm、上臂及大腿 75mm。

3）实体觉：被检者闭目，置熟悉物件如铅笔、钥匙、硬币于其手中，令其抚摸并说出该物属性、名称。左右对比测试。

4）图形觉：被检者闭目以手指或笔杆等在其皮肤画几何图形如三角形、圆圈或数字 1~9，令其说出所画图形及数字。

5）其他大脑皮质感觉：如重量识别觉、软硬觉、光糙觉等。

2. 认知功能评定　认知功能评定的前提条件是被检者的意识清醒，一般采用格拉斯哥昏迷量表(见第二章第一节)判断意识障碍的程度,再用简易精神状态检查表(MMSE)判断是否存在认知障碍。

(1)知觉障碍的评定

1)躯体构图障碍的评定:①单侧忽略:a.画图测验,令被检者临摹已画好的钟点表盘或房子的简笔画(图内数字或组成元素左右大致对称,见图1-3),亦可令其填充表盘上的数字和指针,如果只画一半或明显偏向一侧,提示存在单侧忽略。b.双侧同时刺激检查,先行单侧感觉检查如触觉刺激、视觉,再同时刺激双侧,病重者对单侧(忽略侧)的刺激无反应,病轻者表现为反应迟钝,或刺激其双侧时忽略一侧。c.功能检查,将实物置于被检者视野范围中线范围,令其做"将牙刷放在牙缸里"、"用毛巾擦嘴"等。此外还有Schenkenber二等分线段测验法、Albert线段划消测验等(见图1-4、图1-5)。②左右分辨障碍:a.指令完成能力检查,嘱被检者完成指令动作如"伸出你的右手,去摸你的左耳"、"指我的右腿"。b.双侧同时刺激检查,先行单侧感觉检查如触觉刺激、视觉,再同时刺激双侧,动作模仿能力检查,检查者做某一动作令患被检者模仿,如模仿左手放在右侧大腿前面,观察其是否存在镜像(相反)模仿。③躯体失认:a.观察,通过被检者偏瘫肢体的自我摆放,可判断其是否意识到肢体功能的丧失。b.指令完成情况,要求在合理时间内准确说出身体部位的名称,如"指出你的鼻子",注意不要有左右的动作指令以区别左右分辨障碍的评定。但躯体失认可以有左右分辨障碍,而左右分辨障碍患者可以保持辨别身体部位的功能。c.模仿动作,模仿为镜像动作也属正常。d.回答问题,在合理时间回答与身体部位相关的提问,如"你的眼睛在鼻子上面吗?"、"舌头是在嘴的外边还是里边?"。e.画人体部位图,包括10个部位头、躯干、双臂、双手、双腿、双脚;每画一个部位得1分;10分为正常、6~9分为轻度障碍、不足5分为重度障碍。④手指失认:a.手指图辨认,触碰被检者某一手指背侧,令其按手指图片指出被触碰的手指,睁眼和闭眼各做5次。b.功能测试法,令被检者从自己、检查者、手指图片上指认手指,共10次。c.动作模仿,令被检者做弯曲手指关节和对指动作。d.绘图,令被检者画手指图,观察手指排列及分布。

2)视空间关系障碍的评定:①图形背景分辨:a.图片测试法,要求被检者一分钟内说出图片上重叠排列的三种物品的名称。b.功能检测法,令被检者挑选出床上白色床单上摆放的白色浴巾或毛巾。不能完成者存在分辨障碍。②空间定位:a.图片测试法,令被检者在已画出的正方形上方或下方画圆圈;或令其区分几张都画有铅笔和铅笔盒但二者之间不同的位置关系。b.功能检测法,令其完成生活常用物品的摆放,如"将牙刷放在牙缸里",不能完

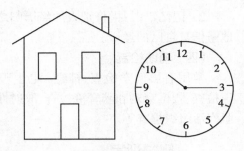

图1-3 画图测验标准图形

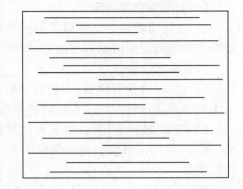

图1-4 Schenkenber 二等分线段测验

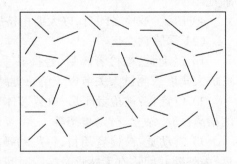

图1-5 Albert 线段划消测验

成者存在定位障碍。③空间关系:a.ADL测试,令被检者进行穿衣、梳洗、进食等日常生活活动,以观察其使用、摆放、处理物品之间位置关系的能力。b.结构性运动测试,令被检者将餐具摆放在餐桌上,以观察其是否能合理摆放。此外还有点式图连接测试、十字标测试等。④地形定向:a.了解病史,询问家属了解被检者迷路情况,并令其描述熟悉环境的特征,或画出线路图以测试是否理解和记住各地点间的关系。b.地图理解测试,令被检者在地图上指出其居住地对应的位置并设定回家的路线。⑤形态恒常性识别:将标记有相似文字或物品的图片、关联性较大的生活常用品(如手表、手链;牙刷、吸管)混放一起令其反复辨认。⑥距离知觉:a.将物体抛起令被检者接取。b.令被检者抓取桌上的物品。c.令被检者上下阶梯。

3)失认症的评定:①视觉失认:a.物体失认,视物辨认-令被检者说出面前的常用生活物品的名称,或按指令的名称指出相应的物品;触物辨认-被检者闭目,触摸物品并说出名称。此外还可做描述实物特征、模仿画图等测试。b.面容失认,令被检者依据熟悉人物的照片说出对应的名字和面部特征,或令其挑出混杂在诸多照片中的几张相同的照片,或根据声音、步态、服饰辨认。c.色彩失认,令被检者说出面前的物品、卡片的不同颜色,或在水果的简笔画中填涂颜色。d.同时失认,令被检者查数整版印有字符(如星号)的纸张上的星号数量,观察其是否只注意纸张的某一区域,或令其描述面前的一幅画,或令其照图临摹。未能完整进行者为同时失认。②触觉失认的评定:确定被检者无感觉障碍和命名性失语后方可进行。令其闭目,触摸识别某一日常生活物品,然后睁眼从诸多物品中挑出。③听觉失认的评定:a.听力检查,判断被检者听力是否正常。b.非言语性听觉测试,令被检者说出其听到的发自身后的不同声音如咳嗽、拍手、敲桌子。c.言语性听觉测试,令被检者复述一段话或录音;令其听写。不能完成者为言语听觉障碍或言语性声音失认。

4)失用症的评定:①意念性失用:令被检者完成日常生活活动以测试其行为之目的性和规划性。如刷牙:正常过程是接水(挤牙膏)→漱口→刷牙→漱口。不能按顺序完成者如用空牙刷刷牙、先刷牙后接水为意念性失用。②意念运动性失用:以被检者演示指令动作或模仿动作进行测试。如令患者演示或模仿擦脸时表现茫然,但将水滴其脸上则可完成拿毛巾擦脸。③肢体运动性失用:确定被检者无运动功能障碍,以完成精细动作进行测试,表现笨拙、缓慢者为失用。a.手指或足尖敲击试验,令被检者以单手或单脚快速敲击桌面或地面。b.手指模仿试验,令被检者模仿日常动作如拧瓶盖、洗手。c.手指轮替试验,为前臂的快速旋前旋后。d.手指屈曲试验,为示指的快速屈曲。e.集团屈伸速度测试,为手指的屈曲和伸展抓握。④结构性失用:a.复制几何图形,包括二维平面几何图形如相互交叉的五边形、三维几何图形如立方体。b.复制图画,模仿绘画表盘、菊花、大象、空心十字、方子等。c.功能活动,为实物组装及部分日常生活活动,如组装家具、穿衣、做饭。d.拼图,图案不宜太复杂。

5)穿衣失用:观察被检者能否分清衣服上下、里外的关系及与身体部位相对应。

(2)注意障碍的评定:大脑在觉醒状态下才能接受和处理信息,因此要多方面评定注意的功能,不能完成以下测试为存在注意障碍。

1)反应时间:多采用视觉或听觉进行测试。告知被检者将要接受的刺激及应该做出的反应,然后记录从刺激到反应的时间。如在其身后呼其姓名后观察其转头并记录整个过程所用的时间。

2)注意广度:常用数字距测试。令被检者正向或逆向复述一串数字,数字串的最高位数即为其数字距(如最高数字串9-3-8-6-1的数字距为5)。测试从两位数开始逐级测试,每一水平允许测试两次,未通过则测试结束。如从 4-9 开始,然后 4-8-1、7-2-8-6、4-2-7-3-1 等。正常人正向数字距为 7±2,逆向数字距为 6±2。3 为临界,2 为异常。要注意的是数字距与年龄和文化有关。

3)注意持久性:①划消试验,令被检者划去一段文字(或数字、字母)中相同的字,计算正确和错误的划消数及所用时间。②连续减 7(或其他个位数)、倒背时间,令被检者连续计算用 100 减去 5 次 7;倒数十二个月,或倒数周日数。

4)注意选择性:以视觉或听觉反应时间测定。令被检者在彩色物品出现时举起右手,计算反应时间。

5)注意转移:按规则做题:第一题,两个数上下排列,相加的和(10 及以上的数字只标记个位上的数)标在上排后,上排的数标下排后,如此反复。

3 8 1 9 0 9 9......
5 3 8 1 9 0 9 9......

第二题,开始的上下两位数同上,之后将和标记在下排后,下排的数标记在上排,如此反复。

3 5 8 3 1 4 5......
5 8 3 1 4 5 9......

测试要求半分钟变换一次,计算转换次数和转换错误数并进行比较,记录所用时间。

6)注意分配:令被检者同时做两件事情,如一边写字一边唱歌。

(3)记忆障碍的评定

1)瞬时记忆:①数字广度测试:方法参见注意障碍评定。正数字距低于 5 为记忆障碍。②词语复述测试:令被检者听完 4 个词(如皮球、苹果、汽车、飞镖)后立即复述。复述 3~4 个词为正常,5 遍仍复述不全为记忆障碍。③视觉图形记忆测试:令被检者注视 4 张简单图形的卡片 2 秒钟,然后根据记忆临摹出来,不完整或位置错误为记忆障碍。

2)短时记忆:测试内容同上述视觉图形测试,时间要求为注视 30 秒后,令被检者回忆卡片的内容。

3)长时记忆:①情节记忆测试:令被检者回忆亲身经历的事件或重大公共事件,涵盖时间、地点、内容主要情节。a. 顺行性记忆,言语测试 - 回忆复杂的言语信息,方法为令被检者听完一段故事(包涵 15~30 个情节内容)后立即复述故事情节;词汇表学习,方法为令被检者听完一张列有 15 个词表的朗读后,复述 5 遍,再进行另一张 15 个词表的测试,但只要求复述一遍后,立即复述前一张表的内容;词汇再认,方法为将 20~50 个单词卡每张出示给被检者后,混入同样数量的干扰单词卡并令其挑出见过的单词卡。此外还有非言语测试如视觉再现 Rey-Osterrieth 复杂图形记忆测试、新面容再认等。b. 逆行性记忆,是对以往信息记忆的测试,包括个人经历、社会事件、著名人物记忆等。②语义记忆测试:是指有关常识、概念、语言信息的记忆。如提问"一年有几个月?"、"干净是什么意思?",或令被检者对物品进行分类、指认等。③程序性记忆测试:是指在潜意识水平学习有关行为技能、认知技能、运算法则能力。如令被检者完成开启罐头、订书、填充图形颜色。

4)标准化的成套记忆测试:①韦氏记忆测验:以韦氏记忆量表(WMS)测试包括经历、定向、数字顺序、再认、图片回忆、视觉提取、联想学习、触觉记忆、逻辑记忆、背诵数目共 10 项,适用于 7 岁以上的儿童及成年人。②临床记忆测验:以简易精神状态检查量表进行测试。

3. 运动功能评定 包括徒手肌力评定、肌张力评定、平衡与协调评定、步行分析、神经电生理检查、语言功能评定等。

（二）心理功能评定

焦虑和抑郁的评定对于此类客观存在的心理问题及个人对自身状态的主观感受,可采用量表进行评定。常用的有汉密尔顿抑郁量表(MAMD)、汉密尔顿焦虑量表(MAMA)、抑郁自评量表(SDS)、焦虑自评量表(SAS)。

（三）日常生活活动能力评定

常采用 Barthel 指数分级法、生活质量指数评定法。详见第二章第一节。

（四）社会参与能力评定

采用社会生活能力概括评定问卷、美国国际残疾人中心(ICD)创的康复中工作评定和定向试验(TOWERT)的缩减版,称为"Micro-Tower"微塔法。

三、功能障碍

（一）生理功能障碍

1. 感觉障碍 形式多样而复杂,可是偏身、半身、局部以及交叉、混合或部分忽略性的;以及减弱、缺失、敏感、倒错性的;或疼痛、麻木、空洞、烧灼感、束带感等。

2. 运动功能障碍 包括肌力减弱、肌张力降低或增高、平衡协调能力下降、上肢功能减退、步行和站立能力受损等。

（二）心理精神障碍

由于疼痛、不适及感觉异常、活动辨识能力差等诸多痛苦及不便,促使患者情绪压抑、焦虑、自卑、烦躁、愤怒、无助、依赖、怀有敌意等。

（三）日常生活活动能力受限

因患者对自身躯体的忽略,对空间物体关系的失辨别,注意力、记忆力、执行力及心理情感减退、紊乱或缺失等导致有不同程度的日常活动受限。

（四）社会参与能力受限

患者通常不容易融入社会生活环境;参与集体活动和劳动作业受限;或不能重返原工作岗位;有的终身丧失工作能力。

四、康复治疗

（一）目标

1. 恢复或改善减退或缺失的感觉认知功能,为进一步的康复治疗如运动功能、平衡协调功能的康复奠定神经生理基础。

2. 消除感觉认知功能障碍对心理的不良影响。

3. 改善患者的日常生活活动能力、社会参与能力、促进早日回归社会。

（二）原则

1. 在(原发病)基础病临床治疗的同时,尽早开展康复治疗。

2. 依据感觉、认知障碍的不同性质、程度和全身情况进行个体化的康复。

3. 做好宣教,促进患者主动参与。

4. 综合物理治疗、作业治疗、传统康复治疗等开展全面康复。

5. 纠正异常肌张力、抑制异常姿势和病理性运动模式。

6. 循序渐进、长期反复、持之以恒的原则。

（三）方法

1. 物理治疗

（1）物理因子疗法：具有镇痛、抗炎、改善微循环、提高免疫、缓解痉挛、促进神经修复等作用，是较为稳妥且可以尽早运用的治疗方法。根据原发病的特点具体选择使用。如直流电离子导入疗法、经皮电神经刺激疗法、中频电疗法、光疗法、生物反馈疗法等。

（2）运动治疗：根据中枢性、周围性等不同病损导致的感觉、感知和认知障碍，可以选用肌肉牵伸、肌力训练、平衡协调训练、步行训练、神经发育疗法、本体神经肌肉促进技术和运动再学习技术等。

（3）体位摆放：一般参照功能位，可配合辅助具等予以实施。

2. 作业治疗

（1）感觉功能训练：循序渐进是感觉训练遵循的基本原则，即由大物体到小物体、由简单物体到复杂物体、由粗糙质地到纤细质地、由单一物体到混合物体。在安静的房间内进行，每日训练 3 次，每次 10~15 分钟。以手的感觉康复为例，恢复的程序是：痛、温觉→ 30Hz 振动觉→移动性感觉→恒定性触觉→ 256Hz 振动觉→辨别觉。

1）安全教育：令患者了解到特殊感觉缺失，教会其日常生活活动的安全知识，避免接触潜在性危险物导致对肢体的伤害。如热、冷、尖锐物品。

2）保护觉训练：先以针刺、冷、热、深压刺激等手段令患者体会各种感觉特点，再令其按闭眼 - 睁眼 - 闭眼模式反复训练以重新建立感觉信息处理系统。

3）触觉训练：在未能分辨 30Hz 震动之时，进行早期训练。①移动性触觉训练：用铅笔橡皮头或指尖在治疗区域上下移动，嘱患者闭目并将注意力集中在刺激上，在睁眼证实发生的情形，口述当时的感觉。②恒定性触摸训练：患者可觉察到指尖的移动性触摸后进行本练习。以铅笔擦头点压患处且由强变弱，按闭眼 - 睁眼 - 闭眼训练程序反复学习，直至能准确感知刺激部位。

4）振动觉、定位觉训练：以 30Hz 的音叉使患者知道移动性触觉开始的时间和部位。沿训练区域用铅笔擦头由近及远的触及。患者先睁眼观察一遍，再闭眼并将注意力集中于感受，后睁眼确认，再闭眼练习，如此反复，直至能较准确地感知判断刺激部位；又如结合位置觉和运动觉进行的深感觉训练：用被动运动引导患侧做出动作以获取正确体验，再令患者自己用健侧引导患侧完成同一动作。接下来用双手端起较大物品以间接引导患侧上肢做出正确动作。

5）有感觉过敏者，首先对患者进行宣教以减少恐惧并使其有意识地使用敏感区。可用不同程度的连续刺激脱敏：如以棉花、毛巾、米粒、沙子等材质由软到硬、刺激由弱到强，逐渐加量并使之产生适应性和耐受性。

6）辨别觉训练：在定位觉恢复后进行本练习。训练物表面由粗糙→光滑，差别大→差别小。如实体觉训练触觉辨认物体：令患者先以健手再以患手触摸和观察数个物体，然后闭目加以触摸熟悉之后，在暗箱中通过触摸辨认这些物品。成功辨认出后，可增加物品继续练习，也可令患者依据图片从暗箱中辨认出相应物品。

（2）认知功能训练：保持患者最佳注意水平是认知训练的重要前提。采取饱和提示或逐步撤除提示，由简单到复杂并让患者从中体会成功感、结束感。临床上可能出现多种认知障碍混杂且相互影响，要以主要功能缺陷的综合训练为主。

1）注意功能训练：①信息处理训练：a. 兴趣法。b. 示范法。c. 奖赏法。d. 电话交谈。

②技能训练:以技能为基础的训练,需要一些理解、判断力。包括 a. 猜测游戏。b. 删除作业。c. 时间感。d. 数目顺序。③分类训练:a. 连续性注意:如删除作业、音乐刺激、击鼓传球游戏。b. 选择性注意:如在视觉删除活动中以塑料遮盖会分散注意力的图样;从有背景噪声的录音中找出选定的内容。c. 交替性注意训练:如删除偶数后删除奇数;将指纸牌按不同颜色分类。d. 分别注意训练:如听写训练或穿衣训练时谈论时事。

2) 记忆功能训练:①内在记忆辅助工具:a. 无错性学习:应保证严重记忆障碍者被强化的行为是正确的。可使用专门软件如记忆障碍训练课程进行。b. 助记术:常用方法有:图像法-又称视觉意象;层叠法;联想法;故事法;现场法;倒叙法;关键词法;自问法;数字分段等。c. 书面材料的学习:PQRST法-即预习、提问、评论、陈述、测试形成的理解性记忆;信息检索法等。②外在记忆辅助工具:a. 记事本如挂历、电子记事本。b. 活动日程。c. 学习并使用绘图,适用于时空定向障碍者。d. 记忆提示工具如清单、标签、言语提示。③环境适应:适用于较重功能障碍者。通过环境重建以满足其日常生活需求。a. 常用电器安全,可设计自动定时关闭装置以避免危险。b. 避免常用物品遗失,可用线绳将物品系挂在脖子、腰带等部位。c. 简化环境,将物品放置在必经及显眼的位置。

3) 失认症的训练:①视觉失认的康复训练:a. 改善功能识别训练:反复辨认生活常用品、必需品,同时给予非语言的感觉运动指导如通过梳头来辨识梳子。b. 功能适应性训练:鼓励患者多使用视觉外感觉输入方式如声音、步态、服装等进行辨识;调整生活环境如在物品上贴标签、在照片上标记名字。②触觉失认的康复训练:a. 改善功能:如感觉刺激和辨识训练。b. 功能适应性训练:利用视觉或健手帮助患肢感知体验,并了解日常生活中潜在的危险如厨房炊具,从而避免受伤。③听觉失认的康复训练:a. 改善功能:建立声与发声体之间的联系;分辨发声与不发声体;声词联系-令患者听动物叫声,再找出配对的词卡声辨认,令患者对镜模仿"啊"音数次后,向其出示"啊"字卡并再次模仿此音,逐渐加入元音"衣"、"噢"、"喔"及出示字卡。b. 功能适应性训练:主要指导患者利用其他感官进行代偿,如给门铃附上闪灯。

4) 单侧忽略的康复训练:①改善功能:如视觉搜索训练,可借助电脑进行及发光体视觉追踪训练;感觉刺激-如房间布置以忽略侧优先,并进行冷、热、触觉刺激,翻身,坐位及站立平衡练习增加患处本体感觉;病灶同侧单眼遮蔽;患处上肢的使用;基本动作训练;ADL训练。②功能适应性训练:功能代偿-以语言、标记、姿势镜、触摸等手段提醒忽略侧的注意练习,必要时腰带保护下站立、步行训练;生活环境调整。

5) 失用症的康复训练:①运动性失用的训练:a. 改善功能,先给肢体以本体感觉、触觉、运动觉刺激再行训练,如制动轮椅训练前活动肢体;给予暗示、提醒、示教,待症状改善后逐渐减少提示并加入复杂动作。b. 功能适应性训练,尽量减少口头指令下完成动作。②意念运动性失用的训练:a. 改善功能:先给肢体以本体感觉、触觉、运动觉刺激以加强正常运动模式和运动计划的输出;尽量不用口头指令,而应握住患者的手帮助完成,改善后逐渐减少辅助;先行想象或观摩,即让患者有流畅、精确、协调的运动模式想象,或观看完整演示后,再进行尝试。b. 功能适应性训练:因患者粗大运动大多存在,应尽量使活动无意识地整体出现,如站起训练时只给"站起来"的口令,而不需要分解动作;ADL训练要吻合现实日常生活,如早晨在病房行穿衣训练。③意念性失用:a. 改善功能:故事图片排序练习;选择日常生活活动训练;令患者大声到低声重复活动步骤直至默念,可选用视觉或触觉提示;单项技能训练-适用于知觉技能改善困难者。b. 功能适应性训练:选择动作简化或步骤少的代偿方法,如穿松紧腰带裤、弹力鞋带;慎重选择较高水平运动能力的自助具如系扣器、单手开启器。④结构性失用:a. 改善功能:复制作业;用积木复制结构;用火柴棍、木顶板拼图;ADL 训练 - 如做饭、摆餐具。b. 功能适应性训练:应用逆向提示辅助,即令患者完成课题的余下部分,如筷子、杯子摆放好后再让患者完成剩下的餐具布置;分析动作成分以辅助患者完成困难环节,也可先完成部分再完成全部,如做好标记或按顺序摆放好组装部件或提供说明书。⑤穿衣失用:a. 改善功能:穿衣前令患者感知衣服质地、重量等,予以语言、视觉提示其穿衣。b. 功能适应性训练:教会患者依据商标或标记区分衣服部位,亦可以颜色区分,以及固定一套穿衣程序比如从最下扣子开始系扣。

6)躯体构图障碍的康复训练:①左右分辨训练:a. 改善功能:感觉刺激训练 - 在患者注视下持续给一侧肢体以触觉和本体感觉刺激;左右辨别练习 - 反复使用包含左右的口令或进行与左右有关的活动。b. 功能适应性训练:佩戴标志物如戒指、彩色胶带绑住区分左右;日常生活中避免"左"和"右"的口令,以指点或提示代替。②躯体失认的康复训练:a. 改善功能:感觉整合疗法 - 把感觉输入与特定的运动反应联系起来,如令患者用手或粗毛巾摩擦身体某处并说出此处的名称,或模仿右手触左耳、左手放右膝上;强化辨识训练 - 即强化对身体各部位及其相互关系的认识,可指令动作、描述部位、人体拼图实行;神经发育疗法 - 以手法和运动给予触觉和运动刺激,鼓励活动患肢或双侧肢体,建立正常姿势体位及运动模式,重建身体模型。b. 功能适应性训练:在日常生活中提示练习,如患者不能将器官的功能和位置联系起来,可语言暗示,例如"请举起你拿东西的手"。③手指失认的康复训练:a. 改善功能:感觉整合疗法 - 增加手指皮肤的触及和压觉输入,如用粗毛巾摩擦患处前臂的腹侧面、手掌、指腹,或抓握硬纸圆锥压迫手掌并摩擦;或按键、弹琴等,注意避免刺激过度而引起防卫反应;手指辨认训练 - 可以是图形或实体;ADL 训练如穿衣、进食。b. 功能适应性训练:以相应的代偿方法应对严重患者的相关活动能力如系纽扣、打字。

7)视觉辨别功能障碍的康复训练:①图形 - 背景分辨训练:a. 改善功能:辨识训练;ADL训练 - 如在装有混合物的容器中找出熟悉的物品,反复练习打开和锁上轮椅手闸。b. 功能适应性训练:养成在寻找东西时放慢速度并系统搜索的习惯;环境应简明有序并用标记明示物品的位置。②空间定位训练:a. 改善功能:定位作业 - 令患者按要求摆放四块硬纸板或塑料板,令患者找出几张相同卡片中颠倒放置者,练习围绕一块积木四向摆放另一块积木;触觉 - 运动觉输入作业,可练习组装和拼装玩具,按"左"、"右"的口令反复练习跨越中线的动作;ADL 训练如练习整体橱柜中的物品。b. 功能适应性训练:环境调整 - 如家庭和工作环境简洁,物品位置固定,标签定位,个性化标记等。③空间关系训练:通常先令患者确定自己的空间位置,再训练物体间的定向。a. 改善功能:自身空间定向训练 - 按指令如"请站在我身后"进行自身定位,或令患者在房间放置多个物品,离开再返回,令其说出物品的位置并逐一取回;或以家具摆成迷宫状,令患者从入口走到出口,或绘制地图按指令从一点移动到另一点;物体间定向训练 - 复制不同的图形,或用木块、火柴复制模型,或拼图练习,或把虚线图连城实线图。b. 功能适应性训练:把常用物品摆放在固定位置,在放置重要物品的抽屉贴标签。④地形定向训练:a. 改善功能:反复练习两地点间的往返,如口令提示患者从治疗室走到病房,如果地形定向障碍与左侧忽略或空间关系障碍等有关,则应重点康复此类基础障碍。b. 功能适应性训练:可先用标记物增设路标、嘱患者不要独自外出或随身携带本人信息联络卡等。⑤物体恒常性识别训练:a. 改善功能:辨识训练 - 先行触摸,反复描述、区分、演示形状和大小都相似物品的特征用途,以多角度、多模型呈现,示范用途以强化识别;匹配训练-如用积木匹配;物品分类训练-如将一堆衣服按短裤、短袖等分类。b. 功能适应性训练:如在固定点放置日常生活用品,标记注明位置,也可用视觉、触觉、自我提示等方法。⑥距离与深度辨认训练:a. 改善功能:方法练习缓慢上下台阶,设置高矮不一的路障,按地面标记点落脚。b. 功能适应性训练:尽量利用触觉,如倒水时以手指放在杯内上段感知水位、上下台阶以脚探查距离和高度,还可做标记、移除隐患物、限制危险性活动如驾驶、操作电器等。

3. 心理治疗　早期给予安抚、疏导、行为矫正等治疗,及时介绍、讲解疾病知识以化解患者过度的焦虑、恐慌及避免过激行为的发生;安慰和教育患者,鼓励并促进其主动开展训练。

4. 中医传统康复治疗

（1）中药治疗:依据辨证论治的原则参考用药,如失认症属肾元亏虚、脑髓失养者可用地黄饮子、转呆丹、左归丸、右归丸;气滞血瘀用血府逐瘀汤、补阳还五汤;言语及肢体功能障碍属风痰阻络用解语丹、半夏白术天麻汤、小活络丹;风温内伏、痰热上犯可选醒脑静注射液、开噤散、安宫牛黄丸;肢体麻木疼痛属风寒湿痹者可选用羌活胜湿汤、独活寄生汤等。

（2）针灸治疗:可根据经络原理选取穴位施治。以头部穴位为主结合循经取穴针刺及艾灸治疗对于认知功能障碍有可靠的疗效。如靳三针（神门、内关、劳宫及神庭、脑户、脑空）;言语、吞咽功能障碍可选廉泉、头维、天突、下关、承浆、风池,还可金津、玉液刺络放血;上肢痛麻可针灸风池、肩井、肩髃、曲池、合谷;腰部及下肢痿痹可取环跳、肾俞、八髎、足三里、太溪、犊鼻等。可配合穴位注射红花、丹参或维生素 B_1 和维生素 B_{12} 注射液。

（3）按摩推拿:以揉按、点穴、摩擦等手法为主,如儿童可用捏脊手法。

五、健康教育

对患者及其家属的健康宣教包括:加强对感觉功能减退的肢体的保护、体位摆放原则和方法、加强认知特别是环境认知障碍的患者监护、保持日常独立生活活动的重要性、继续活动与锻炼的必要性等。

六、功能结局

一般而言,自身退化性疾病的功能康复较差,如阿尔茨海默病、多系统萎缩等;突发性疾病脑血管意外、不很严重的创伤、感染以及发育异常等,通过积极的临床治疗和康复的尽早全面介入,功能预后较好;重症患者可不同程度的遗留有运动、感觉、平衡协调、言语、智力及心理等障碍。

 小结

感觉和认知功能障碍是以神经病损为主的病症,可因脑和脊髓病变、局部的创伤、缺血,以及全身性疾病如营养代谢性疾病引起。因病变部位多样和临床表现各异,需结合原发病做全面的康复评定和治疗,积极治疗原发病,及时全面的康复介入,现代康复和传统康复密切结合,尽可能改善各项功能和减少残疾。

 目标测试

A 型题

1. 以记忆、执行、计算等功能异常为特征的障碍属于

A. 感觉功能障碍   B. 认知功能障碍   C. 感知功能障碍

D. 运动功能障碍   E. 以上答案都不是

2. 以下属于深感觉的是

A. 痛觉   B. 温度觉   C. 压觉   D. 震动觉   E. 嗅觉

3. 四肢远端的感觉障碍呈手套或袜筒状,伴有运动和自主神经功能障碍者,属于周围神经病变类型中的

A. 末梢型   B. 神经干型   C. 后根型

D. 后角型   E. 以上答案都不是

4. 卒中患者发病后短时间内**否认或忽视**瘫痪肢体的存在,属于

A. 单侧忽略   B. 左右分辨困难   C. 躯体失认

D. 手指失认   E. 疾病失认

5. 脑病患者每天乘坐轮椅,却**不能**找到轮椅上的手闸,属于

A. 图形背景分辨障碍   B. 空间定位障碍   C. 空间关系障碍

D. 地形定向障碍   E. 形态恒常性识别障碍

6. 患者进餐时使用筷子去喝汤,属于失用症的

A. 意念性失用   B. 意念运动性失用   C. 肢体运动性失用

D. 结构性失用   E. 以上答案都不是

7. 脊髓节段性感觉支配中,C_8 对应的感觉区域

A. 拇指   B. 小指   C. 腋窝

D. 肘前窝   E. 以上答案都不是

8. 震动觉和定位觉训练使用的音叉频率应该为

A. 10 赫兹   B. 20 赫兹   C. 30 赫兹

D. 40 赫兹   E. 50 赫兹

9. 卒中患者病灶对侧偏身感觉障碍,常合并运动、视纤维受累而出现"三偏征",属于感觉功能障碍的

A. 脊髓型   B. 脑干型   C. 丘脑型   D. 内囊型   E. 皮质型

10. 将标记有相似文字或物品的图片混放一起令其反复辨认,属于视空间关系障碍评定方法中的

A. 图形背景分辨障碍   B. 空间定位障碍   C. 空间关系障碍

D. 地形定向障碍   E. 形态恒常性识别障碍

(马洪朝)

第八节 言语障碍

学习目标

1. 掌握:言语障碍的康复评定、物理治疗及作业治疗。

2. 熟悉:言语障碍的定义、临床表现、健康教育。

3. 了解:言语障碍的病因、辅助检查。

案例

男,两岁半,说话费力,音拖长,经常不自然中断,说话过程中音量突然变化加大,声音粗糙,鼻音过重,伴有四肢肌张力增强,走路摇摆不稳。

请问:1. 患儿的言语障碍属于什么性质?

2. 应该做哪些康复评定?

3. 康复治疗的方法有哪些?

一、概述

(一)定义

言语障碍是指由于构音器官结构及与言语产生的有关神经、肌肉发生病变而导致的言语发音困难,嗓音产生困难,气流中断,或言语韵律出现困难。表现为说话费力、发音不清甚至完全不能发音。

(二)病因

言语障碍常见于以下疾病:①脑血管疾病:如脑梗死、脑出血。②神经系统变性疾病:如阿尔茨海默病、多系统萎缩、帕金森。③中枢神经系统感染性疾病:如病毒性脑膜炎。④中枢神经系统脱髓鞘病:如多发性硬化。⑤神经系统发育异常性疾病:如手足徐动、脑性瘫痪。⑥器质性损伤:如腭裂。此外,还有脑外伤、感染、肿瘤、发声障碍、口吃、儿童语言发育迟缓、吞咽障碍、孤独症、精神心理障碍等因素。

(三)临床分型及表现

1. **构音障碍** 是指由于构音器官先天性和后天性的结构异常,神经、肌肉功能障碍所致的发音障碍以及非上述原因及非听力障碍所致的言语障碍。可分为4类:

(1)运动性构音障碍:

1)痉挛型:为中枢性运动障碍,表现为说话费力、音拖长、突然中断、音量急剧变化、鼻音重、粗糙音、元音辅音歪曲。

2)迟缓型:为周围性构音障碍,表现为不适宜的停顿、气息音、辅音错误、鼻音减弱。

3)失调型:为小脑系统障碍,表现为韵律失常、声音高低强弱呆板震颤、初始发音困难、声音大、重音和语调异常、发音中断明显。

4)运动过强型:为锥体外系障碍,出现元音和辅音歪曲、失重音、不适宜停顿、费力音、发音强弱急剧变化、鼻音过重。

5)运动过弱型:发音为单一音量、单一音调、重音减少、有呼吸音或失声现象。

6)混合型:为各种症状的混合。

(2)脑瘫儿童构音障碍:多伴有全身、躯干或肢体运动障碍并进一步影响构音器官的运动,最终影响言语清晰度。

1)不随意地抬上颌、口和口唇以及舌的运动使言语清晰度降低。

2)口唇开合、撅嘴、龇牙等运动不能或受限,速度低下使得言语清晰度低下。

3)舌运动能力低下或不随意运动导致构音不准确。

4)下颌开合困难,轮替运动减速。

5)鼻咽腔闭锁不全致鼻音过重。

（3）器质性构音障碍：以腭裂最常见。

（4）功能性构音障碍：多见于儿童。常见的构音错误有：① g、k 发音成 d、t，如"哥哥"发音成"的的"或相反的发音方式。② zh、ch、sh 发音成 z、c、s，如"知"发音成"滋"，"是"发音成"四"。③ l 发音成 n（方言除外）。④非鼻音发音成鼻音。

2. 听力障碍性言语障碍　儿童在 3 岁前后的双耳重度听力障碍导致聋哑；成人期的双耳重度耳聋因其不能对说话声进行听的反馈而影响其社会交往。

（1）发音异常：音量异常，因肌肉紧张或用力过度成爆破音。音调异常，表现为高调或低调。音色异常，如鼻音化异常、韵律节奏单一。极重度者表现为聋哑。

（2）构音异常：音替代 - 如"d"与"t"，"g"与"d"；音歪曲 - 即发出不正常存在的音；音省略 - 即该发的音没能发出来；音添加 - 如添加不必要的声母。

（3）语言发育异常：表现为言语出现晚，甚至无言语能力；词汇表达苍白贫瘠；因为畏惧、抵制会话交谈导致严重地影响社会活动的参与。

3. 失语症　是指由于大脑功能受损所引起的语言功能丧失或损失。常见于脑血管疾病、脑外伤、脑肿瘤、感染等因素。分为外侧裂周失语，如 Broca 失语（又称运动性失语，以口语表达障碍突出为特点）；分水岭区失语综合征，如经皮质运动性失语、完全性失语、命名性失语、纯词哑、原发性进行性失语等。

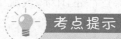

考点提示

构音障碍、失语症的概念、病因和分类及症状

二、康复评定

（一）生理功能评定

1. 构音评定　参照李胜利等编制的汉语构音障碍评定法。

（1）构音器官评定：包括呼吸、喉功能、面部、口部肌肉、硬腭、腭咽机制、舌、反射。用具有压舌板、手电筒、长棉棒、指套、秒表、叩诊锤、鼻息镜等。在观察安静状态下构音器官的同时，通过指示和模仿做粗大运动并予以评价。

（2）构音检查：是以普通话语音为标准，结合构音类似运动进行评价。用具有单词检查用图卡 50 张、记录表、压舌板、卫生纸、消毒纱布、吸管、录音机、鼻息镜。检查范围及方法为：①会话：需录音，一般 5 分钟即可。②单词检查：患者看图命名，不能自述者可复述引出。标记出异常。③音节复述检查：标记出异常并记下异常构音运动。④文章水平检查：如朗读一首儿歌，或由复述引出并记录。⑤构音类型运动检查：令患者模仿 15 个常用音的构音运动，可作为训练的参照。⑥结果分析：定类型，如错音及其条件和方式。⑦总结。

（3）语言清晰度测试：采用残疾人分类分级标准，三级人员测试法。由主试者从两组（每组 25 张词卡图）任取一组依次令受试者认读并录音后，请另外 4 名人员（由直接接触者、间接接触者、无接触者组成）听录音并记录，最后与主试者对照答案评判。

（4）仪器检查：如发声空气力学检测、鼻流量检测、多维嗓音发声分析训练等。

2. 听力障碍性言语评定

（1）言语清晰评定：为主观评价法采取直接接触者、间接接触者和无接触者三（级）方测试，共计 5 人。测试图片内容为 25 张双音节高频词。

（2）构音检查：包括共鸣能力检查、语谱分析、词汇检查、句子检查、构音器官检查。

（3）语言发育检查：与正常语言发育阶段进行对比评价聋儿的语言发育年龄。

3. 失语症相关评定

（1）失语症的检查法：国际常用有波斯顿诊断性失语检查、日本标准失语症检查、Token测验等，国内常用检查有汉语标准失语症检查、汉语失语成套测验（ABC）。

（2）失读症的阅读障碍检查法

1）数字朗读：令患者正确读出数字 1~20。

2）合体字及其组成部分的认读，如"日"、"月"、"明"。

3）字词阅读，包括近形、近音、近意字和象形、指事、形声、会意字及双音节词和成语。

4）短文阅读，要求患者朗读后回答书面问题。

5）《汉语失语症检查法》的阅读、语句朗读、篇章阅读等。

（3）失语法测试：可选用汉语语法量表（CAB）。量表由词类、语序、语用、句子 - 图画匹配和语言符号操作五个亚项组成。

（4）双语与多语失语症：国际常用的双语失语评估法有 Paradis 的双语失语检测法（BAT），从语言的水平、任务、单位三个方面分别进行评估。

4. 运动功能评定　依据相关基础病或原发病制定具体评定项目。

（二）心理功能评定

1. 焦虑　可根据躁动、恐惧等表现作出初步判断；客观评定常采用汉米尔顿焦虑自评量表。

2. 抑郁　可根据情绪低落、冷漠、失眠等表现作出初步判断；客观评定可采用汉米尔顿抑郁量表。

3. 认知功能评定　参见本章第七节。

（三）日常生活活动能力评定

可采用改良 Barthel 指数评定法，改良 PULSES 评定量表、功能独立评定量表（FIM）、快速残疾评定量表 -2 等。

（四）社会参与能力评定

可采用社会生活能力概括评定问卷、社会功能缺陷筛选量表、就业能力评定专用的功能评估调查表。

三、功能障碍

（一）生理功能障碍

1. 构音障碍　为最基本的言语障碍。①运动性构音障碍。②脑瘫儿童构音障碍。③功能性构音障碍。

2. 听力障碍性言语障碍　①发音异常。②构音异常。③语言发育异常。

3. 失语症性言语障碍　①口语表达障碍。②朗读障碍。③失语法。④双语与多语失语症。

4. 运动功能障碍　自主运动模式异常并伴有肌张力增高、反射亢进；或肌肉运动障碍、肌力低下、肌张力降低、肌萎缩或运动不协调、肌张力低下、运动速度减慢、震颤；或有异常的不随意运动出现；或运动范围和速度受限、僵硬。

（二）心理功能障碍

由于交流障碍、表达情感及内心想法困难等因素促使患者情绪压抑、焦虑、自卑、烦躁、愤怒、无助、依赖、怀有敌意等。

（三）日常生活活动能力受限

因语言交流困难会导致日常活动受限。同时患者所处环境、心理状态、家庭成员的态度等也是影响因素。

（四）社会参与能力受限

患者融入社会生活环境有一定困难；参与集体活动受限；学习及工作因交流障碍有一定程度的影响。

四、康复治疗

（一）目标

促进关键期言语功能的补救与改善、消除焦虑抑郁情绪以促使患者积极主动参与训练；尽量恢复患者日常生活活动交流能力、最大限度地开发替代交流的方法和手段、促进重返家庭和回归社会。

（二）原则

针对性地综合训练、注重口语；因人施治循序渐进；反馈机制调整心理反应；家庭指导语言环境调整。

（三）方法

1. 运动及作业疗法

（1）构音障碍：按评定结果选择治疗顺序，一般情况下从呼吸开始，依次为喉、腭、腭咽区、社体、舌尖、唇、下颌，也可多个部位同时进行。

1）运动性构音障碍的训练

①呼吸训练：端坐姿势，可予以辅助如两侧肋弓加压，口鼻呼吸分离，听数1、2、3开始吸气，再同样憋气并听数到10才停止。呼气时发长"s"、"f"等摩擦音（不出声），训练数周后可同步发声。

②放松训练：放松部位主要有：a. 足、腿、臀；b. 腹、胸、背；c. 肩、颈、头。方法为闭目，先使肌肉紧张后再放松，体会此过程，如保持耸肩3秒后放松并重复3次。

③构音改善训练：A. 下颌、舌、唇的训练：a. 拍打下颌中央和颞颌关节旁皮肤以促进口的闭合、放置下颌前伸。b. 右手持叩诊锤轻敲下颌，左手随反射拖下颌上举以闭合双唇。c. 戴指套或用压舌板协助舌的运动；迟缓型以舌肌力量训练为主；冰块摩擦可促进口唇闭合及舌的运动，每次1~2分钟，一天3~4次。B. 语音训练：做唇、下颌动作时尽量保持住配合做无声的发音动作，最后引出目的音。先从元音开始，再辅音，最后融合如"ba"、"fo"，逐步过渡到单词句子的训练。C. 减慢言语训练，以节拍器或轻拍桌子控制速度以纠正歪曲音和音律失常。D. 音辨别训练，通过口述、放录音、小组训练，患者间评议后由治疗师纠正。

④克服鼻音化训练：a. 引导气流通过口腔如吹蜡烛、哨子。b. 两手掌从上往下或从下往上推撑并发"啊"音以促进腭肌收缩和上抬。c. 发舌根音"卡"以加强软腭闭合腭咽的功能。

⑤克服费力音训练：a. 以打哈欠诱导发音，在打开声带的同时停止其过分内收以获得容易的发音方式，呼气成功后再发词和短句音。b. 发"喝"音外展声带。c. 头颈部放松训练。d. 咀嚼训练。

⑥克服气息音训练：a. 应用上述推撑方法以闭合声门。b. 以单元音或双元音结合辅音和另一元音发音，如"ama"诱导出词、词组和句子。

⑦音律训练：令患者在乐器如电子琴乐声下训练音调和音量；以节拍器设定节律和速度

来纠正异常节律。

⑧交流辅助系统应用:适用于重症患者,以图片-文字交流板多见,此外还有多媒体软件交流系统。

2)脑瘫儿童构音障碍的治疗:只有全身状态趋于正常,构音器官才能正常运动,患儿才能正常发音。

①基础训练:抑制异常姿势反射训练,从头、颈、肩等大运动开始逐步过渡到下颌、口唇、舌等精细运动。a. 患儿卧位,协助其屈曲髋、膝、脊柱和肩,头后仰。b. 患儿卧位,协助其屈膝下垂于床边,髋关节与脊柱伸展,头前屈,肩放平。c. 将患儿从后面抱起,使其坐在治疗师(跪姿)的腿上,轻转其躯干、骨盆以缓解紧张度,再将其双手放前方桌面或训练台上,双脚放平地面上。此外,还可利用抑制反射姿势和降低肌张力轮椅来训练。

②言语训练:A. 构音器官运动训练:a. 深呼吸及吸气的控制训练-堵住口鼻屏住呼吸,再急速放开以引导深呼吸;仰卧并屈髋屈膝,以大腿前部压迫腹部,再迅速伸展下肢以引导深呼吸;对年长儿予以指令"深吸一口气,然后慢慢呼出";卧位下辅助做双臂外展和扩胸训练,或呼吸末向前下方轻按腹部以延长呼气时间、增加呼气力量,或行吹口琴、吸管、吹肥皂泡训练。b. 改善下颌及口唇的控制-用冰块刺激口唇和舌;用刷子快速(5次/秒)刺激口周、口唇、下颌内侧以诱发下颌上抬、闭唇;尽量张嘴后闭嘴并逐步加快速度;下颌前伸由一侧向对侧移动;尽量撮唇(发u音位置)后尽量缩唇(发i音位置)并逐渐加速;双唇闭紧夹住压舌板,可对抗外拉以加强唇闭合力;鼓腮数秒后突然吹去有助于发爆破音。c. 改善舌的控制-舌和下颌的协调即咀嚼移动,以及舌和唇的协调,可用吸管练习来促进;辅助患儿稍稍张嘴并保持住,令其生舌尖向前齿方向运动,逐渐减少帮助并过渡到自主控制;以带线(防止误吞)海绵、软木塞置其口中引导舌的前后左右运动,或以棉签或糖果令其舔等。还可抗阻力进行舌的随意运动如以压舌板按压上抬的舌尖。B. 构音训练:双唇音[p]、[b]、[m]、[w]-患儿取仰卧位,辅助其闭合口唇并鼓励其模仿发音软腭音[k]、[g]、[h]-患儿仰卧位、两腿屈向胸部、头后仰或台上坐位、躯干后倾、双手自然下垂、头后倾姿势,轻压其下颌(相当于舌根部),解除压迫的同时发声,可发目的音以增强其听觉刺激;齿音、舌齿音[t]、[d]、[s]、[n]、[z]-患儿双腿下垂、两手臂支撑躯干、头前屈,也可仰卧位、双腿下垂、辅助其头前屈,还可俯卧位、双肘支撑躯干、辅助其头前屈或保持平直姿势并维持住,前屈头部使其下颌由下向上推压并令其模仿发t、b音。C. 韵律训练:用乐器、可视语言训练器Visi-Pitch来训练。

③其他相关训练:a. 摄食训练:患儿髋关节屈曲90°,骨盆与脊柱保持正常状态,缓慢活动头部,降低颈部的紧张性,以使头部稳定在正中位。食物内容物须适合口腔发育,顺序从糊状→软食→固体食物→正常食物,要在口鼻呼吸分离的情况下进行,且先行口腔器官"脱敏"训练以消减其原始的咬合反射、吸吮反射、呕吐反射等。进食糊状和软食以抱姿为好。b. 口腔知觉训练:以各种形状的较硬物体刺激口腔及舌以改善其知觉。

3)功能性构音障碍的训练:以改变固化的构音习惯,严格正确的构音动作训练为原则。参考构音发育标准,选择一贯性低、未定型的音。

①利用听觉的训练:适用于分辨语音能力差的儿童。A. 听音辨别训练:a. 听正确音,辨别自己的错误音并令其复述正确发音。b. 先教正确拼音和文字并写在纸上,令其听音指认。c. 令入学儿童听音后指出其所读词旁标出的错误音。B. 听觉刺激法。

②构音训练顺序:A. 训练过程:引导构音动作→自发正确发音→熟悉正确发音→向其他发音泛化。B. 构音运动的学习:a. 诱导目的音正确动作。b. 用单音节稳定构音动作。c. 在

说话中引用正确发音。

③构音训练:A.g、k 的训练:a. 对 g 被 d 代替的患儿可令其发 ga 或 ka 音,同时用压舌板或勺子把压舌尖。b. 以漱口逐渐减少含水量,从无水漱口诱导发 g 音。c. 利用舌根和软腭闭锁,闭合双唇发 m...;微张口唇发 n...;张开口唇发 eng...;在 eng 后加发元音 a;发耳语音的 ga。B.d、t 的训练:a. 将舌放在上下齿间,水平伸出。每天 5 分钟为期一个月。b. 在伸舌状态呼气发破裂音。C.s 的训练:a. 松弛舌并平伸于两齿间。b. 从舌正中以较长气流发 s 音,可用吸管于舌正中诱导呼气辅助训练。c. 发 su 音,将舌从两齿间向后缩即可发 s 音,泛化后保持并逐步后移发 s 音。

(2)听力障碍性言语障碍

1)听觉训练:①声刺激训练:收听高强度声音,玩游戏如听声找人。②乐音刺激训练:收听音乐、歌曲,玩游戏击鼓传花。③辨音训练:如有无声音、声源、声音次数、声音远近、声音高低,综合练习如分辨交通工具的声响、音素练习。

2)构音训练:呼吸训练 - 如通过嗅气味学会吸气,平伸双臂吸气。声气结合锻炼 - 如先用鼻吸气然后数数。嗓音训练 - 可从发好 a、o、e、i、u、ü 开始。

3)语言训练:①词汇:词汇水平训练:举例学习各类词汇,如名词"船"是通过看图片、体态拟声语、口型、听音找图、看图发音的环节来进行。②句子:包括双词句、三词句的理解和使用。③语法:包括词汇的扩大、句式学习、复合句学习。

(3)失语症

1)Schuell 刺激疗法:是多种失语症治疗方法的基础,是以听觉刺激为主促进语言再建和恢复。包括强的听觉刺激、适当的语言刺激、多途径的语言刺激(如视觉嗅觉刺激)、反复利用感觉刺激、刺激引出反应、强化正确反应及矫正刺激。口语及读解的训练课题有复述、交谈、画和文字匹配、读文章回答问题等。如 Broca 失语的训练重点为构音训练、口语和文字表达。

2)失读症的训练:失读的康复是口语恢复的辅助措施,而口语的功能改善也伴随着失读的恢复过程。①字词层次:视知觉训练 - 可进行词图匹配练习达到对单词的认识及对词语的理解,也可行解说练习。②句子或篇章层次:从 3 字短句逐渐过渡到简单句、长句,可利用手势、看图等协助理解。③利用荧屏训练;多媒体可及时反馈,色彩信息丰富,利于最大限度的康复。

3)促进实用交流能力的训练:以交换未知信息、自由选择交往手段、平等交换会话责任、及时反馈为原则,方法为将一叠图片反扣桌上,治疗师与患者交替摸取,然后各自以各种方式如描述、手势、指物将图片信息传递给对方,以接受者能获取图片信息为目标,可予以示范后再进行。

4)失语法的训练:①刺激法:以促进语法结构建立。②再教法:如先教主、谓、宾结构,再教形容词和副、介、连词。③以表示动词的句子练习。

5)双语与多语失语症的训练:全面刺激法,如密集的听觉刺激、重复刺激、命名等。还有转换、翻译训练等。

6)计算机训练系统:可减轻治疗师劳动强度、提高训练效率、可识别患者发声、辅助交流、增强训练的趣味性。

2. 物理因子治疗 可以改善与构音相关肌力低下、萎缩或强直等问题,如功能性电刺激,调制中频电疗法等。对于 5 岁以上的患者可以采用肌电生物反馈疗法。

3. 心理治疗 早期给予安抚、疏导、行为矫正等治疗,及时介绍、讲解疾病知识以化解患者过度的焦虑、恐慌及避免过激行为的发生;安慰和教育患者,鼓励并促进其主动开展训练。

4. 中医传统康复治疗 参见本章第七节。

五、健康教育

优生优育,强调婚前检查如遗传性家族性疾病,近亲结婚。孕期预防尤其是前三个月内,避免耳毒性药物的接触,物理射线的照射,病毒感染,一氧化碳中毒等。婴幼儿期听力障碍早发现、早诊断、早治疗。避免应用耳毒性药物,及早治疗可能引起致聋的病因及做好噪声防护。加强听力障碍患者的安全防护。做好长期康复的心理准备。

六、功能结局

1. 运动性构音障碍的预后 双侧皮质下和脑干损伤、退行性疾病如肌萎缩侧索硬化症、脑瘫患者伴频繁吞咽困难和发音很差者等预后最差。儿童患者随着年龄增长症状常可改善,单纯构音障碍患者比合并失语症、听力障碍或智力障碍者预后要好。

2. 失语症的预后 颅脑外伤较脑卒中预后好,表达障碍比理解障碍预后好。训练早、无并发症、发病年龄轻、性格外向、智商高者、左利手或双利手预后较好。

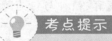

考点提示

影响失语症预后的因素

小结

言语障碍是发生在多种疾病过程中的一种语言功能病损,如中枢、周围神经系统的病变、先天性的结构异常、继发于听力障碍、发育迟缓,也可以是习得性的功能性障碍等。其中以构音障碍为常见。康复评定和治疗要结合原发病来全面考量。尤其对于患儿来说,预防和早发现、早治疗最为关键。言语障碍的康复是一个长期的过程,需要现代和传统疗法的有机结合,以期最大限度地恢复患者言语功能、预防和减轻残障。

目标测试

B 型题

A. 克服鼻音化训练　　B. 克服费力音训练　　C. 克服气息音训练
D. 音律训练　　E. 构音改善训练

1. 拍打下颌中央和颞颌关节旁皮肤以促进口的闭合、放置下颌前伸属于
2. 引导气流通过口腔如吹蜡烛、哨子训练属于
3. 发"喝"音外展声带的方法属于
4. 应用两手掌从上往下或从下往上推撑方法以闭合声门属于
5. 以节拍器设定节律和速度来纠正异常节律的方法属于

A. 痉挛型　　B. 运动过强型　　C. 迟缓型
D. 失调型　　E. 运动过弱型

6. 说话费力、音拖长、突然中断、音量急剧变化、鼻音重、粗糙音、元音辅音歪曲的语言

障碍属于

7. 发音为单一音量、单一音调、重音减少、有呼吸音或失声现象者属于

8. 以元音和辅音歪曲、失重音、不适宜停顿、费力音、发音强弱急剧变化、鼻音过重为特征者,属于

9. 以韵律失常、声音高低强弱呆板震颤、初始发音困难、声音大、重音和语调异常、发音中断明显为表现的是

10. 以不适宜的停顿、气息音、辅音错误、鼻音减弱为特点的是

(马洪朝)

第九节 儿童发育、精神与行为障碍

学习目标

1. 掌握:常见儿童发育、精神与行为障碍的康复评定和康复治疗。
2. 熟悉:常见儿童发育、精神与行为障碍的临床表现、功能障碍。
3. 了解:常见儿童发育、精神与行为障碍的定义、病因及发病机制。

案例

男,6岁,平时特别活跃,上课时不能安坐,喜欢招惹旁边同学,脾气暴躁,容易与别人争吵,还出现打架行为,注意力不集中,经常回答不全老师刚刚讲述的内容,常遗漏布置的作业题。

请问: 1. 该患儿应做哪些康复评定?
      2. 学校可以做什么针对性的干预?
      3. 行为矫正的治疗方法如何进行?

儿童发育、精神与行为障碍是指在儿童发育时期(18岁以前),由于各种原因影响正常心身成长和发育的过程,以及导致精神疾病和行为的异常。儿童发育涵盖运动、认知、语言、社会交往等潜力的逐渐提高;精神包括意识、思维活动、一般心理状态;行为是能被他人觉察评估的外部表现。发育障碍的儿童常伴有智力、行为能力、情绪、言语、身体功能、运动功能、感觉功能和社会功能障碍等。

一、儿童注意缺陷多动障碍

(一) 概述

1. 定义 儿童注意缺陷多动障碍(ADHD)又称儿童多动障碍,主要表现为与年龄不相称的注意力集中困难和持续时间短暂、活动过度及容易冲动等症状,同时伴有多种心理障碍如品行障碍、对立违抗性障碍、情绪障碍、学习障碍等。患儿智力正常或接近正常,男女患病比例约为4:1。

2. 病因及发病机制 可能与下列因素有关。

(1)生物学因素:①遗传因素。②环境:孕妇吸烟、中毒、服药、营养不良等会增加患病

风险；儿童高血铅水平可能与多动、注意力不集中有关。③大脑发育异常。

（2）社会心理因素：①家庭环境：如关系不和睦、不当的教育方式。②学校因素：如老师不理解和打骂侮辱学生等。③社会因素：不良社会风气、社会竞争、学习压力等。

3. 临床表现

（1）活动过度：多始于幼儿早期，入学后环境干预下表现更加突出。如上课时小动作不断、喜欢招惹他人、与同学吵架打架等。

（2）注意力集中困难：易受环境影响而分心，注意力集中时间短暂，如上课难以维持专心听讲，听不清或听不全完整的一段内容。

（3）情绪不稳和冲动任性：缺乏克制力，对一般不愉快的刺激反应过度，以至伤人或破坏东西；无故叫喊或哭闹。女孩以注意障碍为主，伴随情绪和学习困难问题较多。

4. 辅助检查　如头部 CT、MRI、脑电图等影像检查；血多巴胺、去甲肾上腺素检测等实验室检查等。

考点提示

ADHD 的定义、病因、发病机制、临床表现

（二）康复评定

1. 生理功能评定

（1）常用儿童注意缺陷多动障碍行为评定量表

1）Conners 评定量表：目前国外采用 1997 年基于 DSM-Ⅳ的修订版 CRS-R，主要包括父母症状问卷、教师评定量表、父母教师问卷，适用于 3~17 岁儿童。

2）ADHD 评定量表：量表由注意缺陷和多动 - 冲动两个分量表组成，共 18 个条目，每个条目按 0~3 分划分为 4 级，由家长根据儿童近 6 个月的表现作出评定。

3）儿童活动水平评定量表：用于评定多动水平、疗效追踪、辅助筛查。该表以就餐、看电视、玩耍、睡眠、外出的活动情况为对象，共 22 个条目，按 0~2 分三级和"不适用"由父母作出评定。

4）家庭场合问卷：此量表包含 16 个场合如玩耍、吃饭、看电视、家中来客、做家庭作业、在公共场合等儿童的表现，每个场合划分 0~9 级，5 个场合有问题则提示多动障碍。

（2）运动功能评定：如肌张力、腱反射评定、平衡协调能力评定等。

2. 心理精神评定　有焦虑评定量表、注意力广度及持久性评定、行为评定量表、家庭观念评价等。

3. ADL 评定　可采用改良 Barthel 指数评定法，改良 PULSES 评定量表、功能独立评定量表（FIM）。

4. 社会参与评定　采用社会生活能力概括评定问卷。

考点提示

ADHD 的康复评定

以上三种评定可以通过对上述多动症行为评定量表的实施来分析总结。

（三）功能障碍

1. 生理功能障碍　若涉及脑的发育异常，可出现肌张力增高，腱反射亢进，共济失调等神经运动调节紊乱。认知方面以注意力集中困难为主。

2. 心理精神障碍　可有冲动、焦虑、烦躁、愤怒、怀有敌意等不良情绪状态，或偏执对抗，或歇斯底里，或形成顽固的不良品行。

3. 日常生活活动能力受限　可因好动、情绪波动等因素影响日常生活的完整进行，如

损坏物件,盲目偏激的活动模式等。

4. 社会参与能力受限 因患儿的突出特质如冲动、挑逗他人等行为,会对参与集体活动及社会生活产生一定影响,学习也有一定困难。

(四)康复治疗

1. 目标 缓解和改善症状,提高患儿自控能力、注意力及延长注意的时间;改善认知行为,树立自信心,培养良好行为习惯,减少和控制冲动、攻击和违抗行为;增强学习能力和社会适应能力,全面提高患儿生活质量。

2. 原则 ①治疗方案应个体化。②结合家庭和学校生活、学习的干预和管理。

3. 方法

(1)行为矫正疗法:即行为疗法,是根据学习的理论,对个体进行反复训练以达到纠正不良行为的心理治疗方法。

1)阳性强化法:依据条件反射原理,以赞扬、奖励等方式强化符合事先要求的行为展现。过程包括:确定目标→选择强化物→制定方案→及时兑现强化物→逐渐脱离强化。

2)消除法:对不良行为不予强化并逐渐减少发生的频率直至完全消失,如将患儿隔离在房间角落。

3)惩罚法:或称厌恶疗法,即对不良行为予以可控的痛苦、不适等刺激,使不当行为与恐惧或不愉快等体验发生联系,从而达到纠正不良行为的目的。

(2)认知行为疗法:以调正患儿不合理的、错误或消极的理念、观点和认识事物过程,使其趋向正确的和正常的情感体验、行为模式。

(3)家庭治疗:指导家长以正确的理念对待患儿的非故意的不当行为,提高自身素质、做好榜样、与患儿形成良性沟通以了解其困难、维护其自尊心、增强其信心。

(4)学校干预

1)课堂管理:教师对患儿多鼓励、表扬,对其不良行为避免指责、训斥、羞辱、歧视等刺激性方式,而应采用适当的方式加以引导、教育。

2)课间管理:督促患儿减少过多活动、盲目跑跳及冲动冲撞行为,避免外伤和争执打架情形的发生。

3)学习技能训练:一般技能训练有注意力集中训练、学习表现评估训练、自我放松训练等;尤其针对学习障碍如阅读、计算障碍,言语、语言发育障碍的患儿,应由专业的教师或在特教学校进行。

(5)感统训练:对感知觉异常、精细动作困难、协调和平衡功能不好等患儿,可加强触觉学习、增强前庭 - 本体感觉训练、手脚及身体协调训练、触觉学习 - 身体协调训练、运动企划能力训练、整体感觉统合训练等。

(6)脑电生物反馈治疗:适用于 5 岁以上儿童。

(7)中医传统康复治疗:参见本节儿童孤独症。

考点提示
ADHD 的康复治疗

(五)健康教育

1. 做好婚前检查,避免遗传性疾病及近亲结婚。不宜过于晚育及多胎。

2. 搞好孕期保健,保持良好情绪,定期产前检查、不吸烟、慎用药物、加强营养、避免接触有害物质和放射性等。

3. 注意围产期保健,提倡自然分娩,防止产伤和新生儿窒息缺氧,提倡母乳喂养及保障婴儿营养均衡。

4. 创造温馨和谐的家庭环境,科学教育孩子以养成良好学习和生活习惯。

（六）功能结局

注意缺陷多动障碍从幼年发病,呈连续性发展,年龄增加则注意缺陷更为突出,且有一定的隐袭性,相当部分患儿会迁延至青少年乃至成年。积极、全面的康复治疗可以有效地改善不良行为及注意力障碍,为更好的学习、生活和回归社会提供有力的支持。

二、儿童孤独症

（一）概述

1. 定义　儿童孤独症又称儿童自闭症,是一种由多种因素引起的,以社会交往和言语发育障碍、兴趣范围狭窄以及刻板重复的行为方式为基本特征的行为综合征。通常在 3 岁前起病并存在广泛性发育障碍。

2. 病因　可能与下列因素有关。

（1）遗传:某些遗传性疾病如苯丙酮尿症、结节性硬化常伴有相应症状。

（2）孕产期高危因素:如育龄偏大、有抑郁史、有不良嗜好、病毒感染、早产、先天畸形等。

（3）神经生物学异常:如合并脑瘫、癫痫、弓形虫病等。

（4）家庭环境:如打骂、惩罚等不当教养方式。

3. 临床表现　在生命初期即不能通过正常方式与他人和周围环境建立联系,常常不予理会、忽略或阻隔外界的影响。对同龄人无兴趣,对亲人缺乏依恋感,却往往对某些无生命的物品产生依恋;不许他人改变事物的固定模式,动作刻板,不具有经验性学习能力;开始说话比正常儿童要晚,词汇很少,重复性语言较多,常自言自语不知所云,且不能掌握语调、节律及控制音量;感觉过敏或迟钝;多数患儿有不同程度的智力下降,但少数患儿在某些方面有突出才能。

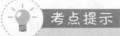

考点提示

定义、病因、临床表现

（二）康复评定

1. 生理功能评定

（1）孤独症量表评定

1）儿童孤独症评定量表(CARS)2 岁以上儿童适用。见表 1-9。

表 1-9　儿童孤独症评定量表(CARS)

项目	计分	评价内容
人际关系	1	与年龄相符的害羞、自卫及表示不同意
	2	缺乏眼光接触,不愿意、回避、过分害羞
	3	回避人,要努力打扰才有反应
	4	强烈回避,强烈打扰才有反应
模仿（词和动作）	1	与年龄相符的模仿
	2	大部分时候模仿,有时激动或延缓
	3	被强烈要求时可模仿
	4	很少以语言或动作模仿
情感反应	1	与年龄、情景相适应的反应

71

续表

项目	计分	评价内容
	2	有反应,但可能受限或过度
	3	反应不适当,相当程度的受限或过度,或无反应
	4	极刻板,与环境隔阂,无情感反应
躯体运动能力	1	与年龄相适应的运动和意识
	2	出现某些刻板动作、笨拙,缺乏协调性
	3	中度失常,如摇动、旋转、手指舞动、足尖行走
	4	严重且广泛地发生特殊动作
对待非生命物体	1	与年龄相符的兴趣感和探索
	2	轻度冷漠或不适当使用物体,迷恋或偏执、刻板
	3	中度冷漠或表现特别,如反复提捏、转动物体
	4	不适当的兴趣、使用和研究,且专注度极强
环境变化适应性	1	与年龄相适应的反应
	2	倾向于维持某物体活动或坚持相同的反应模式
	3	表现烦躁、沮丧,注意力集中于干扰难以转移
	4	反应强烈,可能逃避强加于自己的新环境
视觉反应	1	与年龄相适应的反应且能与其他感觉系统整合
	2	眼神游离,或镜像凝视,或回避,或迷恋灯光
	3	需时常提示注意,拒绝对视,凝视人或空间、物
	4	严重视觉回避人或物,着迷于使用"余光"
听觉反应	1	与年龄相适应的反应
	2	有时缺乏反应或反应延迟,或敏感或不专注
	3	对声音不做反应,需重复刺激,或敏感
	4	回避声音,不做类型辨别,或极度敏感
近处感觉反应	1	对疼痛有适当反应,触觉、嗅觉表现正常
	2	对痛觉、触觉、气味、味道反应不当或吸吮物体
	3	缺乏疼痛等反应,专注于触觉、嗅觉、味觉
	4	极专注触觉非功能性探究,忽略疼痛或极敏感
焦虑反应	1	对情境产生与年龄相适应的反应且无延长
	2	轻度焦虑
	3	中度焦虑
	4	严重焦虑,不能当面坐下、或很害怕、或退缩等
语言交流	1	适合年龄的语言
	2	语言迟钝,有少许模仿语言
	3	缺乏语言,混淆语意如模仿的或莫名其妙的语言
	4	语言严重异常,说难理解的或离奇的语言
非语言交流	1	适龄的非语言交流
	2	迟钝或简单含糊的反应,如直接支取物件或表白

续表

项目	计分	评价内容
	3	缺乏交流,不做交流及对交流无反应
	4	古怪和难以理解的非语言交流
活动水平	1	正常水平,不多动亦不少动
	2	可控的轻度不安静或活动缓慢
	3	活动过多或过少、过慢,需努力督促才可被纠正
	4	需要控制的不停活动或静默不动没有运动反应
智力功能	1	正常
	2	智力轻度低下,技能低下表现在各个领域
	3	智力中度低下,某些技能明显减退、反应迟钝
	4	智力严重低下,某些技能明显迟钝或高出正常
总的评价	1	不是孤独症
	2	轻微或轻度孤独症
	3	孤独症的中度征象
	4	非常多的孤独症征象

2)孤独症行为检查量表(ABC):由父母或与患者共同生活两周以上者评定,适用年龄8个月~28岁。包括感觉、交往、躯体运动、语言、生活自理5个方面共57个表现项,每项按1~4分评价,最高总计158分,57分为疑诊,67可确诊,用时10~15分钟。该表信度、效度均较高,阳性符合率约为85%。

(2)感觉功能评定:包括疼痛、触觉、温度觉、压觉、本体觉的评定。

(3)言语障碍评定:参见本章第八节。

2. 心理功能评定 认知功能评定,包括智力测定、注意力评定等。参见本章第七节。

3. 日常生活活动能力评定 采用改良 Barthel 指数评定法,功能独立评定量表(FIM)坐评定。

4. 社会参与能力评定 可采用社会生活能力概括评定问卷。

以上三项评定可结合孤独症量表相关检查作出归类总结。

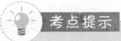
考点提示
孤独症的康复评定

(三)功能障碍

1. 生理功能障碍

(1)感觉功能障碍:对某些刺激反应过度,对触觉、痛觉、声和光等感觉过敏或迟钝。

(2)行为障碍:动作刻板且不会学习经验,如来回踱步、摆弄玩具、转圈;模仿能力滞后或终生不会模仿。患儿被动与人接近却不能主动交流互动,不依恋同龄人及亲人,只专注于某些物品或奇怪的事物。

(3)语言障碍:语言能力发展较正常人晚很多且能力非常有限,词汇少、语言重复、常不知所云;语调、语速、节律也存在异常,常语调单一或高尖声说话、不能控制音量;20%~25%的患儿终身不说话。

2. 心理功能障碍 多数患儿有轻度、中度智力障碍,极少数患儿智力发育呈"岛状"成熟,在音乐、计算、机械记忆等方面有超常能力,被称为"白痴天才"。注意力过于分散,或专注于无生命的物品且不许他人改变事物的固定模式;或敏感或迟钝,缺乏想象力;语言认知障碍,只能理解熟悉物品的名称或简单指令;常有攻击性行为包括自伤。

3. 日常生活活动能力障碍　因异常兴趣取向和行为模式,不同程度地影响日常生活活动的开展。

4. 社会参与能力受限　因不主动或忽略他人及周边环境,加之言语、智力及认知等功能不足,以至难以与人交流,参与集体活动和社会生活实践困难。

(四) 康复治疗

1. 目标　①学习语言交流、促进社会交往。②矫正异常行为。③提高生活自理、自我生存和发展能力。

2. 原则　①早发现,早干预。②促进家庭参与,让父母也成为治疗的合作者或参与者。③坚持以非药物治疗为主,药物治疗为辅。④治疗方案应个体化、结构化和系统化。⑤治疗、训练的同时要注意患儿的躯体健康,预防其他疾病。⑥坚持治疗,持之以恒。

3. 方法

(1) 作业疗法

1) 语言康复治疗

①图片交换沟通系统:由美国安德鲁 - 邦第等人研发,适用于基本无言语沟通能力的患儿。选择实拍图片,随着训练逐步增加数量和复杂程度,引导患儿自发提出要求以学到交往技能。

②音乐治疗:通过学习唱歌来促进语言发声的技巧;聆听乐声来矫正听觉系统的失调,同时激发大脑功能,有镇静、安神和提高专注度等作用。

③自发言语训练:要善于发现并利用患儿的兴趣爱好,运用适当有效的辅助与消退手段,适度奖励其沟通和言语行为。治疗师先做示范,再予以 5~10 秒钟的等待或期待其回应,并予以言语、手势、躯体动作的提示引导。

2) 智力开发:可充分利用患儿机械性记忆力强的特点,训练其记住抽象材料,再予以体验从而促进理解;运用多种方式发展其逻辑思维能力,如借助手势、表情和姿势传达信息有助于接受概念。

3) 行为疗法:以行为干预来增强学习效果,消除不良行为。采用"一对一"的方式训练患儿的模仿力;矫正不良行为;教授认知、语言、精细动作、运动、交往和生活自理能力。

4) 感觉功能训练:包括感觉促通训练、脱敏训练。具体方法参见本章第七节。

5) 日常生活技能训练:通过行为塑造法不断强化训练,以形成新的行为。首先确定目标行为,要明确内容如次数、强度;了解已有行为水平以选择初始行为;选择适当强化物;初始行为到目标行为有数个阶段,设计好适用的步骤;把握好进度,一般凭经验判断,如 10 次目标行为完成了 8 次即可进入下一阶段。

6) 社会交往能力训练:可采用美国儿童心理学家 Steven Gutstein 博士的人际关系发展干预法。动态智力包括经验分析、动态分析、灵活性与创造性解决问题、远见与自我意识和恢复力。因此先培养学习技能的动机、兴趣,再细致、系统地学习构建复杂的技能,培养社会能力,使患儿成为独立思考和问题解决者。以父母和患儿的全场景互动为依托实施。

(2) 心理疗法:给予安抚、疏导、行为矫正等治疗。

(3) 药物治疗:目前尚无特效药,以改善症状为主,如丁酰苯类抗精神分裂药可对抗刻板重复动作、中枢兴奋剂可改善注意力不集中和多动。

（4）中医传统康复疗法

1）中药治疗：依据辨证论治的原则参考用药。如肝气郁结、痰蒙神窍选用琥珀养心丹、癫狂梦醒汤、解语丹、菖蒲郁金汤、逍遥散；言语困难用开噤散；脑髓失养神机不运可用地黄饮料子、转呆丹；心脾两虚、血不养神可选归脾丸、炙甘草汤、桂枝龙牡汤、甘麦大枣汤等。

2）针灸治疗：①体针：如靳三针（内关、神门、劳宫及神庭、脑户、脑空等）；主穴有三阴交、太溪、太冲、期门、肝俞。②水针：又称药物穴位注射。可按上述体针每次取 2~3 个穴位，药物有维生素 B_1 或 B_{12}、当归注射液、红花注射液等。③按摩：可参考体针选穴及局部部位施术，采用安抚性推摩、揉摩、轻柔的揉捏等手法。

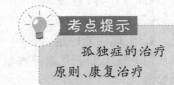

考点提示

孤独症的治疗原则、康复治疗

（五）健康教育

宣传和普及孤独症的预防和治疗知识，做好纠正家长的错误观念，提高医生的专业知识和技能水平，重视早期发现和诊断、治疗。

（六）功能结局

本病起病隐匿，容易被忽略或误诊、漏诊而延误病情，往往导致病程漫长，造成言语交流障碍、行为障碍、智力损失等终身残疾。

三、儿童智力低下

（一）概述

1. 定义　儿童智力低下（MR）又称精神发育迟滞，是指儿童在生长发育期（18 岁以下）的智力发育明显低于同龄儿童平均水平（一般智商在 70 或 75 以下），同时伴有明显的社会生活适应困难。社会适应性行为包括个人生活能力和履行社会职责两方面。

2. 病因

（1）感染和中毒：包括出生前、后的脑部感染，如风疹、单纯疱疹；高胆红素血症、铅中毒、长期服用过量的苯巴比妥药物等。

（2）脑的机械损伤和缺氧：如产伤、颅脑损伤、新生儿窒息、癫痫持续发作、麻醉意外等。

（3）代谢、营养和内分泌疾患：如苯丙酮尿症、半乳糖血症、甲状腺功能低下、生前或生后营养不足等。

（4）脑部疾病和脑的先天畸形及遗传综合征：如神经皮肤综合征、小脑畸形、肾上腺脑白质营养不良等。

（5）特殊感官缺陷：如聋、哑、盲等。

（6）伴发于精神病：如婴儿孤独症、儿童期精神分裂症等。

3. 临床表现　通常以智商（IQ）作为评级标准，参照韦氏智力量表。

（1）轻度智力低下：IQ 值 50~70，早期发育略迟，欠活泼，对周围事物缺乏兴趣，做事情刻板或动作粗暴；抽象性词汇少，分析能力差，认识问题肤浅，学习能力差；成人后能做也一般性家务和简单工作，依赖性强，遇事没主见，易受他人支配。

（2）中度智力低下：IQ 值 35~49，整个发育迟缓，吐词不清，词汇贫乏；不能建立抽象思维，环境辨别差，只能认识事物的表象和片段。

（3）中度智力低下：IQ 值 20~34，早期各方面发育迟缓，发育含糊，言语极少；理解力

低下,情感幼稚;动作笨拙,有一定防卫能力,可躲避明显的
危险。

（4）极重度智力低下:IQ 值低于 20,对周围一切不理解,
只会喊或不会喊"爸爸"等简单词语,且不能认人,或只是嚎
叫;不知躲避危险,手脚不灵或终生不能行走;常伴有多种残
疾、癫痫发作等;容易夭折。

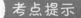

考点提示

儿童智力低下
的定义、病因

（二）康复评定

1. 生理功能评定

（1）智力低下儿童筛查量表:如丹佛发育筛查测验、画人测验、瑞文测验、团体儿童智力
测验等。

（2）智力测验:较为广泛应用的有韦克斯勒儿童智力量表,包括:

1）学龄前儿童智力量表（WPPSI）:适用于 4~6.5 岁儿童,含言语和操作测验两部分。

2）学龄儿童智力量表:适用于 6~16 岁儿童。先做一个言语分测验,再做一个操作分测
验,如此交替以保持新奇感和吸引力,需时 1.5 小时。

3）适应行为评定量表:包括婴儿 - 初中生社会活动能力量表、适应行为诊断量表、儿童
适应行为评定量表等。

（3）运动功能评定:如上、下肢肌力评定、关节活动度测量、步态评定等。

（4）言语功能评定:构音评定,参见本章第八节。

（5）感觉功能评定:触觉、听觉、温觉评定等,参见本章第七节。

2. 心理功能评定　通过观察作初步判断,采用抑郁和焦虑评定量表;注意力广度及持
久性评定;记忆力数字广度、图形及情节记忆评定等。

3. 日常生活活动能力评定　采用改良 Barthel 指数评定
法,功能独立评定量表（FIM）。

4. 社会参与能力评定　采用社会生活能力概括评定问卷

考点提示

儿童智力低下
的康复评定

（三）功能障碍

1. 生理功能障碍

（1）言语障碍:词汇少,吐词不清,表达能力差,严重者言语缺失。

（2）感觉功能障碍:严重者感觉减退。

（3）运动功能障碍:动作笨拙、严重者不能行走。

2. 心理精神障碍　不同程度的认识、分析、解决问题的能力障碍思维、理解、逻辑能力
差;情感幼稚,自我保护、规避危险能力减退或不能。

3. 日常生活活动能力受限　中重度患儿生活活动受限,极重度者不能处理个人生活。

4. 社会参与能力受限　中度以上患儿参与集体活动受限,上学困难,不能与别人交流
互动,严重者几乎与社会隔绝,只能困守在居室。

（四）康复治疗

1. 目标　改善运动、语言、认知、生活自理和交往能力。形成家庭强化训练模式;发展
康复训练培训组织或创建特殊教育学校以开展针对性的智力开发和提高。

2. 原则　①早发现,早干预。②全面康复。③关注患儿的躯体健康,加强支持保护。
④持之以恒。

3. 方法

（1）作业疗法

1）感知训练：以展示图片、播放音乐、玩玩具等作业训练改善视觉、痛觉和触觉功能。

2）认知训练：在游戏或模拟场景中指认身体器官、开启盖子、迎接客人、熟悉家庭成员等。

3）言语训练：构音训练，参见第一章第九节。

4）ADL 训练：可以游戏的方式熟悉、学习日常生活活动。

5）社会适应性训练：带患儿体验、学习游玩、购物、娱乐等社会性活动。

6）语言交往训练：先行构音器官发音训练、再行词汇语句练习，最后过渡到交谈练习；无言语能力者可进行替代训练，如哑语。

（2）运动治疗：按运动发育的顺序行抬头、翻身、坐、爬、站立、行走和跑跳训练。

（3）心理治疗：安慰和教育患者，鼓励并促进其主动开展训练，并做好长期康复治疗的心理准备。

（4）中医传统康复治疗：参见本节儿童孤独症。

考点提示

儿童智力低下的康复治疗

（五）健康教育

1. 一级预防 加强卫生教育和营养指导、做好婚前检查；搞好产前和围产期保健；积极开展遗传代谢性疾病的检查、预防，杜绝近亲结婚；加强学前教育、杜绝忽视和虐待儿童等。

2. 二级预防 积极筛查新生儿遗传、代谢性疾病；对高危儿及时随访，做到早发现、早治疗；对学龄期儿童定期健康检查等。

考点提示

儿童智力低下的预防

3. 三级预防 全社会协作早发现，早期干预，给予患儿家庭支持，维持良好康复环境。

（六）功能结局

1. 轻度智力低下 经康复训练和特殊教育后获得一定的实践技巧和阅读能力，从事一般性家务劳动和简单具体的工作，能在他人指导下适应社会生活。

2. 中度智力低下 可有简单的人际交往，基本的卫生和安全习惯和简单的手工技巧。

3. 重度智力低下 可形成简单的生活、卫生习惯，但需要他人照顾；可在他人监督和引导下从事固定和最简单的体力劳动。

4. 极重度智力低下 不能处理个人生活，多数患儿会早年夭折，存活者可有手脚的被动活动。

小结

儿童发育、精神与行为障碍包括了儿童多动障碍、儿童自闭症、儿童智力低下三种疾病，大多属于胎产期的不良因素及幼儿时的不当教育所致，不同程度地影响患儿的心身功能，严重者甚至夭折。本类疾患的预防尤为重要。早期的筛查和诊断是康复的关键，结合专门的康复评定，综合学校、家庭的长期全面康复训练，以达到改善功能，促进发育，提升学习和生活自理能力，最终回归家庭和社会之目标。

目标测试

A型题

1. 对不良行为予以可控的痛苦、不适等刺激,使不当行为与恐惧或不愉快等体验发生联系,从而达到纠正不良行为的目的。属于

    A. 消除法   B. 阳性强化法

    C. 惩罚法   D. 暂时隔离法

    E. 示范法

2. 儿童孤独症评定量表(CARS)适合的儿童年龄为

    A. 1 岁以上   B. 2 岁以上   C. 3 岁以上压觉

    D. 4 岁以上   E. 5 岁以上

3. 孤独症行为检查量表(ABC)适合的儿童年龄为

    A. 8 个月以上   B. 18 个月以上

    C. 28 个月以上   D. 38 个月以上

    E. 以上答案都不是

4. 以分析能力差,认识问题肤浅,学习能力差;成人后能做一般性家务和简单工作,依赖性强,遇事没主见,易受他人支配为表现者属于

    A. 轻度智力低下   B. 中度智力低下

    C. 重度智力低下   D. 极重度智力低下

    E. 以上都不是

5. 加强卫生教育和营养指导、做好婚前检查;搞好产前和围产期保健;积极开展遗传代谢性疾病的检查、预防,杜绝近亲结婚;加强学前教育、杜绝忽视和虐待儿童,属于儿童自闭症的

    A. 一级预防   B. 二级预防   C. 三级预防

    D. 四级预防   E. 以上都不是

6. 重度智力低下者IQ值大致为

    A. 50~70   B. 35~49   C. 20~34

    D. 低于20   E. 以上答案都不是

7. 以极少数患儿智力发育呈"岛状"成熟,在音乐、计算、机械记忆等方面有超常能力为临床特征的是

    A. 儿童多动障碍   B. 小儿童自闭症

    C. 儿童智力低下指   D. 小儿脑瘫

    E. 以上都不是

8. 儿童发育、精神与行为障碍的诊断年龄上限是

    A. 10 岁   B. 12 岁   C. 16 岁

    D. 18 岁   E. 25 岁

9. 特殊外貌为双眼距宽、眼裂细小、鞍鼻、"阴囊舌"、耳小位低、通贯掌、手指异常及常伴有先天性心脏病和脐疝等,见于

    A. Down(唐)氏综合征   B. 苯丙酮尿症

    C. 先天性甲状腺功能减低症   D. 小儿脑瘫

E. 以上都不是

10. 儿童孤独症的发病年龄通常为

    A. 1 岁前后   B. 3 岁前后   C. 5 岁前后

    D. 7 岁前后   E. 以上答案都不是

（马洪朝）

第二章 常见神经系统疾病康复

第一节 脑 卒 中

 学习目标

1. 掌握:脑卒中的定义、分类及临床表现、运动功能评定与训练方法。
2. 熟悉:脑卒中的诊断要点、ADL训练、健康教育。
3. 了解:脑卒中的病因、辅助检查。

 案例

男,66岁,因左侧肢体活动不利4天入院。既往有高血压病10年,冠心病5年。查体:血压160/90mmHg,左鼻唇沟浅,左侧肢体肌力0级(Brunnstrum分级1级),肌张力低,腱反射稍弱,左侧霍夫曼征及巴宾斯基征阳性。不能保持坐位。头颅CT:右侧基底节区脑梗死。

请问: 1. 患者存在哪些功能障碍?
      2. 患者的康复训练项目包括哪些?
      3. 患者能否进行主动性康复训练?

一、概述

(一)定义

脑卒中亦称脑血管意外,是指突然发生的、由脑血管病变引起的局限性或全脑功能障碍,持续时间超过24小时或引起死亡的临床综合征。可分为缺血性卒中和出血性卒中,前者包括脑血栓形成和脑栓塞;后者包括脑出血和蛛网膜下腔出血。在我国发病率达(120~180)/10万,死亡率为136.64/10万,成为中国第一致死病因。存活者70%以上有不同程度的残疾,给社会发展和人民生活带来沉重负担。

(二)病因

各种病因如动脉硬化、血管炎、先天性血管病、外伤、药物、血液病及各种栓子和血流动力学改变都可引起。常见的危险因素包括:①可调控的因素,如高血压、心脏病、糖尿病、高脂血症等。②可改变的因素,如不良饮食习惯、大量饮酒、吸烟等。③不可改变的因素,如年龄、性别、种族、家族史等。

（三）临床表现

1. 缺血性卒中 包括脑血栓形成和脑栓塞。前者由于动脉狭窄,管腔内逐渐形成血栓而最终阻塞动脉所致,后者则是由于血栓脱落或其他栓子进入血流中阻塞脑动脉所引起。

（1）脑血栓形成:①好发于中老年人,发病前有头昏、头痛、肢体麻木无力等前驱症状,部分病人发病前有短暂性脑缺血发作病史。②常在安静状态下或睡眠中发病,次日早晨醒来时可发现一侧肢体瘫痪、失语、偏身感觉障碍;多数病人意识清楚。③神经系统表现:视病变部位和病变范围而定,常为各种类型的瘫痪、感觉障碍,吞咽困难及失语等。

（2）脑栓塞:以青壮年多见。多在活动中急骤发病,无前驱症状,为脑血管病中起病最快的一种。意识障碍常较轻且很快恢复,神经系统局灶表现与脑血栓形成相似,严重者可突然昏迷、全身抽搐,可因脑水肿或颅内压增高,继发脑疝而死亡。

2. 出血性卒中 包括脑出血和蛛网膜下腔出血。前者是由于脑内动脉破裂,血液溢出到脑组织内;后者则是脑表面或脑底部的血管破裂,血液直接进入容有脑脊液的蛛网膜下腔和脑池中。

（1）脑出血:发病前多无先兆,多在情绪激动和活动时突然起病,常于数分钟至数小时内病情发展至高峰。临床表现因出血量及出血部位不同而异。①基底节区出血:最常见,因病变累及内囊,病人出现典型"三偏综合征",即病灶对侧偏瘫、偏身感觉减退和双眼对侧同向偏盲。如果出血累及优势半球常伴失语;累及下丘脑可伴持续高热、消化道出血等。②脑桥出血:小量出血无意识障碍,表现为交叉性瘫痪,头和双眼转向非出血侧,呈"凝视瘫肢"状。大量出血迅速波及两侧脑桥后,病人立即昏迷,出现双侧面部和肢体瘫痪,两侧瞳孔缩小呈"针尖样"(脑桥出血的特征性表现)、中枢性高热、呼吸衰竭,多数在24~48小时内死亡。③小脑出血:少量出血常表现为一侧后枕部头痛、眩晕及呕吐,病侧肢体共济失调等,无肢体瘫痪。出血量较多者发病后12~24小时内出现昏迷、双侧瞳孔缩小如针尖样、呼吸不规则等脑干受压征象,形成枕骨大孔疝而死亡。

（2）蛛网膜下腔出血:起病急骤,多有剧烈运动、情绪激动、用力排便等诱因。典型表现是突发异常剧烈全头痛,可持续数日不变。半数病人有不同程度的意识障碍。可出现脑膜刺激征,表现为颈项强直、凯尔尼格征及布鲁津斯基征阳性,是蛛网膜下腔出血最具有特征性的体征。

（四）辅助检查

1. 影像学检查 电子计算机断层扫描(CT)检查,显示均匀高密度影像,对脑出血有确诊价值;磁共振(MRI)和脑血管造影(DSA)能检出更细微病变。

2. 腰椎穿刺 只在无CT检查条件,且临床无明显颅内压增高表现时进行。脑脊液压力常增高,多为血性脑脊液。

（五）预防

1. 一级预防 主要针对无脑卒中病史但有脑卒中危险因素存在的人群。

（1）防治高血压:①低盐低脂饮食。②禁烟限酒。③适量运动。④放松心态。⑤控制血糖和体重。⑥选择合适的降压药。

（2）防治高血脂:控制饱和脂肪酸的摄入,尽量食用不饱和脂肪酸,血脂高者可加用降脂药或他汀类为主的降脂药。

（3）防治高血糖:控制摄入体内的总热量,控制脂肪、蛋白、碳水化合物比例,调整心态,规律饮食生活,适量运动。有糖尿病家族史者,定期检查血糖。

（4）防治肥胖：增加纤维食物摄入，增加运动量，控制总热量。

（5）预防性用药：口服肠溶阿司匹林，每日 75~100mg，18 岁以下禁用，有出血倾向者选用其他抗血小板聚集药。

（6）抗抑郁症：口服抗抑郁药物和心理治疗。

（7）其他：手术感染、止血药应用等，都有发生卒中的风险，需要积极预防。

2. 二级预防　针对已有短暂性脑缺血、腔隙性脑梗死等发生的人群进行脑卒中预防。在上述两种症候的发作期，应积极治疗；在缓解期，应查找病因，消除危险因素，防止再发。药物运用上，要加强抗血小板聚集药的运用，配合使用脑保护剂，如自由基拮抗剂、钙离子拮抗剂等，对有心房颤动或心脏瓣膜病患者，可选用华法林等抗凝药物预防。

3. 三级预防　针对已发生过脑卒中的人群进行残疾、残障的预防。脑卒中发生后，应积极进行康复治疗。早期宜进行正确体位的摆放、翻身训练、关节被动活动等，以预防肌肉萎缩、关节挛缩、压疮、坠积性肺炎等并发症；随着患者功能的逐步恢复，应尽早开始坐起训练、站立行走训练、平衡训练、认知、语言训练等，以防失用综合征；通过正确的康复治疗，使患者功能最大限度地恢复健康，重返家庭，重返社会，实现自身价值，提高生活质量。

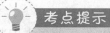
考点提示
　　脑卒中的定义、病因、病理生理和预防

二、康复评定

（一）生理功能评定

1. 昏迷与脑损伤程度评定

1）格拉斯哥昏迷量表（GCS）（表 2-1）：根据患者睁眼情况（1~4 分）、肢体运动（1~6 分）和言语表达（1~5 分）等三个方面来判定患者脑损害的严重程度。

表 2-1　格拉斯哥昏迷量表（GCS）

项目	试验	患者反应	评分
睁眼反应	自发	自己睁眼	4
	言语刺激	大声向患者提问时患者睁眼	3
	疼痛刺激	捏患者时能睁眼	2
	疼痛刺激	捏患者时能睁眼	1
运动反应	口令	能执行简单命令	6
	疼痛刺激	捏痛时患者拨开医生的手	5
	疼痛刺激	捏痛时患者撤出被捏的手	4
	疼痛刺激	捏痛时患者身体呈去皮质强直（上肢屈曲、内收内旋；下肢伸直，内收内旋、踝跖屈）	3
	疼痛刺激	捏痛时患者身体呈去大脑强直（上肢伸直、内收内旋；腕指屈曲，下肢同去皮质强直）	2
	疼痛刺激	捏痛时患者毫无反应	1
言语反应	言语	能正确会话，并回答医生他在哪、他是谁及年和月	5
	言语	言语错乱，定向障碍	4

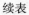

续表

项目	试验	患者反应	评分
	言语	说话能被理解,但不适当	3
	言语	发出声音但不能被理解	2
	言语	不发声	1

GCS 最高计分 15 分为正常,最低计分为 3 分;8 分及以下属昏迷,9 分及以上不属昏迷;得分越低,昏迷越深,伤情越重。下述两种情况不计入评分:①颅脑损伤入院后 6 小时之内死亡;②颅脑火器伤。

根据计分及昏迷时间长短,可将颅脑损伤分为以下 4 型:①轻型:13~15 分,伤后昏迷时间为 20 分钟之内。②中型:9~12 分,伤后昏迷时间为 20 分钟 ~6 小时。③重型:6~8 分,伤后昏迷或再次昏迷持续 6 小时以上。④特重型:3~5 分。

2)美国国立研究院脑卒中评定量表(NIH):国际上公认的使用频率最高的脑卒中评定量表(表 2-2),有 11 项内容,分数越低脑损伤程度越重。

表 2-2 美国国立研究院脑卒中评定量表(NIHSS)

评定内容	得分	评定内容	得分
1. 意识与定向力		完全偏盲	2
①意识水平		双侧偏盲	3
清醒	0	4. 面瘫	
嗜睡	1	正常	0
昏睡	2	轻度瘫痪	1
昏迷	3	部分瘫痪	2
②定向力问题(现在的月份和患者的年龄。回答必须正确,接近的答案不给分)		完全瘫痪	3
		5. 上肢的运动(如果坐位,上肢前屈至 90°,手掌向下;如果卧位,前屈 45°,观察上肢是否在 10 秒钟前跌落)	
两个问题均回答正确	0		
一个问题回答正确	1		
两个问题回答均不正确	2	保持 10 秒	0
③定向力命令(睁眼闭眼,健侧手握拳与张开)		不到 10 秒	1
		不能抗重力	2
两个任务执行均正确	0	直接跌落	3
一个任务执行正确	1	6. 下肢的运动(下肢抬高 30°,常常在卧位评测下肢是否在 5 秒钟内跌落)	
两个任务执行均不正确	2		
2. 凝视功能(只评测水平凝视功能)			
正常		保持 5 秒	0
部分凝视麻痹	1	不到 5 秒	1
完全性的凝视麻痹	2	不能抗重力	2
3. 视野		直接跌落	3
没有视野缺失	0	截肢或关节融合	9
部分偏盲	1	7. 肢体共济失调(指鼻试验和跟膝胫实验)	

续表

评定内容	得分	评定内容	得分
无	0	存在一种以上类型的忽视	2
上肢或下肢共济失调	1	10. 语言	
上下肢均共济失调	2	没有失语	0
截肢或关节融合	9	轻中度失语	1
8. 感觉		重度失语	2
正常	0	完全性失语	3
部分缺失	1	11. 构音障碍	
明显缺失	2	正常	0
9. 忽视		轻度至中度障碍	1
没有忽视	0	重度障碍	2
存在一种类型的忽视	1		

2. 运动功能评定

1）运动功能分期评定：根据患者上肢、手和下肢肌张力与运动模式的变化，Brunnstrom 将脑卒中偏瘫运动功能恢复分为 6 期来评定其运动功能恢复状况：①Ⅰ期：为患者无随意运动。②Ⅱ期：为患者开始出现随意运动，并能引出联合反应、共同运动。③Ⅲ期：为患者的异常肌张力明显增高，可随意出现共同运动。④Ⅳ期：为患者的异常肌张力开始下降，其共同运动模式被打破，开始出现分离运动。⑤Ⅴ期：为患者的肌张力逐渐恢复，并出现精细运动。⑥Ⅵ期：为患者的运动能力接近正常水平，但其运动速度和准确性比健侧差。

2）痉挛评定：多为锥体系损伤造成的折刀样痉挛，常用改良的 Ashworth 量表（表 1-4）进行评定。

3）平衡功能评定

①三级平衡检查法：Ⅰ级平衡是在静态下不借助外力，患者可以保持坐位或站立位平衡。Ⅱ级平衡是在支撑面不动（站位或坐位），身体的某个或几个部位主动运动时可以保持平衡。Ⅲ级平衡式患者在外力作用下仍可以保持坐位或站立平衡。

②Berg 平衡量表：是脑卒中临床康复研究中最常用的量表，共 14 项，每项评分 0~4 分，满分 56 分，得分越高表明平衡功能越好。

4）步态评定：具体评定方法见本套教材《康复评定》。

3. 感觉功能评定　包括浅感觉检查、深感觉检查、复合感觉检查，详见第一章第七节。

4. 认知功能评定　见本章第二节。

5. 言语功能评定

（1）失语症评定：目前国内常用的汉语失语症检查法有北京医科大学的汉语失语症成套测验、中国康复研究中心标准失语症检查法。

（2）构音障碍评定：常用 Frenchay 构音障碍评定法评定。

6. 吞咽功能评定　采用洼田饮水试验，分级明确清楚，操作简单，利于选择有治疗适应证的患者。但是该检查根据患者主观感觉，与临床和实验室检查结果不一致的很多，并要求患者意识清楚并能够按照指令完成试验。患者端坐，喝下 30 毫升温开水，观察所需时间及呛咳情况：

1 级（优）：能顺利地 1 次将水咽下。

2 级（良）：分 2 次以上，能不呛咳地咽下。

3 级（中）：能 1 次咽下，但有呛咳。

4 级（可）：分 2 次以上咽下，但有呛咳。

5 级（差）：频繁呛咳，不能全部咽下。

正常：1 级，5 秒之内；可疑：1 级，5 秒以上或 2 级；异常：3~5 级。

（二）心理功能评定

常用简易精神状态量表（MMSE）（表 2-3）进行筛查，评定卒中后抑郁症常用汉密尔顿抑郁量表。

表 2-3 简易智力状况检查法（MMSE）

序号	检查内容	评分
1	今年是公元哪年？	1、0
	现在是什么季节？	1、0
	现在是几月？	1、0
	今天是几号？	1、0
	今天是星期几？	1、0
2	咱们现在是在哪个城市？	1、0
	咱们现在是在哪个区？	1、0
	咱们现在是在什么街？	1、0
	咱们现在是在哪个医院？	1、0
	这里是第几层楼？	1、0
3	我告诉你三种东西，在我说完后，请你重复一遍这三种东西是什么。树、钟、汽车。（各一分，共 3 分）	3、2、1、0
4	100-7=? 连续 5 次（各 1 分，共 5 分）	5、4、3、2、1、0
5	现在请你说出刚才我让你记住的那三种东西。（各 1 分，共 3 分）	3、2、1、0
6	（出示手表）这个东西叫什么？	1、0
	（出示铅笔）这个东西叫什么？	1、0
7	请你跟着我说："大家齐心协力拉紧绳"。	1、0
8	我给你一张纸，请按我说的去做，现在开始："用右手拿着这张纸，用两只手将它对折起来，放在你的左手上"。（每项 1 分，共 3 分）	3、2、1、0
9	请您念念这句话，并且按照上面的意思去做："闭上您的眼"。	1、0
10	请您给我写一个完整的句子	1、0
11	（出示图案）请你照这个样子把它画下来	1、0
总分		

（三）日常生活活动能力评定

常用 Barthel 指数评定，评分标准：最高分 100 分。>60 分：良，生活基本自理，41~60 分：中度残疾，日常生活需要帮助；21~40 分：重度残疾，日常生活明显依赖；≤20 分：完全残疾，日常生活完全依赖（表 2-4）。

表 2-4 Barthel 指数评定法

项目	评分标准
1. 进食	0= 较大和完全依赖
	5= 需要部分帮助（夹菜、盛饭）
	10= 全面自理
2. 洗澡	0= 依赖
	5= 自理
3. 梳妆洗漱	0= 依赖
	5= 自理
4. 穿衣	0= 依赖
	5= 需一半帮助
	10= 自理，能系开纽扣，关、开拉锁和穿鞋等
5. 控制大便	0= 昏迷或失禁
	5= 偶尔失禁（每周 <1 次）
	10= 能控制
6. 控制小便	0= 昏迷或失禁或需由他人导尿
	5= 偶尔失禁（<1 次 /24 小时,>1 次 / 周）
	10= 能控制
7. 上厕所	0= 依赖
	5= 需要部分帮助
	10= 自理
8. 床椅转移	0= 完全依赖别人
	5= 需要大量帮助（2 人），能坐
	10= 需要小量帮助（1 人）或监督
	15= 自理
9. 行走	0= 不能走
	5= 在轮椅上独立行动
	10= 需一人帮助（体力或语言督导）
	15= 独自步行（可用辅助器）
10. 上下楼梯	0= 不能
	5= 需帮助
	10= 自理

（四）社会参与能力评定

进行生存质量评定，分为主观取向、客观取向和疾病相关三种，常用量表有生活满意度量表、WHO-QOL100 和 SF-36 等。

考点提示

脑卒中的功能评定

三、功能障碍

（一）生理功能障碍

1. 运动功能障碍　表现为肌力降低、关节活动度降低、肌痉挛、平衡协调功能障碍、偏瘫痉挛步态等。

2. 感觉功能障碍　表现为浅感觉、深感觉以及符合感觉障碍。

3. 言语功能障碍　表现为失语、构音障碍等。

4. 认知功能障碍　表现为记忆力障碍、注意力障碍、思维能力障碍、失认等。

（二）心理功能障碍

常表现为焦虑、抑郁等。不少患者因运动、感觉、认知和言语障碍等症状的困扰，对疾病产生恐惧、焦虑、抑郁，精神负担加重。

（三）日常生活活动能力受限

由于运动、感觉障碍和体能下降，多数患者日常生活受到不同的限制，表现为 ADL 活动能力减退。同时，患者因心理因素惧怕，限制了患者的活动能力，迫使一些患者长期卧床，丧失了日常生活能力。

（四）社会参与能力受限

常表现为社会交往、社区活动及休闲活动的参与常常受到部分或全部限制，大多数患者职业能力受到不同程度限制，许多患者甚至完全不能参加工作。

四、康复治疗

（一）目标

1. 采用一切有效的措施预防脑卒中后可能发生的并发症（如压疮、坠积性或吸入性肺炎、泌尿系感染、深静脉血栓形成等）。

2. 改善受损的功能（如感觉、运动、语言、认知和心理等）。

3. 提高患者的日常生活活动能力和适应社会生活的能力，即提高脑卒中患者的生存质量。

（二）原则

1. 选择合适的病例和早期康复时机。

2. 康复治疗计划是建立在功能评定的基础上，由康复治疗小组共同制订，并在其实施过程中酌情加以调整。

3. 康复治疗贯穿于脑卒中治疗的全过程，做到循序渐进。

4. 综合康复治疗要与日常生活活动和健康教育相结合，并有脑卒中患者的主动参与及其家属的配合。

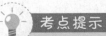

考点提示

脑卒中的康复原则和康复目标

5. 积极防治并发症，做好脑卒中的二级预防。

（三）方法

1. 急性期　脑卒中急性期通常是指发病后的 1~2 周，相当于 Brunnstrom 分期 Ⅰ~Ⅱ期。此期患者从患侧肢体无主动活动到肌肉张力开始恢复，并有弱的屈肌与伸肌共同运动。康复治疗是在神经内科或神经外科常规治疗，包括原发病治疗，合并症治疗，控制血压、血糖、血脂等治疗的基础上，患者病情稳定 48 小时后开始进行。

本期的康复治疗为一级康复,其目标是通过被动活动和主动参与,促进偏瘫侧肢体肌张力的恢复和主动活动的出现,以及肢体正确的摆放和体位的转动(如翻身等),预防可能出现的压疮、关节肿胀、下肢深静脉血栓形成、泌尿系和呼吸道的感染等并发症。偏瘫侧各种感觉刺激、心理疏导,以及其他相关的床边康复治疗(如吞咽功能训练、发音器官运动训练、呼吸功能训练)等,有助于脑卒中患者受损功能的改善。同时,积极控制相关的危险因素(如高血压、高血糖、高血脂和心房纤颤等),做好脑卒中的二级预防。

(1)体位摆放:定时翻身(每 2 小时一次)是预防压疮的重要措施,开始以被动为主,待患者掌握翻身动作要领后,由其主动完成。为增加偏瘫侧的感觉刺激,多主张偏瘫侧卧,此时偏瘫侧上肢应呈肩关节前屈 90°,伸肘、伸指、掌心向上;偏瘫侧下肢呈伸髋、膝稍屈、踝背屈 90°,而健侧肢体放在舒适的位置(见图 2-1)。仰卧位时,偏瘫侧肩胛骨和骨盆下应垫薄枕防止后缩,偏瘫侧上肢呈肩关节稍外展、伸肘、伸腕、伸指、掌心向下;偏瘫侧下肢呈屈髋、屈膝、足踩在床面上(必要时给予一定的支持或帮助)或伸髋、伸膝、踝背屈 90°(足底可放支持物或置丁字鞋,痉挛期除外),健侧肢体可放在舒适的位置(见图 2-2)。健侧卧时,偏瘫侧上肢有支撑(垫枕),肩关节呈前屈 90°,伸肘、伸腕、伸指,掌心向下;偏瘫侧下肢有支撑(垫枕),呈迈步状(屈髋、屈膝、踝背屈 90°),患足不可悬空(见图 2-3)。

(2)偏瘫肢体被动活动:本期多数脑卒中患侧肢体主动活动不能或很弱,肌张力低。为了保持关节活动度,预防关节肿胀和僵硬,促进偏瘫侧肢体主动活动的早日出现,以被动活动偏瘫肢体为主。活动顺序为从近端关节到远端关节,一般每日 2~3 次,每次 5 分钟以上,直至偏瘫肢体主动活动恢复。同时,嘱患者头转向偏瘫侧,通过视觉反馈和治疗师言语刺激,有助于患者的主动参与。被动活动宜在无痛或少痛的范围内进行,以免造成软组织损伤。在被动活动肩关节时,偏瘫侧肱骨应呈外旋位,即手掌向上(仰卧位),以防肩部软组织损伤产生肩痛。

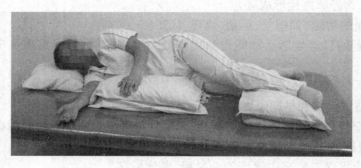

图 2-1 患侧卧位

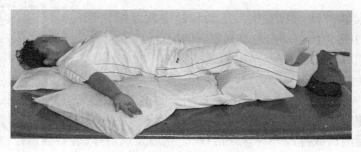

图 2-2 仰卧位

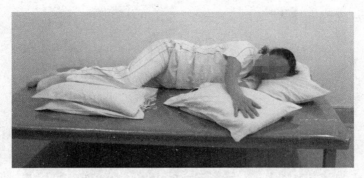

图 2-3　健侧卧位

（3）床上活动

1）双手叉握上举运动：双手叉握，偏瘫手拇指置于健手拇指掌指关节之上（Bobath 握手）在健侧上肢的帮助下，作双上肢伸肘，肩关节前屈、上举运动。

2）翻身：向偏瘫侧翻身呈患侧卧，双手叉握、伸肘、肩前屈 90°，健侧下肢屈膝屈髋、足踩在床面上，头转向偏瘫侧，健侧上肢带动偏瘫侧上肢向偏瘫侧转动，并带动躯干向偏瘫侧转，同时健侧足踏在床面用力使得骨盆和下肢转向偏瘫侧；向健侧翻身呈健侧卧，动作要领同前，只是偏瘫侧下肢的起始位需他人帮助，健侧卧的肢位摆放同前。主动翻身见图 2-4，辅助翻身如图 2-5 所示。

3）桥式运动：仰卧位，上肢放于体侧，双下肢屈髋屈膝，足平踏于床面，伸髋使臀部抬离床面，维持该姿势并酌情持续 5~10 秒。

（4）物理因子治疗：常用的有局部机械性刺激（如用手在相应肌肉表面拍打等）、冰刺激、功能性电刺激、肌电生物反馈和局部气压治疗等可使瘫痪肢体肌肉通过被动引发的收缩与放松，逐步改善其张力。

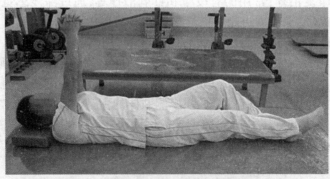

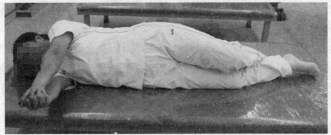

图 2-4　主动翻身

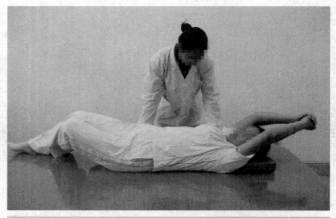

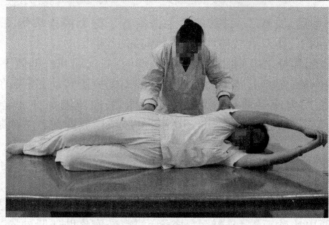

图 2-5 辅助翻身

（5）中医传统康复治疗：常用的有按摩和针刺治疗等，通过深浅感觉刺激，有助于局部肌肉的收缩和血液循环，从而促进患侧肢体功能的改善。

2. 恢复早期（亚急性期） 是指发病后的 3~4 周，相当于 Brunnstrom 分期 Ⅱ~Ⅲ 期。患者从患侧肢体弱的屈肌与伸肌共同运动到痉挛明显，能主动活动患肢，但肌肉活动均为共同运动。本期的康复治疗为二级康复，其目标除前述的预防常见并发症和脑卒中二级预防以外，应抑制肌痉挛，促进分离运动恢复，加强患侧肢体的主动活动并与日常生活活动相结合，注意减轻偏瘫肢体痉挛的程度和避免加重异常运动模式（上肢屈肌痉挛模式和下肢伸肌痉挛模式）。同时，针对患者其他方面的功能障碍配合相应的康复治疗。

（1）床上与床边活动

1）上肢上举运动：当偏瘫侧上肢不能独立完成动作时，仍采用前述双侧同时运动的方法，只是偏瘫侧上肢主动参与的程度增大。

2）床边坐与床边站：在侧卧的基础上，逐步转为床边坐（双脚不能悬空），开始练习该动作时，应在治疗师的帮助指导下完成；床边站时，治疗师应站在患者的偏瘫侧，并给予其偏瘫膝一定支持，防止膝软或膝过伸，要求在坐 - 站转移过程中双侧下肢应同时负重，防止重心偏向一侧。

3）双下肢交替屈伸运动：休息时应避免足底的刺激，防止跟腱挛缩与足下垂。

4）桥式运动：基本动作要领同前，可酌情延长伸髋挺腹的时间，可增加难度让患侧下肢单独完成。

（2）坐位活动

1）坐位平衡训练：通过重心左、右、前、后转移进行坐位躯干运动控制能力训练，开始训练时应有治疗师在偏瘫侧给予帮助指导，酌情逐步减少支持，并过渡到日常生活活动。

2）患侧上肢负重：偏瘫侧上肢于体侧伸肘、腕背伸支撑身体。可用健手帮助维持伸肘姿势。

3）上肢功能活动：双侧上肢或偏瘫侧上肢肩肘关节功能活动（包括肩胛骨前伸运动），双手中线活动并与日常生活活动相结合。

4）下肢功能活动：双侧下肢或偏瘫侧下肢髋、膝关节功能活动，双足交替或患足踝背屈运动。

（3）站立活动

1）站立平衡训练：通过重心转释，进行站立位下肢和躯干运动控制能力训练，开始应有治疗师在偏瘫侧给予髋、膝部的支持，酌情逐步减少支持，注意在站立起始位双下肢应同时负重。

2）偏瘫侧下肢负重：健腿屈髋屈膝，足踏在矮凳上，偏瘫腿伸直负重，其髋膝部从有支持逐步过渡到无支持。

3）上下台阶运动：患者面对台阶，健手放在扶手上，健足踏在台阶下，偏瘫足踏在台阶上，用健腿上台阶，使健足与偏瘫足在同一台阶上，站稳后再将健腿下一台阶回到起始位，根据患者的体力和患侧股四头肌力量等情况，酌情增加运动次数和时间。

（4）减重步行训练：偏瘫侧下肢不能适应单腿支撑时可以进行减重步行训练，训练通过支持部分体重使得下肢负重减轻，又使患侧下肢尽早负重，为双下肢提供对称的重量转移，重复进行完整的步行周期训练，同时增加训练的安全性。

（5）平行杠内行走：偏瘫侧下肢能够适应单腿支撑后可以进行平行杠内行走，为避免偏瘫侧伸髋不充分、膝过伸或膝软，治疗师应在偏瘫侧给予帮助指导，如果患侧踝背屈不充分，可穿戴踝足矫形器，预防足下垂。

（6）室内行走与户外活动：在患者能较平稳地进行双侧下肢交替运动的情况下，可先行室内步行训练，必要时可加用助行器，以增加行走时的稳定性。上下楼梯训练的原则是健腿先上，患腿先下，治疗师可在偏瘫侧给予适当的帮助指导。在患者体力和患侧下肢运动控制能力较好的情况下，可行户外活动，注意开始时应有治疗师陪同。

（7）物理因子治疗：重点是针对偏瘫侧上肢的伸肌（如肱三头肌和前臂伸肌），改善伸肘伸腕、伸指功能；偏瘫侧下肢的屈肌（如股二头肌和腓骨长短肌），改善屈膝和踝背屈功能，常用方法有功能性电刺激、肌电生物反馈和低中频电刺激等。

（8）中医传统康复治疗：常用的有针刺和按摩等方法。部位宜选择偏瘫侧上肢伸肌和下肢屈肌，以改善其相应的功能。

（9）作业治疗：根据患者的功能状况选择适应其个人的作业活动，提高患者日常生活活动能力和适应社会生活能力。作业活动一般包括：

1）日常生活活动：日常生活能力的水平是反映康复效果和患者能否回归社会的重要指标，基本的日常生活活动（如主动移动、进食、个人卫生、更衣、洗澡、步行和用厕等）和应用性日常生活活动（如做家务、使用交通工具、认知与交流等）都应包括在内。

2）运动性功能活动：通过相应的功能活动增大患者的肌力、耐力、平衡与协调能力和关节活动范围。

3）辅助用具使用训练：为了充分利用和发挥已有的功能，可配置辅助用具，有助于提高患者的功能活动能力。

（10）步行架与轮椅的应用：对于年龄较大，步行能力相对较差者，为了确保安全，可使用步行架以增加支撑面，提高行走的稳定性。若下肢瘫痪程度严重，无独立行走能力者可用轮椅代步，以扩大患者的活动范围。

（11）言语治疗：对有构音障碍或失语的脑卒中患者应早期进行言语功能训练，提高患者的交流能力，有助于其整体功能水平的改善，详细的治疗方法可参见有关章节。

3. 恢复中期 是指发病后的 4~12 周，相当 Brunnstrom 分期Ⅲ~Ⅳ期。此期患肢肌肉痉挛明显，能主动活动患肢，但肌肉活动均为共同运动到肌肉痉挛减轻，开始出现选择性肌肉活动。本期的康复治疗为二级康复向三级康复过渡，其目标是加强协调性和选择性随意运动为主，并结合日常生活活动进行上肢和下肢实用功能的强化训练，同时注意抑制异常的肌张力。脑卒中患者运动功能训练的重点应放在正常运动模式和运动控制能力的恢复上。相当一部分偏瘫患者的运动障碍与其感觉缺失有关，因此，改善各种感觉功能的康复训练对运动功能恢复十分重要。

（1）上肢和手的治疗性活动：偏瘫上肢和手功能的恢复较偏瘫侧下肢相对滞后，这可能与脑损害的部位和上肢功能相对较精细、复杂有关。上肢和手是人体进行功能活动必需的功能结构，尽管健侧上肢和手在一定程度上可起到代偿作用，但是，患侧上肢和手的功能缺失或屈曲挛缩对患者的日常生活活动有相当大的影响。因此，在康复治疗中，应当重视患侧手臂的功能训练。

在进行患侧上肢功能性活动之前，必须先降低该肢体的屈肌张力，常用的方法为反射性抑制模式：患者仰卧，被动使其肩关节稍外展，伸肘，前臂旋后，腕背伸，伸指并拇指外展。该法通过缓慢、持续牵伸屈肌，可以明显降低上肢屈肌的张力，但效果持续时间短，可重复使用。另外，主动或被动地进行肩胛骨的前伸运动也可达到降低上肢屈肌张力的目的。患手远端指间关节的被动后伸、患手部的冰疗、前臂伸肌的功能性电刺激或肌电生物反馈均有助于缓解该肢体屈肌痉挛，改善手的主动活动，尤其是伸腕和伸指活动。在进行上述的功能性活动中，可逐步增加上肢和手的运动控制能力训练（如某一肢位的维持等）和协调性训练，为以后的日常生活活动创造条件。在进行上肢和手的运动控制能力训练时，为了防止共同运动或异常运动模式的出现，治疗师可用手给予一定的帮助，以引导其正确的运动方向。

在偏瘫侧上肢和手的治疗性活动中，尤其是在运动控制能力的训练中，尤要重视"由近到远，由粗到细"的规律，近端关节的主动控制能力直接影响到该肢体远端关节的功能恢复（如手功能的改善与恢复）。

（2）下肢的治疗性活动：当偏瘫侧下肢肌张力增高和主动运动控制能力差时，常先抑制异常的肌张力，再进行有关的功能性训练（以主动活动为主，必要时可给予适当的帮助）。降低下肢肌张力的方法（卧位）有：腰椎旋转（同骨盆旋转）；偏瘫侧躯干肌的持续牵伸（通过患髋及骨盆内旋牵拉该侧腰背肌）；跟腱持续牵拉（可在屈膝位或伸膝位进行被动踝背屈）。下肢的运动控制能力训练可在屈髋屈膝位、屈髋伸膝位、伸髋屈膝位进行偏瘫侧下肢主要关节的主动运动控制活动，可以加用前述的指压第 1 和第 2 跖骨间的肌肉，以促进踝背屈功能的恢复；患足的跟部在健腿的膝、胫前、内踝上进行有节律的、协调的、随意的选择性运动（称跟膝控踝运动）。该运动是下肢运动控制能力训练的重要内容，同时可作为评定其训练效果的客观依据。由于下肢为伸肌痉挛,在使用推拿、针灸等方法时,应以促进下肢的屈肌功能恢复为主(如胫前肌)。在运动控制训练中,主要练习不同屈膝位的主动伸膝运动、主动屈膝运动和踝背屈活动,可加用指压第 1 和第 2 跖骨间的肌肉。下肢的功能除负重以外,更重要的是行走,人们通过行走可以更好地参与日常生活、家庭生活和社区生活,以实现其自身的价值。如果踝背屈无力或足内翻影响行走,可用弹性绷带或踝足矫形器使患足至踝背屈位,以利于行走,休息时可去除。对于老年体弱者,可根据其具体情况,选用相应的手杖或步行架。如果患者脑损害严重,同时合并有其他功能障碍(如认知功能障碍等),影响肢体运动功能恢复,使其无法行走时,可使用轮椅,以减轻其残障的程度。

(3)作业性治疗活动:针对患者的功能状况选择适合的功能活动内容,如书写练习、画图、下棋、打毛线、粗线打结;系鞋带、穿脱衣裤和鞋袜、家务活动、社区行走,使用交通通讯工具等。

(4)认知功能训练:认知功能障碍有碍于患者受损功能的改善,因此,认知功能训练应与其他功能训练同步,具体方法详见有关章节。

4. 恢复后期 是指发病后的 4~6 个月,相当于 Brunnstrom 分期 V~Ⅵ期。此期患者大多数肌肉活动为自主活动,不受肢体共同运动影响,肢体肌肉痉挛消失,肌肉活动为选择性的,分离运动平稳,协调性良好,但速度较慢。本期的康复治疗为三级康复,其目标是抑制痉挛,纠正异常运动模式,改善运动控制能力,促进精细运动,提高运动速度和实用性步行能力,掌握日常生活活动技能,提高生存质量。

(1)上肢和手的功能训练:综合应用神经肌肉促进技术,抑制共同运动,促进分离运动,提高运动速度,促进手的精细运动。

(2)下肢功能训练:抑制痉挛,促进下肢运动的协调性,增加步态训练的难度,提高实用性步行能力。

(3)日常生活活动能力训练:加强修饰、用厕、洗澡、上下楼梯等日常生活自理能力训练,增加必要的家务和户外活动训练等。

(4)言语治疗:在前期言语治疗的基础上,增加与日常生活有关的内容,以适应今后日常生活活动。

(5)认知功能训练:结合日常生活活动进行相关的训练,详见有关章节。

(6)心理治疗:鼓励和心理疏导,加强患者对康复治疗的信心,以保证整个康复治疗顺利进行。

(7)支具和矫形器的应用:必要的手部支具、患足矫形器和助行器等的应用,有助于提高患者的独立生活能力。

5. 后遗症期 是指脑损害导致的功能障碍经过各种治疗,受损的功能在相当长的时间内不会有明显的改善,此时为后遗症期,临床上有的在发病后 6~12 月,但多在发病后 1~2 年。导致脑卒中后遗症的主要原因有颅脑损伤严重、未及时进行早期规范的康复治疗,治疗方法或功能训练指导不合理而产生,或脑卒中的高危因素未得到合理控制导致卒中加重或再发等。后遗症主要表现为患侧上肢运动控制能力差和手功能障碍、失语、构音障碍,面瘫、吞咽困难、偏瘫步态、患足下垂、行走困难,大小便失禁、血管性痴呆等。

此期的康复治疗应加强残存和已有功能的恢复,即代偿性功能训练,包括矫形器、步行架和轮椅等的应用,以及环境改造和必要的职业技能训练,以适应日常生活的需要。同时,注意防止异常肌张力和挛缩的进一步加重。避免失用综合征、骨质疏松和其他并发症的发生,帮助患者下床活动和进行适当的户外活动,注意多与患者交流和必要的心理疏导,激发其主动参与的意识,发挥家庭和社会的作用。

考点提示

脑卒中的治疗分期及急性期、恢复期、后遗症期康复治疗方案

五、健康教育

主要是针对易患人群和已患病者分别进行相关医学常识的普及。对于脑卒中易患人群应采取各种有效的措施,对脑卒中可调控的危险因素(如高血压、心脏病、糖尿病、高脂血症等)加以控制,对可改变的因素(如不良饮食习惯、大量饮酒、吸烟等)加以纠正,预防脑卒中的发生。

对于脑卒中患者要提倡早诊断、早治疗、早康复。在积极开展早期康复干预和综合康复治疗,提高患者日常生活自理能力的同时,继续控制相关的危险因素,预防脑卒中的复发。在脑卒中恢复期或后遗症期,采取有效措施,减轻患者功能障碍的程度,进一步改善其日常生活的自理能力,提高其主动参与社会生活的能力。

六、功能结局

一般来说,脑卒中后有三种结局:①经临床医学治疗和康复治疗,其受损功能完全恢复,临床痊愈。②经神经内、外科治疗,仍留有不同程度的功能障碍。③经积极抢救治疗无效,死亡。对于存活并有功能障碍的脑卒中患者来说,由于年龄、病情轻重、干预措施等因素的影响,其功能结局仍有较大差异。

小结

脑卒中目前是中老年高发病,并且也是高致残疾病。其主要危险因素有:高血压、冠心病、糖尿病、高脂血症、吸烟、饮酒、肥胖等。发病后临床表现多样,如头晕、头痛、意识障碍、肢体活动不能、失语、偏盲等。有多种功能障碍,如运动、感觉、认知、言语等,评定和治疗要遵循全面康复的原则,不能只注重运动功能评定而忽略其他功能。

目标测试

A 型题

1. 脑卒中早期患者患侧卧位**错误**的姿势是

    A. 患肩后缩   B. 肘伸直   C. 前臂旋后

    D. 手指张开   E. 掌面向上

2. 脑卒中患者 Brunnstrom Ⅵ期的表现是

    A. 弛缓,无随意运动   B. 出现协同运动

    C. 痉挛明显   D. 能做脱离协同模式的某些动作

    E. 能自由的进行单个关节的运动

3. 关于脑卒中患者的康复目标,下列说法**不正确**的是

    A. 分为近期目标和远期目标

    B. 近期目标主要是预防并发症,促进功能恢复

    C. 远期目标是指通过促进功能恢复和使用补偿措施等,达到回归家庭和社会的

目的

D. 应结合每位患者具体的病情、功能障碍的严重程度等,制定相应的康复近期目标,远期目标。

E. 严格按照初次评估测定的康复目标,进行综合康复治疗,中途不得更改。

4. 偏瘫患者踝关节的伸肌共同运动为

A. 背屈,外旋   B. 跖屈,内翻   C. 背屈,内翻

D. 跖屈,外旋   E. 背屈,内旋

5. 脑出血最常好发的部位是

A. 脑叶   B. 基底节区   C. 脑室   D. 小脑   E. 脑干

6. 急性期通常伴有剧烈头痛呕吐的脑卒中类型是

A. 脑栓塞   B. 脑梗死   C. 小脑梗死   D. 脑出血   E. TIA

7. 右侧内囊损伤导致

A. 右半身瘫痪   B. 左半身瘫痪   C. 右侧浅感觉障碍

D. 两侧视野同侧半偏盲   E. 双侧额纹消失

8. 男,68岁。脑卒中后左侧肢体偏瘫,查体:左上肢肌张力增高,肘关节被动屈伸在后 1/2ROM 中有轻微的阻力,用改良 Ashworth 痉挛量表评定,肌张力应该评为

A. 级   B. Ⅰ级   C. Ⅰ$^+$级   D. Ⅱ级   E. Ⅲ级

(9~10题共用题干)

女,70岁,因脑梗死入康复科治疗。入院查体:神志清楚,生命体征平稳,左下肢肌力2级,Brunnstrom Ⅱ期。

9. 目前该患者适宜的治疗为

A. 起立床训练   B. 站立架训练   C. 平行杠内训练

D. 减重步行训练   E. 室内步行训练

10. 关于该患者重新获得步行能力的条件,**不正确**的是

A. 单侧下肢必须能够支撑体重的 1/2

B. 进行室内步行,平衡能力必须达到 2 级

C. 协调功能及肌张力均衡

D. 本体感觉正常

E. 中枢控制良好

(李 方)

第二节 颅脑损伤

学习目标

1. 掌握:颅脑损伤的定义、常见功能障碍类型、脑损伤严重程度评定、认知功能评定和训练。

2. 熟悉:颅脑损伤的分期康复、预后评定。

3. 了解:颅脑损伤的病因、病理、临床表现、辅助检查。

案例

男,43岁。车祸伤后昏迷伴呕吐1小时,大小便失禁,时而烦躁不安,GCS评分8分。查体:右侧瞳孔2mm,左侧2mm,直间接对光反射迟钝,双侧肢巴氏征阴性。头颅CT提示左右颞叶脑挫裂伤,右颞硬膜外血肿,环池,鞍上池不清,脑水肿明显,中线不偏。

请问: 1. 按照GCS评分及临床表现,脑损伤为何种程度?

2. 目前应该如何处理?

一、概述

(一)定义

颅脑损伤是指头颅部,特别是脑部受到外来暴力打击所造成的脑部损伤,又称脑外伤或头损伤,可导致意识障碍、记忆缺失及神经功能障碍。颅脑损伤具有发病率高、病情急、病情变化快、导致的功能障碍多以及多发生于青壮年的特点,因此,一直以来都是临床康复的重点工作内容之一。

(二)病因与病理

1. 病因 交通事故、工伤事故、意外坠落、运动损伤、失足跌倒是平时产生颅脑损伤的常见原因,难产和手术产时引起的婴儿颅脑损伤也偶有所见;枪伤、炸伤等火器伤,以及车祸事故、工事和建筑物倒塌则是颅脑损伤的主要原因。

2. 病理 脑组织不仅可因暴力的直接作用产生原发性损伤,还可出现继发性损伤而使伤情复杂化。原发性脑损伤是暴力作用于头部时直接造成的脑损害,局部脑损伤如脑震荡、脑挫裂伤,弥漫性脑损伤如原发性脑干损伤、弥漫性轴索损伤等。原发性脑损伤其病变性质与严重程度在受伤当时已经决定,并立即出现相应的临床症状与体征。继发性脑损伤指在受伤一定时间后在原发性损伤基础上出现的脑病变,主要有脑水肿、颅内血肿、脑压增高、脑移位和脑疝等,其症状和体征是在伤后逐步出现或加重,因而有别于原发性脑损伤,且其严重程度并不一定与原发性脑损伤的严重程度一致。

3. 类型 按外伤后脑组织是否与外界相通,临床上可分为两类:

(1)闭合性颅脑损伤:多见。多为头部接触较钝物体或间接暴力所致,头皮、颅骨和硬脑膜三者中至少有一项保持完整,因而脑组织与外界不相沟通,无脑脊液漏。

(2)开放性颅脑损伤:多由锐器或火器直接造成,头皮、颅骨和硬脑膜三者均有破损,颅腔与外界沟通,有脑脊液漏。

> **考点提示**
>
> 颅脑损伤的定义、病因和病理

(三)临床表现

颅脑损伤的表现呈多样性与多变性,但其受伤后常见症状与体征仍有一定的共性,具体表现在以下方面:

1. 意识障碍 绝大多数颅脑损伤患者有不同程度的意识丧失。依伤情不同,意识障碍的程度可不等,意识障碍程度与脑损伤程度相一致,如昏迷程度深、持续时间长,提示重型颅脑损伤;意识障碍还提示脑损伤的病理类型,如伤后即发昏迷,多为原发性脑损伤所致,清醒后又昏迷,多为继发性脑损伤(如脑水肿、血肿等)所致。

2. 头痛、呕吐 头皮损伤及颅骨骨折可有伤处局部的疼痛。颅内高压时,头痛常呈持续性胀痛,呕吐常为频繁的、喷射状呕吐。

3. 生命体征的改变 可以反映脑损伤的程度。颅内血肿形成时,常出现呼吸深慢、脉压增大、心率减慢、血压升高;脑挫裂伤时,脉搏与呼吸加快;出现枕骨大孔疝时,早期即可出现呼吸节律紊乱,甚至呼吸骤停;脑干、下丘脑受损时,常伴有中枢性高热。

4. 眼部征象 眼部症状与体征对伤情判断和预后估计有重要意义,因此应特别注意观察瞳孔大小、光反射和眼球活动、眼底的改变。如一侧瞳孔先缩小,继而散大,光反射迟钝和消失,而另一侧瞳孔正常,提示脑疝(小脑幕切迹疝);一旦双侧瞳孔均散大,光反射消失,提示濒危状态。颅内高压时,常伴有视乳头水肿或视神经萎缩。

5. 神经系统局灶症状与体征 依病变部位的不同可出现单肢瘫、偏瘫或四肢瘫、感觉障碍、失语、共济失调等。如一侧大脑半球损伤时,可出现对侧上肢或下肢或上下肢的中枢性瘫痪,伴感觉障碍;内囊损伤可出现对侧的"三偏"综合征,即偏瘫、偏盲与偏身感觉障碍。

6. 脑疝 颅内高压进一步发展致各腔室间压力不均,推压部分脑组织向解剖间隙移位,引起脑疝的发生。最常见的脑疝有小脑幕切迹疝和枕骨大孔疝等。一旦出现脑疝,若不及时全力抢救会导致死亡。

(四)辅助检查

1. X 线平片检查 有助于颅骨骨折、颅内积气、颅内骨片或异物诊断。

2. CT 检查 反映损伤范围及病理,还可以动态观察病变的发展与转归。

(1)头皮血肿:头皮软组织损伤的最主要的表现是帽状腱膜下血肿,呈高密度影。

(2)颅骨骨折:能迅速诊断线性骨折或凹陷骨折伴有硬膜外血肿或脑实质损伤。CT 骨窗像对于颅底骨折诊断价值更大。

(3)脑挫裂伤:呈混杂密度改变,较大的挫裂伤灶周围有明显的水肿反应,并可见脑室、脑池移位变窄等占位效应。

(4)颅内血肿:①急性硬膜外血肿典型表现为颅骨内板与脑表面有一双凸透镜形密度增高影。②急性硬膜下血肿表现为在脑表面呈新月形或半月形高密度区。慢性硬膜下血肿在颅骨内板下可见一新月形、半月形混杂密度或等密度影,中线移位,脑室受压。③脑内血肿表现为在脑挫裂伤附近或深部白质内可见圆形或不规则高密度或混杂密度血肿影。

3. MRI 检查 对于等密度的硬膜下血肿、轻度脑挫裂伤、小灶性出血、外伤性脑梗死初期及位于颅底、颅顶或后颅窝等处的薄层血肿,MRI 检查有明显优势,但不适于躁动、不合作或危急病人。

> 💡 **考点提示**
>
> *颅脑损伤的临床表现、辅助检查*

二、康复评定

1. 严重程度评定 主要依据昏迷的程度与持续时间、创伤后遗忘持续的时间来确定。临床上常采用格拉斯哥昏迷量表、盖尔维斯顿定向遗忘试验等方法来确定颅脑损伤的严重程度。

(1)格拉斯哥昏迷量表(GCS):是颅脑损伤评定中最常用的一种定量表国际上普遍采用来判断急性损伤期患者的意识情况。该量表通过检查颅脑损伤患者的睁眼反应、运动反应和言语反应三项指标,确定这三项反应的计分后,再累计得分,作为判断伤情轻重的依据。

能简单、客观、定量评定昏迷及其深度,而且对预后也有估测意义。见表2-1。

（2）盖尔维斯顿定向遗忘试验（GOAT）:创伤后遗忘（PTA）是颅脑损伤后记忆丧失到连续记忆恢复所需的时间,其情况如表2-5所示。

表2-5 创伤后遗忘（PTA）

受伤时刻			
伤前		伤后	
连续记忆	逆行记忆	PTA	恢复连续记忆

对于患者是否仍处于PTA中,还是已恢复了连续记忆,常用GOAT（表2-6）来确定,目前认为是评定PTA客观可靠的方法。它主要通过向患者提问的方式了解患者的连续记忆是否恢复。该项检查满分为100分,患者回答错误时按规定扣分,将100减去总扣分为GOAT实际得分。75~100分为正常;66~74分为边缘;少于66分为异常。一般认为达到75分才可以认为脱离了PTA。

表2-6 盖尔维斯顿定向遗忘试验检查表（GOAT）

姓名　　　　性别:男　女　　　出生日期:　　年　　月　　日

诊断:

检查时间:　　　　　　　　受伤时间:

1. 你叫什么名字（姓和名）?（2分）

你什么时候出生?（4分）

你现在住在哪里?（4分）

2. 你现在在什么地方:城市名（5分）

　　　　　　　　在医院（不必陈述医院名称）（5分）

3. 你是哪一天入这家医院的?（5分）

你是怎么被送到医院里的?（5分）

4. 受伤后你记得的第一件事是什么〔如苏醒过来等〕?（5分）

你能详细描述一下你受伤后记得的第一件事吗?（5分）

（如时间、地点、伴随人等）

5. 受伤前你记得的最后一件事是什么?（5分）

你能详细描述一下你受伤前记得的最后一件事吗?（5分）

（如时间、地点、伴随情况等〕

6. 现在是什么时间?（最高分5分,与当时时间相差半小时扣1分〕

7. 今天是星期几?（与正确的相差1天扣1分,直至5分扣完为止）

8. 现在是几号?（与正确的相差1天扣1分,直至5分扣完为止）

9. 现在是几月份?（与正确月份相差1月扣5分,最多可扣15分）

10. 今年是公元多少年?（与正确年份相差1年扣10分,最多可扣30分）

根据PTA时间的长短,将颅脑损伤的严重性分为以下四级:小于1小时为轻度;1~24小时为中度;1~7天为重度;大于7天为极重度。该项检查可作为受伤严重性的重要参考,还可用来推测颅脑损伤患者的预后。

2. 认知功能评定　主要涉及记忆、注意、思维及认知障碍的成套测验等。参见第一章第七节。

（1）记忆功能的评定

1）韦氏记忆量表（WMS）：是应用较广的成套记忆测验，也是神经心理测验之一。该量表共分10项分测验，分别测量长时记忆、短日记忆和瞬时记忆。记忆商（MQ）表示记忆的总水平。该量表特点是对各个方面的记忆功能都予以评定，其结果也有助于鉴别器质性和功能性的记忆障碍，为临床提供了一个很有用的客观检查方法。

2）临床记忆量表：由我国学者根据国外单项测验编制的成套记忆量表，用于成人由于临床所见记忆障碍以近事记忆障碍或学习新事物困难为多见，故该量表各个分测验都是检查持续数分钟的一次性记忆或学习能力。本测试可以鉴别不同类型的记忆障碍，如词语记忆障碍或视觉记忆障碍，并对大脑功能障碍评定提供参考数据。

3）Rivermead 行为记忆测试：是一个日常记忆能力测试，包括11个项目，主要检测患者对具体行为的记忆能力，患者在此项行为记忆能力测验中的表现，可帮助治疗师了解患者在日常生活中因记忆力受损带来的影响。

（2）注意的评定：①视跟踪、辨认测试和划消字母测试。②数或词的辨别注意测试，如听认字母测试、背诵数字测试、词辨认。③声辨认测试、在杂音背景中辨认词测试。

（3）思维的评定：可选自认知功能成套测验中的某些分测验，如韦氏成人智力量表中的相似性测验和图片排列测验等。此外，还可用以下一些方法对颅脑损伤患者进行思维的评定：①从一个系列的图形或数字中找出其变化的规律。②将排列的字、词组成一个有意义的句子。③比拟填空或给出某些词语的反义词。④假设突发情况下的如何应变，如赴约路上遇到塞车，将要迟到该怎么办等。

3. 运动功能评定　评定方法参照本章第一节。

4. 言语功能评定　言语障碍的筛查和评定，参照本套教材《言语疗法》。

5. 行为障碍评定　行为障碍的评定，主要依据颅脑损伤患者的临床症状。

6. 日常生活活动能力评定　评定基本 ADL，可用 Barthel 指数或改良 Barthel 指数，更推荐使用功能独立性评定（FIM），评定工具性 ADL，用社会功能活动问卷。方法可参阅本套教材《康复评定》。

7. 结局评定　使用格拉斯哥结局量表（GOS）评定。根据患者是否恢复工作、学习、生活自理，将颅脑损伤患者的恢复及其结局分为死亡、持续植物状态、重度残疾、中度残疾、恢复良好5个等级（表2-7）。

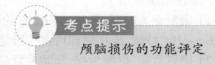

考点提示

颅脑损伤的功能评定

表2-7　格拉斯哥结局量表（GOS）

分级	简写	特征
Ⅰ死亡	D	死亡
Ⅱ持续性植物状态	PVS	无意识但仍存活
Ⅲ重度残疾	SD	有意识但不能独立
Ⅳ中度残疾	MD	残疾，但能独立
Ⅴ恢复良好	GR	恢复良好，但仍有缺陷

三、功能障碍

1. 意识功能障碍　存在不同程度的意识障碍,并可能有中间好转期。

2. 认知功能障碍　意识改变,记忆障碍、听力理解异常、空间辨认障碍、失认症、失用症、忽略症、体象障碍、皮质盲、智能障碍等。

3. 行为功能障碍　典型的行为功能障碍有发作性失控、额叶攻击行为、负性行为障碍。

4. 运动功能障碍　肢体瘫痪、痉挛、异常步态、平衡协调功能障碍等。

5. 感觉功能障碍　部分患者有浅感觉、深感觉障碍和复合感觉障碍。

6. 言语功能障碍　有言语错乱、构音障碍、命名性失语等。

7. 其他　情绪障碍、日常生活活动能力障碍、部分患者还会有吞咽障碍、脑神经损伤等。

四、康复治疗

(一)原则

1. 早期介入　急性期即可介入,有利于预后。

2. 全面康复　因功能障碍是多方面的,因而要兼顾多种障碍,全面康复。

3. 循序渐进　时间上由短到长,难度由易到难,运动量由小到大。

4. 个体化原则·患者年龄、体质、功能障碍等差异很大,应因人而异。

5. 持之以恒　功能的恢复和提高是个漫长的过程,要持之以恒。

> **考点提示**
>
> 颅脑损伤的康复治疗原则

(二)方法

颅脑损伤的康复治疗分三个阶段:急性期康复、恢复期康复和后遗症期康复,每期各有其不同的目标和策略。

1. 急性期康复

(1)康复介入时间:颅脑损伤患者的生命体征,即体温、呼吸、脉搏、血压稳定,颅内压稳定在 20mmHg、持续 24 小时即可进行康复治疗。

(2)康复目标:促醒治疗,预防并发症,促进功能恢复。

(3)康复治疗

1)一般康复处理:包括床上良肢位摆放;定时翻身与拍背,并指导体位排痰引流;各关节被动活动;被动牵伸肌群与软组织,必要时应用矫形器固定关节于功能位;尽早开始床上活动和坐位、站位的练习。这些治疗措施有助于预防肢体关节挛缩、压疮、肺部感染、尿路感染、静脉血栓等并发症的发生,也有助于促进功能障碍的恢复。

2)综合促醒治疗:①用药物促进脑细胞代谢、改善脑的血液循环,必要时施行手术降低颅内压力以外,还可以给予各种感觉刺激,以帮助患者苏醒,恢复意识。②穴位刺激:选用头针刺激感觉区、运动区、百会、四神聪、神庭、人中、合谷、内关、三阴交、劳宫、涌泉、十宣等穴位,采用提插泻法,并连接电针仪加用电刺激,有助于解除大脑皮质的抑制状态,起到开窍醒脑的作用。③高压氧治疗有利于昏迷患者的觉醒和生命活动的维持。每日 1 次,每次 90 分钟,10 次为一个疗程,可连续数个疗程。

3）创伤后行为恢复过程中的康复治疗:①创伤后遗忘症康复:常采用的方法有视觉记忆、地图作业、彩色积木排列等。在训练过程中要循序渐进,逐渐增加难度。②躁动不安的康复处理:包括以下几个方面:排除引起躁动不安的原因,应对躁动做具体分析,排除诱因。环境处理目标是降低刺激的水平和患者周围认识的复杂性。减少或降低环境中的刺激水平;特定时间里,专门由一个人同患者谈话;诊治、护理患者的医务人员尽量固定专人,不要随意变动;允许患者情感宣泄,允许患者在监护病房内走动,允许错乱的患者语言不适当。③药物应用:在尽可能排除引起躁动不安的因素后,一些药物如卡马西平、普萘洛尔、锂盐、奥氮平等选择应用可有助于控制或减轻症状。

2. 恢复期康复　目标是最大限度恢复患者的各种功能和生活自理能力,提高其生存质量。

（1）认知障碍的康复治疗:早期对患者进行躯体感觉方面的刺激,提高觉醒能力,使其能认出环境中的人和物。中期减少患者的定向障碍和言语错乱,进行记忆、注意、思维的专项训练,训练其组织和学习能力。后期增强患者在各种环境中的独立和适应能力,提高在中期获得各种功能的技巧,并应用于日常生活中。参见第一章第七节。

1）改善患者自知力的康复训练:在颅脑损伤恢复早期,患者常缺乏自知力,否认疾病,拒绝治疗,或即使接受治疗但会确定不现实的目标,使康复治疗变得困难,严重影响治疗的效果。因此,在此阶段应首先恢复患者的自知力。

①改善患者对自己缺陷的察觉:让患者面对镜子活动并在自己的实际活动中指出自己的错误。

②改善患者的感知功能:让患者观看一群颅脑损伤患者的集体活动,并让他观察和记录下其中某一患者的错误,和他一起分析错误的特征和原因。

③改善患者判断行为是否成功的知觉:选出一些与患者康复目标有关的行为,用录像机分别播放该行为成功和不成功的录像带,和患者一起进行足够详尽的分析,使他认识到行为成功和不成功的特征和原因,并告诉患者克服不正确行为的方法。

④改善患者对现存缺陷和远期目标之间差距的认识:具体地详尽地讨论患者的长期目标和期望,拟定一个为了达到这一目标所需技能的、详尽的一览表,和他讨论哪些已掌握、哪些尚不足。

2）注意障碍的康复治疗:可以使用猜测作业、删除作业、实践作业、顺序作业等方法。

3）记忆障碍的康复治疗

①运用环境能影响行为的原理,日复一日地保持恒定、重复的常规和环境:控制环境中信息的量和呈现条件,每次提供的信息量少要比多好;信息重复的次数多比少好;多个信息相继出现时间隔时间长比短好等。充分利用环境中的记忆辅助物,要帮助患者学会充分利用记忆策略和内、外环境中的记忆辅助物,而不是单调、重复的训练。

②教会患者充分利用内部记忆辅助和外部记忆辅助:教会患者以损伤较轻的部位来从事记忆工作,改变以往记忆的,换一种新的方法记忆,如背诵、自身参照、视意象法等;或使用工具进行辅助,如日记本、时间表、闹钟、地图等。

③药物治疗:胆碱酯酶抑制剂如多奈哌齐(安理申)、卡巴拉汀(艾斯能)、石杉碱甲(哈伯因)等有助于促进记忆。颅脑损伤后记忆障碍患者可选择应用。药物与记忆训练两者相结合,效果可能会更好。

4）思维障碍的康复训练:训练其解决问题的能力就是改善其思维障碍的有效方法。简易有效的方法如下：

①提取信息的训练：取一张当地当天的报纸，让患者找出尽可能多的不同种类的信息。

②排列顺序的训练：让患者进行数列的排序。

③物品分类的训练：将每类有 5 种共 5 大类物品的卡片，打乱后让患者重新分类，正确时给相应的得分。

④从一般到特殊的推理训练：方法是向患者提供一类事物的名称，让患者通过向治疗师提问的方式，推导出究竟为何物。起初允许患者通过先数次的提问猜出结果，以后限制提问次数逐渐至多 10 次乃至 5 次。

⑤问题及突发情况的处理训练：可让患者设想遇到的一些问题，训练患者处理问题的能力；进一步增加难度，可假设一些突发情况，训练其应变处理能力。

⑥计算和预算能力的训练：计算：可以先是笔算，每题限半分钟，以后可改为心算，最后即便心算也将规定的时间缩短。家庭预算：视其合理性如何，所需时间是多少，为增加难度，可假设某月因故有较大的预算外开支，将余下的钱让患者重新分配，视其处理问题的能力如何。

（2）感知障碍的康复治疗：采用反复多次的训练，通过给予患者特定的感觉刺激，使大脑对感觉输入产生较深影响，从而提高感知能力。

1）失认症的康复训练

①单侧忽略训练法：不断提醒患者集中注意其忽略的一侧。站在忽略侧与患者谈话和训练。对忽略侧给予触摸、拍打、挤压、擦刷、冰刺激等感觉刺激。将患者所需物品放置在忽略侧，要求其用健手越过中线去拿取。鼓励患侧上下肢主动参与翻身，必要时可用健手帮助患手向健侧翻身。在忽略侧放置色彩鲜艳的物品或灯光提醒其对患侧的注意。

②视觉空间失认训练法：颜色失认：用各种颜色的图片和拼板，先让患者进行辨认、学习，然后进行颜色匹配和拼出不同颜色的图案。面容失认：先用亲人的照片，让患者反复观看，然后把亲人的照片混放在几张无关的照片中，让患者辨认出亲人的照片。

③触举失认训练法：触觉失认也称之为体觉障碍，包括实体觉和体像觉。训练时可用人的轮廓图或小型人体模型让患者学习人体的各个部分及名称，再用人体拼板让患者自己拼配；同时刺激患者身体某一部分，让其说出这一部分的名称，或说出患者身体某一部分的名称，让其刺激自己身体的这一部分。

2）失用症的康复训练：失用症的治疗一定要根据患者的损伤和相应功能障碍有针对性地进行。在训练时先选用分解动作，熟练后再逐步把分解动作组合起来，即通过活动分析法进行训练。先做粗大运动，再逐步练习精细运动。治疗师使用柔和、缓慢、简单的口令指导患者，也可用触觉、视觉和本体觉暗示患者。

（3）行为障碍的康复治疗：治疗目的在于设法消除患者不正常的、不为社会所接受的行为，促进其亲社会的行为。

1）创造适当的环境：指创造一种能减少异常行为出现和增加亲社会行为出现几率的环境。稳定、限制的住所与结构化的环境，是改变不良行为的关键。

2）药物治疗：一些药物对患者的运动控制和运动速度、认知能力和情感都有一定效果。尤其在颅脑损伤早期，药物治疗确有必要。

3）行为治疗：原则：①对所有恰当的行为给予鼓励。②拒绝奖励目前仍在继续的不恰当行为。③在每次不恰当行为发生后的一个短时间内，杜绝一切鼓励与奖励。④在不恰当行为发生后应用预先声明的惩罚。⑤在极严重或顽固的不良行为发生之后,及时地给患者以他所厌恶的刺激。常用代币法或用优惠券法向患者提供他所需要的东西;用氨气等提供厌恶性刺激,或用隔离室等给以惩罚。在强化与惩罚中,实践证明最重要的是正强化与负惩罚。

3. 后遗症期康复　目标是使患者学会应付功能不全状况,学会用新的方法来代偿缺陷,增强患者在各种环境中的独立和适应能力,回归社会。

（1）继续加强日常生活能力的训练:强化患者自我料理生活的能力,提高其生活质量,自理生活困难时,学会使用各种自助具。尤其注意强化其操作电脑的能力,以便既能训练手的功能与大脑的认知功能,同时方便患者通过电脑网络与外界交流。逐步加强与外界社会的直接接触,学习乘坐交通工具、购物、休闲、体育活动等,争取早日回归社会。

（2）矫形支具与轮椅的训练:当患者的功能无法恢复到理想状况时,有时需要矫形支具或轮椅的帮助。如足下垂内翻的患者可佩戴足托。当下肢行走非常困难时,应帮助患者学会操纵手动或电动轮椅。

（3）继续维持或强化认知、言语等障碍的功能训练:利用家庭或社区环境尽可能开展力所能及的认知与语言训练,如读报纸、看电视、发声与语言的理解、表达训练等,以维持或促进功能的进步,至少预防功能的退化。

（4）中医传统康复治疗:参见第一章第七节。

（5）复职前训练:当患者的运动功能、认知功能等基本恢复后,应同时进行就业前的专项技术技能的训练,包括驾车、电脑操作、汽车修理、机械装配和货物,搬运等。可在模拟情况下练习操作,也可把复杂过程分解成几个较为简单的动作,反复操练后,再综合练习。为满足某些工种的特殊需要,也可为患侧的上下肢装配一定的支具,以利于重返工作岗位。

考点提示

颅脑损伤的康复治疗分期和康复方案

五、健康教育

患者家属应尽早参与患者的康复计划,并应对颅脑损伤康复的长期性和艰巨性有清醒的认识。首先要使他们熟悉患者的残疾情况,并要让家庭成员能为患者康复作出贡献。为此需教会家属在家中能应付复杂局面和掌握为患者提供帮助的技能。

六、功能结局

颅脑损伤的预后主要受伤情严重程度、脑损伤的性质与部位等影响,但也与患者受伤至接受治疗的时间、临床与康复治疗、患者的年龄与身体状况等因素有关。颅脑损伤的病情不同,临床与康复处理不同,其最终的结局可以完全不同。

小结

颅脑损伤是外界暴力直接或间接作用于头部所造成的损伤。按损伤后脑组织是否与外界相通分为开放性和闭合性损伤。受伤后有不同程度的头痛、呕吐、视乳头水肿及意识、思维、感觉、运动障碍等。在学习的过程中要注意掌握各类型损伤的不同特点。颅脑损伤会引起多种功能障碍,尤其是认知、记忆、情绪和行为障碍的评定和康复需要重点强调。

目标测试

A 型题

1. 脑外伤患者康复治疗最佳方案为

    A. 认知障碍康复训练

    B. 神经肌肉促进训练

    C. 物理因子对症治疗、轮椅训练、辅助器具应用

    D. 言语、吞咽功能训练

    E. 综合康复训练

2. 格拉斯哥昏迷量表计分方法,下列哪项是**错误**的

    A. 总分最低 3 分,最高 15 分

    B. 总分越低表示意识障碍越重

    C. 总分越高则预后越好

    D. 总分在 8 分以上表示已有昏迷

    E. 总分由低分向高分转化,说明病情在好转中

(3~4 题共用题干)

患者男,31 岁,车祸导致脑外伤,左侧偏瘫,左小腿三头肌痉挛,经康复治疗,踝关节被动活动范围正常,步行时左侧尖足无明显改善,口服解痉药无效。

3. 下一步**不应**考虑的治疗是

    A. 制作踝足矫形器　　　　　　　　B. 硬脊膜内巴氯芬注射

    C. 用酚进行胫神经阻滞　　　　　　D. 小腿三头肌的肉毒毒素注射

    E. 手术延长跟腱

4. 患者恢复工作后,康复治疗中断。一年后因步态异常,再次到康复科治疗,左侧马蹄内翻足畸形,踝关节被动活动受限,除康复训练外,该患者的综合性康复方案还应包括

    A. 制作踝足矫形器　　　　　　　　B. 硬脊膜内巴氯芬注射

    C. 用酚进行胫神经阻滞　　　　　　D. 功能性电刺激

    E. 手术矫正马蹄内翻足畸形

(5~6 题共用题干)

患者发生车祸后导致颅脑外伤并右胫骨骨折,经救治 2 周后病情稳定,CT 提示存在基底节病变

5. 以下哪项评定现阶段适于进行

    A. 肌张力评定　　　　　　　　　　B. 步态分析

    C. 平衡功能评定　　　　　　　　　D. 肌力评定

    E. 情绪测试

6. 以下症状中,该患者**较小**可能出现的是

    A. 运动不能　　　　　　　　　　　B. 静止样震颤

    C. 齿轮样肌张力增高　　　　　　　D. 手足徐动

    E. 感觉性共济失调

(李　方)

第三节 脊 髓 损 伤

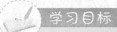 **学习目标**

1. 掌握：脊髓损伤的定义、功能障碍的评定、康复治疗技术。
2. 熟悉：脊髓损伤的分类、并发症，功能障碍，不同损伤平面患者的功能预后。
3. 了解：脊髓损伤的病因，矫形器和自助具的选择和使用技术。

 案例

　　女，40岁，地震时被掩埋，救出时左上肢肩部离断，双下肢运动、感觉障碍。术后未经系统康复训练。康复评定：右上肢肌力5级，双下肢0级；双下肢肌张力降低；平衡能力长坐位1级，端坐位1级，不能站立；骶尾部压疮2cm×2cm，3级，有渗出；膀胱压力容积测定；残余尿250ml，安全容量>500ml。

　　请问：1. 根据患者功能评定情况指出患者的康复问题有哪些？
　　　　　2. 试给出患者总体康复目标。
　　　　　3. 此患者压疮如何正确处理？

一、概述

（一）定义

　　脊髓损伤（SCI）是因各种伤病因素（外伤、炎症、肿瘤等）引起的脊髓结构和功能的损伤，造成损害平面以下的脊髓功能（运动，感觉，反射、自主神经功能）障碍的一种临床综合征，主要表现为运动障碍、感觉障碍、自主神经功能障碍、大小便障碍及性功能障碍，部分患者有体温异常、肌张力异常（低肌张力、高肌张力、痉挛）等。它是一种严重的致残性损伤，至今尚无有效方法治愈，不仅给患者及其家庭带来灾难性后果，也给社会带来沉重的经济负担，是临床康复的主要治疗对象之一。

（二）病因与病理

　　1. 病因

　　（1）外伤性脊髓损伤：是指脊柱脊髓受到直接或间接的机械外力作用造成脊髓结构与功能的损害。如弹片贯穿、刀刃刺伤、重物撞击或打击等直接外力；交通事故、高处坠落及体育运动性损伤，虽然外力多未直接作用于脊髓，但可导致各种不同类型的脊柱骨折、脱位，从而间接导致脊髓的损伤。

　　（2）非外伤性脊髓损伤：指脊柱脊髓受病理因素作用导致的损害。其病因很多，主要分为：①发育性病因，包括脊椎滑脱、脊柱侧弯、脊椎裂等；②获得性病因，主要包括感染（脊柱结核、脊柱化脓性感染、吉兰-巴雷综合征、脊髓前角灰质炎、横贯性脊髓炎等）、肿瘤（脊柱或脊髓的肿瘤）、血管性病变（动脉炎、脊髓血栓性静脉炎、动静脉畸形等）、退行性疾病（脊柱肌肉萎缩、肌萎缩性侧索硬化、脊髓空洞症等）、代谢性疾病及医源性疾病等。

2. 病理

（1）原发性脊髓损伤：是指脊髓由外力在瞬间造成的损伤，其形态学改变有出血、水肿、循环障碍等导致的组织缺血坏死。脊髓损伤后 30 分钟，脊髓灰质多处片状灶性出血；伤后 3 小时，灰质出血增多；伤后 6 小时，灰质神经细胞肿胀溃变，若损伤严重，可累及相邻白质；伤后 12 小时，灰质呈梭形出血性坏死，白质轴突退变；伤后 24 小时损伤部位灰质、白质均发生坏死；伤后 48 小时完全坏死。

（2）继发性脊髓损伤：是指脊髓损伤后，损伤神经组织及其周围存活组织对创伤发生一系列分子水平的反应，这些反应对损伤部位会造成进一步的损害。继发性病理变化以损伤部位为中心，在一定时间内发展，使最初病灶周围原来完整的组织发生自身破坏性改变，其所造成的损伤范围要远大于原发性损伤的几倍。继发性损伤的主要改变是损伤部位的出血、血管收缩、微血栓形成、局部缺血、缺氧、毛细血管通透性增强、水肿及肿胀，以及多种分子生物学的变化。

（三）临床分类

1. 按脊髓损伤致病原因　分为外伤性和非外伤性脊髓损伤，如病因所述。

2. 按脊髓损伤部位

（1）四肢瘫：指由椎管内颈段脊髓损伤而导致的四肢和躯干的完全或不完全性瘫痪。

（2）截瘫：指由椎管内胸段、腰段或骶段脊髓（T_1 以下，包括马尾和圆锥）损伤导致的下肢及躯干的完全或不完全性瘫痪。

3. 按脊髓损伤严重程度　脊髓损伤后短时间内出现损伤平面以下的脊髓神经功能完全丧失，持续数小时至数周，此阶段称为脊髓休克期，此期无法对损伤程度做出正确的评估。当出现球（海绵体）—肛门反射（刺激男性龟头或女性阴蒂时引起肛门外括约肌反射性收缩）和肛门反射（直接刺激肛门引起肛门外括约肌收缩）时，提示脊髓休克期结束，可以开始进行脊髓损伤程度的评定。

（1）完全性脊髓损伤：是指脊髓损伤平面以下的最低位骶段（S_{4-5}）感觉和运动功能完全丧失。骶段（S_{4-5}）的感觉功能指肛门皮肤黏膜交界处感觉和深部肛门感觉，骶段（S_{4-5}）的运动功能表现为肛门指检时肛门外括约肌的随意收缩。

（2）不完全性脊髓损伤：指脊髓损伤平面以下的最低位骶段（S_{4-5}）感觉和运动功能部分存留。特别注意的是横贯性脊髓损伤表现为损伤平面以下的感觉和运动功能障碍。

1）脊髓半侧损伤综合征：脊髓只损伤半侧，因痛温觉神经在脊髓发生交叉，所以主要临床表现为损伤平面以下同侧出现运动功能障碍、深感觉丧失，运动功能障碍表现为肌张力增高、反射亢进及病理征阳性等上运动神经源性损害特征，肌肉无明显萎缩。同时对侧皮肤痛温觉消失，精细触觉正常。

2）脊髓中央综合征：此类综合征在颈髓损伤时多见，脊髓中央部分受损，由于局部前角细胞损伤及其周围支配上肢的锥体束受损，主要表现为上肢运动功能丧失，而下肢运动功能存在，或上肢运动功能丧失比下肢严重。患者往往具有良好的步行功能而上肢功能障碍严重。损伤平面以下的感觉功能可部分丧失，但不及运动功能障碍严重，且骶段感觉无异常。

3）前脊髓损伤综合征：脊髓前部的神经组织结构损伤，如皮质脊髓束（皮质脊髓前束和皮质脊髓侧束）、锥体外系的一些传导束以及脊髓灰质前角的运动神经细胞等结构损伤，临床主要表现为损伤平面以下不同程度的运动和感觉功能障碍，深感觉存在。

4）脊髓后部损伤综合征：脊髓后部多为传导各种感觉的神经细胞及传导束，如薄束和楔束等,其损伤临床主要表现为损伤平面以下深感觉丧失,而运动功能和痛温觉存在。

5)脊髓圆锥综合征:正常人脊髓终止于第1腰椎椎体的下缘,因此第1腰椎骨折可发生脊髓圆锥损伤,临床表现为会阴部皮肤感觉缺失,呈鞍状分布,括约肌功能丧失致大小便失禁和性功能障碍,下肢感觉功能和运动功能仍保留。

6)马尾综合征:马尾神经起自第2腰椎的骶段脊髓,一般终止于第1骶椎下缘。马尾神经损伤多为不完全性的,表现为损伤平面以下弛缓性瘫痪,有感觉及运动功能障碍及括约肌功能丧失,肌张力降低,腱反射消失,锥体束征阴性。

7)脊髓震荡:是指暂时性、可逆的脊髓或马尾神经生理功能丧失,患者主要表现为反射亢进但无肌肉痉挛。可见于椎体单纯性压缩性骨折患者,以及部分放射线检查显示阴性的患者,一般认为这种情况脊髓并没有机械性压迫,也没有解剖结构的破坏。另一种假设认为脊髓功能的短暂丧失是由于短时间压力波所致,缓慢的恢复过程提示反应性脊髓水肿的消退。

(四)并发症

1. 压疮 是脊髓损伤的主要并发症,约60%左右的完全性脊髓损伤和40%左右的不完全性脊髓损伤患者常合并发生压疮。

2. 泌尿系统并发症 脊髓损伤患者通常存在排尿功能障碍、尿道解剖结构及泌尿系统病理生理的改变,进而引起尿动力学的变化,如处理不当很容易出现反复泌尿系感染、泌尿系结石,甚至引起肾积水及肾功能损害。

3. 呼吸系统并发症 是外伤性脊髓损伤患者早期死亡的主要原因。其发生与脊髓损伤水平有关,损伤水平越高对呼吸系统及其功能的影响就越大。此外,外伤性胸髓损伤还常合并有胸膜炎、血气胸、肺挫裂伤等损伤,这也是引起肺部感染及肺不张的重要因素。

4. 深静脉血栓及肺栓塞 是急性脊髓损伤后的一种主要并发症,与其相关的肺栓塞直接危及生命。

5. 疼痛 疼痛为脊髓损伤的主要并发症之一,可能是由于感染、痉挛、压疮、膀胱和肠道问题、情绪等因素诱发。疼痛的类型有运动系统疼痛、神经痛、脊髓痛、内脏痛、自主反射障碍性头痛等

6. 痉挛 脊髓损伤患者肌肉痉挛一般在损伤后3~6周开始发生,6~12个月左右达到高峰,痉挛可引起疼痛,阻碍肌肉的随意运动,使身体处于不舒适或不需要的体位。

7. 骨质疏松 截瘫1个月即检测腰椎及下肢骨密度降低,卧床时间越长,骨质疏松越严重。

8. 自主神经过反射 是脊髓损伤最严重的并发症,由机体交感神经系统过度激活乃至失控所引起。在T_6或其以上节段损伤较为常见。脊髓损伤段以下的许多刺激都可诱发。最常见的是下尿路受激,如尿潴留、感染、尿道扩张、结石和睾丸扭转等,其次是大便滞留。临床表现为面部潮红、损伤平面以上皮肤出汗、血压升高(比平常血压升高40mmHg以上)、心动过缓或过速。

9. 异位骨化 指在通常无骨的部位形成骨组织,多见于软组织中。常发生于髋关节,其次是膝、肩、肘关节及脊柱。一般发生在损伤后1~4个月,在伤后3周左右或伤后数年也可以发生。通常发生在损伤水平以下,局部多有炎症反应,伴全身不明原因的低热。

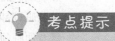

考点提示

SCI 的定义、病因和分类、并发症

二、康复评定

（一）生理功能评定

1. 神经损伤平面的评定 脊髓损伤水平主要以运动损伤平面为依据,但第二胸髓至第一腰髓(T_2~L_1)损伤无法评定运动平面,所以主要依赖感觉平面来确定损伤平面。

（1）运动损伤平面评定:运动损伤平面是指最低的正常运动平面,在身体的两侧可以不同。根据神经支配的特点,选择10块关键性肌肉,按照徒手肌力检查法进行肌力测试和分级,以肌力至少为3级的关键肌来确定运动损伤平面,该平面以上节段支配的关键肌肌力必须≥4级。同时检查身体两侧各自10对肌节的关键肌,采用MMT肌力评分法,将两侧各关键肌的分值相加,肌力评定分的总和即为运动功能评分,评分越高表示肌肉功能越佳,正常人两侧运动平面总分值为100分,据此可评估运动功能。若将治疗前后的运动指数进行比较,可以得到换着运动功能的恢复率。

（2）感觉损伤平面评定:感觉损伤平面是脊髓损伤后保持正常感觉功能的最低脊髓节段,依据皮肤28个感觉位点的检查来确定。选择第二颈髓至第五骶髓(C_2~S_5)共28个关键性感觉点(是指标志感觉神经平面的皮肤标志性部位),每个关键点要检查2种感觉,即痛觉和轻触觉,并按3个等级分别评定打分:0分为感觉缺失;1分为感觉异常(减退或过敏);2分为感觉正常。分值越高表示感觉功能越接近正常,正常人每一个髓节一侧正常共4分,感觉总评分为224分。

美国脊髓损伤学会(ASIA)和国际脊髓学会(ISCOS)根据神经支配的特点,选择10块关键性肌肉和28个关键性感觉点,通过对这些肌肉和感觉点的检查,可迅速确定脊髓损伤水平和感觉损伤平面(表2-8)。

表2-8 脊髓损伤水平的确定

平面	关键肌（10块）	关键点（28个）
C_2		枕骨粗隆
C_3		锁骨上窝
C_4		肩锁关节顶部
C_5	屈肘肌（肱二头肌、肱桡肌）	肘窝桡侧
C_6	伸腕肌（桡侧伸腕肌）	拇指
C_8	中指屈指肌（中指指深屈肌）	小指
T_1	小指外展肌	肘窝尺侧
T_2		腋窝顶部（胸骨角）
T_3~T_{11}		第3肋间至第11肋间
T_{12}		腹股沟水平
L_1		T_{12}与L_1之间上1/3处
L_2	屈髋肌（髂腰肌）	大腿前中部
L_3	伸膝肌（股四头肌）	股骨内上髁
L_4	踝背伸肌（胫前肌）	内踝
L_5	趾伸肌（踇长伸肌）	足背第3跖趾关节处
S_1	踝跖屈肌（腓肠肌、比目鱼肌）	足跟外侧

续表

平面	关键肌（10块）	关键点（28个）
S_2		腘窝中点
S_3		坐骨结节
S_{4-5}		肛门周围

注：运动水平的关键性肌肉肌力为≥3级；感觉水平的关键性点使用针刺和轻触觉来确定

2. 损伤严重程度评定　脊髓损伤程度通常采用的是美国脊髓损伤学会的损伤分级（表2-9）。

表2-9　美国脊髓损伤学会（ASIA）的损伤分级

损伤程度	临床表现
A. 完全性损伤	在骶段（S_{4-5}）无任何感觉或运动功能
B. 不完全性损伤	在受损平面以下包括骶段（S_{4-5}）有感觉功能，但无运动功能
C. 不完全性损伤	在受损平面以下，运动功能存在，大多数关键肌肌力<3级
D. 不完全性损伤	在受损平面以下，运动功能存在，大多数关键肌肌力≥3级
E. 正常	感觉和运动功能正常，但可有病理反射

脊髓损伤后首先应判断是完全性还是不完全性脊髓损伤。在检查患者肢体和躯干的运动功能、感觉功能的同时，应重点检查肛门周围的运动和感觉，进一步确诊还需等到脱离脊髓休克期后。完全性与不完全性脊髓损伤神经学诊断标准为：肛门周围有感觉存在、足趾可以完成跖屈、肛门括约肌有随意收缩。以上存在一项，即为不完全性脊髓损伤，患者存在脊髓功能恢复的可能性；否则为完全性损伤，几乎没有恢复的可能性。

3. 脊髓损伤平面与功能预后关系评定　患者的损伤水平与预后有一定关系，可根据脊髓损伤水平推断康复治疗效果和进行功能恢复的预测（表2-10）。

表2-10　脊髓损伤平面与功能预后的关系

损伤平面	最低位有功能肌群	活动能力	生活能力
C_{1-4}	颈肌	必须依赖膈肌维持呼吸，可用声控方式操纵某些活动	完全依赖
C_4	膈肌、斜方肌	需使用电动高靠背轮椅，有时需要辅助呼吸	高度依赖
C_5	三角肌、肱二头肌	可用手在平坦路面上驱动电动高靠背轮椅，需要上肢辅助具及特殊推轮	大部依赖
C_6	胸大肌、桡侧腕伸肌	可用手驱动轮椅，独立穿上衣，可基本独立完成转移，可自己独立开改装汽车	中度依赖
C_{7-8}	肱三头肌、桡侧腕屈肌、指深屈肌、手肌	轮椅实用，独立完成床-轮椅、厕所、浴室间转移	大部分自理
T_{1-6}	上部肋间肌、上部背肌群	轮椅独立可连腰带的支具扶拐短距离步行	大部分自理
T_{12}	腹肌、胸肌、背肌	用长腿支具扶拐步行，长距离步行需轮椅	基本自理
L_4	股四头肌	带短腿支具扶杖步行	基本自理

上表提示,依据生活能力方面可推测 C_4 以上损伤患者完全不能自理, C_5、C_6 能部分自理, C_7 基本上能自理,可见 C_7 是个关键水平;从轮椅能否独立角度分析, C_8 是个关键水平, C_8 以下均能独立;从步行能力来判断, $T_3 \sim T_{12}$ 能治疗性步行, $L_1 \sim L_2$ 能家庭功能性步行, $L_3 \sim L_5$ 可实现社区功能性步行。损伤脊髓功能恢复的程度取决于其损伤平面,康复治疗的原则是强化残存功能,使其在日常生活中获得最大限度的代偿功能。因此要熟悉不同脊髓损伤水平患者功能恢复的限度及可以使用的助行器和自助具的类别,以代偿其丧失的功能,作为合理可行的康复目标。

(二)心理功能评定

评定患者的心理状态、人际关系与环境适应能力,了解有无抑郁症、焦虑、恐惧等心理障碍,评估患者的社会支持系统是否健全。参照本套教材《康复评定》。

(三)日常生活活动能力评定

可采用改良的 Barthel 评估法或功能独立性评估法（FIM）。参照本套教材《康复评定》。

(四)社会参与能力评定

主要是生活质量评定和职业评定。参照本套教材《康复评定》。

> **考点提示**
>
> 脊髓损伤平面的康复评定方法、严重程度评定和功能预后评估

三、功能障碍

1. **运动功能障碍** 第四颈髓（C_4）以上损伤,引起四肢瘫痪,即躯干和四肢瘫痪;第一胸髓（T_1）以上损伤,引起下肢瘫痪,上肢神经支配完全,但躯干的稳定性较差;第六胸髓（T_6）以下损伤,引起截瘫。完全性损伤表现为损伤平面以下的感觉功能和运动功能完全丧失,不完全性损伤表现为不同的临床综合征。

2. **感觉功能障碍** 如脊髓半侧损伤综合征为感觉分离,脊髓横贯性损伤为感觉缺失或减退等。

3. **自主神经功能紊乱** 常发生于 T_6 脊髓或 T_6 以上脊髓损伤患者。特点是严重的高血压、波动性头痛、多汗、颜面潮红、恶心、呕吐、颤抖、视力模糊、心动过缓、皮肤充血等,一般发生在损伤 2 个月以后,主要由于脊髓损伤后,自主神经系统中交感与副交感调节功能失衡所引起,脊髓损伤水平以下的刺激一旦引起交感神经肾上腺素能递质突然释放就会发生。

4. **循环功能障碍** T_6 以上的脊髓损伤患者失去了对交感神经元的兴奋与抑制的控制,故影响到循环功能调节机制,产生心动过缓、体位性低血压、水肿、深静脉血栓形成或栓塞,栓塞最常发生于肺部。

5. **呼吸功能障碍** T_9 平面以下的 SCI 患者具有正常的呼吸功能,颈髓特别是高位脊髓损伤患者因呼吸肌神经支配出现障碍而瘫痪,正常呼吸功能无法维持。$C_1 \sim C_3$ 脊髓损伤患者由于肋间肌和膈肌均发生瘫痪可出现呼吸暂停;下颈或上胸段脊髓完全性损伤的患者膈肌功能虽得以保留,但肋间肌和上腹部肌肉常伴有麻痹而影响正常胸壁运动。同时气道内分泌物增多,咳嗽无力,也可造成患者通气功能障碍。

6. **疼痛** 约有 40% 的脊髓损伤患者产生疼痛,疼痛常见为运动系统疼痛、神经痛、脊髓痛、自主反射障碍的头痛等。

7. **吞咽障碍** 脊髓损伤早期,可有吞咽障碍。

8. **体温调节障碍** 排汗障碍,高热。

9. 二便功能障碍 脊髓休克期膀胱括约肌功能消失,膀胱无收缩功能引起尿潴留;脊髓休克期过后,损伤发生在颈、胸、腰髓,膀胱肌肉痉挛出现尿失禁;发生在骶髓及马尾神经损伤的患者,膀胱肌肉瘫痪出现尿潴留;排便功能障碍主要表现为便秘及大便失禁,或两者交替出现。

10. 性功能及生殖功能障碍 男性颈髓和胸髓损伤患者多数均可有勃起,具有勃起能力的患者大部分在伤后6个月~1年内恢复性功能。女性脊髓损伤的患者,不论节段平面和受损程度如何,除生殖器器官的感觉丧失外,其卵巢功能很少发生长期紊乱,大部分患者伤后6个月即恢复月经,可正常怀孕和分娩。

11. 心理障碍 脊髓损伤患者面对突发横祸的冲击,初期感到茫然不知所措,对疾病或外伤所致的残疾缺少认知,处于心理反应休克期。此期过后,患者进入不相信残疾的来临及其严重后果,此为否认期。随着残疾状态的持续存在,患者逐渐认识到残疾将不可避免,性情变得粗暴,情绪处于焦虑和抑郁,此为焦虑抑郁期。此期过后会逐步承认现实,接受残疾状态,能比较正确地对待身边的人和事,进入承认适应期。

四、康复治疗

(一)目标

对于完全性脊髓损伤患者来说,脊髓损伤水平一旦确定,其康复目标基本确定(表2-11);对于不完全性脊髓损伤患者来说,应具体确定脊髓损伤水平以下的残存肌力评分,参考患者的年龄、体质、有无其他并发症等情况修正上述康复目标。

表2-11 脊髓损伤康复基本目标

脊髓损伤水平	基本康复目标	需用支具轮椅种类
C_5	桌上动作自理、其他依靠帮助	电动轮椅、平地可用手动轮椅
C_6	ADL部分自理、需中等量帮助	手动电动轮椅、可用多种自助具
C_7	ADL基本自理、移乘轮椅活动	手动轮椅、残疾人专用汽车
$C_8\sim T_4$	ADL自理,轮椅活动支具站立	手动轮椅、残疾人专用汽车,骨盆长支具
$T_5\sim T_8$	ADL自理,可应用支具治疗性步行	
$T_{9\sim T12}$	ADL自理,长下肢支具治疗性步行	轮椅、长下肢支具、双拐
L_1	ADL自理,家庭内支具功能性步行	轮椅、长下肢支具、双拐
L_2	ADL自理,社区内支具功能性步行	轮椅、长下肢支具、双拐
L_3	ADL自理,用肘拐社区内支具功能步行	短下肢支具、洛夫斯特德拐
L_4	ADL自理,可驾驶汽车,可不需轮椅	短下肢支具、洛夫斯特德拐
L_5-S_1	无拐足托功能步行及驾驶汽车	足托或短下肢支具

(二)康复分期

1. 早期康复

(1)卧床期(急性不稳定期):此期为急性脊髓损伤后约2~4周内。要注意脊柱骨折部位的制动和保护,主要进行床上关节活动训练、肌肉力量加强训练、呼吸功能训练、膀胱功能训练和床上翻身训练。为避免体位性低血压的发生,可先将患者床头逐步抬高适应。床头抬高角度应从15°~30°起,根据患者适应情况,逐渐增加体位的倾斜度,逐步过渡到60°,直至最后的 90°。若患者体位性低血压严重,可加用下肢弹力绷带、腹带,以减轻下肢及腹腔血液淤积。

(2)离床期(轮椅期):此期为卧床期结束后,约为脊髓损伤的第 4~8 周。患者可逐步进行坐位平衡训练、轮椅转移训练、乘坐轮椅上下马路训练、轮椅与地面转移训练、使用支具和双拐步行上下台阶训练等。有条件者,还可进行减重步行训练和水中步行训练。

四肢瘫患者大都不具备手的抓握功能,需要借助自助具完成进餐动作。自助具还可用于完成刷牙、写字等动作,但患者至少必须具备肘关节的屈曲功能,方可进行。C_5 损伤患者利用辅助具,可自己进食;C_6、C_7 损伤患者经训练可独立完成。对于截瘫患者,重点进行排泄、更衣、穿脱裤子、入浴、做家务、外出购物等方面的训练。

2. 中后期康复　一般应在伤后 2~3 个月以后,经早期康复训练,患者在轮椅上已基本能独立,并已学会一些生活自理方法之后,除巩固和加强这些训练之外,对有可能恢复步行的患者可开始进行以站立和步行为特点的训练,对于不能步行的患者,则训练其熟练地在轮椅上生活的多种技巧,并加强其残存肌的肌力和全身的耐力的训练。如:T_1 以上损伤患者可进行上肢支具、辅助具应用训练;T_2 以下损伤患者可进行下肢支具应用训练;T_2~T_{12} 损伤患者进行治疗性站立、步行训练;L_1~L_5 损伤患者进行功能性步行训练。

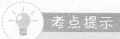

考点提示

脊髓损伤康复目标

(三)方法

1. 运动治疗

(1)早期康复治疗:目的主要是采取积极的手段防止并发症和制动综合征,如预防肌肉萎缩、骨质疏松、关节挛缩等,对残存肌力和受损平面以上肢体进行肌力和耐力的训练,为今后的康复治疗创造条件。

1)保持床上正确体位:患者正确的体位有助于保持骨折部位的稳定,促进肢体功能的恢复,预防压疮、关节挛缩,抑制痉挛的发生。原则上应将肢体安放在与挛缩方向相反的位置上。

①仰卧位:双上肢置于身体两侧,双肩下垫枕头,以确保两肩不后缩,肘关节伸展,腕关节背屈约 45°,手指屈曲,拇指对掌。髋关节伸展,两腿之间放一枕头以保证髋轻度外展,膝关节伸直,踝关节自然背伸,脚趾伸展。

②侧卧位:双肩均屈曲,近床上肢直接置于床上,远床上肢与胸壁之间垫一软枕,上肢肘伸展,前臂旋后,手指自然屈曲。屈髋、屈膝,两腿之间垫一枕头,踝关节自然背伸,脚趾伸展。

2)关节被动活动:一般在生命体征稳定时尽早开始肢体各关节的被动运动。由近端到远端做各个关节活动,每天至少两次,每个关节活动应在 10 分钟以上,直至恢复主动运动。尤其注意肩胛骨、肘、指、髋、膝、踝关节活动度的保持。防止肩内收挛缩、肘屈曲挛缩及足下垂,这对于乘轮椅及完成更衣动作均很重要。活动关节时要轻柔、缓慢,活动范围应达到最大生理范围,但不可超过,以免拉伤肌肉和韧带。对于髋关节外展要限制在 45° 以内,避免损伤内收肌群;对于膝关节的内侧也应加以保护,防止损伤内侧副韧带。在下胸段或腰椎骨折时,进行屈髋屈膝运动时要注意在无痛范围内,不可造成腰椎活动。腰椎平面以上患者的髋关节屈曲及腘绳肌牵张运动尤其应注意,因为伸膝位屈髋达到或超过 90° 才可能独立坐于床上,进行各种转移的训练。

3）早期坐起及起立床站立训练

①早期坐起训练：当脊柱稳定性良好时即可进行早期训练坐起，每日2次，每次30分钟，根据患者耐受程度逐渐增加坐起时间。具体为：床头从30°开始摇起，观察患者有无不良反应，如头晕、心慌、无力、恶心等，如无不良反应，则每1~2天升高10°~15°，直到90°，以无头晕等低血压症状为度。

②起立床站立训练：当患者坐起训练无体位性低血压等不良反应时，即可进行起立床站立训练。具体为：起立床最初从30°开始，每日2次，每次15分钟，可逐渐增加角度，以患者没有头晕、恶心等不适感为度。

4）呼吸与排痰训练：高位脊髓损伤患者，由于损伤平面以下呼吸肌瘫痪，明显降低胸廓的活动能力，导致肺活量降低，痰不能咳出，易发生坠积性肺炎与肺不张，是早期致死的主要原因。为增强肺活量，清除呼吸道分泌物，以保证呼吸道通畅，应每日进行两次以上的呼吸及排痰训练。如训练效果不理想，必要时行气管切开，连接人工呼吸机，严密观察呼吸功能。

①呼吸训练方法：以呼吸操的形式辅导患者进行深呼吸训练，将腹式呼吸，缩唇呼吸及肢体运动相结合。根据患者不同的截瘫平面，采取不同的呼吸训练方法，一般训练时间约为15~20分钟，其中以腹式呼吸为重点辅导内容。单纯腹式呼吸训练每日可进行3次，每次5~10分钟。在呼吸训练的同时辅导进行咳嗽方法的练习，具体方法为：先做深呼吸3~5次，然后深吸气，憋气1~3秒，张口，腹肌用力，一口气呼3次，肩部尽量保持不动，根据病情也可坐起或床头抬高练习。年老的病人长期卧床，易发生肺部并发症，应定时雾化吸入治疗，鼓励患者咳嗽，医护人员或陪护可压住胸廓或腹壁辅助咳嗽。此外可以通过吹气球锻炼肺活量，循序渐进地每天坚持不懈地锻炼，一般每日3次，每次15分钟或吹3~5个气球。

②排痰训练方法：a.拍击与振动法：患者取坐位，护士或家属单手轻叩病人背部，同时嘱患者咳嗽，每日需2~4次。本法适用于坐位平衡达到2级以上，可听懂指令的患者。b.深呼吸咳痰法：病人深呼吸2次，第三次吸入后屏气2~3秒后深咳嗽3次。c.自助排痰法：病人双手稳压在胸部下方，缓缓地吸气，呼气开始后按压住胸部，继而挤压胸部，痰较易排出。d.胸部叩击：操作者手指与拇指并拢，手掌弓成杯形，以手腕力量，自肺底由下向上，由外向内，迅速有节律的叩击胸壁，震动气道，边叩击边嘱患者咳嗽，每次叩击3分钟，手法为空而深的响声。e.体位引流：通过胸片拍摄显示病变位置选择体位，原则是病变部位位于高处，支气管开口向下，但此方法对于高血压，心脏病，年龄偏大者不适用。

必要时可给予祛痰剂，帮助患者清除呼吸道分泌物，如糜蛋白酶加生理盐水。如果是气管切开未封闭时气管内分泌物增多，而且黏稠，为了有效地排出痰液，必须湿化痰液，每日至少2次，每次15~20分钟，一般需持续使用术后1~2周。

> **考点提示**
>
> 脊髓损伤早期康复关节被动活动、早期坐起及起立床站立训练、排痰训练

（2）中后期康复治疗：当患者生命体征稳定、患者骨折部位稳定、神经损害或压迫症状稳定，并能够离床坐在轮椅上2小时及以上时，即可开始中后期的康复治疗。此期的康复目标是最大限度地恢复患者功能，借助可能的康复手段提高患者日常生活活动能力，主要围绕功能改善、代偿和替代三方面进行。训练内容包括以下几个方面：

1）肌力训练：肌力训练包括受损肌力训练和未受损肌力的维持。脊髓损伤患者为了使用轮椅、助行器，均要重视训练肩和肩胛带的肌肉，特别是肱三头肌、肱二头肌、腰背肌、腹肌

的训练。对于下肢有残存肌力的患者,应鼓励其早期进行主动运动。当肌力1级时采用功能性电刺激和被动运动;肌力2级时采用助力运动;肌力3级以上采用渐进抗阻训练。早期在床上可采用拉力器、沙袋、哑铃、铅球、滑轮、吊环等进行训练;腰背肌训练,如仰卧位腰背训练及俯卧位上肢及头背后仰训练;离床时可采用电动自行车、支具、双拐、平行杠进行训练。

肌电反馈性电刺激是近年来的发展趋势,其优点是能够有效地训练微弱的肌肉,增强患者参与意识与主观能动性。此疗法目前已广泛应用于临床。

2)关节活动度及肌肉牵拉训练:可防止关节挛缩,降低肌肉张力,抑制痉挛的发生。因此,一些特定关节的活动要超过正常范围,这种情况称为选择性牵拉或选择性紧张。如牵伸腘绳肌是为了使患者直腿抬高大于90°,以实现患者直腿长坐;牵伸胸前肌是为了使肩关节充分后伸,有利于进行床上运动、转移和轮椅上作业;牵伸内收肌是为了避免因内收肌痉挛而造成会阴部清洁困难和行走困难;牵伸跟腱是为了防止跟腱挛缩,以利于步行训练。

3)翻身训练:一般每2小时需要给患者翻身一次,一般需要2~3人共同帮患者翻身。翻身时必须稳妥地托住患者再移动,注意沿身体的轴线翻转,防止出现脊柱扭转。翻身后要仔细观察全身皮肤(尤其好发压疮部位)的颜色,保持皮肤干净,骨突出部位垫软垫,床单平整、柔软、干燥。

①颈段脊髓损伤患者的翻身训练:第六颈髓(C_6)损伤患者缺乏伸肘和屈腕能力,手功能丧失,故只能利用上肢摆动的惯性翻身,如向左侧翻时,先将头肩向右前屈,双上肢向右摆动,左下肢置于右下肢下方,然后双上肢迅速从右侧摆至左侧,呈左侧卧位(图2-6),向右侧翻身可按相反方向完成。第七颈髓(C_7)脊髓的患者可利用腕关节残存肌力进行翻身。

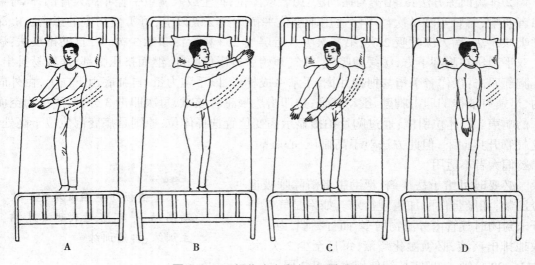

图2-6 C_6损伤患者向左侧翻身训练

②胸腰脊髓损伤患者的翻身训练:可直接利用肘部和手的支撑向一侧翻身。

4)坐位训练:分为长坐位(膝关节伸直)和短坐位(膝关节屈曲90°)两种姿势。实现长坐位才能进行转移训练、穿裤、袜和鞋的训练。训练之初,每次5~10分钟,以后可逐渐延长至30分钟。一般颈段脊髓损伤需要进行不少于8周的训练,上胸段脊髓损伤需要进行6周以上的训练,下胸段脊髓损伤需要进行1~2周的训练。

①坐位平衡训练:可分为静态坐位平衡训练、自动坐位平衡训练和他动动态坐位平衡训练。静态坐位平衡是患者最早就能进行的相对容易完成的动作。训练时让患者坐于椅子上或床边,髋、膝、踝各关节均屈曲90°,双足自然分开,平放于地上,双手放于膝部,保持稳定,如有困难护理者可稍加帮助调整部位。坐位平衡训练时,患者前面可放一面镜子,以弥补位置觉障碍的影响,使患者能通过视觉不断调整自己的体位。静态平衡完成好后,可进行二级自动坐位平衡训练,即自行躯干腰部活动。患者双手指交叉握手,向各方向做不同摆幅的摆动活动,并有重心移动。当患者能够坐位维持15~30分钟以上便可根据患者具体情况进行动态平衡的训练。他动动态坐位平衡训练,是指患者取静坐位时,治疗者从前后左右各个不同方向给患者施加推拉力,打破静态平衡,患者尽快调整仍保持体位平衡。一般先训练患者的静态平衡能力,可给予患者少许推力,使之恢复平衡状态,也可让其做梳头、拍手等动作进行练习。

②坐位支撑训练:让患者取长坐位,躯干前倾,保持重心在髋关节前方,双上肢靠近身体两侧,手支撑在髋关节稍前方,双肘关节伸直,用力下撑,双肩下降,将臀部抬起。

③坐位移动训练:在坐位支撑训练基础之上,将头和躯干前倾,臀部向前移动;向右移动时,左手紧靠近臀部,右手距离臀部约30cm的位置,与左手同一水平,肘伸直,前臂中立位或旋后,躯干前倾,双手用力下撑抬臀,与头、躯干一起右移。向左移动与之方法相同,动作相反。

5)转移训练:转移训练需要依据患者脊髓损伤平面、残存肌力、关节活动度等状况选择不同的转移方法。如 C_5 损伤患者可以利用屈肘功能,用上肢抱住治疗师的颈部,在其辅助下完成床与轮椅间的转移;C_6 损伤患者伸肘功能不良,需借助辅助具完成转移;C_7 及以下脊髓损伤患者其坐位平衡能力较良好、上肢肘关节屈伸活动自如,故可自由选择转移方式。四肢瘫患者只能完成相同高度之间的转移,而多数截瘫患者经过训练后能够转移到任一高度的平面。做转移动作时,头、肩和躯干应保持前倾姿势从而维持躯体平衡。

①床 - 轮椅间转移:a. 站立式转移:将轮椅推于与床呈 30°~40° 夹角,翻起脚踏板,刹住车闸。协助患者坐在床边,双脚着地,身体前倾。治疗师直背屈髋面朝患者站立,双下肢分开于患者双腿两侧,双膝夹紧患者双膝外侧并固定,双手抱住患者臀部或拉住腰带,嘱患者双臂环抱治疗师的颈部,并将头放在治疗师靠近轮椅侧的肩上,治疗师挺直后背并后仰将患者拉起呈站立位。待患者站稳后,治疗师以足为轴慢慢旋转身体,使患者背部转向轮椅,臀部正对轮椅正面,嘱患者弯腰,慢慢坐到轮椅上。然后帮助患者坐好,翻下脚踏板,患者双脚放于脚踏板上。站立式转移适用于体位转移时能保持稳定站立的患者。b. 床上垂直转移法:使轮椅正面朝床,垂直紧靠床边,刹住车闸。治疗师协助患者移动躯体,背对轮椅,使臀部靠近床沿,躯干前屈,一手或双手向后伸抓住轮椅扶手。治疗师立于轮椅的一侧,一手扶住患者肩胛部,一手置于患者的大腿根部。两人同时用力,患者尽可能将躯体撑起并将臀部向后上方移动,治疗师将患者的躯干向后托,使患者的臀部从床上移动到轮椅上。打开车闸,慢慢推动轮椅离床,使患者足跟移至床沿,刹住车闸,双脚放于脚踏板上。c. 侧方转移:轮椅与床成 30° 夹角,刹闸。患者用一手支撑床面,一手支撑远离床侧的轮椅扶手,同时向下用力撑起躯干转移到轮椅上(图2-7)。

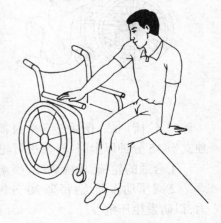

图2-7 侧方转移

②轮椅 - 坐便器间转移:当患者床 - 轮椅间转移动作熟练后,就可进行如厕转移训练。a. 坐便器的侧方转移:方法同床 - 轮椅间的侧方转移。b. 坐便器的前方转移:将轮椅直对坐便器,两腿分开,双手置于坐便器外上方两侧的扶手上,同时向下用力支撑起身体,跨坐于坐便器上。

③轮椅 - 地面间转移:驱动轮椅发生跌倒时,患者应能自行从地面转移到轮椅上。主要方法有:a. 前方转移:患者将轮椅摆好置于自己前方,取跪位,双手支撑轮椅扶手,将身体上提,放松一侧手,迅速扭转身体坐于轮椅上(图 2-8)。b. 后方转移:患者将轮椅推置于自己后方,双手从身后支撑轮椅边缘,低头抬臀使臀部靠向轮椅椅座坐于轮椅上(图 2-9)。

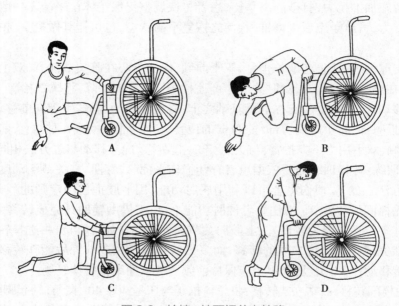

图 2-8 轮椅 - 地面间前方转移

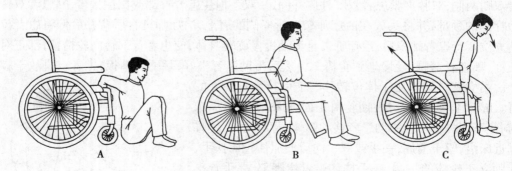

图 2-9 轮椅 - 地面间后方转移

6)轮椅训练:伤后 2~3 个月损伤部位较低、上肢功能健全、脊柱稳定性良好的患者,可独立坐 15 分钟以上时,开始进行轮椅训练。包括:

①合适的轮椅:轮椅高度、座宽、座长、靠背、脚踏板的高度、坐垫等因素。

②减压动作训练:每坐 30 分钟,用上肢撑起躯干,或侧倾躯干,使臀部离开椅面减轻压力,以防发生压疮。

③轮椅转移训练:包括床与轮椅之间的转移、轮椅与坐便器之间的转移、轮椅与凳子之

间的转移以及轮椅与地之间的转移等。

④轮椅技巧性训练:学会手闸操作,从地板上拾物,轮椅向前驱动、向后驱动,左右转弯训练;前轮翘起及旋转训练;上斜坡训练和跨越障碍训练;上、下楼梯训练;越过马路镶边石的训练;过狭窄门廊的训练;安全跌倒及重新坐起的训练;轮椅平衡性训练。

7)站立及行走训练:经过坐起训练后,患者无直立性低血压等不良反应即可进行站立训练。C_2~C_4损伤,可进行起立床站立训练;C_5~C_8损伤,可在平行杠内站立训练;T_1~T_5损伤,应用骨盆带动下肢支具及腋杖站立训练;T_6~T_{10}损伤,应用骨盆带动下肢支具及腋杖进行治疗性步行训练;T_{11}~T_{12}损伤,应用长下肢支具及腋杖进行治疗性步行训练;L_1~L_2损伤,应用长下肢支具及腋杖进行家庭或社区功能步行训练;L_3~L_4损伤,应用短下肢支具及肘杖进行社区功能步行训练;L_5~S_1损伤,应用足托或手杖进行社区步行训练;S_2损伤,使用辅助用品可进行社区步行训练。

①扶持行走:患者先扶持站位,患腿前后摆动,注意骨盆后缩和倾斜,伸髋屈膝,健腿前后摆动,训练患腿负重和平衡能力。扶持步行时,护理者立于患者患侧,一手握住患者的手,另一手置于患者腰部,按照正确步行动作与患者一起缓慢朝前行走。

②架拐行走:a. 双拐站立:将双拐放于足趾前外侧15~20cm,两肩下沉,两肘微屈,双手抓握拐杖横把手,使上肢支撑力落于横把上,肌力不足者,将拐杖置于足前外方20~25cm,使患者的足、左拐杖、右拐杖三点支撑身体。b. 架拐行走:根据患者的残疾及肌力情况,分别指导练习不同的步态,如摆至步、摆过步、四点步、两点步。

③独立行走:患者在进行独立行走前,可在平行杠内练习行走。先在平行杠内练习健肢与患肢交替支持体重、矫正步态、改善行走姿势等,再做独立行走练习。患者较好地完成了在平地上短程行走后,可适当增加上下斜坡、越过障碍物、提高步行速度等难度训练及实用性步行训练。

④上下楼梯:当患者能够较顺利和平稳地完成平地行走、上下坡行走后,即应开始进行上下楼梯训练,开始训练时应有护理者保护和协助。a. 上楼梯(以右侧扶手左侧腋杖为例):患者面对楼梯站立,右侧手臂向前伸出,握住距离右足约15cm处楼梯扶手,然后将左手所持腋杖抬放至上一层阶梯,注意与右手扶手同一高度,以避免接下来做支撑动作时躯干发生扭转而摔倒。双上肢同时用力支撑,臀部向后抬高,双下肢向前上方摆动至上一阶梯,与此同时立即过伸髋关节和前倾躯干,以恢复和维持身体平衡。也可以依据此方法后退上楼梯。b. 下楼梯:一手握住楼梯扶手,一手持腋杖至同一阶梯的边缘,双手对齐,保持身体直立。双上肢同时支撑,提起双下肢并向前摆动至下一层阶梯,双足着地后立即过伸髋关节,双肩后缩以重建身体的平衡点。

8)安全跌倒和重新站立的训练:这是有家庭或社区功能性步行能力的患者必须训练的项目,以免跌倒时发生损伤和跌倒后不能自行站立。最初训练可在垫上进行,并需治疗师辅助。安全跌倒训练时患者面向垫子站立,双下肢站立不动,双腋杖轮流向前移动,直至髋关节和躯干充分屈曲,伸手即可触及地面。用一侧腋杖保持平衡,另一手放开腋杖并支撑地面,再用支撑地面上的手保持平衡,另一手放开腋杖,支撑到地面上,两手交替向前移动,直到身体俯卧于地面。重新站立训练与安全跌倒方法相同、方向相反。

9)悬挂减重训练:悬挂减重训练是指通过器械悬吊的方式,部分减轻患者体重对下肢的负担,以帮助脊髓损伤患者恢复独立或辅助步行的能力。患者身体因有减重吊带的保护,可以降低患者对跌倒的恐惧心理,从而有利于各种直立训练活动的早期进行。通常是在活动平板上利用减重装置减轻患者的体重,按照速度由辅助人员或机械左右交替使下肢步行。早期训练减轻体重的 40%,根据步行能力恢复而逐渐减轻负重量。

减重训练的注意事项:①悬吊固定带要适当,不能诱发患者痉挛,也要注意避免局部过度压迫而导致压疮。②减重程度要适度,一般减重不超过体重的 40%,过分减重将导致身体摆动幅度增大,下肢本体感觉反馈传入减少,而减重不足将导致患者步行困难。③训练过程中必须有医务人员在场进行指导和保护。④避免活动平板起始速度过快或加速过快,发生危险。

2. 作业治疗　主要是日常生活活动训练、辅助具和手部支具的制作和配备、职业性劳动训练、工艺劳动动作训练等,目的是使患者出院后能适应个人生活、家庭生活、社会生活和职业劳动的需要。

（1）日常生活动作的训练

1）进食训练方法

①摄食体位:体位的选择应根据不同的患者不同的病情而定,一般选择坐位或半坐位。协助患者身体靠近餐桌,坐不稳时可使用靠背架,患侧上肢放在桌子上,手臂正确的位置可以帮助患者进食时保持对称直立的坐姿,护理者位于患者正面或健侧。卧床患者采取躯干 $30°$ 仰卧位,头部前倾。

②食物选择:食物应易于口腔移送和吞咽,不易导致误咽的。根据患者吞咽障碍程度和阶段,选择食物的顺序是:胶冻状→糊状→普食。胶冻状食物密度均一、有一定黏性、不易松散且通过口腔时容易变形、不在黏膜上残留,如蛋羹、果冻等。利手功能缺损者应选择块状食物,更易拿起。

③进食动作训练:主要是进食自助具的使用训练。将食物及餐具放在便于使用的位置,必要时碗、盘应用吸盘固定;不同损伤水平的进食自助具不同:a. C_8 水平不用自助具,可用匙或叉子进食;b. C_7 水平使用装在支具上的匙、叉子或粗把的勺进食;c. C_6 水平在勺柄上装上硬铝的握把,勾在手部,亦可将匙插入万能持物器上进食;d. C_5 水平在腕关节背伸支具上安匙,此时在支具手掌部安上插袋,叉子和匙可替换使用;e. C_4 水平使用前臂平衡支具及可动性臂托支具进食。

④训练注意事项:密切注意观察患者的咀嚼和吞咽能力,防止发生食物误咽,如发生咳嗽、误咽应及时拍背,促使患者咳出食物。误咽较多时,应迅速将气管内食物吸出,以防窒息。

2）独立如厕训练:应使坐便器的高度与轮椅相当,高约 50cm,两侧安装扶手。对于宽大的卫生间,患者驱动轮椅进入后,先将轮椅从侧方靠近坐厕→刹住车闸,竖起脚踏板→身体前移至轮椅前缘→近坐便器侧上肢抓住扶手站起→转身到坐便器前缘→站稳,分腿→一手解开裤带→顺势把裤子褪到大腿中部→身体前倾,借助扶手慢慢蹲下→坐在坐便器上→便后自我清洁→一手拉住裤子、一手抓住扶手站起→系好腰带;对于空间狭小的卫生间可以采取直入式,患者从前方靠近坐便器,利用扶手转移到坐便器上。

3）更衣训练:更衣训练是日常生活活动中必不可少的动作。脊髓损伤患者常因运动功能障碍而造成更衣困难,所以当患者可以保持坐位平衡,有一定的运动协调性和准确性时,就可以指导其利用残存的功能进行更衣训练,以尽快获得独立生活的能力,这样不仅减少护理负担亦可以提升患者的自信心。更衣训练包括穿脱上衣、穿脱裤子和穿脱鞋袜等。

①套头类上衣穿脱训练:a. 穿衣时,患者取坐位→找到衣领并将衣领朝前、背面朝上平铺在双膝上,袖子垂放双腿间→一侧手臂伸入袖子并拉到肘以上→穿另一侧袖子→将套头

衫背面举过头顶,套入头部→整理衣服。b.脱衣时,患者取坐位→将衣服上卷至胸部以上→一侧手越过肩部拉起衣服背部钻出头部→脱出该侧衣袖→脱出另一侧手可辅助以口及牙齿穿袖。

②穿脱裤子训练:a.穿裤时,患者取坐位→右手放于左侧腿腘窝处将其抬起放在右侧腿上→抓住裤腰将左侧裤腿套在左腿上,拉至膝以上→放下左腿,同法穿右侧裤腿,拉至膝上→利用上肢支撑床面抬臀将裤向上拉至腰部→整理好并扣上纽扣。b.脱裤时,患者取仰卧位→松开腰带,将裤子褪至膝关节处→坐起抽出双腿→整理好裤子待用。平衡功能较好的患者取上述坐位穿脱裤子,平衡功能不良的患者取卧位穿脱裤子。

③穿脱鞋袜:穿鞋或穿袜子时,患者取坐位→右手放于左腿腘窝处将其抬起放在右腿上→为左足穿鞋或穿袜子→放下患左腿,将右腿放左腿上→穿好右足鞋或袜子。脱鞋袜顺序与穿相反。

④入浴训练:盆浴时,患者坐在紧靠浴盆且与浴盆相同高度的椅子上→脱去衣物→托住双侧下肢放入盆内→利用双手握住盆沿→撑起身体前倾→抬臀移至盆内,出浴盆顺序与前面步骤相反。淋浴时,患者可坐在淋浴凳或椅子上,此种方法较容易达到自理洗浴。

(2)辅助具和手部支具的制作和配备:除脊髓损伤部位极高者外,所有患者都应学习穿衣动作,而且四肢瘫患者还应学习进食、饮水、洗漱等日常生活自理动作。部分患者需配备一些辅助具和手部支具。如C_4脊髓损伤患者需借助一带口柄的口棒学习翻书、打字、画画等,或采用环境控制系统。C_5损伤患者可用背屈支具固定其腕关节,可在支具上固定一些简单的辅助用具,进行进食、打字、翻书等练习。C_6损伤者可用固定带把持餐叉或饭勺,同时使用带挡边的盘子,帮助患者完成进食动作。

3. 物理因子疗法 可运用功能性电刺激预防肌萎缩、控制肌痉挛,促使肢体产生功能性活动;外周电刺激可以抑制SCI后慢性中枢性疼痛;应用超短波、药物离子导入等疗法可减轻损伤部位的炎症反应、改善神经功能;应用脉管仪调节肢体血液循环;此外可以应用高压氧综合治疗脊髓损伤。

4. 文体疗法 被当作脊髓损伤功能训练中运动疗法的一项重要补充,可以选择脊髓损伤患者力所能及的一些文娱体育活动,如轮椅篮球、排球、台球、乒乓球、射箭、游泳等。文体疗法可辅助提高患者的反应速度、力量、耐力、运动的灵敏性和协调性,从心理上增强患者的自信心和自尊心。参加文体活动可以分散患者对自身残疾的注意。

5. 心理治疗 在整个康复治疗计划实施中,不可忽视患者的精神因素,更不能忽视患者心理上的安慰和支持。

6. 职业康复 主要包括:①职业康复咨询:建立职业咨询档案,以面谈的方式了解患者一般情况及致残前受过何种专业培训,致残后的打算等,判断患者有无就业愿望和要求是否强烈,对自身的能力是否有正确的认识。然后写出咨询报告,提出职业发展建议,与患者一起制定出职业康复计划并给予指导和帮助。②职业能力评定:身体功能评价、智力发展情况进行初步的检查和了解、手眼协调能力、运动神经协调能力等评定。③职业康复训练:可进行电脑操作培训、毛线编织机应用培训、日常家用电器维修培训等。

7. 中医传统康复治疗

(1)中药治疗:依据辨证论治的原则参考用药。早期以活血化瘀、接筋续骨为主,可用活血止痛汤、和营止痛汤;后期以填精补髓、活血通络为要,如舒经活血汤、补阳还五汤、健步丸等。

（2）针灸治疗：主穴为①断面九针穴（上穴为损伤平面上一个棘突，下穴为腰椎 5 棘突，中穴为上下穴连线之中点，加上、中、下三穴之两旁夹脊穴，共为九穴）、伏兔、足三里、阳陵泉、绝骨、解溪；②肾俞、次髎、血海、三阴交、髀关。配穴为调理二便加气海、中极、秩边、天枢。每次主穴两组分别取 2~5 穴，配穴据症取 2~3 穴，主穴第一组为毫针刺，第二组为穴位注射红花、丹参或维生素 B_1 和维生素 B_{12} 注射液。

五、健康教育

向患者宣教脊髓损伤康复锻炼的意义和原则。

六、功能结局

由于不完全性损伤的功能性结局受到诸如不完全损伤的程度、恢复功能的时限、痉挛程度等因素的影响，故其结局也因人而异。

 小结

　　脊髓损伤术后有效持久的康复训练有助于提高手术疗效，最大程序地恢复患者运动功能和日常生活活动能力，但常常因患者和家属对康复知识不了解、信心不足等问题而不能坚持，要正确指导患者参与教育与学习过程，通过专题讲座及培训，使患者主动配合治疗师训练，综合性采用各种康复教育措施为脊髓损伤患者服务，提高康复疗效，改善生活质量，促进患者最大限度地回归家庭和社会。

 目标测试

A 型题

1. 某脊髓损伤患者损伤部位在第 6 胸椎，其损伤水平定位在

    A. T_5 B. T_4 C. T_8 D. T_6 E. T_7

2. 一男性脊髓损伤患者，主要临床表现为对侧病损以下部位痛觉、温觉障碍，触觉正常，请问该患者损伤部位位于

    A. 脊髓横惯性损伤   B. 脊髓半侧损伤   C. 脊髓丘脑侧束损伤

    D. 脊髓丘脑前束损伤   E. 脊髓背索损伤

3. 某男性脊髓损伤患者，脊髓损伤后感觉运动功能检查发现损伤水平以下存在运动功能，肛门反射存在，关键肌力为Ⅳ级，请问该患者脊髓损伤的程度为

    A. 完全性损伤   B. 不完全性损伤Ⅱ级   C. 不完全性损伤Ⅲ级

    D. 不完全性损伤Ⅳ级   E. 正常

4. 对一第 3 颈椎损伤患者，可判断其生活能力为

    A. 完全依赖   B. 高度依赖   C. 大部分依赖

    D. 中度依赖   E. 大部分自理

5. 脊髓损伤患者急性卧床期采用仰卧体位，患者肩关节应保持在

    A. 外展90°   B. 外展45°   C. 外展0°   D. 内收10°   E. 内收20°

6. 确定 C6 平面损伤的代表性肌肉是

    A. 肱三头肌   B. 腕伸肌   C. 腕屈肌

D. 掌长肌　　　　　　　　E. 旋前圆肌

7. 确定 L4 平面损伤的代表性肌肉是

A. 股四头肌　　　　　B. 胫前肌　　　　　C. 胫后肌

D. 拇长伸肌　　　　　E. 股二头肌

B 型题

A. 髂腰肌　　　　　B. 肱三头肌　　　　　C. 股四头肌

D. 梨状肌　　　　　E. 耻骨肌

8. 确定 C_7 平面损伤的代表性肌肉是

9. 确定 L_3 平面损伤的代表性肌肉是

10. 确定 L_2 平面损伤的代表性肌肉是

（王丽岩）

第四节　帕金森病

学习目标

1. 掌握：帕金森病的定义、临床表现、认知功能评定及训练方法。
2. 熟悉：帕金森病常见的功能障碍、评定方法、治疗方法。
3. 了解：帕金森病的病因、病理。

案例

男，71 岁，近年来出现左上肢远端不自主抖动，以安静状态下明显，紧张、激动时加重，平静放松后减轻，睡眠后消失；伴左侧肢体活动不灵活、僵硬。症状逐渐加重，波及左下肢。走路慢，小碎步，起床迈步转身费力，呈弯腰驼背姿势，两侧症状不对称，逐年加重。

请问：1. 该患者的远期康复目标是什么？
　　　2. 目前的功能障碍有哪些？

一、概述

（一）定义

帕金森病（PD）或称震颤麻痹，是中老年常见的神经系统变性疾病，以黑质多巴胺能神经元变性缺失和路易小体（Lewy 体）形成为特征。临床特征为静止性震颤、运动迟缓、肌强直和姿势步态异常等。一般在 60 岁开始发病，发病率随年龄增长而逐渐增加，致残率高。

（二）病因与病理

本病根据病因不同分为原发性帕金森病及继发性帕金森病，后者又称帕金森综合征，多由脑血管病、感染、药物、中毒以及其他神经系统变性疾病继发引起。原发性帕金森病目前认为与年龄老化、遗传易感性和环境毒素的接触等综合因素有关。只有遗传、环境因素及衰老等多种因素相互作用，通过氧化应激、钙超载、兴奋性氨基酸毒性作用、细胞凋亡、免疫异常等机制,才导致黑质多巴胺能神经元大量变性丢失而发病。

主要病理改变为脑部含色素神经元变性丢失,如黑质的多巴胺神经元、蓝斑的去甲肾上腺素(NA)神经元等,病变部位神经细胞变性、空泡形成和黑色素缺失,其中黑质破坏最严重,残留神经元胞浆中出现嗜酸性包涵体(Lewy 体),伴不同程度的胶质增生,蓝斑、中缝核、迷走神经背核等部位程度较轻。

（三）临床表现

起病缓慢,逐渐进展。症状常自一侧上肢开始,逐渐扩展至同侧下肢、对侧上肢及下肢。

1. 静止性震颤　常为首发症状,从一侧上肢远端开始,表现为拇指与屈曲的示指间搓丸样动作,以粗大震颤为多,逐渐扩展至四肢,但上肢震颤通常比下肢明显,先出现的一侧始终比以后出现的一侧为重,表现为明显的不对称性,震颤于静止时明显,精神紧张时加剧,随意运动时减轻,睡眠时消失。

2. 肌强直　特点是伸肌和屈肌张力同时增高,被动活动关节时,检查者感受到的阻力增高是均匀一致的,并且阻力大小不受被动运动的速度和力量的影响,类似弯曲软铅管的感觉,称为"铅管样强直",如患者合并有震颤,在屈伸关节时可感受到均匀阻力上出现断续的停顿,如同转动齿轮一样,称为"齿轮样强直",躯干、四肢和颈部肌强直常呈现一种特殊的姿势,称之为屈曲体姿,表现为头部和躯干前倾,肘关节屈曲,腕关节伸直,前臂内收,髋关节和膝关节略为弯曲,疾病进展后还可表现扭头,转身困难,此时因颈部和躯干肌肉强直,必须采取连续原地小步挪动,使头和躯干一起缓慢转动才能完成相应动作。

3. 运动迟缓　是一种特殊运动症状,可表现多种运动缓慢,随意运动减少,动作开始时为甚,如坐位和卧位时起立困难、翻身、起床、系纽扣或鞋带、穿鞋袜或衣裤、洗脸或刷牙等日常生活活动均发生障碍。让患者起立、转身、手的往复动作,拇指与示指的对指动作均明显缓慢。由于上肢肌肉的强直,患者上肢不能做精细动作,可表现书写困难,写字越写越小,呈现"写字过小症"。面部表情肌少动,表现为面无表情、眨眼少、双眼凝视,称之为"面具脸"。因口、舌、咽和腭肌运动障碍,使讲话缓慢,语调变低,严重时发音单调,吐字不清,使人难以听懂,还可有流涎和吞咽困难。

4. 姿势步态异常　患者因平衡功能减退、姿势反射消失而出现姿势步态不稳,容易跌倒,严重影响生活质量,是病情进展的重要标志,也是致残的重要原因之一。轻症患者行走时患侧上肢自然摆臂动作减少,走路时患侧下肢拖曳。行走过程中双脚突然不能抬起好像被粘在地上一样,称为"冻结"现象,病情逐渐加重时双上肢伴随动作消失,双足拖地行走,步幅变小,步速变慢,遇障碍物不敢跨越,走下坡路更为恐惧,称为"慌张步态",这是帕金森病患者的特有体征,表现为迈步时以极小的步伐前冲,越走越快,不能立刻停下脚步。

5. 其他　自主神经症状常见,如便秘、出汗异常、性功能减退、直立性低血压和皮脂腺分泌亢进、吞咽活动减少,可导致口水过多、流涎。精神方面有抑郁、焦虑、认知障碍、幻觉、淡漠、睡眠障碍。疾病的晚期可出现智力衰退现象,约 15%~30% 的患者发生痴呆。

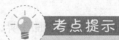

考点提示

帕金森病的定义、病因、病理、临床表现

二、康复评定

（一）生理功能评定

1. 肌力评定　通常采用徒手肌力评定法来判断肌肉力量,具体方法参照本套教材《康复评定》。

2. 关节活动范围评定 测量时所用的仪器设备通常有:通用量角器、电子量角器、指关节量角器等。具体操作参照本套教材《康复评定》。

3. 肌张力评定 大多采用 Ashworth 痉挛量表或改良 Ashworth 痉挛量表,具体方法参照本套教材《康复评定》。

4. 平衡试验 平衡评定方法分主观评定和客观评定两个方面,主观评定以观察法和量表测试为主。客观评定用平衡测试仪等设备进行。

5. 协调试验 轮替试验和对指试验。操作方法参照本套教材《康复评定》。

6. 构音评定 参照本套教材《言语疗法》。

7. 吞咽评定

(1)反复唾液吞咽测试:是一种由吞咽反射诱发吞咽功能的评定方法,取坐位或半卧位,检查者将手指放在患者的喉结处,让患者尽量快速反复吞咽,观察在 30 秒内患者吞咽的次数和活动幅度,正常吞咽喉结上下移动 2cm,越过手指。口腔干燥无法吞咽时,在舌面上注入 1ml 水后再让其吞咽,高龄患者 30 秒内完成 3 次即可。亦可在口腔和咽部用棉棒和冰水做冷刺激,观察吞咽的情况和吞咽启动所需要的时间。

(2)饮水试验:方法是要患者坐位,像平常一样喝下 30 毫升的温水,然后观察和记录饮水时间,有无呛咳,饮水状况等。

(3)吞咽功能辅助检查:电视荧光放射吞咽功能检查、电视内镜吞咽功能检查及其他辅助检查,参照本套教材《言语疗法》。

8. 认知功能评定 简明精神状态检查法分别初步判定患者的定向能力中的时间定向、空间定向,语言能力中复述、命名、理解指令、表达能力,技能命中的瞬间记忆、短时记忆。Rivermead 行为记忆能力测试是一个侧重日常记忆能力的检查,主要检测患者对具体行为的记忆能力。韦氏成人智力量表内容包括语言量表和操作量表两部分,共 11 个分测试。

(二)日常生活活动能力评定

常采用评定量表为 Barthel 指数或改良 Barthel 指数,和功能独立性评定量表。参照本套教材《康复评定》。

(三)心理功能评定

临床中帕金森病患者常见的消极情绪主要有抑郁和焦虑,常用汉米尔顿抑郁量表和汉密尔顿焦虑量表进行评定,具体内容参考《康复功能评定学》相关章节。

(四)综合评定

采用统一帕金森病评分量表评定。该量表系统,观察项目多,比较精细,现已广泛应用于帕金森病的临床研究和疗效评估,内容包括精神、行为和情绪,日常生活活动、运动检查、治疗的并发症四项。评分越高说明功能障碍程度越重,反之较轻。

考点提示
帕金森病的康复评定

三、功能障碍

1. 运动功能障碍 主要表现为肌张力增高造成的肌强直、静止性震颤。

2. 语言功能障碍 表现为构音障碍,说话缓慢、语调变低,发音单调,吐字不清等。

3. 吞咽障碍 口水过多、流涎,吞咽活动减少。

4. 精神障碍　抑郁、焦虑、认知障碍,晚期可能出现智力衰退甚至痴呆。

5. 其他　自主神经功能障碍如便秘、体温及出汗异常、直立性低血压等。

四、康复治疗

(一)原则

1. 综合治疗原则　需合理、综合应用各种治疗措施。尤其继发性患者应积极治疗原发病,药物治疗结合各种功能训练,消除焦虑不安、恐惧、抑郁、消极的不良情绪,才能获得较满意和长期的疗效。

2. 节约能量原则　应采用多种代偿策略,避免抗阻运动,掌握松弛方法,减少疲劳发生。

3. 维持治疗原则　需给予长期维持治疗。患者及家属需同时参与训练,学会正确的躯干及四肢运动、颜面运动、行走,才能尽可能地延缓病情发展,延长病程。

(二)目标

1. 合理选用运动疗法、作业疗法和理疗,减轻和控制症状,推迟左旋多巴类药的应用,延缓病情的发展。

2. 改善关节活动度,特别是伸展方面,预防挛缩和纠正不正常姿势。

3. 通过功能锻炼,学会松弛训练,预防或减轻失用性肌萎缩及无力,维持或改善耐久力以及躯体允许范围的功能,提高肢体运动以及平衡、协调功能,改善步态。

4. 教会代偿策略,指导患者掌握独立安全的生活技巧,防止和减少继发性损伤。

5. 帮助患者和家属调整心理状态。

6. 维持或增加肺活量及言语、吞咽能力,通过作业疗法,尽量保持或提高日常生活活动能力,促进患者回归家庭和社会。

(三)方法

1. 松弛训练　肢体僵硬是帕金森病的一个典型特征,临床上用摇动或转动椅子来降低肌强直,也可以在垫子上完成缓慢有节奏地转动运动。可运用本体感觉神经肌肉促进技术(PNF),有节奏的进行,从被动帮助到主动运动,逐渐扩大运动幅度,具有松弛肌强直作用,还能克服因少动带来的损伤效应。

需要注意的是,动作要缓慢,转动时要有节奏;从被动转动到主动转动;从小范围到大范围转动;患者没有被牵拉的感觉,只有松弛的感觉。

2. 姿势矫正练习　本病患者头部躯干前倾,肩关节内收,肘关节屈曲,关节伸直,前臂内收,髋关节和膝关节弯曲,可对照镜子让患者通过视觉矫正自我矫正。训练的重点放在活动伸肌上。训练期间,鼓励患者呼吸运动配合,增加胸部扩张。也可以做持棒体操进行矫正。

3. 关节活动度训练　主要关节部位是颈、肩、肘、腕、指、髋、膝关节,训练每天都要进行,一般采取主动或被动的方法,重点是牵拉缩短的、绷紧僵直的屈肌,防止挛缩的发生,维持正常关节活动度。要注意避免牵拉引起疼痛;注意骨质疏松的可能,防止造成骨折;避免用力过大或活动过度造成软组织损伤。

4. 平衡训练　在进行体能训练时,治疗师应有意识地在以上 3 种体位下做重心前、后、左、右转移训练,逐渐增加训练的复杂性,扩大重心转移的范围或附加上肢作业。

5. 面部动作训练　促进面、舌肌肉运动也是运动康复训练中的重要目标。一般使用按摩、牵拉及语言指令,也可通过冰块刺激,促进肌肉的运动。如果进食困难,应做下颌、面部及面颊部运动训练,从而提高进食咀嚼功能,注意与颈部控制训练结合。具体动作有皱眉、闭眼、鼓腮、露齿、吹口哨、微笑、撅嘴等。

6. 头颈、躯干、上下肢活动训练

（1）治疗师与患者相对而坐，让患者模仿治疗师上、下肢之间的交互运动。

（2）患者模仿治疗师动作，坐位，伸一侧下肢，双上肢在另一侧的头外侧击掌，然后交换另一侧。

（3）上下肢反向运动。

（4）上肢摆动和躯干旋转训练：左侧肩和上肢向前摆，右侧向后摆，反复进行。幅度可以逐渐加大，但不可失去平衡。

7. 步态训练

（1）训练的目的是加快启动速度和步行速度，加大步幅及步伐基底宽度，确保躯干和上肢摆动之间的相互交替的协调，确保重心的顺利转移及步态中足跟 - 足趾的顺序触地运动；确保行走的稳定性。

（2）按节奏或指令加快启动速度和步行速度。步行前可做立足跟离地训练：患者双手持棒，双上肢先向右侧摆动，躯干向右旋转，重心转至右足，左足抬离地面，然后向相反方向运动，反复进行。

（3）行走时步幅及宽度控制，可通过在地板上加设标记来进行。在前方设置 5~7.5 厘米高的障碍物，让患者行走时跨步，避免小碎步。

（4）重心的前后移动训练：患者站立，左足向前迈出一小步，双手前推，将重心充分转移至左足，右足离地或右足尖着地，然后重心向后移至右足，左足离地或左足跟着地，如此缓慢地反复进行。

（5）转弯训练：帕金森病患者一般转身困难，而且常被自己绊倒。患者在行走中变换方向时常出现手足不协调，所以治疗师应及时给予提醒、帮助矫正，并专门给予练习。有两把相距2m的椅子，让患者按照治疗师的指令，绕椅子做"8"字行走，指导患者双足分开至肩宽，不交叉双足来改变方向。

8. 呼吸训练 教会患者深呼吸训练，增大胸的移动和改变肺活量，强调用胸式呼吸。呼吸训练可与姿势训练中 PNF 手法双侧对称对角屈曲和伸展运动模式相结合。方法：为患者穿着宽松衣服，环境安静的地点，仰卧位，身体的姿势尽可能的舒适，双手放在胸壁上，闭上眼睛，深而缓慢的呼吸，并将注意力集中在呼吸声上，放松胸壁紧张的肌肉，用鼻吸气，减轻手部的力量，用口呼气，呼气后期双手逐渐压迫胸壁，随后放松，连续做此训练 5~15 分钟。

9. 日常生活活动训练

（1）穿脱衣服：要鼓励患者自己完成穿衣、系鞋带、系纽扣、拉拉链等日常活动，应选择重量轻、舒适、保暖耐寒、穿脱容易的衣服，以提高患者穿脱衣服的能力。要选择穿脱方便、舒适、支撑好、鞋底摩擦力大、有弹性的鞋子，增加步行的稳定性。治疗中要指导患者选择安全省力舒适的体位和技巧完成穿脱衣服。

（2）个人卫生：选择舒适安全的体位洗澡，握牙刷梳子困难时可以增加把柄直径，或使用电动牙刷。可以选择一些辅助具帮助患者洗澡、梳头、剪指甲、剃胡须等，为防止洗澡时地滑摔倒，可以铺防滑地毯，在浴室周围安装扶手。

（3）移动和转移

1）坐、站转移：选择最适合患者身体放松、进食、伏案工作高度的椅子，椅背牢靠可以支撑头部，有支撑前臂、方便撑起的扶手，从椅子上转移困难者，可以适当升高椅子后腿高度。

训练坐下时,患者背对椅子,大腿后部触及椅子前缘,双手扶住椅子扶手支撑身体向后坐下;训练站起时,将臀部移至椅子前缘,头向前移,双足稍分开,膝屈曲向前,双手支撑推压扶手站起。

2)床上转移:床的高度要适当,床垫硬度适中,睡衣要轻便。先向翻身的方向移动头部,然后屈膝腿,用足支撑床面,转向侧的对侧的手跨过躯干,用力抓住转向侧床边,随着骨盆的转动完成翻身。

10. 中医传统康复治疗 参见第一章第七节。

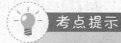

考点提示

帕金森病的康复治疗原则、目的、方法

五、健康教育

对于高危人群需密切监护随访,定期检查,并加强健康教育,重视自我防护。对接触有毒物质的作业人员应加强劳动防护。老年人应注意增强体质,延缓衰老。

六、功能结局

目前尚无根本性治疗方法,无法治愈,生存期5到20年。初期若能得到及时诊断和正确治疗,多数患者在疾病的前几年可继续工作,生活质量较好,中期后逐渐丧失工作能力,疾病晚期,由于严重的肌强直、全身僵硬、活动困难,最终导致卧床不起,常死于肺炎压疮等各种并发症。

小结

帕金森病是一种慢性进展性疾病,属于中枢神经系统的锥体外系疾病,早期以肌张力增高引起的强直和震颤为主要表现,逐渐出现特征性的表现"面具脸"、"慌张步态"、"写字过小征"、"冻结足"以及各种自主神经功能障碍,在学习过程中要注意掌握这些标志性特征,康复过程中以松弛训练为主,同时兼顾日常生活活动能力的训练,保持患者的日常生活活动能力延缓残疾的发生。

目标测试

A 型题

1. 关于僵硬的定义哪项是正确的
   A. 是一种由牵张反射高兴奋性所致的、以速度依赖的紧张性牵张反射
   B. 是主动肌和拮抗肌张力同时增加,使得各个方向的关节被动活动主力均增加的现象
   C. 是一种以张力损害、持续的和扭曲的不自主运动为特征的肌肉运动亢进性障碍
   D. 肢体处于关节频繁的过度伸展而易于移位的现象
   E. 肌张力高于正常静息水平的现象

2. 帕金森病康复治疗的内容**不包括**
   A. 关节活动训练　　B. 肌力训练　　C. 姿势训练
   D. 浅感觉训练　　E. 平衡功能训练

3. 属于放松训练的是

A. 瑜伽　　　　　　　　　B. 肌力训练　　　　　　　　C. 关节活动度训练

D. 关节松动术　　　　　　E. 有氧训练

4. 最适合缓解帕金森病的放松训练是

A. 对比法　　　　　　　　B. 交替法　　　　　　　　　C. 暗示法

D. 下垂摆动　　　　　　　E. 放松体操

（李　方）

第五节　阿尔茨海默病

学习目标

1. 掌握：阿尔茨海默病的定义、认知功能评定及训练方法。
2. 熟悉：阿尔茨海默病的主要功能障碍、临床表现。
3. 了解：阿尔茨海默病的病因、病理。

案例

男，75 岁，于 1 年前开始出现记忆力减退，反应迟钝，言语表达费力，四肢肌张力增高。逐渐出现不识亲人，神志恍惚，自言自语，甚至出现幻视幻听，二便失禁，生活不能自理。饮食、睡眠差，定向力、记忆力、判断力、计算力明显减退。CT 提示脑萎缩。

请问：1. 这种疾病会引起哪些功能障碍？
　　　2. 这种疾病能否根治，康复治疗方法有哪些？

一、概述

（一）定义

阿尔茨海默病（AD）即老年性痴呆，是一种进行性、发展性、致死性神经退行性疾病，临床表现为认知和记忆功能不断恶化，日常生活能力进行性减退，并有各种神经精神症状和行为障碍。

（二）病因与病理

本病病因及其发病机制目前尚不完全清楚，但年龄增高是重要的危险因素；遗传因素方面发现，本病在某些家族中有遗传倾向，为常染色体显性遗传；另外，神经因子缺乏、机体自身免疫异常等亦可能导致阿尔茨海默病。病理改变主要为大脑皮质弥漫性萎缩，沟回增宽，脑室扩大，神经元大量减少，并可见老年斑，神经元纤维结等病变。

（三）临床表现

通常起病隐匿，病程为持续进行性，一般无缓解。

1. 认知功能障碍　有记忆障碍、语言障碍、失用、失认以及计算、判断、概括、综合分析、解决问题等执行功能障碍。

2. 非认知性神经精神症状　常表现为焦虑、抑郁、淡漠、妄想、幻听、视幻觉、睡眠障碍、冲动攻击、行为怪异、饮食障碍、性行为异常等。

轻度痴呆一般没有明显的神经系统体征,少数患者伴有锥体外系体征,中度或重度患者常伴有头痛、偏瘫、失语、肌阵挛、步态障碍、二便控制失能、原始反射存在等。

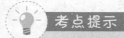

考点提示

AD定义、病因、病理、临床表现

二、康复评定

(一)痴呆程度筛查评定

1. 简易精神状态检查(MMSE) 是国内外应用最广泛的认知筛查量表,具有良好的信度和效度,对痴呆敏感度和特异性较高,对识别正常老人和痴呆有较高的价值。

2. 画钟表试验(CDT) CDT "0~4分法"是一个简单、敏感、易行的认知筛查量表,对痴呆筛查确诊率约为75%。

(1)方法:要求患者画一个表盘面,并把表示时间的数目字标在正确的位置,再命患者画上分时针,把时间指到某一时间等。

(2)记分:画一个封闭的圆1分;数字位置正确1分;12个数字无遗漏1分;分时针位置正确1分,4分为认知功能正常,3~0分为轻、中和重度的认知功能障碍。

(二)记忆功能评定

常使用的有韦氏记忆量表(WMS)、MMSE和波士顿命名测验,其中韦氏记忆量表是应用较广的成套记忆测验,共有10项分测验,可以对长时记忆、短时记忆和瞬时记忆进行评定。

(三)知觉障碍评定

见第一章第七节。

(四)日常生活活动能力评定

主要包括基本日常生活能力(BADL)和复杂的工具性日常能力(IADL)两部分,国内多采用日常生活活动量表进行评估,该量表是常用的评价老年人日常生活能力的工具,共含20项测验内容,其中前8项检测BADL功能,后12项评估IADL能力,具体见表2-12。

表2-12 日常生活活动能力量表(ADL)

项目	评分
吃饭	1 2 3 4
穿脱衣服	1 2 3 4
洗漱	1 2 3 4
上下床、坐下或站起	1 2 3 4
室内走动	1 2 3 4
上厕所	1 2 3 4
大小便控制	1 2 3 4
洗澡	1 2 3 4
自己搭乘公共汽车(知道乘哪一路车,并能独自去)	1 2 3 4
在住地附近活动	1 2 3 4
自己做饭(包括生火)	1 2 3 4
吃药(能记住按时服药,并能正确服药)	1 2 3 4
一般轻松家务(扫地,擦桌)	1 2 3 4

续表

项目	评分
较重家务（擦地擦窗,搬东西等）	1　2　3　4
洗自己的衣服	1　2　3　4
剪脚趾甲	1　2　3　4
购物	1　2　3　4
使用电话	1　2　3　4
管理个人钱财	1　2　3　4
独自在家（能独自在家待一天）	1　2　3　4

每项4级,1分=独自完成,2分=有些困难,尚能自己完成,3分=需要帮助,4分=无法完成,总分20~80分,分数越高,能力越差。

（五）社会参与能力评定

包括评价患者参与各种社会活动的情况,包括工作、社交以及参与各种娱乐活动等,临床上常使用社会生活能力概况评定量表（RSSA）（表2-13）和社会功能调查表（FAQ）。

表2-13　社会生活能力概况评定量表（RSSA）

评定内容	评分
1. 上班或上学情况:与伤病前相同	是 20　　　　否 0
2. 参加社交活动（探访亲友等）	从不参加 0 极少参加 5 正常参加 10
3. 参加社团活动（工会、联谊会、学会等）	从不参加 0 极少参加 5 正常参加 10
4. 与别人进行文体活动（打扑克、下棋、参观旅行等）	从不参加 0 极少参加 5 正常参加 10
5. 与别人进行业余消遣活动（看电视、谈话、上公园、购物等）	从不参加 0 极少参加 5 正常参加 10

评分标准:根据总分评定,0分:社会生活能力重度障碍;≤20分:社会生活能力中度障碍;20~40分:社会生活能力轻度障碍;60分:社会生活能力正常。

（六）心理功能评定

使用汉密尔顿抑郁量表（HAMD）对焦虑躯体化、体重、认知障碍、日夜变化、迟缓、睡眠障碍、绝望感等7个因子进行评估,以便了解患者的抑郁症状。

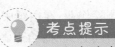

考点提示
阿尔茨海默病的功能评定

三、功能障碍

1. 认知功能减退　主要表现为智力衰退、记忆障碍、失用、失认及执行功能障碍。

2. 社会生活功能减退　日常生活活动能力障碍,以及由于认知、情感等障碍引起的社交功能障碍,会严重影响到患者参与社会的能力。

3. 非认知性神经精神功能减退　抑郁、焦虑、情感淡漠、冷漠等情感障碍;并可能伴有幻听、视幻觉、合并猜疑或妄想等,表现出语言攻击、身体攻击、行为怪异等活动异常。

四、康复治疗

（一）目标

改善患者的认知功能,减轻非认知性神经精神症状,提高其社会生活能力,延缓痴呆的发展。

（二）原则

1. 个体化治疗,综合康复训练。

2. 以提高生存质量为目标,充分发挥痴呆患者剩余的功能,重点改善生活自理和参加休闲活动的能力。

3. 支持照料者,提供、指导他们有关痴呆康复训练知识技术,在精神上关心他们,心理上鼓励他们。

（三）方法

重点在于改善患者肢体运动功能,增加身体平衡协调性,促进脑部血液循环,增加外界信息量摄入,从而改善患者运动功能。

1. 记忆功能训练　常用记忆功能训练方法有:联想法、背诵法、分解 - 联合法、提示法等。具体操作如下:

（1）视觉记忆:先将 3~5 张绘有日常生活中熟悉物品的图片卡放在患者面前,每卡可注视 5 秒,看后将卡收去,让患者用笔写下所看到的物品的名称,反复数次,成功后增加卡的数目。

（2）地图作业:在患者面前放一张大的、上有街道和建筑物而无文字标明的城市地图,先由治疗师用手指从某处出发,沿其中街道走到某一点停住,让患者将手指放在治疗师手指停住处,从该处我回到出发点,反复 10 次,连续两日无错误,再增加难度。

（3）彩色积木排列:用品为 6 块不同颜色的积木和一块秒表,以每 3 秒一块的速度向患者展示木块,展示完毕,让患者按治疗师所展示次序展示积木块,正确的记"+";不正确的记"–",反复 10 次,连续两日均 10 次完全正确时,加大难度进行。

2. 注意力训练

（1）猜测游戏:两个透明杯子和一个弹球,在患者注视下由治疗师将一个杯子扣在弹球上,让患者指出哪一个杯子中有弹球,无猜测错误后改用两个不透明的杯子,逐渐改用三个或更多的杯子。

（2）删除作业:在白纸中写满大写拼音字母或数字,让患者删除指定的字母或数字。

（3）时间感训练:给患者一块秒表,让患者按治疗师口令启动并于 10 秒内由患者停止它。然后将时间由 10 秒逐步延长至 1 分钟,当误差小于 1~2 秒时改为不让患者看表,启动后让患者心算到 10 秒时停止,然后将时间延长,到 2 分钟时停止。

（4）数目顺序:让患者按顺序说或写出 1 到 10 的数字,增加数字跨度,反复数次,成功后改为让患者按奇数、偶数或其他的规律说或写出一系列数字,并逐渐增加难度。

3. 思维训练

（1）指出报纸中消息:取一张当地报纸,首先问患者有关报纸首页的信息如大标题、日期、报纸名称等,如回答无误,再训练他指出报纸中专栏如体育、商业、分类广告等;回答无误后,再训练他寻找特殊的消息。

（2）排列数字:给患者三张数字卡,让他由低到高地将顺序排好,然后每次给他一张数字卡,让他根据其数值的大小插进已排好的三张之间,正确无误后,再给他几个数卡,问他其中有什么共同之处。

（3）问题状况处理:选择一个简单的活动,让患者自己说出或写出步骤,训练成功后,治疗师可向患者提出些需要他在其中做出决定的较难问题,看他如何解决。

（4）从一般到特殊的推理：指出一个项目，让患者尽量多地想出与该项目有关的细项。

（5）分类训练：给患者一张上面列有物品名称的单子，让他进行分类。

（6）定向能力训练：反复做环境的定向练习；置患者于人群集体之中，通过加强接触而减少其孤独的倾向，最终可能使失用的神经通路再次促通。

4. 失认症和失用症的作用训练　参见第一章第七节。

5. 中医传统康复治疗　参见第一章第七节。

> **考点提示**
>
> 阿尔茨海默病的康复目的、方法

五、健康教育

给予老年人调整饮食结构、改变生活方式、加强适度有规律的体育锻炼、进行良好的人际间交流等一系列健康教育措施，以期控制痴呆的进展。

六、功能结局

病程多为持续进行性，一般无缓解，病程约为 5~10 年，或更长时间，多死于肺部感染、泌尿系感染、压疮等并发症，预后不良。

 小结

　　阿尔茨海默病即老年性痴呆是一种进展性疾病，发病原因不明确，没有有效的预防措施和治疗方法，所以本病的健康教育尤为重要，要让老年人和家属都了解本病早期发现、诊断、治疗的积极意义。本病引起的功能障碍有多种，本章节的阐述以脑的高级功能为主，如认知、感知、言语、记忆、情绪等，在治疗和评定时还要兼顾患者本身的其他功能障碍，并且注意延缓社会功能的衰退。

目标测试

A 型题

1. 让患者从不同场景、不同角度、与不同人合影的照片中寻找他熟悉的人，属于
   A. 物品失认训练方法　　　　B. 色彩失认训练方法　　　　C. 面容失认训练方法
   D. 听觉失认训练方法　　　　E. 体觉失认训练方法

2. 躯体失认的训练方法是
   A. 感觉 - 运动法　　　　　　B. 关键词法　　　　　　　　C. 提供视觉
   D. 删除作业　　　　　　　　E. 自身参照

3. 老年痴呆症的康复治疗**不正确**的是
   A. 主要是进行语言和认知功能训练，提高患者的社会生活能力
   B. 主要是进行 ADL 训练，提高患者的家庭生活自理能力
   C. 只要老人尽量少接触社会，尽可能减少老人的家务劳动量，防止老人劳累或产生自卑
   D. 包括对家庭人员进行宣传教育，理解痴呆患者产生症状的一般知识，不致认为这些症状的出现是故意或无意的

E. 改善智能的药物治疗为主,康复治疗主要针对患者痴呆严重程度进行认知功能训练。

4. 老年性痴呆的治疗方法中,最**不常用**的是

    A. 药物治疗   B. 作业治疗   C. 手术治疗

    D. 认知训练   E. 心理治疗

B 型题

    A. 韦氏记忆量表   B. 删除试验   C. 失用症评定

    D. 触觉失认检查   E. 空间关系障碍检查

5. 患者四肢肌力检查正常,言语对答好,但不能用牙刷刷牙,用梳子梳头,应该首先考虑哪种检查

6. 患者家属反映经常丢三落四,说过的事情又忘记,出门后不能回家,不能找到回家的路,此时应首先考虑何种检查

(李 方)

第六节　周围神经损伤

学习目标

1. 掌握:周围神经损伤的定义、康复评定和康复治疗。
2. 熟悉:周围神经损伤的临床表现、功能障碍和康复目标。
3. 了解:康复治疗在周围神经损伤疾病中的作用、适应证和禁忌证。

案例

    男,21 岁,上臂上部摔伤,肘关节不能伸直,垂腕,前臂伸直则不能旋后,掌指关节不能伸直,指间关节屈曲,拇指不能背伸和外展处于内收位,肘关节、上臂和前臂后面、手背桡侧部位感觉障碍,虎口处最明显。

    请问: 1. 该患者应做哪些辅助检查?

            2. 应开展什么康复评定项目?

            3. 康复治疗有哪些方面?

一、概述

(一) 定义

周围神经损伤是指神经丛、神经干或其分支因受外力作用而发生的损伤,主要病理变化是轴突断裂导致其营养缺失,由近端向远端发生变性、解体。不同于周围神经病损的是:后者为内在疾病因素导致的轴突变性,且从远端向近端发展,又称为逆死性神经病。

(二) 病因及分类

本病病因可分为:牵拉损伤,如产伤等引起的臂丛损伤;切割伤,如刀割伤、电锯伤、玻璃割伤等;压迫性损伤,如骨折脱位等造成的神经受压;火器伤,如枪弹伤和弹片伤;缺血性损

伤;肢体缺血挛缩,神经亦受损;电烧伤及放射性烧伤;药物注射性损伤及其他医源性损伤。

按英国学者 Seddon 的分类法可分为:①神经失用:传导功能暂时丧失,神经纤维无明显改变。临床表现为运动障碍明显但无肌萎缩,感觉迟钝但不消失。②神经轴索断裂:神经内膜保持完整,该神经分布区运动和感觉功能部分或完全丧失。③神经断裂:功能完全丧失。

按澳大利亚学者 Sunderland 的分类方法可分为:① I 度损伤:同 Seddon 分类中的神经失用,轴突的连续性存在,可有节段性脱髓鞘,轴突传导丧失。② II 度损伤:同 Seddon 分类中的轴索断裂,轴突与髓鞘受损,神经内膜组织未受损。③ III 度损伤:神经纤维横断,神经束内神经纤维损伤而神经束膜完整。有自行恢复的可能,但多为不完全恢复。④ IV 度损伤:神经束损伤断裂,仅神经外膜保持完整,神经干的连续性仅靠神经外膜维持,需手术修复。⑤ V 度损伤:神经干完全断裂,失去其连续性。

（三）临床表现

1. 臂丛神经损伤 主要表现为神经根型分布区的运动、感觉障碍。臂丛上部损伤表现为整个上肢下垂,上臂内收,不能外展外旋,前臂内收伸直,不能旋前旋后或弯曲,肩胛、上臂和前臂外侧有一狭长的感觉障碍区。臂丛下部损伤表现为手部小肌肉全部萎缩而呈爪形,手部尺侧及前臂内侧有感觉缺失,有时出现霍纳综合征。

2. 正中神经损伤 第一、二、三指屈曲功能丧失;拇对掌运动丧失;大鱼际肌萎缩,出现猿掌畸形;示指、中指末节感觉消失。

3. 桡神经损伤 为全身诸神经中最易受损伤者,常并发于肱骨中段骨折。主要表现为伸腕力消失,呈"垂腕"典型病征;拇外展及指伸肌力消失;手背第一,二掌骨间感觉完全消失。

4. 尺神经损伤 第四和第五指的末节不能屈曲;骨间肌瘫痪,手指内收外展功能丧失;小鱼际萎缩变平,呈"爪形手"畸形;小指、环指感觉完全消失。

5. 坐骨神经损伤 坐骨神经完全断伤时,临床表现与胫腓神经联合损伤时类同。踝关节与趾关节无自主活动,足下垂而呈马蹄样畸形,踝关节可随患肢移动呈摇摆样运动。小腿肌肉萎缩,跟腱反射消失,膝关节屈曲力弱,伸膝正常。小腿皮肤感觉除内侧外,常因压迫皮神经代偿而仅表现为感觉减退。坐骨神经部分受伤时,股二头肌常麻痹,而半腱肌和半膜肌则很少受累。另外,小腿或足底常伴有跳痛、麻痛或灼痛。

6. 腋神经损伤 主要表现为运动障碍,肩关节外展幅度减小,三角肌区皮肤感觉障碍。三角肌肌萎缩,肩部失去圆形隆起的外观,肩峰突出,形成"方形肩"。

7. 腓总神经损伤 垂足畸形,患者为了防止足趾拖于地面,步行时脚步高举,呈跨越步态;足和趾不能背伸,也不能外展外翻;足背及小趾前外侧感觉丧失。

8. 腕管综合征 首发症状为手掌桡侧三个半手指麻木或疼痛,可牵涉到前臂伴随手腕部肿胀感,夜间加重,适当活动手腕可减轻症状。继则拇指外侧鱼际肌萎缩。

9. 面神经炎 病变多为单侧性,出现的面肌瘫痪系周围性面瘫,主要表现病侧面部表情肌瘫痪,额纹消失,不能皱额蹙眉,眼裂不能闭合或闭合不全;鼻唇沟变浅,口角下垂,露齿时口角偏向健侧,口角流涎,鼓气或吹口哨时漏气,食物易滞留于病侧齿颊间。面部感觉迟钝或麻木,鼓索以上面神经病变出现同侧舌前 2/3 味觉缺失;发出镫骨肌支以上受损时出现同侧舌前 2/3 味觉缺失和听觉过敏;膝状神经节病变除周围性面瘫、舌前 2/3 味觉障碍和听觉过敏外,还可伴有患侧乳突部疼痛,耳廓和外耳道感觉减退、外耳道或鼓膜疱疹等,称Hunt 综合征。

考点提示

周围神经损伤定义、病因、病理、分类、损伤程度、临床表现

二、康复评定

（一）生理功能评定

1. 感觉功能评定 包括浅感觉（痛、温度、触觉）、深感觉（位置、运动、振动觉）、复合感觉（皮肤定位、两点辨别、实体、图形觉）的检查。请参看第一章第七节。

周围神经损伤后感觉功能恢复的评定可参考英国医学研究会 BMRC 分级评定表（表 2-14）。

表 2-14 周围神经损伤后感觉功能恢复评定表

恢复等级	评定标准
0级（S0）	感觉无恢复
1级（S1）	深感觉恢复
2级（S2）	痛觉和触觉部分恢复
3级（S3）	痛觉和触觉恢复、感觉过敏消失
4级（S3$^+$）	感觉达到 S3 水平、两点辨别觉部分恢复
5级（S4）	完全恢复

2. 运动功能评定

（1）肌力评定：常用徒手肌力检查法（manual muscle testing, MMT），按 0~5 级肌力检查记录并与健侧对比。肌力 3 级以上者可用器械检测。

（2）关节活动范围测定：包括各轴位的各关节主动及被动活动范围的测量，并与健侧对比。

（3）患肢周径的测量：用尺或容积仪测量并与健侧对比。

（4）运动功能恢复等级评定：适用于高位神经损伤者（表 2-15）。

表 2-15 运动功能恢复等级评定

恢复等级	评定标准
0级（M0）	肌肉无收缩
1级（M1）	近端肌肉可见收缩
2级（M2）	近、远端肌肉均可见收缩
3级（M3）	能进行所有运动，包括独立的或协同的运动
4级（M4）	所有重要肌肉可抗阻力收缩
5级（M5）	完全正常

3. 反射检查 如桡骨骨膜反射、踝反射等，须患者充分配合并双侧对比。

4. 自主神级功能检查 常用发汗试验，无汗表示神经损伤，恢复早期为多汗。如 Minor 淀粉 - 碘试验、茚三酮试验。

5. 神经干叩击试验 因近侧断端再生时暂无髓鞘,予以体表的叩击或加压会引发其分布区疼痛、放射痛和过电感等过敏现象,即为 Tinel 阳性征。若局部出现刺痛并呈放射状为损伤部位反应,若从神经修复处出现痛麻感并有放射性,则是神经恢复的表现。

6. 周围神经电生理评定 具有诊断和功能评定的价值,能较好地反映神经肌肉所处的功能状态。

(1)直流感应电测定:根据阈值变化和肌肉收缩状况评定肌肉神经功能。

(2)强度 - 时间曲线:可判断肌肉有无神经支配以及神经有无再生。

(3)肌电图检查:一般在受损后 3 周进行,可判断失神经范围及程度、神经再生情况。

(4)神经传导速度测定:适用于感觉和运动神经评定,用以确定损伤部位。

(5)体感诱发电位:因灵敏度高,重复性好,可对损伤定量和定位。

(二)心理功能评定

如抑郁和焦虑自评量表

(三)日常生活活动能力评定

包括躯体的和工具性日常生活活动能力评定。前者常用 Barthel 指数、修订的 Kenney 自理评定等,后者选用功能活动问卷(FAQ)等。

(四)社会参与能力评定

可采用社会生活能力概括评定问卷、社会功能缺陷筛选量表、就业能力评定专用的功能评估调查表。

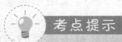
考点提示

周围神经损伤功能评定

三、功能障碍

(一)生理功能障碍

1. 感觉障碍 减退或消失、感觉过敏;麻木感、感觉异常及自发疼痛等。

2. 运动障碍 呈迟缓性瘫痪、肌张力低下、肌肉萎缩及肢体姿势异常等。

3. 反射障碍 表现为腱反射减弱或消失。

4. 自主神经功能障碍 为神经营养性改变,早期皮肤潮红或发绀、皮肤温度上升、干燥无汗;后期皮肤苍白、皮肤温度降低、指趾甲粗糙变脆。

(二)心理功能障碍

可有不同程度的抑郁,焦虑,情感脆弱等。

(三)日常生活活动能力受限

不同部位的损伤及损伤程度不同,可出现相应的活动能力下降。

(四)社会参与能力受限

患者融入社会生活环境有一定困难;参与集体活动受限;学习及工作因运动功能障碍产生一定程度的影响。

四、康复治疗

(一)目标

促进神经再生,防止肌肉萎缩,关节僵硬,肌腱挛缩,增强肌力恢复运动、感觉功能,最终恢复患者生活和工作能力,或矫形器代偿最大限度恢复其生活能力。

（二）原则

消除病因，减轻神经损伤，必要时配合手术治疗，尽早康复介入并采取综合措施改善功能障碍。

（三）方法

1. 损伤早期　损伤后 5~10 天，应针对病因尽快消除炎症、水肿以减轻对神经的损害，预防关节挛缩。

（1）受累关节保持功能位：以矫形器、石膏托、三角巾、夹板等处置。如腓总神经损伤后足下垂，用足托或矫形鞋将踝关节保持在 90° 功能位上可预防跟腱挛缩。

（2）运动治疗：受累肢体应在无痛范围内尽早做各关节全范围的被动运动，每天至少 3~5 次，各轴向的活动由 5~10 下 / 每次渐增至 10~20 下 / 次，功能部分恢复后尽早行主动运动以促进神经轴突再生。行吻合术者应充分固定后进行。

（3）肢体按摩：具有改善循环及关节活动度、减轻肿胀、防止粘连及下肢深静脉栓塞、延缓肌肉萎缩等作用。

（4）物理因子治疗：如超短波、激光等。可改善循环和营养代谢、提高免疫，消除炎症、促进水肿吸收及神经再生。

（5）肢体肿胀的处理：可采用抬高患肢、弹力绷带包扎、向心性按摩等方法。对固定的肢体做等长收缩运动及被动活动等。

（6）受累部位的保护：对于感觉障碍的部位须予以保护，如手套、袜子、护带、松软的鞋子等。

（7）药物治疗：如生长因子（NCF）、B 族维生素、复合辅酶等神经营养药。有感染者予以抗生素治疗。

2. 恢复期　本期的康复重点是促进神经再生、保持肌肉质量、增强肌力和促进感觉功能恢复，防止挛缩畸形，最大限度地恢复其功能，改善日常生活和工作能力，提高生活质量。

（1）促进神经再生：如神经营养药物、物理因子疗法、高压氧疗等。

（2）神经肌肉电刺激疗法：肌肉在失神经支配后的第一个月萎缩最快，应尽早实施并维持数月，通常选用三角波和调制中频治疗。

（3）运动治疗：以肌力训练为主，采用主动 - 助力、主动、抗阻运动法。肌电图显示多动作电位即可开始训练：肌力为 0~1 级者采用电刺激、电针、针灸、中枢冲动传递训练、被动运动、肌电生物反馈、等长收缩等方法；肌力为 2~3 级者进行主动 - 助力运动、主动运动及器械性运动，应注意避免肌肉疲劳；肌力大于 3 级行抗阻运动及速度、耐力、灵活性、小天使、协调性与平衡性专门训练。

针对关节活动障碍，采用被动牵伸和关节松动技术，并配合主动活动且不少于 20 分钟以维持牵伸效能。适度的疼痛可保证最佳效果，以次日疼痛消失为度。

（4）作业治疗：上肢作业有木工、编制、套圈、刺绣、拧螺帽等，下肢可进行踏自行车、缝纫机等练习。文艺和娱乐可改善心理状态。

（5）ADL 训练：上肢练习进食、梳头、穿衣、洗澡等活动，下肢踢球、踏自行车练习，以提高自理能力、为独立行走做准备。

（6）感觉训练：可参看第一章第七节。

（7）康复辅具应用：用以预防和矫正挛缩畸形，动力性矫形器还可辅助完成功能性活动、承重及功能代偿。如踝足矫形器、膝踝足矫形器。

（8）心理治疗：通过医学宣教、心理疏导等使患者了解疾病的性质、程度和康复方案以消除或减轻抑郁、焦虑等心理问题。

（9）手术治疗：如神经减压松解术、神经缝合术、神经和肌腱移动位术等。

（10）中医传统康复治疗：参见第一章第七节。

（四）常见周围神经损伤的康复

1. 臂丛神经损伤

（1）损伤早期

1）保持关节功能位：上臂丛神经损伤，以外展支架及腋下垫棉纱卷支撑、手部拇外展支具可预防肩关节内收、内旋和拇指内收挛缩，三角巾悬吊、肘关节屈曲 90°；下臂丛神经损伤，以支具保持腕关节功能位（背伸 20°~25°），手呈半握拳状。

2）按摩和被动、主动运动训练。

3）物理因子治疗：根据具体情况选择 2~3 种。①电疗法：超短波疗法 - 板状电极对置法，无热量，10~12 分钟 / 次，1 次 / 天，15~20 为一疗程；直流电碘离子导入疗法 - 对置或并置法，15~20 分钟 / 次，1 次 / 天，15~20 为一疗程。②光疗法：紫外线疗法 - 红斑量，1 次 /2~3 天，6~10 为一疗程；氦、氖激光或半导体激光沿神经走向穴位照射，3~5 分钟 / 次，1 次 / 天，5~10 为一疗程。③超声波疗法：移动法，强度 0.5~1.5W/cm²，15~10 分钟 / 次，1 次 / 天，10~15 为一疗程。

（2）恢复期

1）运动治疗：上臂丛神经损伤以肩关节和肩胛带肌肉运动为主；下臂丛神经损伤以拇指、示指屈伸，拇指、小指对掌，分指，肩胛带运动为主；全臂丛神经损伤则以被动运动为主，若有神经断裂者需外科处理。

2）作业疗法：如控制训练、磨砂板、指压分叉板、花片组装等。

3）促进感觉功能的恢复：①局部麻木、疼痛，可选用非皮质类固醇类消炎镇痛药；冷疗、热疗、超短波疗法、激光疗法、经皮神经电刺激疗法（TENS）、干扰电疗法等；交感神经节封闭治疗。②感觉过敏，予以脱敏疗法；感觉丧失，予以感觉重建即感觉训练。参见第一章第七节。

4）物理因子治疗：根据具体情况选择 2~3 种。①电疗法：神经肌肉电刺激疗法 - 首选曲线波或三角波低频脉冲法。以阴极为刺激电极，以肌肉明显收缩而无疼痛为度，避免波及邻近肌肉或引起过强收缩，以不引起过度疲劳为宜，1 次 / 天；超短波疗法 - 微热量，方法同损伤早期治疗；还可选用音频电疗法、直流电碘离子导入疗法、调制中频电疗法等。②光疗法如激光、红外线。此外还有超声波药物透入疗法、磁疗法、石蜡疗法、水疗法等。

2. 腋神经损伤　可采用外展支架或腋下垫一棉纱卷支撑肩关节以预防内收、内旋挛缩。

3. 正中神经损伤　以夹板固定掌指关节和指关节呈半屈状及拇外展位。同时进行屈腕、屈手指运动，拇指对掌及手臂的被动、主动运动。

4. 桡神经损伤　以伸腕关节固定夹板或动力型伸腕伸指夹板维持腕关节背屈、掌指关节伸直、拇指外展位。同时行腕关节背伸、前臂伸直旋后和手指被动、主动 - 助力和主动运动，重点训练伸腕、伸指功能。

5. 尺神经损伤　以阻挡夹板维持掌指关节屈曲至半握拳状，可预防小指、环指掌指关节的过伸畸形。行手指分合、伸直运动，第 5 指对掌的被动运动和主动运动。

6. 腕管综合征　急性期可药物消炎镇痛，腕部支托，以对掌支具使拇指维持外展位。同时行手、腕部放松训练，如握拳、放松、双手交叉环转、缓慢屈伸手腕等。

7. **坐骨神经损伤** 对于运动、感觉障碍者应佩戴支具或穿矫形鞋以维持踝足稳定,防止膝、踝关节挛缩和足内、外翻畸形。每日行跟腱牵伸、足背屈和跖屈的被动、主动 - 被动和主动运动。足趾伸展运动、足跟着地、足尖提起练习或足尖着地、足跟提起练习。穿矫形鞋行步态训练。行踏自行车、缝纫机等作业训练。

8. **腓总神经损伤** 穿戴足托或矫形鞋使踝关节保持 90° 位,每日行跟腱牵伸、踝背屈的被动运动、足趾伸展运动,逐渐过渡到主动 - 助力和主动运动及穿矫形鞋的步态训练。

9. **面神经炎** 原则是改善局部血液循环、减轻神经水肿、缓解神经受压、促进神经功能恢复。

(1)**急性期**:应用激素配合抗病毒及神经营养药。眼部用药及眼罩防护以避免角膜长期暴露引发感染。在茎乳孔周围以超短波、红外线理疗及局部热敷。

(2)感觉和运动功能有所改善后,应尽早开展表情肌训练,如对镜皱眉、闭眼、露齿、鼓腮、吹口哨等,配合按摩。可用碘离子透入疗法、针刺及电针治疗。

(3)**中医传统康复治疗**

1)**中药治疗**:依据辨证论治的原则参考用药,以疏风散寒、温经活络为主,可用九味羌活汤、桂枝汤、牵正散。

2)**针灸治疗**:常用穴位有风池、翳风、头维、阳白、太阳、下关、颊车、地仓、迎香、合谷等。

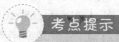

考点提示

周围神经损伤康复目的、方案

五、健康教育

有针对性的告知患者治疗的相关知识,教育并鼓励患者保持良好的心理状态,培养其战胜疾病的信心,树立正确的康复理念,积极主动地参与康复治疗。针对不同人群还应该加强骨折预防知识的宣教,如教育中老年人及儿童注意交通安全、行动安全,避免跌倒等意外情况。防寒避风保暖。科学合理补充营养。

六、功能结局

周围神经损伤为急性发病,创伤居多,积极治疗局部病灶,尽早康复介入可以取得比较好的功能恢复、尽可能减少残疾。

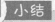 小结

周围神经损伤是以外力作用于机体为主所致,也可以是全身性疾患如代谢性、结缔组织疾病引发,准确定位最为重要,早期功能位的保持是关键,后期结合全面的康复包括传统康复手段,从局部和整体促进神经功能的恢复,保守治疗效果不满意可采用手术神经缝合、减压松解、移位等方法以期更好的改善功能。

 目标测试

A 型题

1. 在感觉功能恢复的评定中,痛觉和触觉恢复、感觉过敏消失属于

A. 1 级(S1)　　　　　B. 2 级(S2)　　　　　C. 3 级(S3)

D. 4 级(S3$^+$)　　　　E. 5 级(S4)

2. 在运动功能恢复的评定中,能进行所有运动,包括独立的或协同的运动属于

    A. 1 级(M1)   B. 2 级(M2)   C. 3 级(M3)

    D. 4 级(M4)   E. 5 级(M5)

3. 因近侧断端再生时暂无髓鞘,予以体表的叩击或加压会引发损伤神经分布区疼痛、放射痛和过电感等过敏现象,属于

    A. Tinel 征   B. Babinski 征   C. Oppenheim 征

    D. 墨菲氏征   E. 以上答案都不是

4. 上臂丛神经($C_5 \sim C_7$)损伤,影响最大的是

    A. 腋神经、肌皮神经   B. 桡神经   C. 尺神经

    D. 正中神经   E. 以上答案都不是

5. 下臂丛神经损伤后运动障碍为

    A. 上肢内侧面皮肤感觉障碍、手的功能障碍、不能伸屈手指

    B. 上肢内侧面皮肤感觉障碍、上肢近段肌肉瘫痪,肩外展外旋及肘屈曲障碍

    C. 上肢外侧面皮肤感觉障碍、手的功能障碍、不能伸屈手指

    D. 上肢外侧面皮肤感觉障碍、上肢近段肌肉瘫痪,肩外展外旋及肘屈曲障碍

    E. 以上答案都不是

6. 臂丛神经损伤早期的功能位维持应该是

    A. 肩关节适度外展、肘关节屈曲 90°、腕背伸 20°~25°、手呈半握拳状

    B. 肩关节适度外展、肘关节屈曲 90°、腕屈曲 20°~25°、手呈半握拳状

    C. 肩关节适度内收、肘关节伸展、腕背伸 20°~25°、手呈半握拳状

    D. 肩关节适度内收、肘关节伸展、腕屈曲 20°~25°、手呈半握拳状

    E. 以上答案都不是

7. 正中神经高位损伤(肘部及以上)的功能障碍为

    A. 前臂肌不能旋前,屈腕力下降,呈"猿手"畸形。

    B. 前臂肌不能旋前,伸腕力下降,呈"爪形手"畸形。

    C. 前臂肌不能旋后,伸腕力下降,呈"爪形手"畸形。

    D. 前臂肌不能旋后,屈腕力下降,呈"猿手"畸形。

    E. 以上答案都不是

8. 坐骨神经高位损伤的运动功能障碍为

    A. 股前部、小腿和足部肌肉全部瘫痪,不能屈膝,不能以足跟或足尖站立

    B. 股前部、小腿和足部肌肉全部瘫痪,不能伸膝,踝关节不能背屈

    C. 股后部、小腿和足部肌肉全部瘫痪,不能伸膝,踝关节不能背屈

    D. 股后部、小腿和足部肌肉全部瘫痪,不能屈膝,不能以足跟或足尖站立

    E. 以上答案都不是

9. 尺神经损伤后的运动功能障碍为

    A. 伸腕力弱,环指、小指远节指关节不能伸展而掌指关节过屈,呈"猿形手"

    B. 伸腕力弱,环指、小指远节指关节不能屈曲而掌指关节过伸,呈"猿形手"

    C. 屈腕力弱,环指、小指远节指关节不能屈曲而掌指关节过伸,呈"爪形手"

    D. 屈腕力弱,环指、小指远节指关节不能伸展而掌指关节过屈,呈"爪形手"

    E. 以上答案都不是

10. 桡神经损伤后的感觉障碍为
    A. 肘关节、上臂和前臂后面、手背桡侧部位感觉障碍,虎口处最明显
    B. 手掌桡侧三个半指感觉障碍,示、中指远节感觉消失
    C. 手掌面尺侧部,小指和环指尺侧半,小指、环指和中指背侧的一半感觉障碍
    D. 肩部及臂外上部感觉障碍
    E. 上肢内侧面皮肤感觉缺失

(马洪朝)

第七节 脑 性 瘫 痪

学习目标

1. 掌握:脑性瘫痪概念、康复评定、康复治疗方法。
2. 熟悉:脑性瘫痪的临床分型、临床表现及其主要功能障碍。
3. 了解:脑性瘫痪病因。

案例

患儿,52 个月,抬头、翻身、独坐、站立等运动均明显迟于同龄儿童,言语不清、字语少。康复评定:双上肢肩关节内收、内旋,肘关节屈曲和旋前,腕及手指屈曲;双下肢髋关节伸展和内收,膝及踝关节伸展,足及足趾趾屈并略内翻,扶立时足尖着地,大腿内收肌紧张,下肢呈剪刀步,右足为重。

请问: 1. 该患儿诊断为何病,如何分型?
2. 根据患儿功能评定情况指出其康复问题有哪些?
3. 试举例该患儿主要的康复治疗内容。

一、概述

(一)定义

脑性瘫痪(CP)是指在出生前至出生后一个月内,由于大脑尚未发育成熟,而受到各种损害或损伤所引起的非进行性、永久性、中枢性运动功能障碍和姿势异常综合征。同时往往伴有精神发育迟滞、癫痫、视听觉、语言、摄食等障碍。尽管脑性瘫痪的临床症状可随着年龄的增长和脑的发育成熟而改变,但其中枢神经系统的病变却是固定不变的。

(二)病因

1. 妊娠期因素 ①子宫内感染:巨细胞病毒、弓形虫病毒、风疹病毒等。②胚胎期中毒:如一氧化碳中毒、汞中毒等。③妊娠期疾病:如糖尿病、高血压等。④母亲与胎儿 Rh 血型不相容。⑤遗传因素。⑥其他:前置胎盘和先兆流产等以及放射线、有机汞等物理、化学因素的影响。

2. 围生期因素 ①难产导致的窒息、缺氧。②早产、过期产、剖宫产。③多胎、巨儿大、低体重儿。④颅内出血、核黄疸、低血糖。

3. 新生儿期因素 ①新生儿期脑炎、脑膜炎等直接造成脑损伤的疾病。②新生儿溶血、新生儿呼吸窘迫综合征、败血症,重度肺炎等。④脑外伤、一氧化碳中毒等。

(三) 临床分型

1. 根据运动障碍性质分类

(1) 痉挛型:最常见,约 60%~70%,主要损伤部位是大脑皮质运动区的锥体系统。其主要特点为肌张力增高,腱反射亢进,关节活动范围变小等导致的姿势异常和运动障碍,主要是屈肌张力增高。上肢典型表现为:肩关节内收,肘关节屈曲,前臂旋前,腕关节屈曲,掌指关节屈曲,拇指内收,其他指间关节掌屈。下肢典型表现为:髋关节屈曲内收内旋,膝关节屈曲,足跖屈,行走时由于大腿内收,足尖着地,呈剪刀样步态(图 2-10A)。躯干典型表现为:头、颈侧屈,背部扭曲可致脊柱畸形(图 2-10B)。

(2) 不随意运动型:病变部位在大脑深部基底核锥体外系统,核黄疸为隐匿病因。

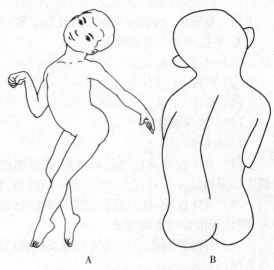

图 2-10 痉挛性脑瘫异常模式

1) 手足徐动型:约 20%。主要损伤部位是锥体外系统。主要表现为肢体或面部难以控制的不自主、不协调运动。不自主动作在紧张或激动的情绪状态下加重,安静状态下减少,入睡后则消失。常伴有流涎、咀嚼吞咽困难、言语障碍,通常还会导致平衡障碍。

2) 舞蹈动作:表现为肢体快速、不规则、无目的、不对称的运动。肌力减弱,肌张力普遍降低,各关节可过度伸直,膝腱反射常消失,感觉无障碍,时而改变的肌张力影响肢体动作的稳定性。

3) 震颤型:少见,主要是四肢的震颤,表现为在一个平面内不随意的,节律性颤动,可伴眼球震颤。静止时出现,自主运动时则消失。

(3) 弛缓型:主要表现为肌张力的低下,难以保持正常的体位。多见于脑性瘫痪的早期。幼儿期以后往往会发展为其他型,尤以手足徐动型多见。

(4) 共济失调型:少见。主要损伤部位为小脑。主要表现为平衡功能障碍,上下肢的不协调,辨距不良,步态不稳,多呈醉酒步态,容易跌倒。另可见头、手部的轻度震颤,眼球震颤最为常见。言语缺少抑扬声调,而且徐缓。

(5) 强直型:较少见,由锥体外系损伤所致,主要表现为肢体僵硬,活动减少。被动运动时,伸肌和屈肌都有持续抵抗,因此肌张力呈现铅管状或齿轮状增高。无腱反射亢进,常伴有智力落后、情绪异常、言语障碍、癫痫、斜视和流涎等。

(6) 混合型:指脑瘫某两种类型或某几种类型存在于一个患儿的身上。如痉挛型脑性瘫痪的患儿同时伴有手足徐动的表现。

2. 根据瘫痪部分分类

(1) 单瘫:较少见,指一个肢体的瘫痪。

(2) 双瘫:约 10%~15%,四肢均受累,但双下肢受累明显重于双上肢。

(3) 截瘫:约 20%~30%,指双下肢的截瘫。临床上指双瘫的轻症,其躯干和上肢也存在一定问题,只是相对下肢而言症状不重。

（4）偏瘫:约 20%~30%,指一侧上下肢的瘫痪,尤其是上肢的障碍较重,另一侧则正常。

（5）三肢瘫:指三个肢体的瘫痪或四肢瘫的不完全型。

（6）四肢瘫:指四肢均受累,四肢瘫痪程度无明显差别,或双下肢受累略重于上肢。

（7）双重瘫:约 30%~40%,四肢均受累,但双上肢受累明显重于双下肢。

3. 根据病情严重程度分类

（1）轻度:生活完全自理。

（2）中度:生活部分自理。

（3）重度:生活完全不能自理。

（四）临床表现

1. 出生后 1~6 月内

（1）身体发软及自发运动减少:这是肌张力低下的症状表现,在出生后一个月内即可见到。如果持续 4 个月以上,则为重症脑损伤,智力低下或肌肉系统疾病的表现。

（2）身体发硬:这是肌张力亢进的症状表现,在一个月时即可见到。如果持续 4 个月以上,则具有重要的诊断意义。

（3）对外界刺激反应迟钝及无反应:这是智力低下的早期表现。

（4）头围异常:头围是脑的形态发育的客观指标,脑损伤儿往往有头围异常。

（5）体重增加不良、吸吮无力。

（6）固定姿势:往往是由于脑损伤使肌张力异常所致,如角弓反张、蛙位、倒"U"字形姿势（图 2-11）等。在生后一个月就可见到。

（7）手握拳:如果 4 个月还不能张开,或拇指内收,尤其是一侧上肢存在,有重要诊断意义。

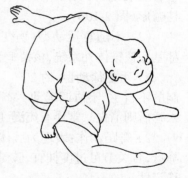

图 2-11 倒"U"字形姿势

（8）身体扭曲:3~4 个月的婴儿如有身体扭曲,往往提示锥体外系损伤。

（9）头部控制不良:如 4 个月俯卧不能抬头或坐位时头不能竖直,往往是脑损伤的重要标志。

（10）斜视:3~4 个月的婴儿存在斜视及眼球运动不良时,提示有脑损伤的存在。

（11）不能伸手抓物:如 4~5 个月不能伸手抓物,可诊断为智力低下或脑瘫。

2. 出生后 6~12 个月

（1）不能翻身:6 个月以后还不能翻身,有诊断意义。

（2）不能使用下肢:6~7 个月不能使用下肢短暂地支撑体重。

（3）不能使用单手:7~10 个月不能使用单手抓玩。

（4）指对指的精细动作不灵活:如捏小东西时指对指不协调,在 7~10 个月出现有诊断意义。

（5）不能独坐:7 个月不能独坐。

（6）不能独站:10 个月不能独站。

（7）尖足站立:10 个月存在尖足站立。

（8）不能迈步:13~15 个月以后,还不会迈步。

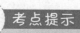
考点提示

脑性瘫痪定义、病因、
临床分型、临床表现

二、康复评定

(一) 一般生长发育程度评定

包括体格发育评定、精神心理状态以及智力评定。

(二) 运动功能评定

1. 粗大运动发育 对粗大运动发育的评定,可选择 Peabody 动发育量表(PDEMS)和脑瘫儿童粗大运动功能评估量表(GMFM)。其中 GMFM 是用来评价脑瘫患儿在康复治疗中大运动功能状态改变的一种极有价值的评价法。它较敏感,能说明康复治疗的效果,不仅适用于脑瘫患儿,也适用于其他瘫痪患儿在康复治疗中的疗效评价。

2. 精细运动的发育 上肢的精细运动主要表现在手指方面的功能发育。上肢运动中主要的动作是把手伸向物体和放开物体。4 个月时一直握拳的手松开;6 个月时能用单手向目的物伸抓,能使物体在两手之间传递;8~9 个月时,传递更协调熟练,能分别用左右手同时拿着东西。一般在 10~12 个月完成拇指示指的捏抓动作(图 2-12)。手指的独立使用或分离运动需要 2 岁后才能实现。目前国内评价手功能常采用的是九孔柱测试,该评定方法能反映手的灵活性,具有可靠、有效、简便、省时和价廉的特点。主要器具为九孔柱板、小柱、容器、秒表。从拿起第一根小柱到拔出最后一根小柱放回到容器为止,记录每次操作的时间。先测利手,再测非利手,分别计时。

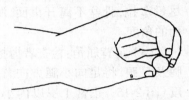

图 2-12 拇指、示指的捏抓动作

3. 肌力评定 临床上多采用徒手肌力检查,肌力分为 6 级(0~5 级)。

4. 肌张力评定 1 岁以上患儿目前多采用改良的 Ashworth 痉挛评定量表。但是年龄较小的患儿(一岁以下),其肌张力评定指标量化比较困难,可参考以下检查方法(表 2-16)。

表 2-16 一岁以下患儿参考肌张力评定分类表

检查方法			评定	
			肌张力增强	肌张力低下
安静时	肌肉形态	望诊:肌肉的外观	丰满	平坦
	肌肉硬度	触诊:肌肉的硬度	硬	软
	伸展性	过伸展检查,被动检查	活动受限	关节过伸展
			抗阻力↑	抗阻力↓
活动时	摆动度	摆动运动检查	振幅减少	振幅增加
	姿势变化	姿势性肌张力检查	肌紧张	无肌紧张变化
	主动运动	主动运动检查	过度抵抗	关节过度伸展

5. 关节活动度评定 1 岁以内小儿可通过检查关节活动度了解肌张力情况。主要进行如下检查:

(1) 内收肌角:小儿仰卧,检查者握住其双膝关节使下肢保持伸直位,然后缓慢向两侧展开双下肢至尽可能大的程度,测量两大腿之间的角度(图 2-13)。1~3 月儿 40°~80°,4~6 月儿 80°~110°,7~9 月儿 100°~140°,10~12 月小儿 130°~150°。

(2) 腘窝角:小儿仰卧,屈曲大腿呈膝胸位,然后展开小腿使其尽量伸直,骨盆不离开床面,测量小腿与大腿之间的角度(图 2-14),1~3 月儿 80°~100°,4~6 月儿 90°~120°,7~9 月儿 110°~160°,10~12 月小儿 150°~170°。

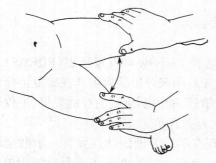

图 2-13　内收肌角(股角)

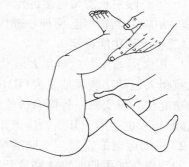

图 2-14　腘窝角

(3)足跟碰耳试验:小儿仰卧,扶小儿足部向同侧耳方向尽量牵拉,骨盆不离开桌面,测量足跟与髋关节的连线与桌面的角度。

(4)足背屈角:检查者拇指抵住小儿足底,其他手握住小腿及足跟,将足向小腿方向背屈,观察足背与小腿前面的角度(图 2-15),正常 1 岁以内小儿 60°~70°。小于此角说明肌张力偏低,大于此角说明肌张力偏高。

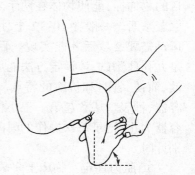

图 2-15　足背屈角

6. 平衡功能评定

(1)传统的观察法,如 Romberg 检查法。

(2)量表评定法,如 Berg 平衡量表、Tinnetti 量表及"站立 - 走"计时测试等。

(3)定量姿势图即平衡测试仪评定。

7. 步态分析　综合分析步态周期、关节角度变化的数据,能够比较客观地评价髋关节、膝关节、踝关节和骨盆的功能,对患儿的步行姿势得出正确的判断,从而指导康复训练。

(三)神经发育综合评定

神经发育综合评定主要针对各类反射和反应出现与消失的时机,以及反射和反应的表现状况。

1. 原始反射　在小儿出生时已存在,1 岁内相继消失,反射中枢在脊髓和脑干水平。持续阳性会造成异常的姿势、肌张力、和运动模式,阻碍正常的运动发育。原始反射的本质属于姿势反射。

(1)紧张性迷路反射(TLR):小儿头部在空间位置改变时,经迷路感受器传入脑干反射中枢而诱发。分别检查小儿仰卧位和俯卧位时的表现。头正中位,上下肢伸展。仰卧位阳性反射表现为小儿头后仰,肩关节缩,躯干呈弓状反张,若小儿全身伸肌张力增高,则呈完全的"伸展模式"。俯卧位阳性反射表现为头前屈,四肢屈曲,肩内收,双臂被压于胸部下面而不易被拉直,两手握拳,髋关节屈曲抬高,耻骨无法贴近检查台,全身屈肌张力增高时,呈现完全的"屈曲模式",正常 2 月内呈阳性,3~4 月仍不消失属异常,持续阳性阻碍运动发育,如抬头、翻身、坐、站和上肢活动等。TLR 阳性反射不仅出现在卧位,坐、站时也可表现出来。

(2)紧张性颈反射(TNR),小儿颈部关节和肌肉受到牵拉而引起的本体感受反射,反射中枢在脑干。

1）非对称性紧张性颈反射（ATNR）：检查时小儿仰卧，头居中，上下肢拉直，然后将小儿头转向一侧，阳性表现为小儿面朝向上侧的上下肢伸展，对侧上下肢屈曲，犹如"击剑"姿势（图2-16）。正常3~4月消失，持续阳性阻碍小儿头和四肢运动发育。

2）对称性紧张性颈反射（STNR）：将小儿从俯卧位抱起，将其头颈尽量前屈和背伸（图2-17）。阳性反射为：当将小儿头屈曲时，其上肢出曲、下肢伸展；当将小儿头伸展时，其上肢伸展，下肢屈曲。正常5个月左右消失，持续阳性影响小儿抬头、四肢运动发育，头和躯干的平衡能力。

（3）躯干侧弯反射：用手轻划背部脊柱旁2cm处的皮肤，从胛下角划至同侧髂棘，阳性反射表现为小儿躯干迅速弯向刺激侧。4月后消失，最迟6~8月。持续阳性不易取得坐位平衡。

（4）足跖屈反射：按压足底踇趾球部，足趾跖屈。9~10月后消失，持续阳性阻碍小儿站立和行走发育。

2. 自动反应（保护性反射） 脑瘫患儿各种保护性反射延迟出现或不出现。早期纠正的重要环节是调正反应，可以通过几个步骤基本操作实现。

（1）翻正反应：又称调正反应，除视觉调正反应中枢在大脑皮质外，其余均在中脑。调正反应是小儿头和身体位置在空间发生变化时，小儿头颈、躯干和肢体立即恢复到正常姿势和体位的反应。

1）颈旋转调正反应：仰卧位，头居中，上下肢伸展，将小儿头转向一侧，小儿整个身体随即向头旋转的方向侧转，正常在4个月内呈阳性，4个月后消失。

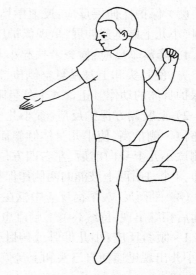

图2-16 非对称性紧张性颈反射

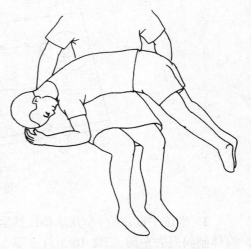

图2-17 对称性紧张性颈反射

2）头偏斜调正反应：小儿背向检查者，检查者双手扶持小儿两侧腋下，使小儿垂直悬空，然后慢慢将小儿身体向两侧倾斜至45°，正常6个月婴儿能在身体倾斜过程中不断调正头部位置，使头部竖正，两眼保持在同一水平。先蒙住小儿双眼进行测试，为迷路立直反应。去除蒙布测试为视性立直反应。

3）拉坐头调正反应：小儿仰卧，头居中，检查者双手握住小儿两侧手腕，慢慢将其拉起到坐位，正常3个月婴儿拉坐起时头抬起与躯干在同一平面，4个月后能主动屈颈，头抬起，6个月时有良好的头部调正能力。

（2）抬躯反应：检查者用手托起小儿胸腹部，使呈俯卧悬空位。4~5个月婴儿能抬头，躯干充分伸展，6~8个月小儿髋部也能充分伸展，头、躯干和双下肢大致处于悬空水平俯卧位。肌张力低下者，头、躯干、下肢不能伸展而呈倒U字形。痉挛型患儿则表现为抬头困难，上肢屈曲，下肢内收、交叉、僵直、踝跖屈。

（3）保护性伸展反应：反射中枢在大脑皮质。当小儿头、上身快速向前后、左右方向倾斜时，小儿上肢迅速伸展，呈现保护反应。一旦出现，持续终身。

1）降落伞反应：检查者扶起小儿两侧腋下将其抱起，然后突然将其头和上身快速送向前下方，使其头和上身呈悬空倒位，阳性表现为小儿立即伸展两臂和手指，双手臂似做向下的保护身体的动作。正常 6 个月呈阳性。

2）上肢侧方保护反应：置小儿坐位或扶坐位（扶持髋部），检查者轻推其一侧肩部或将其座位一侧抬高，使小儿身体倾斜而失去平衡，观察小儿上肢能否作出相应的保护反应，分别测试小儿上身向前后、左右四方位时的反应。正常 6 个月小儿有向前方的上肢保护伸展动作，8 个月时两上肢能向两侧作保护反应，10~12 月后两上肢能作出向后的保护反应。

（4）平衡反应：平衡反应中枢在大脑，正常小儿在卧、坐、站、走等活动中的平衡反应于 1 岁前后相继出现，持续终身。脑瘫患儿往往不能作出恰当的平衡反应。

1）倾斜反应：小儿仰卧或俯卧于平板上，慢慢抬高一侧平板，使小儿身体倾斜失去平衡，小儿出现迅速使自己头和上身偏移至抬高侧，且抬高侧上下肢出现向外伸展的平衡反应（图 2-18）。

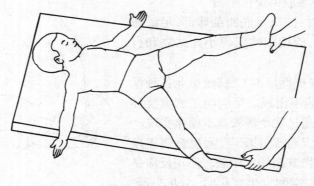

图 2-18　倾斜反应

2）坐位平衡反应：小儿坐位或扶坐，抬高一侧平板或平台，或轻推小儿一侧身体，使其身体倾斜失去平衡，正常 10 个月立即作出坐位平衡反应，头和上身弯向抬高侧，且该侧上下肢同时外展、伸展，从而恢复坐位平衡。

3）立位平衡反应：小儿站立或扶站于平板上，分别使小儿身体向前、后、左、右位失去平衡，前后倾斜时主动前后迈步，左右倾斜时一侧下肢向另一侧伸出，以支撑体重保持不倒。（当身体向右倾斜时，其右下肢立即跨移至左侧，向左时相反。当身体向前倾斜时，一侧下肢迅速后移一步，后仰时动作相反。）正常 15 个月时能作出向前方的平衡反应，18 个月能作出向左右方向的反应，24 个月作出向后方的反应。

（四）功能独立性评定

功能独立检查（FIM）包括 18 个项目并组成以下六个维度，FIM 能反映脑瘫儿童功能状态及残疾水平。

（五）日常生活活动能力评定

目前儿童多用的 ADL 评价量表是胡莹媛修定的，该量表包括 9 个部分：个人卫生动作，进食动作，更衣动作，排便动作，电器使用，认识交流动作，床上运动，移动动作，步行动作，共 50 项，评分按完成的程度每项有 2 分、1.5 分、1 分、0.5 分、0 分共 5 个评定级别，满分 100 分。

（六）智能精神行为评定

1. 智能损伤 评定方法主要有丹佛发育筛选测验、韦氏儿童智力量表和中国—韦氏幼儿智力量表、图片词汇测验、格赛尔（Gesell）筛查和诊断方法、适应行为测验等。对伴有严重视听觉、语言障碍和运动姿势异常的脑瘫患儿，可用临床观察判断等方法。

2. 精神行为评定 儿童神经心理量表测量，国际上被人们广泛应用的成套儿童神经心理量表有两种，即哈斯坦 - 瑞德儿童量表（HRCNB）和鲁尼利亚 - 尼布拉丝卡儿童神经心理量表。评定认知功能障碍的方法主要有认知评定成套检测、认知偏差问卷。儿童适应行为量表能有效地评价患儿的功能水平；适应商数采用量化形式，排除年龄因素的影响，有利于更客观地进行横向对比和康复前后纵向比较。

（七）言语功能评定

1. 语言发育评定 采用中国康复研究中心制定的S-S法进行语言发育迟缓检查，测查内容包括交流态度、符号、指示内容的关系（口语理解和表达）及基础性操作三部分。

2. 构音能力评定 采用中国康复研究中心制定的构音障碍检查法进行评定，包括构音器官运动检查和构音评定两部分。痉挛型双瘫患儿语言听理解与口语表达一致，痉挛型四肢瘫和手足徐动型脑瘫患儿听理解与口语表达发育分离，理解明显好于表达。手足徐动型、共济失调型和痉挛型四肢瘫患儿构音障碍突出。偏瘫患儿较少发生语言问题（见表2-17）。参见第一章第八节。

表 2-17 不同分型脑瘫患儿主要构音障碍特点

脑瘫类型	主要构音特点
痉挛型双瘫	语音偏低、语流稍短、轻度歪曲或置换性发音。口语表达发育不受阻
痉挛型四肢瘫	发音费力、语音低、语流短、较重的歪曲或错误性发音，口语表达发育受阻
手足徐动型	发声困难、语流短促、断续、语调异常、严重歪曲和错误性发音。口语表达发育明显受阻
共济失调型	语调单一、语速缓慢、发音费力和不准，口语表达发育轻度受阻

（八）感觉功能评定

包括视觉和听觉的测试，以及深、浅感觉的测定。

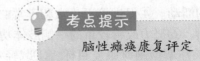
考点提示

脑性瘫痪康复评定

三、功能障碍

（一）生理功能障碍

1. 运动功能障碍

（1）运动发育落后或异常：主要表现在粗大运动和精细运动两方面。运动发育不能按照正常规律达到同一年龄段儿童运动发育的水平。

（2）肌张力异常：是脑瘫最常见的运动功能障碍。主要表现为肌张力过高、肌张力过低，肌张力波动，忽高忽低，肌张力不协调。

（3）反射及运动反应异常：主要表现为原始反应持续存在、病理反射的出现、复杂的运动反应迟钝或缺如。

（4）姿势异常：脑瘫患儿异常姿势多种多样，与肌张力异常、原始反射延迟消失有关。

2. 感觉功能障碍 通常要比运动障碍轻。

（1）视力缺损：主要见于患儿发生斜视，视力缺损等，患儿发生全盲的情况极其少见。

（2）听觉障碍：约有 20% 的脑性瘫痪儿童伴有听力受损。

（3）触觉障碍：见于某些偏瘫型患儿。

3. 言语障碍 30%~70% 的患儿有口吃、发音不清、失语等。

4. 认知障碍 脑瘫患儿在记忆、学习、集中精力方面多存在困难。约有 50% 以上的患儿伴有不同程度的智力障碍。

（二）心理功能障碍

主要表现为性格改变，如固执、反抗、多动、强迫行为、攻击行为甚至自我伤害。强迫行为常在患儿 2 岁时表现出来，主要表现为反复固有动作，同时有害怕情绪、遗尿甚至尿便失禁。

（三）日常生活活动能力受限

1. 进食困难 脑性瘫痪儿童由于吸吮反射受损，坐位平衡能力低下，上肢运动障碍以及口腔运动与吞咽不协调等，出现进食困难与饮水呛咳等问题。

2. 如厕困难 因运动量少，脑性瘫痪儿童可能出现便秘现象。同时，其进出厕所和保持蹲位或坐位平衡亦可出现困难。

3. 跌伤 由于患儿平衡能力反应差，较正常儿童容易跌倒受伤。

（四）社会参与能力受限

由于社交活动较少，多有退缩、孤独、不敢、也不善于主动与人交往。

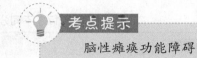
考点提示
脑性瘫痪功能障碍

四、康复治疗

（一）目标

主要目标就是要使脑瘫患儿在运动功能、精神功能上获得最大限度的康复，达到生活自理，为将来上学、参加社会活动、劳动和工作奠定基础。

1. 总体目标 ①防治畸形。②纠正肌张力使其趋于正常化。③鼓励对称性的活动和双手的活动。④促进接近正常和正常的运动和技能。⑤早期限制较轻侧肢体对较重侧肢体的代偿。⑥努力改善较重的一侧肢体功能。⑦鼓励儿童学做与日常生活有关的活动。

2. 痉挛型脑瘫康复目标 ①减轻痉挛。②阻止异常姿势和运动模式。③促进总体运动模式的分离。④尽量避免诱发 ATNR 等反射活动，尤其注意不可让患儿头持续地转向一侧。⑤应用反射性抑制技术（RIP 技术）。⑥预防肢体变形。

3. 不随意运动型脑瘫康复目标 ①增强头、肩胛带、躯干和髋关节的稳定性。②鼓励保持在不自主运动最少的位置上。③促进分段运动。④学会双手抓握以控制不随意运动。

4. 共济失调型脑瘫康复目标 ①提高膝立、站立和步行的平衡能力。②学会稳定的站立和步行。③控制不稳定地摇晃身体，尤其是双手。

5. 迟缓型脑瘫康复目标 ①促进自发运动出现。②提高肌力、肌张力，增加肌肉容积。

（二）原则

1. "三早"原则 早发现、早确诊和早治疗。

2. 综合治疗原则 利用各种有效的手段对患儿进行全面、多样化的综合治疗，除针对运动障碍进行治疗外，对合并的语言障碍、智力低下、癫痫、行为异常也需进行干预，还要培养其他面对日常生活、学会交往及将来从事某种职业的能力。

3. 个体化原则 应在遵循各型脑性瘫痪训练总目标的前提下,根据每个儿童的具体问题采取相应的措施,要遵循个体化的训练原则。

4. 促进适应原则 要了解患儿的心理特点,使儿童对治疗感兴趣,活动项目要多变,促进其主动参与活动的动机及适应性。

5. 持之以恒原则 脑性瘫痪的康复是个长期的过程,短期住院治疗不能取得良好的效果,许多治疗需要在家庭里完成,家长和医生密切配合,共同制订训练计划,评估训练效果,在医生指导下纠正不合理的训练方法,持之以恒,循序渐进。

（三）方法

1. 运动治疗

（1）控制关键点:关键点是指治疗师在患儿身上的特定部位进行调节,使患儿痉挛减轻,同时可促通正常姿势和运动的手法,Bobath 技术将这个特定部位称为关键点。关键点多选择在身体的近端,随治疗进展渐渐以被动保持来减少操作,并移向肘、手、手指、膝关节、踝关节、足趾远端部位,增多脑瘫患儿自己的意图性运动。

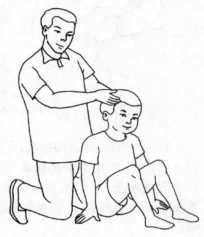

图 2-19 头部前屈

1）头部关键点的控制:①头部前屈(伴有肩胛带的屈曲)(图 2-19):使患儿头部前屈,可以使全身屈曲模式占优势,抑制伸展模式,促进屈曲姿势;②头部后伸(伴有肩胛带的伸展)(图 2-20):通过患儿头部后伸,可以使全身伸展占优势,抑制全身屈曲模式,促进伸展运动;③头部回旋(图 2-21):患儿头部向左或向右回旋,可抑制或破坏全身性伸展模式和全身性屈曲模式,诱导出体轴回旋,四肢的外展、外旋模式和内收、内旋模式。

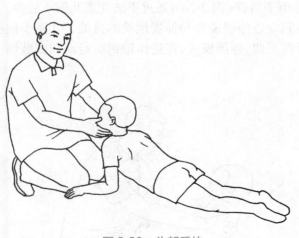

图 2-20 头部后伸

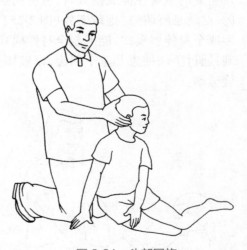

图 2-21 头部回旋

2）肩胛带关键点的控制:①肩胛带前突(图 2-22):治疗师双手握持患儿两肩胛带处并向前方推,或者向前方牵拉患儿的双上肢,使两肩胛带向前方突出。使全身屈曲模式占优势,能抑制头向后方过伸展的全身伸展模式状态,同时可促进上肢的伸展和各方向伸展的动作能力;②肩胛带后退(图 2-23):治疗师双手握持患儿两肩胛带处并向后方牵拉,使两肩胛带退向后方。这样可使全身伸展模式占优势,可以抑制因头部前屈形成的全身性屈曲状态,促进抗重力伸展活动。注意操作时,保持或操作双肩胛带,不要操作上肢,否则会使肩胛带的肢位发生变化。

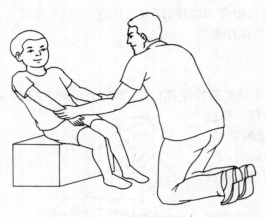

图 2-22 肩胛带前突

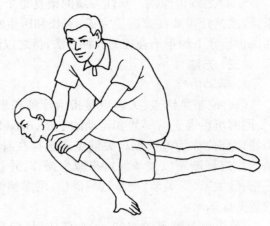

图 2-23 肩胛带后退

3) 肩关节关键点的控制:①肩关节内旋:使患儿前臂处于旋前状态,然后使两侧肩关节完全内旋,主要用于手足徐动等不随意运动型脑瘫,可抑制其全身伸肌的痉挛。不可用于痉挛型脑瘫患儿。②肩关节外旋:使患儿前臂处于旋后状态,然后使两侧肩关节完全外旋,主要用于痉挛型脑瘫,可抑制其全身屈曲模式,促进全身伸展。不可用于不随意运动型脑瘫患儿。

4) 躯干(脊柱)关键点的控制:①躯干前屈(图 2-24):脑瘫患儿若在仰卧位上呈现非常明显的全身性伸展模式时,可应用强制使躯干屈曲的手法,达到减少全身过度紧张的目的,这就是所谓的"抱球姿势(图 2-25)"。②躯干后伸(图 2-26):通过手法使患儿躯干后伸,形成全身伸展模式,能抑制全身性模式,达到促进伸展姿势和伸展运动的目的。③躯干回旋:通过手法使患儿躯干回旋,以破坏全身性屈曲、伸展模式,促进体轴回旋运动和四肢回旋运动。

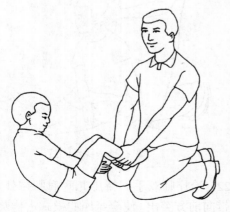

图 2-24 躯干前屈

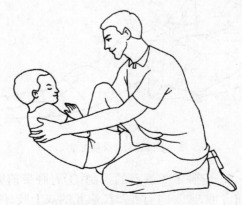

图 2-25 抱球姿势

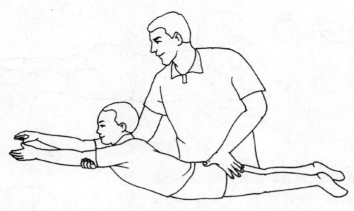

图 2-26　躯干后伸

5）骨盆带及下肢关键点的控制：①骨盆带前倾（图 2-27）：坐位训练时，使患儿骨盆带前倾，可使患儿上半身以伸展模式占优势，下半身以屈曲模式占优势；立位时，使患儿骨盆带前倾促进全身屈曲模式。②骨盆带后倾（图 2-28）：坐位训练时，使患儿骨盆带后倾，可使患儿上半身以屈曲模式占优势，下半身以伸展模式占优势；立位时，使患儿骨盆带后倾促进全身伸展模式。③下肢屈曲：使患儿下肢屈曲时，促进下肢外旋、外展及踝关节的背屈。④足趾背伸：使患儿足趾，特别是外侧的第 3~4 趾背伸时，可抑制下肢的肌肉痉挛，促进踝关节背伸及下肢的外旋、外展。

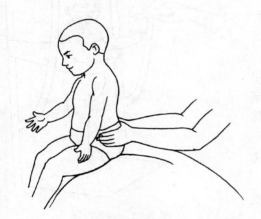

图 2-27　骨盆带前倾

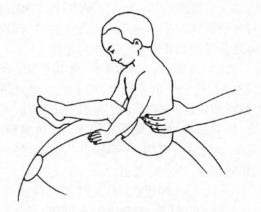

图 2-28　骨盆带后倾

 考点提示

　　CP 运动疗法中控制关键点的具体操作内容

　　（2）头颈部控制：①对痉挛型患儿操作：患儿仰卧位，护理人员双前臂轻压患儿双肩，双手托住患儿头两侧，使颈部伸展，再用双手轻轻向上抬起患儿头部。然后双手拉住患儿肘部，抬高上臂并外旋，拉起患儿。②对弛缓性患儿操作：将患儿俯卧位置于床上，利用声响等刺激，诱使患儿抬头，对症状严重患儿，可帮其抬头（图 2-29）。

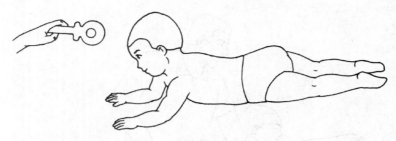

图 2-29 头颈部控制

（3）躯干旋转训练：患儿取得较好的头部控制能力后应立即进行躯干旋转训练。①上肢带动旋转：患儿仰卧位，下肢屈曲立位，固定下肢，双手交叉握住患儿上肢，使其上举，用力带动患儿从仰卧位旋转至侧卧位，同时，协助其完成头、躯干、骨盆和下肢的旋转；②下肢带动旋转：患儿仰卧位，双手分别握住患儿踝关节，左右交叉，用力带动患儿身体旋转至侧卧位，同时协助头、躯干和骨盆的旋转。

（4）爬行训练：①骨盆控制：患儿仰卧位，双下肢屈曲，护理人员协助其骨盆抬起；②支撑训练：使患儿俯卧于楔形垫上，逐渐训练肘支撑 - 前臂支撑 - 手支撑 - 手膝跪立位；③爬行训练（图 2-30）：初期，进行单肢训练，左手 - 右膝 - 右手 - 左膝，动作熟练后可逐步过渡到正常爬行动作与速度。

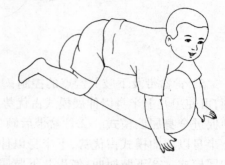

图 2-30 爬行训练

（5）坐位训练：①痉挛型：患儿坐位，脊背伸展，护理人员坐于患儿身后，双上肢从患儿腋下穿过，双臂顶住患儿双肩，两手分开患儿大腿，并使其外旋，按压患儿双膝，使下肢伸直。②弛缓型：为使患儿能坐位抬头挺胸，一手扶患儿胸部，另一手扶腰，相向用力，协助患儿坐位。

（6）站立训练（图 2-31）：双手扶住患儿的髋部，让双腿分开站立，当患儿站立训练较好时，可向侧方轻推患儿，使其学会重心的左右转移。也可以向前后方向轻推患儿，以训练站立平衡的能力。随着患儿站立平衡能力的改善，可将扶住患儿的肩部，增加其站立训练的难度。

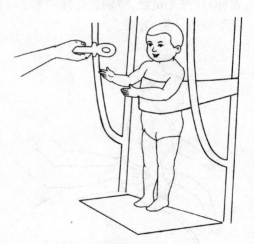

图 2-31 站立训练

（7）行走训练（图 2-32）：可以让患儿在平行杠中练习行走。也可提供学步车练习行走。当患儿行走能力改善，但仍然害怕跌倒时，可以用一条宽布带交叉系于其胸前，训练人员牵着布带，跟在患儿后面予以保护。

（8）抓握和伸手取物训练：①患儿的手常常紧

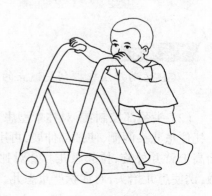

图 2-32 行走训练

握呈拳状,可以采用 Bobath 技术,用手轻轻敲击患儿手的外缘而使之松开。叩击的顺序是从小指到腕部。②患儿可以张开但抓握有困难时,可将物体放入其手中,帮助其屈曲手指抓握物体。③患儿能较好地抓握置于手中的物体后,应鼓励其伸出手去抓握物体。

2. 作业治疗 主要针对进食、穿衣、如厕等功能的训练。

（1）进食训练:进食是孩子最先发展的、满足自身需要的能力之一。

1）体位:进食时,患儿头部略向前倾,背部伸直、双侧肩内收、髋关节屈曲,双下肢略分开,膝关节屈曲略高于髋,双足底有所支撑。

2）口腔、舌及下颌的控制:控制口部功能,纠正流涎,增加唇、舌力量,增加咀嚼能力,控制伸舌、饮水等。

3）吞咽、咀嚼功能的训练:将食物放在口腔侧面,训练其拒绝功能。训练中出现咬合反射时,不能将勺强行拉出,应等待患儿自动松开,或轻轻将舌向下压,患儿则会松口。

4）选择适宜器具

（2）穿衣训练:选择宽大、简单的,能够容易分清左右、前后的衣服进行训练。可在保持坐位平衡的情况下进行训练。

1）若患儿为偏瘫型,宜先穿偏瘫侧。

2）如上肢有屈曲痉挛,应先对上肢进行缓慢的牵伸,然后在将其带入衣袖内。

3）如下肢伸直痉挛,可将双手置于患儿的下腰部并轻轻用力,使其上身前倾,髋、腿屈曲,然后再进行衣物穿着。

4）对于经常将衣服穿倒或穿错左右鞋的患儿,应在衣服和鞋子上做其能够识别的提醒标记。

（3）如厕训练:具备膀胱、直肠的控制能力是保证如厕训练取得成功的先决条件,患儿必须具备头部和躯干控制,用臀部坐住,膝部弯曲并分开,两脚平贴于地面才能独立坐于坐便器上,因此,适当的排便体位将有助于如厕训练取得成功。

3. 言语治疗 对脑瘫患儿的言语治疗主要包括控制全身的异常动作,构音器官训练（舌的训练、呼吸训练、吸吮训练和咀嚼训练),发声训练和言语沟通训练。

4. 物理因子治疗 常可采用水疗、蜡疗、红外线等,改善患儿感觉功能,减低肌张力,缓解痉挛。亦可配合生物反馈疗法、功能性电刺激和痉挛肌电刺激等治疗。

5. 矫形器及辅助器具的应用

（1）矫形器的选用:①手部矫形器:矫正拇指内收、腕关节掌屈等。②踝足矫形器:防止和矫正足的变形。③短下肢矫形器:矫正尖足、足内翻、足外翻等。④长下肢矫形器:支持体重,防止膝关节屈曲、挛缩,抑制膝关节过伸展,促进膝关节稳定。⑤髋关节矫形器:固定腰椎,限制腰椎的屈伸。⑥骨盆矫形器,防止髋关节过度伸展,限制髋关节内、外旋和过度内收或外展,防止髋关节屈曲挛缩,抑制髋关节不随意运动。⑦脊柱矫形器:体重的支撑,限制脊柱运动,脊柱对线的维持及矫正,缓解疼痛,防止进一步损伤,协助无力的肌肉,并预防和矫正畸形。

（2）辅助器具:包括坐位、立位、步行、移动、日常生活等不同用途的器具。

6. 心理治疗 ①与患儿建立良好的医患关系,固定治疗师,不要轻易更换。②多与患儿沟通交流,鼓励多与他人交往,消除恐惧心理,锻炼社交能力。③指导家长帮助患儿克服依赖心理,鼓励患儿自己动手做事,培养独立意识。

7. 其他 ①药物治疗:如脑神经营养药、肌肉松弛药、活血药等。②选择性脊神经后根切断手术(SPR 手术):是治疗痉挛性脑瘫的一种非常有效的方法。③中医传统康复治疗:参见第一章第七节。

考点提示

脑性瘫痪康复目标、原则、方案

五、健康教育

1. 预防宣教　坚持优生优育,积极开展早期产检。

2. "三早"原则　婴儿出生后,定期检查,如发现运动迟缓症状,应给予高度重视,充分做到早发现、早诊断、早治疗。

3. 家庭治疗　脑瘫患儿的治疗、护理,父母作用非常重要,父母不仅给予患儿正确指导和训练,还应帮助其树立康复信心。

4. 安全保障　在日常生活活动中,加强安全保护。①病床要求:对于脑瘫患儿的病床最好设有高护栏,以防止患儿坠床摔伤。②轮椅要求:轮椅性能良好,要经常检查,患儿坐在轮椅上需加安全约束带。③场所要求:训练场所要有扶手及软地毯,确保患儿安全。

六、功能结局

不同的神经肌肉及肢体受损会有不同的预后,通常以痉挛性偏瘫的患儿的运动功能预后最佳,几乎都可以独立行走及生活自理;四肢瘫患儿要视受损程度而预后不同,通常只有三分之一的患儿可以独立行走及生活自理,另三分之一需使用辅具协助步行,但仍有四分之一的患儿是无法步行的;徐动型患儿约有四分之三可以步行,共济失调型患儿也大多数可实现步行;迟缓性型患儿预后通常较差,大部分患儿都无法恢复步行能力。

 小结

脑瘫诊断早晚直接影响到对脑瘫强化训练的开始时间,而开始时间不同预后相差甚远,1 岁后开始训练的脑瘫,只能减轻残疾;6 个月前开始应用正确的程序和方法进行功能训练,可使多数孩子康复到基本正常,重症也能最大限度减轻残疾,对发生脑瘫等严重疾病几率更大的高危新生儿进行早期干预,还可明显降低脑瘫发生率、减轻脑瘫程度。

 目标测试

A 型题

1. 下列**不是**新生儿的触觉高度敏感部位的是
　　A. 嘴唇　　　　B. 前臂　　　　C. 手掌　　　　D. 脚掌　　　　E. 手背

2. 下列**不是**原始反射的是
　　A. 拥抱反射　　　　　　B. 手握持反射　　　　　　　　C. 桡反射
　　D. 紧张性迷路反射　　　E. 迷路反射

3. 3 个月以上的小儿关节伸展度检查,股角应
　　A. >70°　　　　B. >60°　　　　C. 60°~70°　　　　D. <70°　　　　E. >50°

4. 智力低下的康复评定量表**不包括**
　　A. 格塞发育量表　　　　　　　　　　B. 丹佛发育筛选测验
　　C. 功能独立性评定测量表　　　　　　D. 韦氏儿童智力量表

E. 瑞文渐进模型测验

5. 脑性瘫痪最常用的康复方法

    A. 神经发育疗法   B. 手术疗法   C. 针灸疗法

    D. 药物疗法   E. 推拿技术

6. 下列有关生长发育渐进性表现**不正确**的是

    A. 发育的次序从头逐渐向下肢

    B. 小儿活动时先学会放下、坐下及停步,后才学会抓握、站起、往前走等动作

    C. 小儿的活动先臂后手、先腿后脚,躯干的生长先于四肢

    D. 动作发育上,先抬头,继而抬胸、坐起、站立

    E. 以上均错误

7. 关于认知发育过程中注意力发育说法**不正确**的是

    A. 注意是认知过程的开始,分无意注意和有意注意两种形式

    B. 3 岁以前的注意基本属于无意注意

    C. 3 岁以后开始发展有意注意

    D. 3~4 岁时有意注意已稳定

    E. 2 岁以后开始发展有意注意

B 型题

    A. 0 级   B. Ⅰ 级   C. Ⅱ 级   D. Ⅲ 级   E. Ⅳ 级

8. 患儿肱二头肌肌腱有收缩,但是无关节运动,肌力为

9. 患儿肱二头肌肌腱无收缩,无关节运动,肌力为

10. 患儿对抗重力伸膝达关节全范围运动,但不能对抗阻力,肌力为

(王丽岩)

第八节 多发性硬化

 学习目标

1. 掌握:多发性硬化的康复评定、康复治疗。
2. 熟悉:多发性硬化的临床表现、辅助检查。
3. 了解:多发性硬化的定义、病因与病理、临床分型。

 案例

    女,39 岁,右上肢麻木无力 2 个月,右手持物不稳,左下肢无力 1 个月,行走困难,伴尿潴留 10 天,5 天前突发吞咽困难、视力模糊,自觉胸部束带感,情绪低落,记忆力减退。

    请问: 1. 患者应该做哪些辅助检查?

              2. 功能评定包括哪些内容?

              3. 应该采用哪些康复治疗方法?

一、概述

(一) 定义

多发性硬化 (MS) 是一种免疫介导的中枢神经系统慢性炎性脱髓鞘性疾病。本病多见于 20~40 岁人群,男女患病比例约为 1∶2,多呈急性或亚急性起病。

(二) 病因与病理

1. 病毒感染与自身免疫反应 多发性硬化的病因和发病机制迄今不明,目前认为是病毒感染诱发机体直接针对髓鞘抗原的免疫反应,最终导致组织损伤和神经系统症状。

2. 遗传因素 本病有明显的家族倾向,两同胞可同时罹患,约 15% 的患者有一个患病的亲属。

3. 环境因素 日照减少和维生素 D 缺乏可能增加罹患本病的风险,我国属于低发地区。

病理改变为中枢神经系统白质内多发性脱髓鞘斑块,常累及脊髓、脑室周围、近皮质、视神经、脑干和小脑。

(三) 临床表现

临床特征绝大多数患者在临床上表现为空间和时间多发性。空间多发性是指病变部位的多发,时间多发性是指缓解 - 复发的病程。临床症状和体征由于多发性硬化患者大脑、脑干、小脑、脊髓可同时或相继受累,故其临床症状和体征多种多样。多发性硬化的体征常多于症状,例如主诉一侧下肢无力、麻木刺痛的患者,查体时往往可见双侧皮质脊髓束或后索受累的体征。主要特点如下:

1. 肢体无力 约 50% 的患者首发症状为一个或多个肢体无力,运动障碍下肢较明显,可为偏瘫、截瘫或四肢瘫,多为不对称性,后期腱反射亢进,腹壁反射消失,病理反射阳性。

2. 感觉异常 浅感觉障碍为肢体、躯干或面部针刺感麻木感,肢体异常发冷、蚁走感、瘙痒感以及尖锐、烧灼样疼痛和定位不明确的感觉异常。可有深感觉障碍,颈前屈时出现自后颈部向下放射至背部及大腿前部触电样感觉,称莱尔米特征,是由于牵拉受压后激惹脱髓鞘的脊髓颈段后索导致的。

3. 眼部症状 常有急性视神经炎或球后视神经炎引起的单眼视力下降。

4. 共济失调 部分患者有不同程度的共济运动障碍,眼震及核间性眼肌麻痹是重要体征,Charcot 三主征 (眼震、意向性震颤和吟诗样语言),仅见于少数晚期患者。

5. 发作性症状 如持续时间较短的频繁过度换气、焦虑或维持某种姿势是本病较为特异性的表现之一。

6. 精神症状 如脾气暴躁、兴奋或淡漠、猜疑、被害妄想、记忆力减退、注意力损害等。

7. 其他症状 膀胱功能障碍是患者主要痛苦之一,还可有性功能障碍等。

(四) 临床分型

美国多发性硬化学会根据病程将该病分为以下四型 (表 2-18),该分型与多发性硬化的治疗决策有关。

(五) 辅助检查

1. 脑脊液检查 (CSF) 单个核细胞数可正常或轻度至中度增高。

2. 诱发电位 如视觉诱发电位、脑干听觉诱发电位、体感诱发电位等,50%~90% 的患者可有一项或多项异常。

3. CT 检查 显示白质内多发性低密度灶,主要分布于侧脑室周围。

表 2-18 多发性硬化的临床分型

类型	临床特点
复发-缓解型（R-R）	临床最常见，约占 85%，疾病早期出现多次复发和缓解，可急性发病或病情恶化，之后可以恢复，两次复发间病情稳定
继发进展型（SP）	R-R 型患者经过一段时间可转为此型，患病 25 年后 80% 的患者转为此型，病情进行性加重不再缓解，伴或不伴急性复发原发进展型
原发进展型（PP）	约占 10%，起病年龄偏大（40~60 岁），发病后轻偏瘫或轻截瘫在相当长时间内缓慢进展，发病后神经功能障碍逐渐进展，出现小脑或脑干症状
进展复发型（PR）	临床罕见，在原发进展型病程基础上同时伴急性复发

4. MRI 检查　能识别无症状的病灶。可见脑室周围和白质中散在的类圆形的 T_1 低信号、T_2 高信号斑块，后期可有脑白质萎缩征象。

 考点提示

MS 的定义、病因、病理、临床表现、临床分型、辅助检查

二、康复评定

（一）生理功能评定

1. 感觉功能评定

（1）浅感觉的评定：患者闭目接受检测，触觉评定以棉签或软毛按面、颈、上肢、躯干、下肢顺序轻触其皮肤并回答有无轻痒感觉或计次数，注意脊髓水平节段性感觉支配特征如 C2-枕外隆凸、C6-拇指、T4-第 4 肋间（乳头线）；痛觉评定以圆头针刺激正常皮肤先感知一遍，再针刺检查部位并回答"痛"或"不痛"及指出部位。温度觉评定以冷水（5-10°）或热水（40-45°）试管接触皮肤 2~3 秒并说出感觉；压觉评定以大拇指挤压肌肉和肌腱并指出感觉。

（2）深感觉的评定：患者闭目接受检测：运动觉评定为轻握其手指或足趾两侧，屈伸 5°左右，令其辨识运动方向，亦可加大角度或测试大关节以了解感觉减退程度；位置觉评定将肢体放置于一定位置并令其描述所处状态或做共济运动的指鼻试验、站立、行走步态等；震动觉评定将震动频率为 256 次/秒的音叉置于其骨骼突出部如手指、鹰嘴、内外踝并回答有无感觉及持续时间。

2. 运动功能评定

（1）反射检查评定：以指尖或叩诊锤轻叩肌腱或骨膜来评定，0 级为无反应；1^+ 为反射减退；2^+ 为反射正常；3^+ 为痉挛性张力过强、反射逾常；4^+ 为阵挛。

（2）肌张力评定：迟缓型分轻度（存在一些功能活动）、中到重度两级（不能完成功能性活动）；痉挛型以改良 Ashworth 分级评定如 0 级为无肌张力的增加；3 级为肌张力严重增高，进行 ROM 检查有困难。

（3）肌力评定：可用徒手肌力测定法如为 3 级能抗肢体重力运动、2 级为消除重力姿位做小幅度运动。

（4）协调功能的评定：可选用观察法，如各种体位和姿势下的启动和停止及功能活动中接近靶时的状态；协调试验，如交替指鼻和指指头。

（5）膀胱功能评定：如括约肌肌电图、复合尿动力学检查等。请参看相关章节。

（二）心理及精神评定

如抑郁和焦虑自评量表；注意力广度及持久性评定；记忆力数字广度、图形及情节记忆

评定等。

（三）日常生活活动能力评定

可采用改良 Barthel 指数评定法，改良 PULSES 评定量表、功能独立评定量表（FIM）、快速残疾评定量表 -2 等。

（四）社会参与能力评定

可采用社会生活能力概括评定问卷、社会功能缺陷筛选量表、就业能力评定专用的功能评估调查表。

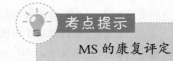

考点提示
MS 的康复评定

三、功能障碍

（一）生理功能障碍

1. 感觉功能障碍　肢体麻木、发冷、针刺、束带感；一个或多个肢体无力及沉重感，下肢较明显。单眼视力下降，视野缺损。

2. 运动功能障碍　痉挛性截瘫、疼痛强直性肌痉挛及四肢瘫或偏瘫、单瘫。脑干和小脑功能障碍导致眼外肌、睫状肌、舌咽肌等运动障碍，出现复视、眼震、构音障碍如吟诗样语言、吞咽困难、意向性震颤等。

3. 膀胱功能障碍　尿潴留、尿失禁且常与脊髓功能障碍相关。

（二）心理及精神障碍

表现为抑郁、易激怒、反应迟钝、认知功能障碍如记忆力减退和注意力损害等。

（三）日常生活活动障碍

因多方面的功能失常导致日常活动受限。同时患者所处环境、心理状态、家庭成员的态度等也是影响因素。

（四）社会参与受限

患者融入社会生活环境有一定困难；参与集体活动受限；学习及工作因交流障碍有一定程度的影响。

四、康复治疗

（一）目标

发作期以减轻症状，尽快减轻残疾程度，消除焦虑、抑郁情绪以促使患者积极主动参与训练；缓解期以减少复发、延缓残疾累积、改善日常生活活动能力、提升生活质量、促进重返家庭和回归社会。

（二）原则

1. 个体化原则　以多发性硬化的不同临床阶段、复杂化的合并症和全身情况为依据，进行针对性的治疗。

2. 整体康复原则　综合物理治疗、作业治疗、传统康复治疗、心理治疗等手段，配合药物对症治疗。

（三）方法

1. 急性发作期　应卧床休息，避免感染、发热等不利因素加重病情。治疗目的是短期内促进神经功能恢复、改善心理精神状态。

（1）药物治疗：大剂量甲泼尼龙冲击疗法是首选治疗方案。此外还有血浆置换或大剂量免疫球蛋白治疗。

（2）康复治疗：一般以物理因子疗法为主。

（3）心理干预：以乐观的态度向患者说明本病的性质和前景，给予安抚、疏导、行为矫正等治疗，化解患者过度的焦虑、恐慌及避免过激行为的发生。同时要关心、体贴患者，取得患者的信任，帮助患者树立战胜疾病的信心。

2. 疾病调节治疗期 治疗目的：调节神经功能和免疫功能，改善血液循环，促进神经损伤的修复，防止肌肉萎缩、改善躯体和内脏感觉、运动功能，提高内脏平滑肌张力，调节心理和精神状态。

（1）药物治疗：复发型 MS 可选用 β-干扰素、醋酸格拉默；继发进展型 MS 可选米托蒽醌；原发进展型 MS 以对症治疗和康复治疗为主，如膀胱功能障碍者可用抗胆碱药物解除痉挛。

（2）物理因子疗法

1）氦氖激光血管内照射疗法：低强度照射，每个治疗部位 5~10 分钟，每日 1 次，同一部位照射一般不超过 12~15 次。

2）紫外线分区照射和充氧自体血回输疗法：每日或隔日 1 次，10~15 次为一疗程。

3）高压氧疗法：每日 1 次，10 次为一疗程，一般应进行 2~3 个疗程以上的治疗。

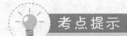

考点提示

MS 的康复目的、原则和方法

4）中频电疗法：适用于合并有尿潴留、便秘患者，可采用干扰电流疗法或调制中频电疗法。每日 1~2 次，15~20 次为一疗程。

（3）感觉功能训练：包括保护觉、触觉、振动觉、辨别觉训练以及脱敏练习。具体方法参见第一章第七节。

（4）记忆力和注意力练习等认知训练：参见第一章第七节。

（5）运动疗法：①肌力训练：采用被动、主动-助力、主动运动。②牵伸训练：针对肌痉挛，做上下肢及脊柱肌肉的牵伸。③关节松动技术：如麦特兰德手法。此外，还有平衡协调训练，运动再学习疗法等。

（6）作业治疗

1）日常社会活动能力：鼓励患者以正常模式做日常活动练习，包括翻身、离床活动、洗漱、进食、穿脱衣、如厕、洗澡等训练。困难者可提供辅助用具。

2）功能性作业训练：如提高手的灵活性、协调性和操作技能等。要求在一定时间内完成，反复练习直至掌握。

3）工作能力训练：根据原有职业性质或按重新职业规划来选择训练项目，如木工、电工、键盘操作、编制衣物等。

（7）心理治疗：安慰和教育患者，鼓励并促进其主动开展训练，并做好长期康复治疗的心理准备。

（8）中医传统康复治疗：参见第一章第七节。

五、健康教育

1. 交代患者及家属，急性期应卧床休息，防寒保暖，避免不良环境影响，平时则宜在力所能及的范围内尽可能照常活动；嘱咐低脂饮食，并供给高维生素低脂肪食物，以便加强生理功能。

2. 要保持良好心情，避免情绪波动诱发不良精神反应；出现视力减退、复视、眼球震颤或眩晕等情形要立即卧床休息,以免出现意外及加重病情。

六、功能结局

一般而言,多发性硬化在急性发作后,患者会有部分功能恢复,但复发的频率和严重程度难以预测。提示预后良好的因素有:女性患者、40岁以前发病、单病灶起病、临床表现有视觉或感觉障碍、最初2~5年的低复发率等。出现锥体系或小脑功能障碍提示预后较差。总体而言,多数患者预后较乐观,只留下轻度或中度功能障碍,少数患者可在数年内死亡。

小结

多发性硬化是一种免疫介导的中枢神经系统慢性炎性脱髓鞘性疾病,呈反复、多部位病灶性发作,症状多样且伴随多种躯体及内脏的感觉和运动障碍及精神异常。急性期激素的使用以及免疫调节、抑制疗法和神经营养药物结合对症处理以阻止病情发展和控制发作,是目前的临床路径,传统和现代康复治疗的早期介入、全程实施是改善功能障碍、减少残疾、促进患者回归家庭和社会的重要环节。积极防治流感、上呼吸道感染、胃肠道疾病、表皮脓毒病、产褥热等疾病是减少发病的重要措施。

目标测试

A 型题

1. 多发性硬化的主要临床特点为

   A. 病变部位固定和缓解-复发的病程

   B. 病变部位固定和不易复发

   C. 病变部位多发和不易复发

   D. 病变部位多发和缓解-复发的病程

   E. 以上答案都不是

2. 颈前屈时出现自后颈部向下放射至背部及大腿前部触电样感觉的是

   A. 莱尔米特征(Lhermitte sign)　　　　B. Babinski 征

   C. Oppenheim 征　　　　D. 墨菲氏征

   E. Tinel 征

3. 临床上多发性硬化最常见的类型是

   A. 良性型　　　　B. 继发进展(SP)型

   C. 原发进展型　　　　D. 复发-缓解(R-R)型

   E. 进展复发型

4. 与多发性硬化发病无关联的因素是与

   A. 病毒感染　　　　B. 自身免疫反应　　　　C. 遗传

   D. 维生素 D 缺乏　　　　E. 日照时间过长

5. 以下属于多发性硬化患者主要内脏功能障碍的是

   A. 肾绞痛　　　　B. 膀胱功能障碍　　　　C. 胃肠痉挛

   D. 直肠功能障碍　　　　E. 以上答案都不是

6. 患多发性硬化25年后,大多数患者会转为

A. 良性型   B. 继发进展（SP）型

C. 原发进展型   D. 复发 - 缓解（R-R）型

E. 进展复发型

7. 提示多发性硬化预后较差的因素是

    A. 女性患者   B. 40 岁以前发病

    C. 有视觉或感觉障碍   D. 最初 2~5 年的低复发率

    E. 出现锥体系或小脑功能障碍

8. 按照美国 2005MS 协会新标准,可作为确诊依据的是

    A. 有 1 次或以上发作,有 1 个或以上病灶的临床证据

    B. 有 2 次或以上发作,有 2 个或以上病灶的临床证据

    C. 有 3 次或以上发作,有 3 个或以上病灶的临床证据

    D. 有 4 次或以上发作,有 4 个或以上病灶的临床证据

    E. 以上答案都不是

9. 以下符合多发性硬化的流行病学特点的是

    A. 20~40 岁为好发年龄,男女患病比例约为 1∶2

    B. 10~50 岁为好发年龄,男女患病比例约为 2∶1

    C. 10~30 岁为好发年龄,男女患病比例约为 1∶3

    D. 40~60 岁为好发年龄,男女患病比例约为 3∶1

    E. 以上答案都不是

（马洪朝）

第九节 脊髓灰质炎后遗症

学习目标

1. 掌握:脊髓灰质炎后遗症的主要功能障碍;康复评定内容;康复治疗原则和基本方法。
2. 熟悉:脊髓灰质炎后遗症的病理生理;临床表现;瘫痪分型。
3. 了解:脊髓灰质炎的病因。

案例

    男,8 个月。5 天前出现鼻塞、流清涕,发热,体温最高为 38.9℃,退热出院。现患儿出现双下肢无力、不动。查体:对疼痛刺激有反应;仰卧位不能拉起;握持反射(+),无主动抓握;左下肢 1+ 级,左足下垂,右下肢肌力 1 级,双下肢肌张力均减弱;深部腱反射(跟膝腱反射)未引出。

    请问: 1. 根据患者神经系统查体情况指出患者现存主要功能障碍有哪些?

         2. 试给出患者总体康复目标。

         3. 举例患者的主要的康复治疗内容。

一、概述

（一）定义

脊髓灰质炎是由脊髓灰质炎病毒引起的严重危害儿童健康的急性传染病，又称小儿麻痹症（简称儿麻）。流行时以隐性感染为多，轻型有发热、咽和肢体疼痛，重者可出现弛缓性麻痹，甚至留下瘫痪后遗症。患者多为1~6岁儿童，主要症状是发热，全身不适，严重时肢体疼痛，发生分布不规则和轻重不等的迟缓性瘫痪。

（二）病因与病理

1. 病因　脊髓灰质炎病毒为嗜神经病毒，主要侵犯中枢神经系统的运动神经细胞，以脊髓前角运动神经元损害为主。感染途径通常为胃肠道和呼吸道。病毒感染首先从口进入，在咽、肠等部位繁殖。随后进入血液，侵犯中枢神经系统，沿着神经纤维扩散。在本病流行期间，凡引起机体抵抗力降低的因素如感冒、疲劳、局部损伤、手术、各种预防接种和妊娠等都可促进病毒的易感及疾病的发展，导致瘫痪发生。

2. 病理生理　病毒选择性地侵犯某些神经细胞，以脊髓前角细胞为最显著，尚可波及脊髓整个灰质、后角和背根神经节。病毒在细胞内复制过程直接导致细胞的损害或完全破坏，从而引起下运动神经元性瘫痪。病毒不直接侵犯肌肉，周围神经与肌肉的改变继发于神经细胞的破坏。

（三）临床表现

本病潜伏期为3~35天，一般为7~14天。临床上可分为4型：

1. 无症状型（即隐性感染）　占绝大多数。感染后无症状出现，但从咽部和粪便中可分离出病毒。

2. 顿挫型　表现为发热、疲乏、头痛、嗜睡、咽痛、恶心、呕吐、便秘等症状，而无中枢神经系统受累的症状。

3. 无瘫痪型　特征为具有前驱期症状，脑膜刺激征和脑脊液改变。前驱期症状与顿挫型相似，几天后出现脑膜刺激征。患者有头痛、颈痛、背痛、呕吐、颈部和背部强直，凯尔尼格征和布鲁津斯基征阳性。三脚架征和霍伊内征亦可为阳性。脑脊液检查符合无菌性脑膜炎的改变。在整个病程中无神经和肌肉功能的改变。

4. 瘫痪型　特征为在无瘫痪型临床表现的基础上，再加上累及脊髓前角灰质、脑或脑神经的病变。根据受累部位可分为如下4型：

1）脊髓型瘫痪：当脊髓的颈膨大受损时，可出现颈肌、肩部肌肉、上肢及膈肌瘫痪。当脊髓的胸段受累时，可出现颈部肌肉、肋间肌、上腹部肌肉及脊椎肌肉瘫痪。两种情况下皆可出现呼吸困难。当脊髓的腰膨大受累时，可出现下肢、下腹部及下背部肌肉瘫痪。在瘫痪发生后头2周，局部常有疼痛感，进入恢复期逐渐消失。

2）延髓型瘫痪：在瘫痪型中占5%~35%。约85%的病例在起病前1个月内有扁桃体摘除史，而且多见于儿童，在成人则延髓型常伴有脊髓症状。由于病变在脑干所处的部位不同，可产生以下不同症状。

3）脑型瘫痪：患者可单纯表现为脑炎，也可与延髓型或脊髓型同时存在。弥漫性的脑炎表现为意识障碍、高热、谵妄、震颤、惊厥、昏迷、强直性瘫痪等。局灶性脑炎表现为大脑定位症状，恢复期可出现阅读不能症、阵挛或癫痫样大发作等。

4）混合型瘫痪：兼有脊髓瘫痪和延髓瘫痪的临床表现，可出现肢体瘫痪、脑神经瘫痪、呼吸中枢损害、血管运动中枢损害等各种不同组合。

考点提示

脊髓灰质炎的定义、病因、传播途径、病理生理、临床表现、临床分型

二、康复评定

（一）肌肉功能评定

包括肌肉萎缩程度、肌力和肌张力评定等。除了对肢体主要肌群进行肢体周径、肌力和肌张力评定外，腹肌和胸背肌、腰背肌肌力评定也应加以重视。

（二）骨骼发育及关节活动功能评定

评定中需要注意骨骼形态，特别是脊柱、肩胛带、骨盆、四肢关节、足。必要时可行 X 线检查进一步了解骨骼情况。关节活动度测量，除了测评主动与被动关节活动度外，也应注意观察是否伴有代偿性运动。腰段受累的患者，往往两侧下肢长度不等长，在进行肢体长度测量时，为排除骨盆倾斜的影响，要分别测量股骨大转子至内踝、髂前上棘至内踝、脐至内踝的长度。

（三）肌电图检查

肌电图作为神经肌肉功能评价的客观手段，能够准确判断受累节段分布，以及残存神经功能，为预后判断提供客观依据。肌电图检查内容包括神经传导速度测定和同心圆针肌电图。感觉神经、运动神经传导速度测定可了解周围神经传导功能，同心圆针肌电图可以判断肌肉的失神经支配以及神经再支配情况。

（四）步态分析

综合分析步态周期、关节角度变化的数据，能够比较客观地评价肢体关节的功能，对患儿的步行姿势得出正确的判断，从而指导康复训练。

（五）心肺功能评定

评价患者的心肺功能，有助于了解患者体力活动能力，为制订运动处方提供依据，并指导患者日常生活活动。常规有心率、血压、呼吸频率测定，以及心电图、超声心动图、肺容量、血气分析等。

考点提示

脊髓灰质炎后遗症康复评定

三、功能障碍

（一）原发性功能障碍

病毒在细胞内复制过程直接导致细胞的损害或完全破坏，从而引起下运动神经元性瘫痪，表现为肌肉弛缓性瘫痪，肌力降低，随意运动功能减弱或丧失，进而出现肌肉失用性萎缩。

（二）继发性功能障碍

1. 躯体畸形 常见瘫痪肢体的关节畸形、脊柱畸形、胸廓畸形等，成为活动障碍的主要因素之一，其中以下肢麻痹和畸形多见。

2. 身体耐力减退 少数重症患者由于胸廓畸形和呼吸肌麻痹，导致肺膨胀不良或压迫，肺通气功能降低，产生呼吸困难。由于瘫痪而导致体力活动缺乏，使心肺功能逐步发生失健，从而损害心肺功能和耐力性运动能力。

3. 疼痛 患者由于肌肉萎缩和肌力下降，肌力失平衡，关节承重面或脊柱重力线异常，常导致肌肉、肌腱、韧带损伤、骨性关节炎、跖筋膜炎等。缺乏活动也导致肌肉营养不良，导致肌纤维织炎或颈背筋膜炎等诱发疼痛。

4. 心理障碍 儿麻患者由于上述功能障碍，在生活、教育和就业等方面困难很多，从而使患者产生焦虑、自卑和压抑，导致心理障碍。

四、康复治疗

（一）目标

利用改善、代偿、替代的机制，提高患者的实际活动能力，提高患者生活质量，促进其融入正常的社会生活。

（二）方法

1. 肌肉训练 主要包括肌力和肌肉耐力训练。肌力的提高是患者关节、肢体、脊柱稳定及功能提高的关键，运动强度不宜过大，避免产生训练疲劳，重点训练的肌肉是产生功能动作的关键肌，其肌力一般≥2级，训练目标是使其肌力提高到功能肌力（肌力≥3级）。四肢肌力的训练可采用常规康复手段与器械训练相结合，要注意腰腹肌力的训练，可采用飞燕式及仰卧起坐进行训练。肌肉耐力训练目的是恢复基础体能和运动能力，实际上在肌力训练的同时已有肌肉耐力训练，但两者在训练方法上有所不同。为了迅速发展肌力，要求在较短的时间内对抗较重负荷，重复次数较少；而发展肌肉耐力则需在较轻负荷下，在较长时间内多次重复收缩。临床上常将肌力训练与耐力训练结合起来进行训练，从而使肌肉训练更为合理。

2. 牵伸训练 是提高肌肉柔韧性、耐力和力量、减少肌肉酸痛，提高关节的灵活性的主要康复方法之一，牵张的方法包括手法牵伸和关节牵引。牵引需要反复进行，以逐渐产生结缔组织的形态重塑。训练方法包括手法牵张和关节牵引。

3. 耐力训练 一般采用步行、骑车、游泳、上肢运动等，靶强度运动时间至少10~15分钟，加上适当的热身和凉身活动。耐力训练的动作尽量选择无瘫痪的肌肉完成，以避免瘫痪肌肉的过度训练。要以正常神经支配的肌肉训练为主，并保证足够的训练强度。主要靶向肌群是上肢肌群。

4. 呼吸训练 呼吸肌训练和脊柱、胸廓牵张训练是重要的基础治疗。

5. 医疗体操 包含肌肉、韧带牵拉、关节灵活性训练、肌力训练等，用于改善肌力失平衡、关节活动障碍、脊柱侧弯畸形等，也常用于各种康复训练的准备和结束活动。医疗体操强调动作缓慢持续，避免突然过分的牵伸动作，避免关节撞击性动作以防止发生运动性损伤。

6. 辅具应用 本病下肢矫形器应用较多。

（1）踝足矫形器：固定踝关节，稳定膝关节以改善足下垂或足下垂伴内翻畸形患者摆动相廓清地面的能力和支撑相早期的稳定性。对于股四头肌和（或）腘绳肌肌力 2~3 级者，可以采用踝足矫形器提高膝关节的稳定性，从而改善步行能力，提高步行安全性。

（2）膝踝足矫形器：固定膝踝关节，适用于膝关节屈伸肌群的肌力 <2 级的患者，以固定膝关节和踝关节，保证支撑相稳定性，患者常需要单拐辅助步行。

（3）髋膝踝足矫形器：固定髋膝踝关节适用于髋膝踝关节肌力均 <2 级的患者，以保证支撑相时下肢的稳定性。患者需要双拐或助行器辅助步行。

（4）坐骨承重矫形器：将下肢承重由股骨，转移到坐骨结节，适用于股骨头或髋臼发育不良，或髋关节脱位／半脱位的患者，使身体重量通过坐骨结节和矫形器传递到地面，避免患者因异常承重发生疼痛、严重髋关节炎或股骨头坏死。

（5）短肢矫形器：垫高短缩的下肢，适用于两下肢长度差异超过 5cm，走路显著跛行患者。

7. 步态训练　患者下肢如实现支撑相稳定，摆动相无显著足下垂时便可进行步态训练，实现独立或辅助步行。

8. 作业治疗　主要通过日常生活活动能力训练、工作和娱乐活动来强化肌力、耐力、关节活动等方面的训练效果。同时训练患者采用代偿和替代的方式提高各方面的功能独立性。

9. 能量节约技术　指在日常生活或工作活动中，尽量采取省力的方式，完成特定的任务。

10. 心理治疗　患者往往有不同程度的心理障碍，从而影响其康复训练的主动性，也对其最终的康复目标产生关键的影响。心理治疗是不可忽视的康复内容。

11. 手术治疗　如因严重后遗症造成畸形，可采用矫形手术治疗。

12. 中医传统康复治疗　参见本章第三节。

考点提示

脊髓灰质炎后遗症康复治疗

五、健康教育

1. 按计划普遍服用脊髓灰质炎减毒活疫苗，以提高人群的免疫力。

2. 患者自起病日起至少呼吸道和肠道隔离隔离 40 天，同时并做好消毒。对密切接触的易感者应隔离观察 20 天。

3. 经常搞好环境卫生，消灭苍蝇，培养卫生习惯等十分重要。本病流行期间，儿童应少去人群众多场所，避免过分疲劳和受凉，推迟各种预防注射和不急需的手术等，以免促使顿挫型感染变成瘫痪型。

六、功能结局

对于严重功能障碍的患者可能需要 6~18 月或更长时间。部分瘫痪型病例患者在感染脊髓灰质炎病毒康复后数十年，发生进行性神经肌肉软弱、疼痛，受累肢体瘫痪加重，此为"脊髓灰质炎后肌肉萎缩综合征"。

小结

　　脊髓灰质炎是由脊髓灰质炎病毒引起的急性传染病。本病病毒主要是经胃肠道和呼吸道侵入。脊髓灰质炎一般多发生于小儿,部分患者可发生弛缓性神经麻痹,故又称"小儿麻痹症"。但成人亦可发病。感染后不发病但能通过感染而获得免疫力者,医学上称为隐性感染,隐性感染者远比发病者多,约占流行期的 90% 以上,而出现麻痹的病例仅占其中的极少数,一般少于 1%。然而,一旦发生麻痹,往往留有不同程度的后遗症,严重者甚至终生残疾。

 目标测试

A 型题

1. 脊髓灰质炎后遗症患者的功能评定**不包括**

　　A. 肌力评定　　　　　　　　B. 步态分析　　　　　　　　C. 感觉评定

　　D. ADL 评定　　　　　　　　E. 关节活动范围测量

2. 导致脊髓灰质炎后遗症患者步态异常的因素**不包括**

　　A. 肌无力　　　　　　　　　B. 肢体力线异常　　　　　　C. 肢体短缩

　　D. 肌张力增高　　　　　　　E. 关节畸形

3. 男,3 岁,未曾服用过脊髓灰质炎疫苗,在 9 月 15 日来院就医,诉出现发热、多汗、烦躁、头痛、呕吐、下肢肌肉疼痛及肢体感觉过敏,体检发现下肢出现不对称的肢体弛缓性瘫痪。该患儿的诊断应首先考虑

　　A. 病毒性脑炎　　　　　　　　　　　　B. 临床可拟诊为脊髓灰质炎

　　C. 临床上可诊断为脊髓灰质炎　　　　　D. 已可确诊为脊髓灰质炎

　　E. 以上都不对

4. 在病后多长时间,脊髓灰质炎患者瘫痪的肌肉仍无法恢复即为后遗症

　　A. 3 个月　　　　　　　　　B. 6 个月　　　　　　　　　C. 9 个月

　　D. 1~2 年　　　　　　　　　E. 2 年以上

5. 瘫痪型脊髓灰质炎患者的临床表现有

　　A. 在无瘫痪型临床表现基础上出现脊髓、脑干、大脑等受损表现

　　B. 在瘫痪期,体温开始下降时出现瘫痪,以后逐渐加重,而体温恢复正常后瘫痪停止进展

　　C. 患者瘫痪的肢体并无感觉障碍

　　D. 恢复期瘫痪肢体一般从肢体远端小肌群开始恢复,继之近端大肌群和躯干肌群

　　E. 以上均对

B 型题

　　A. 5 岁小孩,男性,出现双下肢迟缓性麻痹,呈渐进性、上行性、伴感觉障碍。

　　B. 25 岁,男性,双下肢瘫痪伴有感觉缺失和大、小便潴留。

　　C. 35 岁,男性,突然瘫痪,呈对称性,不伴感觉障碍,神智清晰,无发热。

　　D. 2 岁小儿,男性,9 月 3 日,突起高热、抽搐并意识障碍,体检发现右侧肢体呈强直性瘫痪。

E. 3 岁小儿,男性,出现发热、全身肌肉酸痛、皮肤感觉过敏并出现右下肢弛缓性瘫痪。

6. 脊髓灰质炎
7. 急性脊髓炎
8. 家族性周期性瘫痪
9. 急性感染性多发性神经根神经炎

（王丽岩）

第三章　常见肌肉骨骼系统疾病康复

第一节　骨　折

学习目标

1. 掌握:骨折的定义、康复评定和康复目标,常见骨折的康复治疗。
2. 熟悉:骨折的临床表现、愈合、康复问题。
3. 了解:康复治疗在骨折中的作用,康复治疗的适应证与禁忌证,注意事项。

案例

　　女,62岁,15天前在家中不慎跌倒,左臀部着地,即感左髋部疼痛、渐肿,X线检查提示左股骨颈骨折,行"空心螺钉内固定术"。现左髋稍肿胀,活动受限,周围压痛阳性,左大腿外侧有长约30cm纵行手术切口,左膝屈曲受限。左下肢肌力检查因疼痛不能配合,左侧膝腱反射略减退。

　　请问:　1. 该患者目前主要的康复问题有哪些?

　　　　　2. 该患者的康复目标应如何设定? 应该进行哪些康复评定?

　　　　　3. 请为该患者制定一套行之有效的康复治疗方案。

一、概述

(一) 定义

　　骨折是指骨的完整性和连续性中断。骨折可由创伤以及骨骼本身疾病所致,后者是因为骨骼本身病变导致骨质破坏已经出现,在遭受轻微外力时即发生骨折,称为病理性骨折。

(二) 临床表现

1. 全身表现

（1）休克:骨折可因大量出血、剧烈疼痛导致休克,如骨盆骨折、股骨骨折及多发性骨折。严重的开放性骨折或并发胸部、腹部或骨盆内重要脏器损伤也会引起休克甚至死亡。

（2）发热:骨折后体温一般正常,开放性骨折合并感染时多出现高热,出血量较大的骨折在血肿吸收时可出现低热。

2. 局部表现

（1）一般表现

1）肿胀和瘀斑：骨折发生时，骨髓、骨膜及周围软组织内的血管破裂出血，在骨折周围形成血肿，同时软组织受伤也会发生水肿，导致患肢出现明显肿胀。甚至会出现皮下瘀斑，由于血红蛋白的分解，瘀斑可呈紫色、青色或黄色。肿胀持续两星期以上，易形成纤维化，不利于运动功能的恢复。

2）疼痛和压痛：骨折部位有明显疼痛，移动时疼痛可加剧，固定时疼痛会减轻。触诊时，在骨折处可有局限性压痛，沿骨干纵轴方向叩击或由远处向骨折处挤压，骨折处可出现轴向叩击痛或间接压痛。

3）功能障碍：骨折后由于肢体疼痛、肿胀等，使肢体丧失部分或全部运动功能。骨折畸形愈合、肢体长期制动而缺乏功能锻炼可导致关节挛缩僵硬、肌肉萎缩、肌力下降，骨折损伤周围神经或形成创伤性关节炎等，均可引起肢体运动或感觉功能障碍。

（2）特有体征

1）畸形：骨折断端移位可使肢体形状改变，而产生如成角、缩短、旋转等畸形。

2）骨擦音及骨擦感：骨折断端相互接触、摩擦时可产生骨擦音及骨擦感。

3）异常活动：也称假关节。骨折后的肢体可出现异常的屈曲改变或关节样活动。

3. X线检查　是骨折的常规和重要检查，对于诊断及治疗均有重要价值。骨折的X线检查一般包括正、侧位和邻近关节片。

4. 神经电生理检查　是骨科康复中不可缺少的检查与评定方法。常用检查有肌电图和神经传导检查。前者可以定位诊断神经肌肉疾病，预测神经损伤的恢复程度，协助制定正确的诊疗和康复计划，为康复治疗师提供信息以帮助评定或确定治疗方案。后者能够定量测定神经损害程度，确定反射弧损害的存在和部位，是康复治疗中客观、可靠、灵敏的指标。

（三）骨折的愈合

1. 骨折的愈合过程　骨折愈合是一个复杂而连续的过程，通常将其分为血肿炎症机化期、原始骨痂形成期、骨痂改造塑形期三个阶段，但三者之间并非截然分开，而是相互交织逐渐演进的过程。

2. 影响骨折愈合的因素

（1）全身因素：包括年龄、健康状况如机体营养情况、钙磷代谢紊乱、并发疾病等。

（2）局部因素：包括骨折类型、骨折处血供情况、软组织损伤程度、有无感染、有无软组织嵌入、复位与固定情况等。

3. 骨折临床愈合标准

（1）局部无压痛及纵向叩击痛。

（2）局部无异常活动（主动或被动）。

（3）X线片显示骨折处有连续性骨痂，骨折线已模糊。

（4）拆除外固定后，上肢能向前平举1kg重物持续1分钟；下肢不扶拐杖的情况下能在平地上连续行走3分钟，并且不少于30步，连续观察2周骨折处不变形。

临床愈合时间为最后一次复位之日起至达到临床愈合之日所需的时间。检查肢体异常活动和负重情况时不宜在解除固定后立即进行。

4. 常见骨折愈合时间　骨折的部位和类型不同，其愈合所需时间不同。为方便记忆，可参考Gurlt骨折愈合平均时间表（表3-1）。

表 3-1　成人常见骨折临床愈合时间

部位	平均时间（周）	部位	平均时间（周）
掌骨骨折	2	肱骨外科颈骨折	7
肋骨骨折	3	胫骨骨折	7
锁骨骨折	4	胫腓骨骨折	8
尺、桡骨骨折	5	股骨干骨折	8
肱骨干骨折	6	股骨颈骨折	12

（四）骨折康复临床分期

骨折的康复治疗一般可分为两期进行。在骨折愈合的前两个阶段，断端尚未达到坚固稳定，局部肢体尚需固定制动，可进行第一期的康复治疗。由于此期骨折处于愈合过程中，又称愈合期康复。在骨折愈合的第三阶段，断端已达稳固，外固定已去除，可进行第二期的康复治疗。由于此期骨折已基本愈合，康复治疗着重于功能恢复，又称恢复期康复。

考点提示

骨折的定义、临床表现、愈合过程、临床愈合标准、常见骨折临床愈合时间

二、康复评定

（一）生理功能评定

1. 一般情况评定

1）肢体长度和周径测量：两侧肢体进行对比，判断骨折后肢体长度及围度有无改变及改变程度。

2）神经功能评定：包括感觉功能评估、反射检查、肌张力评估等。

3）心肺功能评定：对于长期卧床患者，特别是老年患者，应注意对心、肺等功能的检查评定。

4）疼痛评定：通常可采用视觉模拟评分法（VAS）评定疼痛的程度。详见第一章第一节。

2. 运动功能评定

1）肌力评定：了解患肢肌群的肌力和健康肌群的肌力情况，多通过徒手肌力检查法（MMT）了解患肢肌群肌力情况，应注意与健侧肢体进行对比。

2）关节活动范围评定：骨折累及关节面时，应重点了解关节活动有无受限及受限程度，通过量角器测量，应与健侧肢体进行对比。

3）步态分析：下肢骨折易影响步行功能，通过步态分析可了解下肢功能障碍程度。

4）平衡功能评定：下肢骨折患者常需进行平衡功能评定，常用的评定方法包括 Berg 量表、"站起 - 走"计时测试等。

5）下肢功能评定：重点评估步行、负重功能，可采用 Hoffer 步行能力分级、Holden 功能步行分类等方法。

（二）心理功能评定

骨折患者常出现的心理问题主要有焦虑、抑郁等，可采用汉密尔顿焦虑量表、抑郁量表等进行评定。

（三）日常生活活动能力评定

绝大部分的骨折患者,其日常生活活动能力均受到不同程度的影响,应对其进行评定。通常使用 Barthel 指数或 FIM 评估法。

（四）社会参与能力评定

主要通过各种问卷形式进行,常用的有生存质量问卷、简明健康调查问卷等,骨折患者可合理选择相关问卷进行评定。

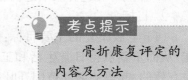

考点提示

骨折康复评定的内容及方法

三、功能障碍

（一）生理功能障碍

1. 肿胀和疼痛　骨折后肢体肿胀和疼痛是由于组织损伤引起无菌性炎症反应,体液渗出,同时并发出血,导致局部肿胀疼痛。骨折愈合过程中由于血管壁弹性减弱,运动减少致肌肉的"唧筒作用"减弱,血液回流障碍也会引起肢体肿胀。

2. 关节活动障碍　骨折断端周围软组织损伤后局部血肿和渗出物吸收不完全,造成纤维化和瘢痕粘连,导致活动受限;骨折固定后因为制动,关节囊、肌腱、韧带和疏松结缔组织缺乏必要的牵拉而逐渐挛缩,导致活动受限;制动时关节内滑膜纤维、脂肪组织增生,软骨表面有血管翳增生,侵蚀软骨,导致关节内粘连、关节内骨折等,继发创伤性关节炎,影响关节活动;非外伤部位的关节也可因长期不活动导致关节僵硬等,均可使关节活动障碍。

3. 肌肉萎缩和肌力下降　肢体制动后肌肉收缩减少,局部组织血流减少,神经对肌肉的营养作用减少,均会导致肌肉萎缩和肌力下降。此外肌肉对失用十分敏感,肢体制动后肌肉的失用性萎缩很快发生。

4. 骨质疏松　制动使骨丧失了应力负荷刺激,同时使骨组织血液循环受到影响,导致骨代谢障碍,骨内无机盐流失引起骨质疏松。在肌腱、韧带附着处骨质疏松更为明显,粗暴的被动活动有可能造成撕脱性骨折。

5. 关节稳定性下降　制动使关节韧带强度降低,同时部分肌肉萎缩、肌力下降,导致关节失稳。并且因吸收及缓冲应力的能力减弱,致使韧带失去支持和保护,而容易损伤。

6. 整体功能下降　因长期卧床,全身各系统功能均可受到明显影响,如心肺功能水平降低,并发坠积性肺炎、压疮、尿路感染、血栓性静脉炎及便秘等。

（二）心理功能障碍

因患者会出现上述的各种问题,特别是经过治疗后仍存在较明显的功能障碍且短期内不会改善时,患者可出现如焦虑、忧郁等心理问题。如果功能障碍严重影响到患者的生活质量和工作要求时,更应注意其心理的异常变化。

（三）日常生活活动能力受限

局部制动、长期卧床、肌力下降、关节活动受限及整体功能下降,均可使骨折患者日常生活活动能力受到明显影响。

（四）社会参与能力受限

骨折患者都会有疼痛、活动受限以及日常生活活动能力下降等问题,部分患者还会出现焦虑等心理功能障碍,都不同程度的影响到患者的社会参与及社会交往等,进而降低了患者的生活质量。

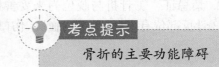

考点提示

骨折的主要功能障碍

四、康复治疗

(一) 作用与目标

1. 作用　促进肿胀消退,促进骨折愈合,减轻肌肉萎缩的程度,防止关节粘连僵硬。

2. 目标

(1) 上肢康复的主要目标:是恢复上肢关节的活动范围,增强肌力和恢复手的正常功能,从而重新获得日常生活和工作能力。当关节功能不能得到完全恢复时,则必须保证其最有效的、起码的活动范围,即以各关节功能位为中心而扩大的活动范围(各关节功能位见表3-2)。

表 3-2　上肢各关节的功能位

部位	功能位
肩关节	外展 50°、前屈 20°、内旋 25°
肘关节	屈曲 90°,其最实用的活动范围在 60°~120°
前臂	旋前、旋后的中立位,最实用活动范围是旋前、旋后各 45°
腕关节	背伸 20°,但有时需要根据患者的要求而定
手	手应有抓握和对指功能,其实是手的伸直

手功能活动较复杂,一般情况下,手各部位功能的重要程度应该是:桡尺关节旋前 > 旋后;腕关节伸腕 > 屈腕,尺偏 > 桡偏;手指依次是掌指关节屈曲 > 指间关节伸展 > 掌指关节伸展 > 指间关节屈曲;拇指是腕掌关节外展 > 内旋,掌指关节屈曲 > 指间关节屈伸。

(2) 下肢康复的主要目标:要求各关节保持充分稳定,能够负重,而且要有一定的活动度。行走时各主要关节活动范围见表3-3。

表 3-3　行走时各关节活动范围

关节	活动范围
髋关节	行走时要求髋关节伸直达 0°,屈曲达 60°
膝关节	步行时膝关节有效活动范围为 5°~60°,骑自行车等时屈膝要 >105°
踝关节	足跟着地时背屈 20°,足趾着地时跖屈 20°

从下肢功能考虑,下肢重要性伸展 > 屈曲,稳定 > 灵活。在下肢肌肉中,为了保证正常行走,功能训练的重点是臀大肌(伸髋)、股四头肌(伸膝)、小腿三头肌(足跖屈)。

(二) 适应证及禁忌证

1. 适应证　①各种骨折经妥善复位、固定处理后均应及时开始康复治疗。②骨折愈合延迟时也应加强康复治疗。需针对原因进行必要的骨科处理,再给骨骼一定的应力刺激,改善肢体血液循环,促进愈合。③骨折后由于严重的关节周围粘连行关节松动术后的患者,应尽早开始康复治疗。

2. 禁忌证　①骨折与脱位尚未妥善处理,骨折部位出现骨化性肌炎时,应暂缓功能锻炼。②骨折部位有炎症、关节内血肿、伤口局部有异物,或存在病理性骨折时,禁止进行功能锻炼。

（三）方法

1. 一期康复（愈合期康复） 骨折经复位、固定到临床愈合，一般需要 1 个月至数月时间。在骨折复位并进行固定或牵引 2~3 天后，生命体征平稳，内外固定稳定时可尽早开始康复治疗。此期康复治疗的目的是改善血液循环，促进血肿吸收和炎性渗出物吸收，消除肿胀；强化肌肉力量，防止失用性肌萎缩；预防关节周围软组织挛缩，防止并发症的发生；促进骨折愈合，防止骨质疏松等。可采用的康复治疗方法包括：

（1）持续被动关节活动（CPM）练习：CPM 有缓解疼痛、防止粘连和关节僵硬，改善关节活动范围，消除手术和固定制动带来的并发症等作用。对关节内骨折术后、骨折内固定术后等无须外固定者，可早期应用 CPM 机器进行持续被动关节活动练习。

（2）患肢肌肉等长收缩训练：肌肉主动收缩能使肌腹和肌腱滑移，防止或减轻粘连；等长收缩训练可预防失用性肌萎缩及增强肌力，又能促进骨折断端的接触，有利于骨折愈合。一般在骨折复位固定后，即可开始缓慢、有节奏的等长收缩运动，尽量大力收缩，然后放松，反复训练，每天 2~3 次，每次不少于 5~10 分钟。注意运动时骨折部位邻近的上、下关节应固定不动。如前臂骨折可进行握拳、伸直和提肩等动作训练，而腕、肘关节应固定不动，更不能做前臂旋转运动；股骨骨折可进行股四头肌的等长收缩训练和踝关节跖屈、背屈活动，而髋、膝关节应固定不动。

（3）患肢抬高：患肢抬高有助于减轻或消除肿胀，患侧肢体应放置在高于心脏且低于头的体位。

（4）患肢主动运动：未固定关节的主动运动可起到改善血液循环，消除肿胀，防止关节挛缩等作用。关节活动在各个活动平面上都要进行，每天 2~3 次，每次各个活动轴位 10~20次，注意避免影响骨折断端的稳定性，并应逐渐增加活动范围和运动量；关节面骨折者，在固定 2~3 周后，若有可能应每天取下外固定，在保护下进行短时间的关节不负重主动运动，并逐渐增加活动范围，短暂运动后继续维持外固定，这样可促进关节软骨的修复，减少关节内粘连，减轻功能障碍程度。

（5）物理因子治疗：有改善肢体血液循环、促进肿胀消退、减少瘢痕粘连、减轻疼痛、促进骨痂生长、加速骨折愈合等作用。常用方法有温热疗法、低频磁疗、直流电钙磷离子导入疗法、超声波疗法等。合并周围神经损伤者可进行电刺激疗法。

（6）健肢与躯干正常活动训练：可改善全身状况，防止因长期制动和卧床引起失用综合征。训练内容包括健侧肢体和躯干的正常活动，鼓励患者早期起床活动。对于必须卧床的患者，则应该每天做床上保健体操，例如深呼吸和咳嗽训练、腹背肌训练、健肢的正常活动等。

2. 二期康复（恢复期康复） 骨折临床愈合，去除外固定后，患侧肢体存有不同程度的关节活动受限和肌肉萎缩。此期康复治疗的目的是消除残余肿胀，最大限度地恢复关节活动范围，软化和牵伸挛缩的纤维组织，增强肌肉力量，提高患者的 ADL 能力和工作能力。可采用的康复治疗方法包括：

（1）关节活动范围恢复训练：以主动运动为主，根据病情可辅以助力运动、被动运动、关节松动术、关节功能牵引、间歇性固定等。

1）关节主被动运动：被动运动主要针对有组织挛缩或严重粘连的患者，训练动作应柔和、平稳、有节奏，以不引起明显疼痛为度，运动范围与方向应符合解剖和生理功能；刚去除外固定的肢体难以完全主动运动，可先采用助力运动，并逐渐减少辅助力量；每天对每个受累关节做各方向的主动运动,运动幅度逐渐增加,以不引起明显疼痛为度,每个动作可重复多遍,每天数次。

2)关节松动术:对骨折愈合良好但较僵硬的关节,可进行手法松动,以改善关节活动范围。手法松动前一般应配合温热疗法进行。

3)关节功能牵引:对比较僵硬的关节可进行牵引,将受累关节的近端固定,远端按正常的关节活动方向施加适当力量,到达最大范围时要维持数分钟,以松解粘连,每天 2~3 次,每次 15 分钟左右。牵引重量以患者感到可耐受的酸痛,又不产生肌肉痉挛为宜。

4)间歇性固定:对比较严重的关节挛缩,可以进行间歇性固定,即在各种关节活动范围训练的间隙,用石膏托、夹板、矫形器等固定患肢于一定位置,以减少纤维组织的回缩,增强治疗效果。随着关节活动度的增加,固定的位置和角度也要做相应调整。

(2)肌力增强训练:应循序渐进,逐步增加肌肉的训练强度,肌肉的疲劳要适度。训练前要进行肌力评定,根据肌力水平选择不同的训练方法。肌力训练应和关节活动度训练同时进行。

1)肌力 0~1 级:可选用神经肌肉电刺激、被动运动、助力运动等。

2)肌力 2~3 级:训练以主动运动为主,辅以助力运动或水中运动。

3)肌力 4 级:进行渐进式抗阻运动训练,争取最大限度地恢复肌力。

肌力训练可选用等长训练、等张训练或等速训练。对有关节损伤者,应以等长收缩训练为主,以免加重关节损伤。

(3)物理因子治疗:如温热疗法在功能训练前应用,可促进血液循环,软化纤维瘢痕组织,有助于训练,提高疗效;局部紫外线照射可促进钙质沉积与镇痛;超声波、音频电疗可软化瘢痕、松解粘连等。

(4)日常生活活动能力训练:上肢骨折者可选择相应的作业治疗,以增进上肢的功能,改善动作技巧及熟练程度;下肢主要进行行走和步态训练,以恢复正常运动功能。目的是提高日常生活活动能力及工作能力,使患者早日回归家庭和社会。

(四)注意事项

1. 要掌握骨折的愈合过程,定期摄 X 线片检查骨痂生长情况,随时调整康复治疗方法。康复治疗必须循序渐进,逐渐加量。

2. 肢体的功能锻炼,上肢以增强手功能为主,下肢以增加负重、步行能力为主。

3. 严格控制不利于骨折端稳定的活动,如增加重力和旋转的活动。

4. 进行被动活动时,不应急于施行强力的牵拉和对骨折部位的按摩,任何功能练习以不引起疼痛为度。

5. 若骨折延期愈合,关节内有骨折、损伤性关节炎等,不宜进行体疗性功能锻炼。

6. 医患配合,医务人员要与患者沟通,争取患者最大限度的理解与支持,积极主动、科学地进行功能锻炼。

> **考点提示**
> 上肢及下肢骨折的康复目标、愈合期及恢复期的康复治疗方法

(五)常见骨折的康复治疗

1. 锁骨骨折 按照骨折部位可分为外 1/3 骨折、中 1/3 骨折及内 1/3 骨折,其中中 1/3 骨折占全部锁骨骨折的 75% 以上。儿童青枝骨折或成人无移位骨折常采用三角巾或颈腕带悬吊固定,有移位的骨折常需手法闭合复位后再用"8"字绷带固定 4 周。固定后即可开始功能

锻炼。

伤后 1~3 周，肩部固定，主要进行肘、腕、手的屈伸及前臂的内外旋功能练习，可逐渐进行抗阻训练。伤后 3 日内，局部用冷疗。4 日后可用物理因子治疗：①超声波治疗，局部接触移动法，每次 15~20 分钟，每日一次，10 日为一个疗程，注意若有金属固定物（如钢针、钢板），应慎用电疗法治疗；②超短波治疗：双极对置，无热或微热，10~15 分钟，每日 1 次，10 日为一个疗程；③红外线光治疗：垂直照射患部，以有舒适温热感为准，每次 20~30 分钟，每日 1 次，10 次为一疗程。

4~7 周，可配合一些器械进行训练，进行肩部的全方位主动功能练习，逐渐增加抗阻训练。

8 周以后，增加训练强度，可应用关节松动术改善关节周围软组织关节囊的紧张度，以恢复其伸张度、柔韧性、恢复正常的关节活动范围。在关节松动术治疗前，可用蜡疗等温热疗法等先做肩部热敷，以改善局部血液循环和缓解肌肉紧张性，增加关节松动术效果。

2. 肱骨骨折

（1）肱骨干骨折

1）非手术治疗，采取手法复位外固定的肱骨干骨折：一般在手法复位后采用石膏或夹板外固定 10~12 周，外固定应维持屈肘 90°，前臂中立位，用颈横吊带悬挂于胸前。非手术治疗者制动时间相对较长，其稳定性也不如内固定。一般在 2 周后可做手、腕的主动伸屈训练，配合作业治疗，增强手指的灵活性；4~6 周，可做肩周肌群以及肱二头肌、肱三头肌的不抗阻自主活动训练，手、腕可做抗阻训练；8~12 周，进行全方位的上肢肌力训练。由于制动时间长，往往易发生肩、肘关节活动障碍，虽经康复治疗，肩、肘关节活动范围恢复到正常的时间也相对要长。

2）钢板或髓内针等内固定术者：手术治疗 1 周内主要是休息、制动，利于组织修复。在此期间可以进行上臂、前臂肌群的等长收缩练习；腕关节的背伸、屈曲练习；手指的屈伸练习；局部可做红外线或紫外线光疗，加快局部血液循环，达到消肿、消炎、促进切口愈合的作用。

2~3 周，站立位，练习主动耸肩 10~20 次，肩部放松自然下垂后尽力耸肩，10 次为 1 组，持续 30 秒；肩部摆动次数练习，10 次 1 组，可做 2~3 组；前臂内外旋练习，10 次 1 组，可做 2~3 组；肘关节的屈伸练习，以不加阻力的主动运动为主，以患者感觉疲劳为度；背阔肌群及胸上肌收缩练习，三角肌在保护下主动无阻力收缩练习，练习时间及次数可灵活掌握，以无疼痛为度。

4~6 周，在上述练习基础之上，继续强化前臂的内外旋功能训练，并逐渐增加肩、肘、腕的抗阻训练。

6~8 周，患侧上肢可以肩关节为轴心做主动全范围旋转训练，可借助高吊滑轮、墙拉力器、肋木、橡皮带、体操棒等器械进行相应功能训练。

如有肩、肘关节的活动障碍，应先采用关节松动术进行康复治疗。

对于肱骨内有金属内固定物者，一般不适宜进行电疗，可采用红外线、紫外线等光疗局部照射以及石蜡疗法等改善循环、促进骨折愈合。对于手法复位的患者，可酌情采用干扰电等中低频电疗法和超短波、超声波等方法促进骨折愈合、肢体功能恢复。

3）肱骨干骨折合并桡神经损伤者：应该重点加强伸指肌和伸腕肌的功能训练，辅助腕、手功能位支具佩戴，并可采用经皮神经电刺激或神经肌肉电刺激疗法等低频电疗，每日 1

次,10次为一疗程,每2~3个月复查肌电图,评估神经生长速度和肌肉功能恢复的情况。神经损伤患者行温热治疗时应注意防止烫伤。

（2）肱骨颈骨折

1）对于无移位骨折者采用三角巾悬吊固定,伤后1~2周以休息、制动为主,有利于组织修复和骨再生。运动锻炼以腕关节背伸、屈曲训练为主,上臂肌群可做等长收缩练习。物理因子治疗:①红外线局部照射,每次15~20分钟,每天1次,10~15天为一个疗程,热度应适宜,防止烫伤;②超短波治疗,电极对置于患处,无热量,每次10~12分钟,每天1次,10~15天为一个疗程。以上治疗可起到消除肿胀、缓解疼痛的作用。

经手术复位并有金属内固定物的骨折,早期以制动为主,运动训练时间可较手法复位者提前1周,有利于肩关节功能恢复。局部可采用红外线治疗同前,应慎用超短波疗法。

3~4周,此期间以上肢主动辅助运动为主,结合肌力训练和关节活动度训练,应防止过度外展、外旋及内收。可采用以下训练方法:①手指阶梯:主动训练为主,每日逐渐增加高度;②弯腰划弧线:利用上肢自然下垂的重力,辅助健侧手臂,屈肘做顺、逆时针弧线运动,每次20个动作,每日2次;③肘、腕、手的抗阻训练,训练时间及强度可每日缓慢递增。

5~8周,此期间以肩关节功能训练为主,主动运动训练结合手法辅助,练习肩关节前屈、后伸、外展、内收及外旋,可借助训练器械如高吊滑轮、肋木、手指阶梯、墙拉力器、橡皮带、体操棒等练习。物理因子治疗:①光疗:红外线局部照射。②蜡疗:盘蜡置于肩关节处,每次放置20~30分钟,每天1~2次,15天为一个疗程;③干扰电治疗或超声波、超短波治疗(适用于无内固定的手法复位患者)。

2）合并有神经损伤者,除采用相应的手法进行康复训练外,还可以辅助神经肌肉电刺激治疗法,每日1~2次,每次15~20分钟,10~15次为一个疗程,每2~3个月复查肌电图1次,评估神经生长速度和肌肉功能恢复的情况。

（3）肱骨髁上骨折:骨折经手法复位外固定或手术内固定后1周,要注意肘关节的固定和制动,此期间可做手指屈伸和腕关节屈伸训练。屈曲型骨折应多做肱三头肌等长收缩训练,伸直型骨折应加强肱二头肌训练,旋前圆肌、旋后肌的等长训练视具体情况而定。物理因子治疗可行蜡疗、紫外线疗法等,无内固定者可做超短波治疗。

3~4周,此期间可做肩关节的前屈、后伸、外展、内收等训练,主动为主,辅以部分抗阻训练;肱二头肌、肱三头肌的等长收缩训练;手及腕的伸展训练、抗阻训练和旋前圆肌、旋后肌的抗阻训练;可辅以光疗和作业治疗。

4~8周,此期间行手术内固定者及小儿骨折可去除外固定,除继续进行上述功能训练外,应多强化肱二头肌、肱三头肌的等长收缩训练,促进肘关节的功能恢复。手法复位的小儿患者可在4周后去除外固定进行功能训练,成人至少在6周以后方可进行功能训练。训练前应复查X线片以检查骨折愈合情况,防止骨愈合不良而产生骨移位或骨不连。可以辅助蜡疗、电疗(无金属固定物处或手法复位的骨折)、光疗、作业治疗等。

8~12周,此期间可开展患肢的全方位功能训练,辅助吊轮、肋木、墙拉力器、肩腕关节训练器、橡皮带等器械进行训练。屈曲型骨折着重恢复肘关节伸直功能,伸直型骨折侧重恢复肘关节屈曲功能,物理治疗可同时进行。伤后未经功能康复的患者,会出现程度不同的肩、肘、腕关节的功能障碍,部分自我锻炼方法不恰当的患者甚至会出现骨化性肌炎。肘关节X线检查时在骨折周围组织内见到白色云雾状阴影,密度较深或有骨样密度,局部肿胀,触之硬韧感,关节运动障碍明显,即可提示骨化性肌炎已经发生。此时需将肘关节制动,用三角巾或石膏托固定于胸前,不可做肘关节功能训练。待局部疼痛消失后再复查 X 线片,等见到骨化缩小,边缘影像清晰后方可行无痛范围内的关节功能训练与主动运动训练,但也必须是在关节运动限制范围内进行,不可过度牵伸。

3. 前臂骨折

(1)桡骨远端骨折:手法复位或内固定术后1周内应局部制动,辅以光、电治疗(无金属固定物者可行),肩、肘关节进行不加阻主动运动训练。

2~4 周,增加肩、肘关节抗阻训练,手指屈伸训练,局部物理因子治疗。

4~6 周,去除外固定,加强肩、肘关节抗阻训练,开始做腕关节屈伸训练,局部配合蜡疗、光疗、电疗,并可进行作业治疗。

6~8 周,除上述治疗外,增加前臂旋转训练,可采用渐进式抗阻训练。有严重腕关节功能障碍者应先行关节松动术治疗。

(2)尺、桡骨干双骨折:手法复位或手术内固定术后1周内以休息、制动为主,手法复位患者要注意检查外固定情况,防止松动,导致畸形愈合。手、腕可做主动屈伸活动训练,不要做旋转训练,局部光疗或超短波治疗(无金属固定物者可行),注意手指血液循环及感觉变化,防止骨筋膜室综合征发生。

2~3 周,肩关节可做屈伸、外展、内收训练,肘及腕手关节行主动运动训练,(手法复位者的功能练习可视情况适当延后进行)前臂旋内、旋外训练,训练应轻柔。

4~6 周,增加肩、腕、手的抗阻训练,前臂内外旋不加阻主动运动训练,内固定手术者可去除外固定物,应用辅助器械进行训练,可适当进行作业治疗,增加日常生活能力训练。

7~9 周,去除外固定后进行肩、肘、腕、手的关节活动度训练,着重训练前臂的内外旋功能,可辅助器械和抗阻训练,增加作业治疗,提高日常生活能力。未经早期系统康复训练而出现肩、肘、腕、手功能障碍者,可辅助关节松动术治疗、作业治疗和物理因子治疗。

4. 股骨颈骨折 好发于老年人,由于局部血供不佳、复位固定较困难,因而不易愈合。股骨颈骨折中大部分属于错位型骨折,复位和内固定是治疗错位型股骨颈骨折的基本原则,除少数极高龄或有手术治疗禁忌证的患者之外,一般均能适应。无错位型股骨颈骨折患者多采用卧床休息辅以患肢牵引的传统治疗方法。

(1)牵引治疗患者的康复

1)利用床上吊环,屈曲健侧膝关节,用健足蹬床,保持患肢在牵引下,做抬高臀部运动,每次 5 遍,要求整个臀部保持平衡,不能歪斜,抬离床面 15~30°。

2)利用床上吊环,抬高上身并进行扩胸运动,每次 10 遍,要求胸背部抬离床面角度大于 30°,每天训练 3~4 次,应由治疗师演示、指导、协助完成。

(2)内固定术后患者的康复:内固定术后,患肢应穿丁字鞋,目的是防止患肢旋转,也可用长沙袋固定于患侧下肢两侧,或用外展夹板或者枕头放在两腿之间以防止患肢内收。如果手术切口周围伴有明显肿胀时可在髋关节周围进行冷敷,每次 20 分钟,每日 2 次,水肿减轻后可停用。

1)术后第 1 天,应开始进行深呼吸和咳嗽训练,每次 3~5 分钟,每日 2~3 次;患肢股四头肌等长收缩训练,保持 10 秒,放松 5 秒,由每日 10 次,每次 15~20 遍开始,逐渐增加;足趾屈伸及踝关节跖屈、背伸运动训练,踝背伸运动尤应重视;健侧下肢和双上肢各关节主动运动及抗阻运动训练,每天 3~4 次,每次 10~15 分钟,或以患者有轻度疲劳感为度。

2)术后第 2 天,重复第 1 天内容。并鼓励患者做患肢膝、踝、足各关节主动运动,可用

CPM 机器做髋、膝关节的被动功能锻炼,一般从 30° 开始逐渐增加到 90°,每日 2 次,每次 1~2 小时;腘绳肌、臀大肌的伸髋、伸膝位等长收缩训练,每天 2~3 次,每次 10~20 遍;同时可进行抬高臀部运动、扩胸运动等。

此时应开始定时给患者进行患肢按摩,患者半卧位,治疗师或家属由足趾向上轻柔按摩。

3)术后第 3~5 天,继续第 2 天动作。继续抬高臀部运动,要求保持 10 秒,放松 5 秒;仰卧位主动屈伸髋、膝关节,膝关节在 0~30° 间等张伸直训练,末端保持 10 秒,放松 5 秒,忌屈髋大于 90°,每天 2~3 次,每次 10~20 遍;悬吊髋外展位,髋内收肌及外展肌等长收缩,保持 10 秒,放松 5 秒,以上动作每天 2~3 次,每次 10~20 遍;患者保持半卧位或端坐位,每天 2~3 次,每次 20~30 分钟,以防发生坠积性肺炎及心肺功能障碍,注意监测血压和心率;坐位水平移动,向患侧移动时先患肢外展,再用手及健足支撑移动臀部向患侧,向健侧移动时相反,治疗师注意协助患者保持外展位时屈髋小于 90°,每天 2~3 次,每次 5~10 遍。

4)术后第 6~7 天,屈髋、屈膝训练,注意身体直立(患侧不负重),屈髋小于 90°,不可内旋;髋外展训练,先被动运动,再助力运动,随后完全主动运动;髋后伸训练,注意身体直立(患侧不负重),不可内旋,末端保持 10 秒。

5)术后第 8~14 天,助行器步行训练:鼓励患者使用助行器,患侧不负重行走,应循序渐进,早期不易久站,下肢使用弹力绷带包扎。若内固定患者使用双拐,则采用四点步训练,用足尖点地步行,每天 2~3 次,每次 50~100 米;情况良好者可单拐三点步训练和上、下楼梯训练(上楼梯顺序为健肢 - 患肢 - 拐杖,下楼梯顺序为患肢 - 拐杖 - 健肢)。使用辅助器具训练如穿袜器及拾物器的训练,给予家庭环境改造的建议。

6)2 周后改以主动训练为主,并逐渐增大活动范围,术后 4 周时关节活动范围可接近正常。床上坐起训练,可逐渐让患者取坐位和缓慢翻身;继续增加髋与膝主动屈伸运动,但应避免引起明显疼痛;继续肌力及步行训练;ADL 训练及辅具使用训练。

7)术后 1 个月应继续髋外展训练,但应做到三不:不充分负重、不盘腿、不内收腿。髋内收内旋和外展外旋的训练方法是:患者直腰坐于椅上,双手放置膝上,两足间距与肩等宽,双膝关节靠拢后再分开,反复进行。

8)4 周后,开始练习屈髋,进行髋关节周围肌群的肌力训练、关节活动度训练、步态训练及日常生活自理能力训练。

9)第 6 周,可进行渐进抗阻运动训练,做双小腿下垂坐姿练习。

10)术后 3 月,逐渐负重;逐渐增加下肢内收、外展的主动训练;增加股四头肌抗阻力训练;增加下蹲 - 站起训练、马步训练;恢复膝关节伸屈活动训练;本体感觉训练和功率自行车训练。

11)3 个月至半年后视骨折愈合情况,可从用双杖而后单杖作部分负重的步行训练,至大部分负重行走。一定在 X 线摄片显示骨折已愈合,无股骨头坏死时,方可弃杖行走。

12)注意事项:①不要坐较低的马桶和低沙发、椅子。睡觉时应采用仰卧、患肢外展位,避免侧卧。坐位时,不要双腿或双足交叉。起立时脚尖避免朝内。弯腰拾物时尽量避免过度屈髋。洗浴时应保持站立位,并避免跌倒。②健康教育:日常生活中不宜进行激烈性运动或劳损性较高的运动,如跳绳、跑步等,若发现手术后髋关节有红肿、疼痛现象,应主动求诊。

5. 胫腓骨双骨折 小腿骨折中以胫腓骨双骨折最为常见,且多为开放性,并发症多。康复治疗的目的是促进骨折愈合,恢复胫腓骨负重、行走的功能。原则是早期进行功能训练,防止肌肉萎缩、肌腱挛缩、骨质疏松、关节僵硬。康复治疗必须在康复医师的指导下进行,避免康复动作不规范造成整复不良、成角畸形以及骨不连增加等。

(1)局部抗炎、止痛、促进伤口愈合

1)紫外线:适用于治疗浅层炎症,用于开放性损伤术后,根据时期不同选择不同的剂量。炎症浸润期,采用红斑量 2~3MED;化脓期,强红斑量 4~5MED;肉芽生长期,亚红斑量 1~2MED;愈合期,无红斑量或亚红斑量 0.5~1MED。止痛可用 5~10MED。促进伤口愈合时可用小剂量,照射时间可略长,但感染伤口不可使用。在骨折局部或伤口照射,每日或隔日一次,3~5 次为一个疗程。

2)超短波:适用于治疗深层组织炎症,采用患部对置法,骨折 1 周内无热量,1 周以上微热量,每日一次,每次 10~15 分钟,15~30 次为一个疗程。

3)经皮神经肌肉电刺激疗法:起镇痛作用并能预防失用性肌萎缩。

4)干扰电疗法:对疼痛、骨折延迟愈合、失用性肌萎缩等均有较好疗效。分固定法和抽吸法,两种方法治疗剂量、时间、差频相同,但应根据病情选择不同的差额。每次治疗选择 1~3 种差频,每次 10~15 分钟,总时间 20~30 分钟,电流强度以患者能耐受为准。

(2)促进骨折愈合、维持肌力和关节活动度

1)功能训练:应选取有促进骨折愈合作用的动作,避免不利于骨折愈合的动作。要注意臀肌、股四头肌和腓肠肌的肌力改善和保持踝关节活动度。功能锻炼可采用被动运动、主动辅助运动、主动运动、抗阻运动等,以主动运动为主,其他方式为辅。

伤后早期疼痛减轻后就应开始练习臀肌、股四头肌和腓肠肌的等长收缩、膝关节和踝关节的被动运动和足部跖趾关节和趾间关节的运动,为步行做准备。

在骨折后 2 周至骨折临床愈合期间,训练除继续进行患侧肢体的等长收缩和未固定关节的屈伸活动外,可在内、外固定稳妥保护下扶拐下床适当负重训练。

石膏外固定患者,术后第 1~2 周行股四头肌和小腿三头肌的等长收缩训练,足趾主动跖屈和背伸。术后第 4~6 周时,除有长腿石膏固定者外,患者可作膝、踝关节全范围的主动活动;横形骨折当负重自身可耐受重量;骨痂可见时,斜形或螺旋形骨折可部分负重甚至全负重。

跟骨连续牵引患者,注意避免牵引过度造成愈合延迟。要适当配合进行双手支撑臀部抬起法进行肌肉等长收缩训练,方法是双手支撑起臀部并将健肢蹬起,患者用力绷紧受伤腿部肌肉,踝关节背曲,空蹬足跟,然后放松,一蹬一松反复练习,每日在石膏内做 300 次以上,直至石膏拆除。注意患肢不要单独用力伸膝,以免牵拉骨折部位,造成成角畸形。

切开复位内固定或夹板固定的患者,可早期练习膝关节屈伸和踝关节内外摆动动作。可利用自身重量进行膝关节屈伸训练,当下肢肌力可支撑身体时,可做蹲-起运动训练,可扶椅子或床头,逐渐增大训练强度,既可增强肌力又可加强膝关节的稳定性。可早期下地扶拐不负重行走,逐渐增加至完全负重行走,但是禁止膝关节伸直时旋转大腿。

持续性负重及生理压力可起到促进骨组织生长,加速骨折愈合的作用。所以对于一般稳定性胫腓骨骨折患者,大多数复位固定 3 周后可用双拐下地(患足着地不负重,不能悬起),根据骨折愈合情况,最早 4 周可改用单拐(去除健侧),5 周弃拐,6 周时解除外固定。外固定去除后,充分练习各关节活动,并练习行走,方法基本同股骨颈骨折。

2）物理因子治疗：超短波疗法（有金属内固定者应禁用），用温热剂量，可改善骨和骨膜及其下方的血运，从而促进骨折愈合；直流电刺激，阴极引起的低氧、高碱和高 Ca^{2+} 浓度环境，能增加细胞膜通透性和物质交换，扩张局部血管，起到改善局部血液循环的作用。

（3）步态训练：胫腓骨骨折后因为下肢肌力不足、平衡受影响等会导致一些异常步态，常见的异常步态有急促步态、倾斜步态或硬膝步态。在训练前应对步态进行仔细评定。步态训练应从患肢不负重训练开始，逐步过渡到患肢部分负重，至完全负重。训练时躯干应正直，髋、膝、踝关节伸展和屈曲运动协调；当身体重心落在一侧肢体时，该侧肢体的髋、膝关节必须完全伸直；当重心转移到另一侧肢体后，膝关节再屈曲；足尖指向正前方，重力由足跟转移至足趾上；步速规律，步幅均匀。

（4）康复辅具：胫腓骨骨折后用拐杖是暂时的。根据患者需要可选用手杖、臂杖和腋杖。所有下肢骨折患者在骨痂形成期后开始离床下地锻炼时均应扶双拐，进行不负重或轻负重行走；步速不宜过快，每分钟不超过 25 步，步幅不宜过大。骨折愈合后应该及时弃拐，弃拐的原则是骨折处达到骨性愈合。弃拐过早容易导致肢体畸形，影响患者康复，甚至需要再次手术。

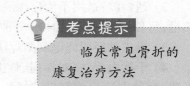

考点提示

临床常见骨折的康复治疗方法

五、健康教育

根据不同部位的骨折，有针对性的告知患者治疗的相关知识，教育并鼓励患者保持良好的心理状态，培养其战胜疾病的信心，树立正确的康复理念，积极主动地参与康复治疗。针对不同人群还应该加强骨折预防知识的宣教，如教育中老年人及儿童注意交通安全、行动安全，避免跌倒等意外情况。科学合理补充营养，预防骨质疏松等危险因素。合理运动，增强体质，预防骨折发生等等。

六、功能结局

早期、及时、科学的康复治疗不仅仅可以预防或减少骨折并发症的发生，更能够促进骨折临床愈合以及肢体功能的最大限度恢复，使患者能尽早回归正常生活与工作。

小结

　　骨折是康复医学科最常见的病种之一，本节主要介绍了骨折的基本概念、临床表现、骨折的愈合、康复评定、功能障碍以及骨折的康复治疗方法和临床常见骨折的康复。重点介绍了康复治疗方法和临床常见骨折的康复治疗。要求大家掌握骨折的定义、康复评定、康复目标以及常见骨折的康复。熟悉骨折的临床表现、骨折的愈合、功能障碍。

目标测试

A 型题

1. 下列哪一项是骨折患者的全身临床表现

　　A. 休克　　　　B. 疼痛　　　　C. 骨擦音　　　D. 关节畸形　　E. 肿胀

2. 骨折的临床愈合标准**不包括**

A. 局部无压痛及纵向叩击痛

B. 局部无异常活动

C. X 线片显示骨折处有连续性骨痂,骨折线已模糊

D. 拆除外固定后,上肢能向前平举 2kg 重物持续 1 分钟

E. 下肢不扶拐杖的情况下能在平地上连续行走 3 分钟,并且不少于 30 步

3. 下列哪一项是骨折的正确临床愈合时间

A. 掌骨骨折 -3 周   B. 肱骨干骨折 -4 周

C. 股骨颈骨折 -12 周   D. 胫腓骨骨折 -7 周

E. 肋骨骨折 -2 周

4. 骨折患者常见的功能障碍**不包括**

A. 疼痛和肿胀   B. 关节活动障碍

C. 日常生活能力下降   D. 局部肌肉萎缩和肌力下降

E. 关节稳定性加强

5. 骨折康复治疗的基本作用**不包括**

A. 促进骨折愈合   B. 促进骨折肿胀的消退

C. 使关节保持在功能位   D. 减轻肌肉萎缩的程度

E. 防止关节粘连僵硬

6. 骨折康复治疗的适应证包括

A. 未经过处理的骨折和脱位

B. 已复位、固定处理后的骨折

C. 发生骨化性肌炎的骨折部位

D. 局部有炎症、伤口异物尚未处理的骨折

E. 病理性骨折

7. 锁骨骨折可采用的物理因子治疗**不包括**

A. 脉冲磁疗   B. 超声波治疗   C. 红外线治疗

D. 蜡疗   E. 超短波治疗

8. 股骨颈骨折手术治疗后第一天应特别强调下列哪一项训练

A. 咳嗽练习   B. 翻身练习   C. 足背屈练习

D. 膝屈伸练习   E. 踝背伸练习

9. 肱骨髁上骨折患者,术后未能正规康复治疗,复查肘关节 X 线检查时在骨折周围组织内见到白色云雾状阴影,密度较深或有骨样密度,局部肿胀,触之硬韧感,关节运动障碍明显,即可提示已发生

A. 骨折延迟愈合   B. 骨折未愈合   C. 骨化性肌炎

D. 关节腔内积液形成   E. 关节软骨产生骨化

10. 胫腓骨双骨折患者术后进行功能训练的主要方式应是

A. 被动运动   B. 主动辅助运动

C. 抗阻运动   D. 主动运动

E. 利用滑轮、吊带等运动

(李　强)

第二节 手 外 伤

 学习目标

1. 掌握：手外伤康复的定义，功能评定和评定要点。
2. 熟悉：手外伤康复治疗中的常见问题处理、手部骨折后的康复治疗。
3. 了解：屈指肌腱修复术后、伸肌腱修复术后、屈肌腱松解术后、周围神经修复术后的康复治疗。

 案例

男，工人。于2月前在工作中不慎被压伤左手，急送当地职工医院，X线示"左手多处骨折"，后转至骨科治疗，诊断：左手外伤，行中指内固术及左手背侧皮肤植皮术。

请问： 1. 请叙述如何进行手功能的评定？
2. 请制定出近期的训练目标？
3. 健康教育的主要内容有哪些？

一、概述

（一）定义

手外伤是临床常见损伤之一，常导致手的运动和感觉功能障碍，日常生活活动能力下降。手外伤康复是在手外科的诊断和处理的基础上，针对手功能障碍的各种因素，如瘢痕、挛缩、粘连、肿胀、关节僵硬、肌肉萎缩、感觉丧失或异常等，采用相应的物理治疗、运动疗法、作业疗法以及手夹板、辅助器具等手段，使手恢复最大限度的功能，以适应日常生活活动、工作和学习。随着显微外科的发展，手损伤的修复与再造取得了很大的进展，但手的功能恢复尚不能令人满意。对手外伤修复术后进行全程的康复评估和治疗，加强患者的康复教育和治疗的主动参与性，越来越重要。人们对生活质量和健康水平的要求也越来越高，外伤后不仅要求外形完整和美观，更需要功能不影响生活质量和工作能力，所以康复治疗对手功能的恢复具有重要的意义。

（二）病因与病理

1. 病因　手外伤是骨科的常见损伤，右手受损为主，男多于女性，多数发生在机器制造业、木工、建筑业等体力劳动者，人为因素（违规操作）居多。在损伤类型上，切割伤和压砸伤最为多见。手外伤所带来的功能障碍是因瘢痕挛缩、肌腱粘连、肿胀、关节僵硬、肌肉萎缩、组织缺损、伤口长期不愈合等造成的运动和感觉功能障碍，给工作和生活带来严重的不便。手外伤常为复合性损伤，涉及手部皮肤、皮下组织、肌肉、肌腱、骨、关节、神经、血管等。通常分为骨折、肌腱损伤、周围神经损伤、烧伤、断指再植等。

2. 病理

（1）炎症期：组织充血，水肿，白细胞浸润。

（2）细胞反应期（破坏期或清创期）：白细胞、巨噬细胞浸润、坏死组织脱落，水肿加剧。

（3）增生期（纤维化期）：伤后 3~5 天开始，2~3 周达到高峰。纤维细胞增生，毛细血管增生，上皮细胞增生（皮肤损伤），伤口收缩，胶原纤维增多。

（4）重塑成熟期：伤后 3~6 周开始，细胞减少，胶原增加，持续达伤后一年时间，组织抗张力慢慢恢复。

（三）临床表现

1. 症状　有外伤史，表现为手部疼痛、局部肿胀、畸形（如成角、缺如）等。

2. 体征　手部压痛或叩击痛，有异常活动或骨擦音，运动障碍或感觉异常，出现肌肉萎缩、关节僵硬等。

3. 辅助检查

（1）骨关节损伤做 X 线摄片检查。

（2）肌肉麻痹做电生理检查。

考点提示

手外伤的分类及临床表现

二、康复评定

（一）运动功能评定

1. 关节活动度评定　手部关节范围的测定可以发现活动障碍的因素、程度，提示治疗方法和评价治疗效果。手由 27 块小骨构成，其关节虽然小但由于这些小骨和复杂的肌腱，手的活动也远比其他关节复杂。所以要得到客观正确的关节活动范围，需要熟悉手部解剖和关节的运动生理。常用测量方法有角度计测角度和尺、带测量距离。测量工具放置部位可根据受伤情况和肢体位置选定，但两次评价放置部位要统一，同一病人原则上使用同一种测量方法。测量时要先测量主动关节活动度，再测量被动关节活动度。被动范围测量时要使肌肉充分放松，尽量排除肌肉缩短和肌腱粘连的影响。角度的终点轴以疼痛和最终活动范围的阻力感为界，对急性期和术后患者要注意不能因检查而使组织损伤（见表 3-4）。

表 3-4　手指关节正常活动范围及测量方法

关节	运动方向	正常运动范围（度）	角度计放置方法		
			基本轴	移动轴	轴心
拇指	桡侧外展	0~60	示指	拇指	腕掌关节
	尺侧内收	0	示指	拇指	腕掌关节
	掌侧外展	0~90	示指	拇指	腕掌关节
	掌侧内收	0	示指	拇指	腕掌关节
	屈曲（MP）	0~60	第一掌骨	拇指基节	MP 关节
	伸展（MP）	0~10	第一掌骨	拇指基节	MP 关节
	屈曲（IP）	0~80	拇指基节	拇指末节	IP 关节
	伸展（IP）	0~10	拇指基节	拇指末节	IP 关节
	屈曲（MP）	0~90	2~5 掌骨	2~5 基节	MP 关节
	伸展（MP）	0~45	2~5 掌骨	2~5 基节	MP 关节
	对掌	测拇指端到小指 MP 间距离来表示			

续表

关节	运动方向	正常运动范围（度）	角度计放置方法		
			基本轴	移动轴	轴心
指	屈曲（PIP）	0~100	2~5 基节	2~5 中节	PIP 关节
	伸展（PIP）	0	2~5 基节	2~5 中节	PIP 关节
	屈曲（DIP）	0~80	2~5 中节	2~5 末节	DIP 关节
	伸展（DIP）	0	2~5 中节	2~5 末节	DIP 关节
	外展		第 3 指轴	245 指轴	二轴交点
	内收		第 3 指轴	245 指轴	二轴交点

另外,还有一个参数即手指肌腱总活动度,是指手指三个关节(拇指两个关节)的总屈曲度减去伸展不足的总度数。主动运动测出的用 TAM 表示,被动运动测出的用 TPM 表示,公式:TAM=(MP 关节屈曲度数 +PIP 关节屈曲度数 +DIP 关节屈曲度数)-(MP 关节伸直受限度数 +PIP 关节伸直受限度数 +DIP 关节伸直受限度数)。正常 TAM=(80°+110°+70°)-(0°+0°+0°)≈260°。功能分级:①优:正常,TAM 约 260°;②良:TAM> 健侧的 75%;③中:TAM> 健侧的 50%;④差:TAM< 健侧的 50%。

2. 肌力评定　利用握力计和徒手检查法评价前臂伸屈肌群、拇指对掌及四指的长短屈伸肌群、握力。需指出的是常用握力计测出的是等长收缩的肌力而不是等张收缩的肌力。握力的正常值一般用握力指数来表示:握力指数 = 健手握力(kg)/ 重(kg)× 100。常握力指数应大于 50。另外,利手握力常比非利手大 5%~10%;女性握力常只有男性的 1/3~1/2;男性在 50 岁以后,女性在 40 岁以后常比年轻时的握力减少 10%~20%。

（二）感觉功能评定

1. Semmes-Weinstein 单纤维感觉测定器检查　这是一种精细的触觉检查方法,可以测定从轻触觉到深压的感觉。测定器是由 20 根不同编号的尼龙丝组成,编号最小的是 1.65 号,最大的是 6.65 号。检查时患者闭眼,用不同的编号尼龙单丝触碰检查部位,让患者回答是否有感觉,以最小的有感觉的尼龙丝编号为评定结果。评定标准:①正常 1.65~2.83;②轻触觉减退 3.22~3.61;③保护性感觉减退 4.31~4.56;④保护性感觉丧失 4.56~6.65;⑤感觉完全丧失 >6.65。

2. 移动触觉　铅笔橡皮头在感觉再训练区域由近到远触及患者。直至患者能够较准确地判断刺激部位。

3. 恒定触觉　铅笔橡皮头在感觉再训练区域施加作用力,当刺激强度改变时注意患者反应。

4. 振动觉　首先使用 30cps 音叉检查振动,音叉应置于室温,患者面对治疗师,为了避免桌子的影响,医师轻轻举起患手。进行其他感觉检查时,首先测试健手以便参考,当患者理解如何配合检查后,医师将音叉轻轻放置在手掌近端,逐渐向远端移动,直到患者不能分辨振动感为止。应该强调的是患者一定要区分压力和振动。当患者指尖能探测移动触觉和恒定触觉后,按相同方式检查 256cps 振动觉。通过对振动觉评定,反映周围神经损伤后功能丧失和恢复程度。

5. 两点分辨试验　人体任何部位皮肤都有分辨两个点的能力,但不同的部位,两点之间的距离不一样,当两点之间的距离小到一定程度时便难以分辨两点。两点分辨试验是对周围神经损伤修复后,感觉功能恢复的一种定量检查,只有指尖能感受恒定触觉才能测试两点分辨觉(2PD),2PD 测定更能反映手功能是否完好。临床上将 2PD 分静态两点分辨试验(s2PD)和动态两点分辨试验(m2PD)。s2PD 主要测定慢反应纤维密度,检查患者能否辨别是一点还是两点触觉,以及两点触觉的最小距离。m2PD 检查时,沿手指动态刺激,同时测快、慢两种反应纤维,较 s2PD 更优越。手指末端 m2PD 距离正常为 2mm。在 s2PD 建立前先检查动态 m2PD。两点分辨器轻触远端指尖,逐渐向近端移动。如果无反应,增加两点之间距离,至少在 3 秒之后重新测试。对上肢而言,手指尖两点分辨试验的距离最小,因此也最敏感。神经损伤修复后,在感觉恢复的初期阶段,两点分辨试验的距离较大,随着再生神经纤维数目的增加及质量的提高,两点分辨试验的距离逐渐缩小。两点之间距离越小,越接近正常值,说明该神经感觉纤维恢复越佳。参见第一章第七节。

(三)整体功能评定

1. **Jebsen 手功能评定** 又称七项手功能测试,主要用于评估手部日常生活能力,操作简便,仅需 15 分钟便可完成双手的测试。由 8 个小测验组成:①书写文字;②翻书本大小的卡片(模仿翻书);③拾起细小件物品;④模仿进食;⑤摆放物品;⑥挪动空的盛物罐;⑦挪动重的盛物罐;⑧移动重而大的罐头筒。每项测试为优势和非优势手提供评定标准,对性别和年龄也区别对待。

2. **简易上肢功能检查法(STEF)** 此方法是通过手的取物过程,包括手指屈、伸,手抓、握,拇指对掌、捏、夹等各种动作来完成全套检查测试。全套检测共分 10 项活动,依次为:拿大球、拿中球、拿大方块、拿中方块、拿木圆片、拿小方块、拿人造革片、拿金属片、拿小球、拿金属小棍,检查要采取标准动作,物品从一处拿起,经过标准距离,放在指定位置。从动作开始到结束,同时记录时间,根据完成动作的时间长短来获取分数,每项分数为 0~10 分,最高为 10 分。花费时间越短,得分越高。每项检查限定时间为 30 秒,即在 30 秒内不能完成该动作得 0 分。检测完毕,得出总分后可与不同年龄组正常人的分值进行比较以判定正常与否,也可患侧与健侧对比判定结果。患者自身在治疗前后及不同阶段的评定结果互相比较,在临床上更有实际意义,有助判定康复效果,指导进一步的治疗。正常人各年龄组参考得分(总分)如下:18~39 岁得 99 分;40~54 岁得 96 分,55~64 岁得 94 分,65~74 岁得 83 分,75~84 岁得 75 分。

3. **9 孔插板试验** 用一块 13cm×13cm 的木板,上有 9 个孔,孔的深度为 1.3cm,孔与孔之间距离为 3.2cm,每孔直径为 0.71cm,插棒为 9 根长 3.2cm,直径 0.64cm 的圆柱体。评定方法是:患者取坐位,将插板置于身体前方桌上,9 根木棒放于测试手一侧的浅皿中。嘱患者一次一根地分别将 9 根木棒插入 9 个孔中,然后再一次一根地将 9 根木棒拔出放回浅皿中。先测定健手再测定患手,记录完成该项活动的总时间。

(四)神经电生理检查

相关的电生理检查,如肌电图、诱发电位检查等。

三、功能障碍

(一)生理功能障碍

1. **运动功能障碍** 手部神经及肌腱损伤本身会降低手的肌力,外伤后出现的各种并发症,如水肿、粘连、瘢痕、挛缩、慢性疼痛、肩手综合征等,均会导致肌肉的进一步萎缩无力,关节僵硬,运动功能障碍。

2. **感觉功能障碍** 部分伤及周围神经者出现感知功能障碍。手的表面及内部的滑膜、腱鞘和骨膜都有丰富的神经末梢,任何创伤刺激必然会产生感觉异常,如疼痛、感觉过敏、倒错、减退、消失,严重者可出现血管运动紊乱,称之为反射性交感神经营养不良综合征。

(二)心理功能障碍

患者易出现焦虑、恐惧、抑郁、自卑等情绪,主观感觉异常,感到不能适应社会等。

(三)日常生活活动能力受限

运动、感觉、心理障碍均导致日常生活活动能力降低。

(四)社会参与能力受限

肌力和耐力不足,减弱了患者手的精细协调功能和操作工具的能力,给重返工作岗位带来困难。

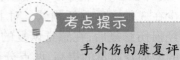

考点提示

手外伤的康复评定及功能障碍

四、康复治疗

(一)目标

康复治疗目标是恢复一个无痛性、全范围活动的手。为了适应每天活动需要,首先手应有抓握和对指功能,其次是手的伸直。假如手指屈曲活动受限,则可以增加掌指关节屈曲来补偿。

(二)方法

1. **运动治疗** 是利用功能锻炼,通过促进功能恢复或功能代偿途径来促进机体康复的方法。对手外伤而言,基本康复内容包括关节活动度练习、肌肉功能练习、感觉训练等。

(1)关节活动度练习:关节活动度受限是需要解决的首要问题,可用主动或被动运动,或两者结合的助力运动,逐步牵伸挛缩粘连的纤维组织,逐步地恢复关节活动范围。①连续被动运动:主要用于防治制动引起的关节挛缩以及用于关节内损伤或炎症引起的关节粘连,促进关节软骨、韧带和肌腱的修复,并可促进消肿。关节活动幅度、运动速度和持续时间可酌情设定。一般活动幅度从无痛的活动范围开始,酌情逐步扩大;运动速度一般选择每分钟 1 个周期,早期可更慢;运动连续时间每日 2~8 小时。②关节功能牵引:关节挛缩或粘连已经形成者需通过关节活动度练习,逐步牵伸挛缩及粘连的纤维组织来恢复关节活动范围。纤维组织是一种黏弹性材料,在适度的外力牵伸下发生延长。其中大部分为一时性的弹性延长,在外力去除后将回缩;小部分为持久性的塑性延长,是关节活动度改善的基础。纤维组织在牵伸力量较大、持续时间较长以及组织温度较高时作牵伸可获得较大的塑性延长。故无论用主动、被动运动或助力运动进行关节活动度练习,均需要用一定的力量,持续较长时间,或多次反复进行,可获较好效果,在热疗后或温水浴中进行也可获较好效果。但是用力过大,引起明显疼痛提示有组织损伤,可能引起修复反应,增加瘢痕形成。如果疼痛引起保护性肌痉挛,保护纤维组织免受牵伸,治疗反而不能起效。故操作时用力程度应考虑患者局部感觉,以有一定的紧张、酸胀感觉,不引起明显疼痛及肌痉挛为宜。关节活动度练习时依每一关节所有受限的活动方向依次进行主动、助力或被动运动,可由治疗师或患者的健肢进行被动运动或施加助力。

(2)肌肉功能训练:除肌肉直接受损或其神经支配受损外,创伤后制动及邻近关节停止运动可迅速引起失用性肌萎缩。肢体制动,神经运动减少等都可影响肌肉代谢,引起肌肉萎缩。早期预防萎缩特别重要。肌肉失用性萎缩一般是可逆的,但长期严重的肌萎缩时肌肉有变性,最后肌肉纤维化不可逆转,特别在正中神经及尺神经损伤后,肌萎缩通常不能恢复。肌肉收缩通常分等张收缩和等长收缩两种方式,可作为训练方法以防治肌肉萎缩。近年来又有利用专门器械进行的等速练习。等速练习可同时对一组拮抗肌进行训练,使其平衡发展。此外肌肉疲劳致肌力下降时,阻力也随之下降,肌肉停止收缩时阻力即消失,不易引起肌肉过度疲劳或拉伤,故较安全。当设定的运动速度较低时,最大收缩产生的肌肉力矩较大,有利于锻炼肌力;设定的运动速度较高时,产生较低的力矩,但可多次重复进行,有利于增强肌肉耐力。适用于手内肌肌力训练的器械及抗阻练习方法较少,可设计一组皮球及橡皮筋网对指屈、伸肌进行训练,也可对所有手内部肌进行训练。练习时应按肌力练习原则,尽量用力捏皮球或挑动橡皮筋网,维持数秒,然后放松。要求肌肉经 10~20 次收缩即感到肌肉疲劳时为完成一次练习。各种动作依次进行,每日练习 1 次。

2. 手夹板应用　使用夹板的目的主要是保持肢体某个位置,或限制部分运动,或预防、矫正畸形。手夹板主要用于保持不稳定的肢体于功能位,提供牵引力以防止挛缩,预防或矫正肢体畸形以及补偿失去的肌力,帮助无力的肢体运动等,从而达到减少残疾程度,增进功能的目的。夹板按其功能可分为固定性(静止性)和功能性(动力性)两类。固定性手夹板没有可动的组成部分,主要用于固定肢体于功能位,限制异常运动,故常用于治疗手部骨折脱位、关节炎、手术后暂时性止动等。功能性夹板允许肢体有一定程度的活动,从而达到治疗目的。手夹板是手外科治疗的重要组成部分,被广泛应用于临床。

3. 物理因子疗法

(1)超声可以使胶原纤维束分离,对瘢痕组织有软化和消散作用。治疗时选用连续式,1~1.5W/cm²,移动于瘢痕局部 5~10 分钟,每天一次。瘢痕如在肢端,适宜水下法治疗。预防瘢痕增生或挛缩发生,可早期使用超声治疗。

(2)音频电用条状电极,并置法,每次 20~30 分钟,每日一次,一个月为疗程。在控制瘢痕痒痛或软化瘢痕组织上有良好的作用。

4. 作业治疗　是将脑力和体力综合运用于日常生活活动、游戏、运动和手工艺等活动中,针对手功能障碍进行治疗。大致分为生活自理能力、创造价值的职业工作能力和消遣娱乐活动的能力。作业疗法主要进行下列素质的训练:

(1)运动技能素质:肌力、耐力、关节活动范围,调节肌张力,改善运动的协调性和稳定性,学习粗大动作及精细动作技巧。

(2)感觉技能素质:进行视觉、听觉、触觉、本体感觉、实体觉、平衡觉训练。

(3)智能素质:包括理解力、记忆力、集中注意力、判断能力、推理能力、创造力、想象力、组织安排能力等。

(4)心理素质:包括独立不依赖;积极性和主动性;顺应性;现实性;自制力及自尊心。

(5)社交素质:有集体精神、合群性、合作共事精神等。

5. 心理治疗　是针对情绪问题的一种治疗方法,由经过专门训练的人员进行。了解病人的心理状态,进行针对性治疗,促进病人适应现实情况,鼓励和增强维护病人的自尊心和自我价值。

(三)常见问题康复

1. 肿胀　早期水肿处理不当会成为导致关节僵硬的最主要原因,所有从损伤的开始就要关注水肿的发展,防止局部纤维增生,关节僵硬。处理的基本原则是抬高患肢,主动运动和患部加压。具体方法是:

（1）损伤或手术后要将伤手持续抬高,高于心脏水平位以上。

（2）缓慢持续、有计划的等长收缩有助于静脉回流,在术后 24 小时可以辅导患者做前臂和手部肌肉的等长收缩。如果患部皮肤条件许可,在主动收缩的间歇做伤肢抬高位的向心性按摩,促进静脉回流。

（3）患部加压治疗通常采用弹力绷带从指尖到指根缠绕手指,然后放开。重复进行,一日数次。单个手指肿胀可以使用弹力指套。

（4）无热量的超短波治疗或音频疗法有助于消除水肿。

2. 疼痛　具体处理方法有:①早期诊断。②患侧部位用夹板固定。③抬高患肢,控制水肿。④肢体正常部位应主动活动。⑤肢体固定部位可作等长收缩练习。⑥可选用镇静剂。⑦检查有否神经卡压,如腕管的正中神经。⑧可用经皮神经电刺激,或早期做星状结节阻滞术。

3. 关节僵硬　应及早开始活动,控制水肿,对于轻度挛缩可采取主动运动、主动助动及被动运动练习,使用动力型手夹板牵引可被动屈曲掌指关节及被动伸直近端指间关节,缓解关节僵硬。

4. 感觉障碍

（1）感觉过敏的治疗:康复治疗的基本原理是在敏感区逐渐增加刺激。首先用棉花摩擦敏感区,每天 5~10 次,每次 2~5 分钟。当病人适应后,改用棉布或质地较粗糙的毛巾布摩擦敏感区,然后使用分级脱敏治疗:

1）用旋涡水浴 15~30 分钟,开始慢速,然后逐渐加快,慢慢适应水的旋动。

2）用凡士林涂抹后作环行按摩 10 分钟。

3）用毛巾类针织物摩擦 10~30 分钟,等患部能耐受此触觉刺激后,让病人触摸不同材质的材料,如面粉、黄沙、米粒、小玻璃球等。

4）用电震动器震动敏感部皮肤,巩固病人的脱敏。

5）用铅笔叩击敏感区域以增加耐受力。

（2）感觉减退的康复治疗:根据神经生理学理论,按照手部感觉恢复程序,将混乱的信息在脑内整理、统一的过程。一般先进行手部的安全性训练、教育,然后再实施针对性的感觉促进康复治疗。手部感觉丧失的病人的安全教育及保护觉训练,为了避免患者因感觉丧失而带来的危险性,比如烫伤、烧伤、割伤等,需要告诉患者避免接触冰、热、锐器等物品;避免长时间抓握,防止某一部位皮肤过多受力。告诉家属要经常及时检查患部皮肤有无异常情况,如果有感染,应当及时处理。对于保护觉的训练,治疗师可以用针刺、冷、热、压力等各类刺激手段,让患者细心体会其特点,使病人重新建立感觉信息处理系统,而不是恢复原有的保护觉。手部感觉再训练是在周围神经损伤后,会出现某些非正常感觉和一些部位的感觉缺失,让患者通过集中注意力、反馈、记忆、强化等感觉学习原则,可让脑对新的反应模式,形成一种高度的本体感觉认识。对于手的感觉来说,恢复顺序一般是:痛觉和温度觉、30Hz振动觉、移动性触觉、恒定性触觉、256Hz 振动觉、辨别觉。早期主要是触觉和定位、定向的训练,后期主要是辨别觉训练。

（四）常见手外伤康复

1. 手部骨折后

（1）类型与制动:

1）舟骨骨折制动 8~32 周。

2）Bennett's 骨折（第一掌骨基底部纵骨折及半脱位）制动 6 周，8~12 周可活动关节。

3）指骨骨折内固定后 2 周。

4）掌骨骨折绷带 1 周，夹板 3 周。

（2）康复程序

1）Ⅰ期（0~3 周）为制动期，功能位固定，指手在抓握物体时的自然位置，此时手的关节和肌肉处于平衡状态，即腕关节稍内收，背伸约 30°，掌指关节屈曲 90°，近端指间关节屈曲 45°，远端指间关节稍屈曲，拇指处于外展、对掌位（对示、中指）。该体位使手能根据不同需要迅速做出不同动作，以保持骨折的稳定性，缓解疼痛，促进愈合。上肢提高，以减轻水肿。骨折上下所有未损伤的关节温和的被动活动，如指、腕、肘、肩。术后 1~3 周，在疼痛和骨折愈合允许下，可早期进行轻微的主动活动和辅助主动活动。

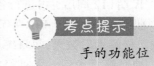

考点提示
手的功能位

2）Ⅱ期（3~6 周）为愈合期，如需要可延长外固定夹板至 6 周。主动活动和辅助主动活动：屈曲、伸展指间关节和掌指关节的活动，以便获得良好的抓握、放松；治疗性活动；脱敏治疗。

3）Ⅲ期（6~12 周）为愈合巩固期，继续功能训练，压力治疗，脱敏治疗。

4）Ⅳ期（12 周后）为功能恢复期，应用抗阻活动来增加肌力，矫正畸形，压力治疗，技能训练。

2. 肌腱修复术后　早期活动是肌腱康复的前提，应在放松肌肉和减低张力的情况下进行。包括主动、被动、辅助主动活动、附属活动、抗阻活动。

（1）屈肌肌腱修复术后的治疗计划：术后保护性的固定与早期保护性的运动相结合可减少因固定和关节制动而引起的并发症。

1）Ⅰ期（0~3 周）：抬高患肢，制动 3 周。术后立即在患者手背侧做一个腕屈曲形夹板或手托，使腕关节屈曲 20°~30°，掌指关节屈曲 60°~70°，指间关节屈曲 0~20°，外加厚敷料，以保护肌腱。2~3 天拆除敷料，继续用夹板和支持带保护。3 天后，由治疗师指导做屈伸手指活动，持续 3 周。要求"主动伸，被动屈"，即令患者主动伸展手指，依靠橡皮带被动屈曲。同时进行手腕活动。禁止主动屈指，被动伸指，以防肌腱断裂。注意：如患者不坚持手指活动，极易产生屈曲挛缩。对不配合活动的小儿，或断指再植后，或伴有其他损伤不宜选用该法者，应将手固定在功能位，加以厚敷料包扎，外加石膏固定 3 周。可同时配合冷疗、超声波治疗等消肿，松解粘连。

2）Ⅱ期（3~6 周）：3 周后拆除夹板，在护腕和橡皮带保护下活动，或将橡皮带摘下来，做主动屈伸。4~5 周，在手背将夹板切断，腕关节仍固定，掌指和指间关节主动屈伸。5 周后，取下夹板。6 周后，改用动态伸展夹板，减轻近端指间关节挛缩。此期不可有任何抗阻活动。

3）Ⅲ期（6 周后）：可做关节全范围主动或被动活动，8 周后可做抗阻活动。

4）Ⅳ期（12 周后）：可进行各种功能活动，大多数患者可重返工作岗位。个别患者因肌腱粘连而活动障碍，或肌力较差，仍需继续锻炼。亦有少数患者需接受二期重建手术。术后可沿切口做环形深层按摩，以防粘连。

（2）伸肌肌腱修复术后的治疗计划

1）Ⅰ期（0~3 周）：术后立即使用静态掌侧夹板固定手于腕背伸 30°~45°，掌指关节屈曲 0~30°、指间关节伸直，敷料加压包扎。2~3 天后，拆除敷料，用前臂背侧夹板，腕背伸 40°~45°，掌指关节和指间关节用橡皮带牵拉于 0°，前臂屈侧置夹板，2 周时缩至中节指骨，3 周时缩至近节指骨。要求"主动屈,被动伸",即令患者主动屈曲手指,依靠橡皮带被动伸直,以保持掌指关节和指间关节滑动。此期禁止主动伸指,被动屈指,以防肌腱断裂。

2)Ⅱ期(3~6周):4周时,每天取下夹板数次,尽可能全范围主动屈曲指关节,特别是掌指关节,以防挛缩,5周,夹板缩至掌骨,自由活动掌指关节,每天取下夹板数次,有保护地主动活动腕关节。

3)Ⅲ期(6~12周):6~7周,换腕部夹板,只固定腕关节,指间关节全范围主动伸直,7~8周,增加强度,做关节全范围的抗阻活动,10~12周,完全自由活动。

4)Ⅳ期(12周后):可进行各种功能活动。

3. 肌腱松解术后　PIP关节挛缩已经矫正,术后可使用伸展支具,以维持手术中获得的伸直位。松解术后数天,每日练习数次,以后逐渐增加活动次数和强度。

4. 神经修复术后　手神经损伤后,主要表现是运动障碍、感觉障碍和自主神经功能障碍,损伤后神经的修复,只是为功能恢复创造了一个重要条件,如果完全依靠其自然的恢复,则多不能达到应有的结果,而必须在神经修复后的整个恢复过程中,接受适当的功能再训练康复治疗。

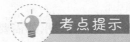

考点提示

手外伤的康复治疗

五、健康教育

1. 应尽早在医生指导下进行手指功能锻炼,如织毛衣、提物、握拳、写字等,也可利用理疗、功能带和功能器具加强伤手的功能,最大限度的恢复手功能。

2. 鼓励病人多进食高蛋白、高热量、高维生素饮食以增加身体抵抗力,保证创面的修复。

3. 手部多发伤损伤严重,会给患者造成极大的心理压力。因此,通过心理治疗消除患者的心理障碍,积极配合康复治疗,接受损伤的现实,建立良好的心态,树立生活的信心

六、功能结局

手外伤术后的功能恢复需经过一个时期的康复锻炼后才能达到理想的程度,要综合运用后期康复治疗,才可以使手外伤达到最佳治疗效果,让手功能不影响生活质量,尽量恢复工作能力。

小结

手外伤康复锻炼的目的是恢复患者手指的肌力关节活动度及手的各种功能,需加强患者的康复教育和康复治疗的主动参与性,手术是治疗的基础。手外伤康复是在手外科的诊断和处理的基础上,针对手功能障碍的各种因素,例如瘢痕、挛缩、粘连、肿胀、关节僵硬、肌肉萎缩、感觉丧失或异常等,采用相应的物理治疗、运动疗法、作业疗法以及手夹板、辅助器具等手段,使伤手恢复最大限度的功能,以适应每日日常生活活动和工作、学习。

目标测试

A 型题

1. 右手示指主动屈曲受限,被动活动正常,其原因是

A. 指间关节损伤　　　　B. 肌腱粘连或挛缩　　　　C. 神经性麻痹

D. 皮肤瘢痕挛缩　　　　E. 屈指肌腱痉挛

2. 手部骨折的复位要求是

A. 功能复位

B. 解剖复位

C. 近乎解剖复位,允许稍微成角

D. 近乎解剖复位,允许稍有旋转移位

E. 近乎解剖复位,对位对线达 90%

3. 手外伤病人手部应固定的姿势是

A. 功能位　　　　　　　B. 保护位　　　　　　　C. 休息位

D. 解剖位　　　　　　　E. 半握拳位

4. 舟骨骨折,若固定不良,最易引起的并发症是

A. 畸形愈合　　　　　　B. 延迟愈合　　　　　　C. 骨不愈合

D. 骨缺血坏死　　　　　E. 外伤性关节炎

5. 拳击运动员训练时不慎发生第 5 掌骨头骨折,造成掌骨头向掌侧移位,骨折向背侧成角,复位后,手应固定在

A. 休息位　　　B. 功能位　　　C. 伸直位　　　D. 保护位　　　E. 工作位

6. 手肌腱松解术后 2~3 周可以进行

A. 阻力练习　　　　　　B. 木工作业　　　　　　C. 轻度 ADL 练习

D. 抓握力量练习　　　　E. 恢复工作

(杨文东)

第三节　运动损伤

学习目标

1. 掌握:运动损伤的康复治疗。

2. 熟悉:肌肉损伤、韧带损伤、肌腱损伤、关节软骨损伤的康复评定、健康教育。

3. 了解:运动损伤的病因与病理、辅助检查。

案例

女,16 岁,昨日篮球比赛跳起投篮落地时踩在别人脚上,右踝跖屈内翻着地,当即感到踝关节剧痛,活动受限。下场后发现右踝关节外侧稍肿胀,外踝前下方皮下青紫,有压痛。当晚感疼痛剧烈,曾用红花油揉擦患处,口服止痛片一片,第二天见右踝肿胀加重,涉及足背。

请问:1. 如何进行功能评定?

　　　2. 制定康复治疗计划?

　　　3. 健康教育的主要内容是什么?

一、概述

(一) 定义

运动损伤通常是指在体育运动中发生的损伤。随着竞技体育水平的提高,以及全民健身,体育休闲的广泛开展,运动创伤越来越多见。运动创伤中骨折,关节脱位等急性严重创伤较少,两者合计约占运动创伤的 3%,多数是韧带、肌肉、肌腱、关节囊及关节软骨的损伤及其他慢性软组织的微小创伤。

(二) 病因与病理

1. 病因 基本原因有:①未进行热身活动,或准备活动不合理。②基础训练水平不足。③缺乏科学健身指导。④未穿戴专项运动服装及佩戴护具。⑤违背科学训练的原则。⑥训练、竞赛组织不当。⑦运动竞技状态不良。⑧气候或环境因素不佳。

2. 病理 组织损伤后,断裂处出血,在创伤局部形成大小不定的血肿。随后出现炎症反应,毛细血管扩张通透性增加,渗出液增加,出现组织水肿。损伤部位成纤维细胞增生形成肉芽组织,肉芽机化最后形成瘢痕。病理过程可分为四个阶段:①组织损伤及出血。②炎症反应及肿胀。③肉芽组织机化。④瘢痕形成。

(三) 临床表现

1. 急性期 损伤后 48 小时内。可表现为局部疼痛或组织压痛、肿胀、皮下组织淤血或血肿、功能障碍等。

2. 稳定期 损伤后 48 小时至 6 周。此期出血基本停止,主要是炎性渗出、肿胀,肉芽组织增生。少数患者因制动时间过长,出现肌萎缩、关节不稳定等。

3. 恢复期 损伤 6 周后(部分患者时间可更长)。局部肿胀、疼痛消失,瘢痕形成,部分出现瘢痕挛缩、肌萎缩和肌力下降。

> **考点提示**
>
> 运动损伤的病因、病理、临床表现

二、康复评定

1. 关节活动范围的测定

关节活动范围(ROM):是指关节运动时远端骨朝向或者离开近端骨所通过的运动弧。即远端骨所移动的度数。ROM 测定包括主动活动范围(AROM)和被动活动范围(PROM)。常见关节活动范围如下(表 3-5)。

表 3-5 正常关节活动范围

	关节	运动	正常值
上肢	肩	屈、伸	屈 0~180°,伸 0~50°
		外展	0~180°
		内、外旋	各 0~90°
	肘	屈、伸	0~150°
	桡尺	旋前、旋后	各 0~90°
	腕	屈、伸	屈 0~90°,伸 0~70°
		尺、桡侧偏移(尺、桡侧外展)	桡偏 0~25°,尺偏 0°

续表

关节		运动	正常值
上肢	掌指	伸 0~20°,屈 0~90°(拇指 0~30°)	
	指间	近指间为 0~100°,远指间为 0~80°	
	拇指腕掌	0~60°	
下肢	髋	屈	0~125°
		伸	0~15°
		内收、外展	各 0~45°
		内旋、外旋	各 0~45°
	膝	屈、伸	屈 0~50° 伸 0°
脊柱	踝	背屈、跖屈	背屈 0~20°,跖屈 0~45°
		内翻、外翻	内翻 0~35°,外翻 0~25°
	颈部	前屈	0~60°
		后伸	0~50°
		左、右旋	各 0~70°
		左、右侧屈	各 0~50°
	胸腰部	前屈	0~45°
		后伸	0~30°
		左、右旋	0~40°
		左、右侧屈	各 0~50°

2. 肌力评定 肌力评定是康复治疗效果和运动功能恢复的重要指标之一,是运动损伤或术后康复评定的重要内容。肌力测定的原则是注意使待测试肌肉或肢体处在规范体位下做规范化的运动,观察肢体对抗重力和阻力下完成运动的能力。常用的方法有徒手肌力测试(MMT)、等速肌力测定等。

3. 感觉评定

(1) 评定内容:浅感觉、深感觉和复合感觉(皮质感觉)检查。患者对感觉检查通常的反应有:①正常:患者反应快而准确;②消失:无反应;③减低或减退:迟钝的反应,回答的结果与所受的刺激不相符合。

(2) 评定方法

1) 浅感觉:患者闭目,检查者用棉签或软毛笔轻触患者的皮肤,让患者回答有无轻痒感觉或让患者数所触次数,检查顺序为面部、颈部、上肢、躯干、下肢,对瘫痪患者检查常从有障碍部位开始直到正常部位。

2) 深感觉:患者闭目,检查者轻轻握住患者手指或足趾的两侧,上下移动 5° 左右,让患者辨别移动方向,如感觉不明确可加大运动幅度或测试较大关节,以了解其感觉减退程度。

3) 复合感觉(皮质感觉):皮肤定位觉检查时患者闭目,用棉签、手指等轻触患者皮肤,由患者指出刺激部位,正常误差手部小于 3.5mm,躯干部小于 1cm。图形觉是指辨认写于皮肤上的字或图形的能力,检查时患者闭目,用手指或其他物品(如笔杆)在患者皮肤上画一几何图形(三角形、圆圈或正方形)或数字(1~9),由患者说出所写的图形或数字。

(3) 注意事项:感觉功能评定时,患者必须意识清醒。如患者意识欠佳又必须检查时,则只粗略地观察患者对刺激引起的反应,以估计患者感觉功能的状态,如面部出现痛苦表情或回缩受刺激肢体。检查前要向患者说明目的和检查方法以充分取得患者合作。检查时注意两侧对称部位进行比较,先检查正常的一侧,然后再检查患侧。先检查浅感觉,后检查深感觉和皮质感觉。先检查整个部位,一旦找到感觉障碍的部位,再仔细找出部位范围。

4. 步态分析 是利用力学原理和人体解剖学、生理学知识对人类行走状态进行对比分析的一种研究方法,包括定性分析和定量分析。其中步态是指人体步行时的姿势,包括步行和跑两种状态。对患有神经系统或骨骼肌肉系统疾病而可能影响行走能力的患者需要进行步态分析,以评定患者是否存在异常步态以及步态异常的性质和程度,为分析异常步态的原因和矫正异常步态、制定康复治疗方案提供必要的依据,并评定步态矫治的效果。

5. 平衡功能评定 目的是明确有无平衡障碍,了解平衡障碍的程度、类型、原因,协助康复计划的制订与实施,评估治疗效果。平衡功能评定分主观评定和客观评定两个方面。主观评定以观察法和量表测试法为主,客观评定需借助设备如平衡测试仪等进行评定。平衡仪测试法是近年来国际上发展较快的定量评定平衡能力的一种测试方法。

临床常用平衡评定方法包括:① Fugl-Meyer 平衡反应测试;② Lindmark 平衡反应测试;③ Berg 平衡量表(BBS);④ MAS 平衡功能评测;⑤ Semans 平衡障碍分级法;⑥日本东京大学康复部的平衡评定;⑦脊髓损伤患者平衡测试;⑧平衡仪测试,包括静态平衡测试和动态平衡测试;⑨动态姿势描记图。

6. 肢体长度及围度测量

(1)肢体长度的测量可选用普通软尺和钢卷尺,在测量前应将两侧肢体放置在对称的位置上,利用体表的骨性标志来测量肢体或残肢的长度,将两侧肢体测量的结果进行比较。①上肢长,测量体位:坐位或站位,上肢在体侧自然下垂,肘关节伸展,前臂旋后,腕关节中立位,测量点:从肩峰外侧端到桡骨茎突或中指尖的距离。②上臂长,测量体位:坐位或站位,上肢在体侧自然下垂,肘关节伸展,前臂旋后,腕关节中立位,测量点:从肩峰外侧端到肱骨外上髁的距离。③前臂长,测量体位:坐位或站位,上肢在体侧自然下垂,肘关节伸展,前臂旋后,腕关节中立位,正常人前臂长等于足的长度,测量点:从肱骨外上髁到桡骨茎突。④手长,测量体位:手指伸展位,测量点:从桡骨茎突与尺骨茎突连线的中点到中指尖的距离。⑤下肢长,测量体位:患者仰卧位,骨盆水平位,下肢伸展,髋关节中立位,测量点:从髂前上棘到内踝的最短距离,或从股骨的大转子到外踝的距离。⑥大腿长,测量体位:患者仰卧位,骨盆水平位,下肢伸展,髋关节中立位,测量点:从股骨大转子到膝关节外侧关节间隙距离。⑦小腿长,测量体位:患者仰卧位,骨盆水平位,下肢伸展,髋关节中立位,测量点:从膝关节外侧关节间隙到外踝的距离。⑧足长,测量体位:踝关节呈中立位,测量点:从足跟末端到第二趾末端的距离。⑨截肢残端长度的测量,截肢者上肢或下肢残端长度的测量是设计假肢时不可缺少的数值,其测量时采用的标志点与非截肢者的测量点不同。

(2)肢体围度(周径)的测量常用软尺,通过测量肢体围度可以了解被测肢体的肌肉有无萎缩、肥大和肿胀。测量时被测者应充分放松被测患肢的肌肉;对比较长的肢体可以分段测量,以皮尺在皮肤上可稍移动的松紧度为宜(上下移动不超过 1cm)。软尺的放置应与肢体的纵轴垂直,不可倾斜,测量点应放在肌肉最粗壮处。用同样的方法在肢体同一水平测量健侧肢体的围度,对两侧的测量数值进行比较。截肢残端围度的测量是为了判断残端的水肿状态和判断与假肢接受腔的适合程度,截肢术前及术后均应在相同的标志点测量。由于接受腔的适合程度与残端周径有密切的关系,因此测量时要尽量减少误差,为了提高准确性,应尽量做到每周测量一次。

（3）躯干围度测量:①头围(小儿常测),测量体位:坐位或站立位或平卧位。用软卷尺齐双眉上缘,后经枕骨结节,左右对称环绕一周。正常成人头围约为 54~58cm。胎儿头围为 32~34cm。②颈围,测量体位:坐位或站立位,上肢在体侧自然下垂,测量点:通过喉结处测量颈部的围度,应注意软尺与地面平行。③胸围,测量体位:坐位或站立位,上肢在体侧自然下垂,测量点:通过胸中点和肩胛骨下角点,绕胸一周,测量应分别在被测者平静呼气末和吸气末时进行,正常人胸围约等于身高的一半。④腹围,测量体位:坐位或站立位,上肢在体侧自然下垂,测量点:通过脐或第 12 肋骨的下缘和髂前上棘连线中点的水平线,测量腹围时,应考虑消化器官和膀胱内容物充盈程度对其结果的影响。⑤臀围,测量体位:站立位,上肢在体侧自然下垂,测量点:测量大转子与髂前上棘连线中间上臀部的最粗部分。⑥腰臀比(WHR),即测量的腰围除以臀围的比值,男子为 0.85~0.90,女子为 0.75~0.80。如果超过了上限,应及时进行健康检查、运动健身、饮食调整等。

7. 神经电生理检查 是神经系统检查的延伸,包含周围神经和中枢神经检查,方法包括肌电图(EMG)、神经传导测定、特殊检查、诱发电位(EP)检查,还包括低频电诊断:即直流 - 感应电诊断和强度 - 时间曲线检查、脑电图检查等。神经电生理检查在诊断及评估神经和肌肉病变时,起着非常关键的作用,同时也是康复评定的重要内容和手段之一。

8. 疼痛评定 评估患者的疼痛强度、部位、性质及其变化对患者的诊断、选择治疗方法、观察病情变化、评定治疗效果有重大意义。参见第一章第一节。

三、功能障碍

1. 出血 动脉出血血色鲜红,速度快,呈间歇性喷射状;静脉出血血色为暗红,速度较慢,呈持续涌出状;毛细血管出血血色多为鲜红,自伤口渐渐流出。

2. 肿胀和疼痛 疼痛是主要症状,不同类型损伤患者其疼痛表现不同,如慢性劳损患者多在重复损伤动作时或被动牵拉时出现疼痛或疼痛加重,急性损伤患者在重复损伤动作时出现疼痛,严重时会可能出现活动困难,跛行等表现。

3. 停训综合征 运动员经过多年系统训练和比赛后,一旦骤然中断训练,机体可能产生各系统和器官的功能性紊乱,可出现各种异常反应,被称为"停训综合征"。停训综合征的症状主要有:心前区不适、气短、胸闷、心律不齐、食欲不振、胃部不适、出汗过多、急躁、头痛、失眠、工作能力下降等。但体格检查可无特殊发现。

4. 其他 运动损伤后还会造成瘢痕和粘连、肌萎缩、关节挛缩、关节稳定性下降、运动功能减退等,需要长期坚持按康复计划进行训练,加强患者信心,鼓励患者尽力实现康复目标。

> **考点提示**
> 运动损伤的康复评定内容及功能障碍

四、康复治疗

(一)目的
包括对运动损伤的机体、心理的正向适应能力,防止或减少"停训综合征"带来的各种问题,力求达到身体各项功能的全面恢复,达到最佳运动水平。

(二)原则
1. 依据损伤特点制定康复计划原则 重建部位的功能解剖、生理、运动力学的结构和手术方式、应用材料特点的不同,对术后康复方式和要求也不同。康复治疗的方法有特殊的技术要求,在不同的恢复阶段,有针对性地、科学地实施康复计划,以重新获得或恢复正常的运动功能。

2. 循序渐进原则 循序渐进是康复训练安全性保障的重要措施之一。依据康复训练方式的难易程度、运动强度和运动总量积累等因素,强调负荷量应该逐步增加。

3. 个体化原则 即综合考虑患者性别、年龄、损伤部位的组织特点、手术方式、术后功能障碍的特点、运动员的专业项目要求、心理状态、神经功能和全身情况等,制定康复治疗目标和治疗方案。

4. 全面训练原则 肌肉和骨关节损伤后,组织的修复需要一段时间制动,以保证局部组织愈合,同时也将由此带来多系统功能的综合问题。因此康复治疗应该全面考虑,坚持全面训练原则,以保证局部功能恢复与机体整体情况能够同时达到预定的康复目标。

5. 持之以恒的原则 高强度运动训练的效应会维持很短的时间。运动训练的效应明确需要1~2周训练的积累。运动训练的效应积累在停止训练后便会逐渐消退。持续运动训练是维持训练效应的唯一方式。康复治疗需要长期坚持,并且要有连续性,间断式的治疗方式将会劳而无获。

（三）方法

1. 关节活动技术 是指利用各种方法来维持和恢复因组织粘连或肌肉痉挛等多种因素所导致的关节功能障碍的运动治疗技术。目的是增加或维持关节活动范围,提高肢体运动能力。其方法有:①主动运动;②主动助力运动;③被动运动。持续被动活动是利用专用器械使关节进行持续较长时间的缓慢被动运动的训练方法。训练前可根据患者情况预先设定关节活动范围、运动速度及持续被动运动时间等参数,使关节在一定活动范围内进行缓慢被动运动。其特点有:①与一般被动运动相比,其特点是作用时间长,同时运动缓慢、稳定、可控而更为安全、舒适;②与主动运动相比,持续被动活动不引起肌肉疲劳,可长时间持续进行,同时关节受力小,可在关节损伤或炎症时早期应用且不引起损害。

2. 肌力训练技术 提高肌力、耐力、肌肉的适应性和协调性,对恢复运动和提高运动成绩、防止运动再损伤、提高运动效率是十分重要的。训练前要做热身运动;损伤或术后早期训练要保护损伤部位;在使用负荷器材或设备前,要了解如何操作,治疗人员要介绍在使用设备时容易出现的问题;强调训练在个人能够承受的负荷范围内进行;逐渐增加负荷;训练要兼顾所有大肌肉群,包括健侧肢体,使其均衡进步;重力和有不安全因素的训练,如杠铃举重训练需要有人协助或保护;不要过度训练,容易再损伤;训练时注意正确呼吸,不要憋气,如杠铃上举时呼气,回到原位时吸气。

3. 本体感觉训练技术 本体感觉是包含关节运动觉和位置觉的一种特殊感觉形式,主要包括:①关节位置的静态感知能力;②关节运动的感知能力(关节运动或加速度的感知);③反射回应和肌张力调节回路的传出活动能力。关节本体感觉及肢体协调性的训练应贯穿整个康复过程。

4. 站立与步行训练技术 站立训练是指恢复独立站立能力或者辅助站立能力的锻炼方法。良好的站立是行走的基础,因此,在行走训练之前必须进行站立训练。步行训练指恢复独立或者辅助下行走能力的锻炼方法。

5. 关节松动技术 是治疗者在关节活动允许范围内完成的手法操作技术,属于被动运动范畴,用于治疗关节功能障碍如疼痛、活动受限或僵硬,具有针对性强、见效快、患者痛苦小、容易接受等特点。手法分级以澳大利亚麦特兰德的4级分法比较完善,应用较广。Ⅰ、Ⅱ级用于治疗因疼痛引起的关节活动受限;Ⅲ级用于治疗关节疼痛并伴有僵硬;Ⅳ级用于治疗关节因周围组织粘连、挛缩而引起的关节活动受限。

6. 软组织牵伸技术 牵伸是指拉长挛缩或短缩软组织的治疗方法。其目的主要为改善或重新获得关节周围软组织的伸展性,降低肌张力,增加或恢复关节的活动范围,防止发生不可逆的组织挛缩,预防或降低躯体在活动或从事某项运动时出现的肌肉、肌腱损伤。根据牵伸力量的来源,牵伸方式和持续时间,可以把牵伸分为手法牵伸、器械牵伸和自我牵伸三种。

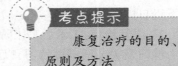

考点提示

康复治疗的目的、原则及方法

(四)常见运动损伤康复

1. 软组织损伤 主要包括关节扭伤,肌肉及韧带拉伤,以及局部组织的挫伤等,如踝关节扭伤,手指挫伤等。

(1)擦伤:是机体表面与粗糙的物体相互摩擦而引起的皮肤表层损伤,皮肤被擦破出血或有组织液渗出。一般表现为创口浅、面积小、出血量少或不出血,较疼痛;部分创口内可能有煤渣、细沙等异物;如果处理不当,较易感染。处理方法:首先要彻底清创,用生理盐水、过氧化氢清洗创口。如果条件不允许,可用凉开水或自来水反复冲洗创口,达到清创的目的。如擦伤部位较浅,只需涂抹1%~2%汞溴红(红汞)或1%~2%甲紫即可,勿需包扎;面部宜用0.1%苯扎溴铵溶液涂抹;关节附近的擦伤也不宜使用暴露疗法;如创面较脏或有渗血时,清创后,用2.5%碘酊和75%乙醇对创口周围皮肤消毒,外敷凡士林纱条,再用消毒敷料包扎。

(2)肌肉拉伤:肌肉主动强烈的收缩或被动过度的拉长所造成的肌纤维微细损伤、肌肉部分撕裂或完全断裂。肌肉拉伤后伤处疼痛、压痛、肿胀、肌肉紧张或痉挛,触之发硬;受伤肌肉主动或被动拉伸时,疼痛加重;皮下淤血、运动功能障碍、肌肉出现收缩畸形。肌纤维部分断裂时,伤处可摸到凹陷;肌腹中间完全断裂时,出现"双驼峰"畸形;一端完全断裂时,肌肉收缩呈"球状"畸形。处理方法:肌纤维少量断裂或损伤较轻时,应及时停止运动,并立即冷敷,可用冰块冷敷或冷水冲洗,保持30分钟,以使小血管收缩,减少局部充血水肿;并加压包扎、抬高患肢、局部制动;切忌搓揉按摩及热敷。24小时后可使用外用止痛药(如消痛贴膏)、外敷中药、痛点封闭。48小时后可行理疗按摩处理。肌纤维大部分断裂或完全断裂时,经加压包扎等急救处理后,应尽快送往医院,及早做手术缝合。

(3)扭挫伤:由于身体局部受到钝性外力打击或关节部位突然过猛扭转而引起的软组织损伤。轻度损伤局部仅有疼痛、压痛、肿胀、功能障碍;重者可因皮下出血形成血肿或瘀斑,疼痛和功能障碍明显。处理方法:轻度损伤不需特殊处理,冷敷处理24小时后可用活血化瘀酊剂,轻手法理疗。较严重的扭挫伤,经冷敷处理后外敷伤药,加压包扎、抬高患肢,同时给予止痛药;如合并骨折,固定后应立即送往医院进一步处理。

2. 韧带损伤

(1)膝关节前交叉韧带损伤:在运动创伤中较多见。可单独损伤,也可与侧副韧带及半月板同时损伤,后者称为联合损伤。膝关节前交叉韧带分为前内束及后外束两束,膝关节于近伸直位内旋内收时(膝内翻)可损伤其后外束,膝于90°位外展外旋(外翻)时,可损伤前内束,多数为部分断裂。如果暴力过大则两束同时断裂,即为完全断裂。

1)临床特点:有急性膝损伤史,损伤时关节内有组织撕裂感或撕裂声,随后产生疼痛及关节不稳,不能完成正在进行的动作和走动,继而关节出血肿胀。由于疼痛,肌肉出现保护性痉挛使膝关节固定于屈曲位。陈旧性损伤者多有膝关节关节不稳,疼痛,肿胀。下楼时关节错动,个别病人出现关节交锁。有些患者可无症状。体格检查有抽屉试验阳性,Lachman试验阳性。X 线片有韧带止点撕脱骨折或骨软骨骨折有诊断意义。MRI 检查可以显示韧带是否有断裂以及是部分断裂还是完全断裂,对诊断很有价值。临床治疗前交叉韧带部分断裂者石膏外固定 3~4 周;新鲜完全断裂者手术重建,宜在 2 周内进行;陈旧性断裂者在关节镜下行自体韧带重建术。

2)康复治疗:①术后第 1 阶段(术后 0~2 周)康复目的:减轻疼痛及关节肿胀;早期进行肌力练习及关节活动度练习,以防治粘连及肌肉萎缩。②术后第 2 阶段(术后 2~4 周)康复目的:加强关节活动度及肌力练习,提高关节控制能力及稳定性;逐步改善步态。③术后第 3 阶段(术后 5 周 ~3 个月)康复目的:关节活动度至与健侧相同。强化肌力训练,改善关节稳定性。恢复日常生活活动能力。④术后第 4 阶段(术后 4~6 个月)康复目的:强化肌力及关节稳定训练,全面恢复日常生活各项活动,逐渐恢复体育运动。⑤术后第 5 阶段(术后 7 个月 ~1 年)为恢复运动期,强化肌力及跑跳中关节的稳定性,全面恢复体育运动,与运动员的教练配合逐步恢复专项训练。

(2)膝关节内侧副韧带损伤:膝屈曲时小腿突然外展外旋,或大腿突然内收内旋使膝关节内侧副韧带损伤,损伤分为部分损伤及完全断裂。

1)临床表现:膝部内侧常突然剧痛,韧带受伤处有压痛,以股骨上的韧带附着点为明显。膝关节保护性痉挛,致使膝关节保持在轻度的屈曲位置,膝关节伸直 0° 位及屈曲 30° 位检查是否有关节内侧开口活动。如有即为完全断裂,0° 位为前纵束断裂,30° 位为后斜束断裂。早期治疗主要是防止创伤部继续出血,并予以适当固定,以防再伤。弹力绷带压迫包扎,局部敷冰袋并抬高患肢。

2)康复治疗:①术后第 1 阶段(0~4 周)石膏固定期。康复目的:减轻疼痛,肿胀;尽早肌力练习,以防止肌肉萎缩。手术当天开始活动足趾;可尝试收缩股四头肌;术后第 1 天开始踝泵(图 3-1)及股四头肌、腘绳肌等长练习。术后第 2 天可扶拐下地,开始尝试直抬腿、外侧抬腿练习及后抬腿练习。②术后第 2 阶段(4~8 周)活动度及肌力练习期。康复目的:加强活动度练习,强化肌力练习,本体感觉练习,逐步改善步态。③术后第 3 阶段(8 周 ~3 个月)功能恢复期。康复目的:关节活动度与健侧相同;强化肌力,改善关节稳定性;恢复日常生活并初步恢复运动能力。④术后第 4 阶段(3 个月后)恢复运动期。强化肌力及跑跳时关节的稳定性,逐步恢复运动或专项训练。

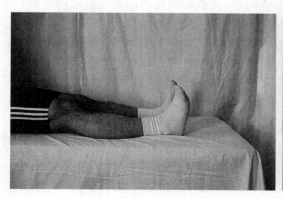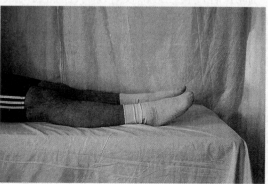

图 3-1 踝泵运动

（3）踝关节侧副韧带损伤：是最为常见的软组织损伤之一，约占所有运动损伤的15%，而且若处理不当，20%~40%会导致踝关节不稳或慢性疼痛。踝关节侧副韧带损伤常由于下楼踏空楼梯；篮球、排球、足球、现代舞、芭蕾舞等运动中跳起落地不稳或脚被踩绊等引起足内翻、内旋或过度外翻、外旋，导致踝关节外侧或内侧韧带损伤，以外侧韧带损伤为最多，尤其以距腓前韧带（ATFL）损伤最常见。

1）临床表现：踝关节侧副韧带损伤可分为三度。Ⅰ度损伤为轻度扭伤，侧副韧带仅有扭伤而无撕裂，轻度肿胀，无或仅有轻度功能障碍，无关节不稳。Ⅱ度损伤为中度扭伤，侧副韧带有部分撕裂，中度肿胀，丧失部分关节功能，轻度关节不稳。Ⅲ度损伤为重度扭伤，侧副韧带完全撕裂，严重肿胀，患肢不能负重，关节不稳。患者踝关节出现局部疼痛、肿胀，韧带断裂者受伤时有撕裂感，伤后踝关节不稳。伤处明显压痛，约12小时内出现皮下淤血。

2）康复治疗：①石膏固定期活动足趾，股四头肌等长练习，扶双拐患足不负重下地，直抬腿练习。②伤后4周石膏拆除，开始踝关节主动屈伸练习，逐渐增大活动度，在1~2月内使踝关节的活动度达到与健侧相同。开始各项肌力练习，包括静蹲练习、抗阻"钩足"、抗阻"绷足"（图3-2）。扶单拐脚着地行走，开始负重及重心转移练习（图3-3）。③伤后8周韧带已愈合，可以进行以下训练。巩固关节活动度的训练，使关节活动度达正常。加强小腿各群肌肉肌力训练，使用弹力带进行各方向的等张抗阻肌力训练。加强日常生活活动训练。恢复后，要加强关节功能训练，进行跑步，跳跃，"8"字跑、"Z"字跑等训练。

3. 肌腱损伤　是常见的运动创伤，也是临床软组织损伤中的常见类型。可以是急性损伤，但更多见的是慢性劳损。肌腱损伤好发于肩袖肌腱、肱二头肌长头肌腱、股四头肌腱、髌腱和跟腱。肌腱损伤发生时常伴有其附属结构如腱鞘、腱围、滑囊等的炎症。肌腱损伤不仅见于运动员，也常见于杂技和舞蹈演员、战士、重体力劳动者、手工劳动者、办公室工作人员和家庭妇女等。

（1）康复治疗

1）基本原则：①早期诊断、早期治疗、早期康复：为使肌腱损伤患者尽快重返赛场或工作岗位，恢复运动功能和缩短中断训练的时间，早期诊断、早期治疗、早期康复的原则非常重要。②因人而异、个别对待：即要根据不同患者的年龄、性别、职业、运动项目特点和具体伤情有针对性地制订康复计划和进行康复治疗。③循序渐进：急性损伤早期，伤区暂不活动，

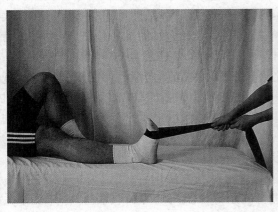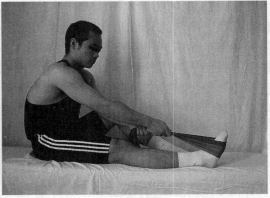

图3-2　抗阻"钩足"和抗阻"绷足"

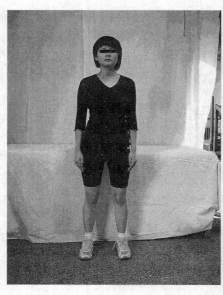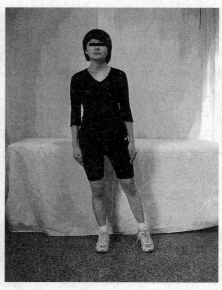

图 3-3 重心转移平衡训练

一旦症状减轻,即可早期运动。④尽量不停止训练:即轻度肌腱损伤患者尽量不停止训练,但必须执行医生和教练根据伤情制定的康复训练和运动训练计划。⑤合理应用护具:肌腱损伤患者在康复治疗过程中,应尽量应用支持带、保护带等护具,以防止肌腱再次损伤或松弛。⑥全面训练:对运动员肌腱损伤患者,力量、速度、柔韧度及耐力训练应全面兼顾,局部专门训练与全面身体训练要相结合。

2)方法:急性期处理:急性期处理的基本原则是 PRICE 常规。①轻度和中度肌腱损伤的处理:主要是保护患部,避免肌腱再受损伤,可用防护支持带或矫形器具固定患部,以限制关节某一方向的活动,加强关节的稳定性,从而保护愈合未坚的肌腱,保证其良好愈合。使用防护支持带或矫形器具也有利于早期进行康复训练及专项运动训练,从而加速恢复运动能力,减少创伤再发的机会。常用的防护支持带有贴胶、弹力绷带、黏胶绷带、黏胶弹力绷带等。可用于手指、腕、肘、膝、踝等关节。另可根据肌腱损伤的具体情况选用不同类型的矫形器具。冰敷即冷疗,方法有制冷剂如氯乙烷或氟利昂制剂喷雾,常用于临床治疗。使用时须防止冻伤,应距离皮肤 30cm 左右喷射,至皮肤稍变白即止,可间断喷射数次。后续治疗常用冰敷,冰敷的时间为每次 10~15 分钟,每天 2~4 次。亦可用冰按摩,即用布袋盛碎冰在体表移动按摩。冰敷的同时应予以弹性绷带加压包扎,一般是先冰敷,后加压包扎,但也可二者同时并用。加压包扎的绷带,应在 24 小时后打开。伤后 24 小时或 48 小时以内应予休息,避免进行加重损伤部位疼痛的活动,休息时要抬高患部以利局部血液和淋巴液的循环和减轻水肿。急性期患部不宜按摩推拿,以免出血、组织液渗出和肿胀加重。②重度肌腱损伤(肌腱完全断裂)的处理:强调在 PRICE 常规处理的基础上,必须尽早手术缝合肌腱,使肌腱的连续性完全恢复。

慢性期康复:轻度和中度肌腱损伤通常以按摩、理疗和功能训练为主,适当配以消炎、镇痛药物治疗。亦可采用肾上腺皮质激素腱周围注射的方法治疗,可获良好临床疗效。重度肌腱损伤术后需固定 4~6 周,固定期间进行固定部位肌肉的等长收缩练习,未受累关节进行关节主动运动和肌肉的等张收缩练习,配合药物、理疗、运动疗法等直到肌腱愈合

（8~10周）。①按摩疗法：按摩可增加局部血液和淋巴循环及新陈代谢，改善肌肉肌腱的营养，促进肌腱的修复。肌腱损伤急性期通常不宜按摩，但急性期后按摩可促进坏死组织吸收并促进成纤维细胞与破纤维细胞交替出现，加速肌腱损伤的修复和愈合。开始按摩时，手法要轻，以免引起异位骨化，以后按摩手法可逐渐加重。一般将伤部按摩发热，再用揉捏、刮拨和分筋等手法，对松解肌腱软组织粘连有较好的效果。按摩通常每次20~30分钟，每天按摩1次，持续10~20天。②理疗：常用的理疗方法有温热疗法、低频脉冲电疗法、中频电疗法、高频电疗法、超声波疗法、体外冲击波技术。③功能训练：肌腱损伤后主要进行增强肌力训练、恢复关节活动度训练、恢复肢体柔韧性训练及维持整体运动训练水平训练等。增强肌力训练：肌腱损伤本身可直接影响肌肉功能，加上损伤后局部制动及休息可引起肢体肌力下降，长时间停止运动还引起失用性肌萎缩。恢复关节活动度及肢体柔韧性的训练：肌腱损伤后，往往继发所在关节组织的挛缩和粘连，制动又会引起肌肉的失用性萎缩及肌腱、韧带的缩短，从而影响所在关节的关节活动度及肢体柔韧性，引起关节活动度障碍及肢体柔韧性障碍。维持整体运动训练水平的训练：运动员因伤停止训练可使心血管和代谢的运动适应性明显减退。消炎镇痛药：对控制肌腱损伤后的炎症和疼痛有效。临床常用的镇痛药有对乙酰氨基酚和曲马多，一般在急性期疼痛明显时短期使用。非甾体类消炎镇痛药（NSAIDS）临床也较常用，但NSAIDS通常不作为肌腱损伤的常规用药，只作为疼痛和症状缓解的辅助用药，一般短期使用，在延长使用时，应考虑长期用药的不利之处。肾上腺皮质激素肌腱周围注射：肾上腺皮质激素注射治疗常可达到迅速缓解疼痛的效果，但有时疗效持续时间较短（6周左右）。常用的皮质激素制剂为醋酸氢化可的松、泼尼松龙、曲安奈德。

（2）常见肌腱损伤的康复治疗

1）肩袖损伤：①轻度和中度肩袖损伤：多采用非手术治疗，急性肩袖损伤按PRICE常规处理，局部制动常采用石膏或支架将肩关节固定在外展、前屈、外旋位3~4周，在疼痛许可的情况下应尽早开始肩关节主动功能练习，重点加强三角肌肌力练习，但局部应减少损伤动作的练习。②重度肩袖损伤（肩袖肌腱完全断裂）或部分肩袖肌腱断裂：症状严重疼痛持续者，应争取早期手术，伤后3周内手术效果最好。③肩袖肌腱断裂术后康复，早期（手术后0~6周）为保护期，中期（7~12周），后期（13~26周）。

2）肱二头肌长头肌腱损伤：①急性期主要是休息，用颈腕吊带或三角巾悬吊患肢，限制各种引起患部疼痛的活动，口服消炎镇痛药，局部物理治疗或予以湿热敷或热敷散。采用皮质激素加普鲁卡因或利多卡因腱鞘内注射，有较好效果。注意应将药液注射到肱二头肌腱鞘内。注射通常每周1次，2~3次后疼痛多数可缓解。②肱二头肌长头肌腱断裂者：如果是完全断裂或撕脱者，应做手术修补。术后用石膏托固定于屈肘110°位，前臂轻度旋后位4~5周。对陈旧性断裂无症状者，或部分断裂，年龄偏大，症状较轻者可以不做手术。用颈腕吊带或三角巾悬吊患肢2~3周。但鼓励早期运动，每天可进行几次无痛范围内的摆动，2~3周后去除悬吊带，开始正常活动，同时物理治疗，予以超短波、中频电疗或中药局部熏洗，热敷等。

3）肱三头肌肌腱损伤：①肱三头肌长头腱起点末端病：其康复治疗多以推拿疗法为主，可予揉捏、弹拨、提拿、点按、推捋等手法，配合理疗，局部湿热敷或热敷散。疼痛严重者，予以消炎镇痛类药物。用醋酸泼尼松龙等皮质激素加普鲁卡因或利多卡因痛点注射有较好效果。②肱三头肌长头腱断裂：急性期按PRICE常规处理，其中部分撕裂者可用石膏托于伸肘位固定,使断端靠拢逐渐愈合,鼓励患者早期做主动伸肘运动。完全断裂者应手术修复,将断端拉拢后用尼龙线缝固。或将肌腱断端用钢丝固定在尺骨鹰嘴上。③肱三头肌长头腱断裂术后的康复程序:每日尽可能多地进行术侧手及腕的屈伸及用力握拳练习,从而促进术侧上肢的血运、促进手术部位的愈合并防止术侧上肢的失用性肌肉萎缩。

4)肱骨内上髁炎:大多采用非手术治疗,康复治疗方法可参照肱骨外上髁炎。个别非手术治疗方法无效者,可行手术剥离肱骨内上髁处的屈肌总腱。

5)股内收肌腱损伤:急性期按 PRICE 常规处理,即冷敷(氯乙烷喷敷,冰袋,冰块或冰水等外用),加压包扎(用弹性绷带从膝部到腹股沟做全大腿包扎),抬高患肢,休息位固定或制动,休息,避免做任何牵拉股内收肌群的动作,绝对避免按摩揉搓或热敷。

6)髂胫束损伤:急性损伤按 PRICE 常规处理,局部冷敷,加压包扎,抬高患肢,休息制动,避免膝关节的屈伸活动,口服消炎镇痛药。痛点局限者,可予皮质激素加普鲁卡因或利多卡因局部注射。急性期后可予按摩治疗,通常在放松手法后,从髂前上棘外侧沿阔筋膜张肌及髂胫束施以揉捏、点按、刮拨、推捋等手法,配合患侧髋关节的运动关节手法包括屈髋、屈膝、外展、内收、内旋、外旋等被动活动。亦可予以理疗,如温热疗法、超短波、中频电疗和超声波等。

7)股四头肌肌腱损伤:①股四头肌腱部分断裂:可采用非手术治疗,予以石膏固定 5~6 周,同时进行固定部位等长肌力训练。②股四头肌腱末端病:主要以非手术治疗为主,可用理疗、中药熏洗、按摩,配合消炎镇痛药物。

8)髌腱断裂:急性期按 PRICE 常规处理。髌腱断裂可为单纯断裂,也可与膝的韧带断裂和半月板损伤同时发生,通常需手术治疗,缝合断端并用钢丝牵拉固定以达到减张的目的。

9)髌腱末端病:主要采用非手术治疗,理疗(超短波、中频电疗法、蜡疗等)、中药熏或湿热敷、按摩均有较好的效果。

10)跟腱断裂:急性期按 PRICE 常规处理,局部冰敷,制动、加压包扎,休息、抬高患肢。暂时停止训练或比赛,尤其应暂停跑跳动作的训练。疼痛明显者可服用消炎止痛药。

11)跟腱末端病:主要采用非手术治疗。

4. 关节软骨损伤

(1)膝关节软骨损伤:损伤机制包括直接创伤、间接撞击,或者膝关节扭转负荷时损伤。膝关节软骨损伤后会导致疼痛,关节灵活性降低,并且通常最终将发展为骨性关节炎。近年来由于关节镜技术的进步和 MRI 的应用,膝关节关节面软骨损伤的诊断得到极大提高。非手术治疗对一些患者可能会有满意的结果,但是因为软骨损伤最终将进展为骨性关节炎,最近关节镜下的微骨折软骨成形术得到广泛应用,目的是通过微骨折运用自身的修复能力,为软骨再生提供良好环境,增加软骨的修复。

1)临床表现:膝关节疼痛,在练习或比赛中有酸软或疼痛,上下楼痛、半蹲痛,大多在屈 30~50° 位。在疼痛角持重时有"打软腿"现象,膝无力。有关节游离体时常有交锁,膝关节伸屈时可弹响。体征:股四头肌萎缩,在有髌骨软骨损伤时压髌骨,股骨滑车压痛。半蹲试验:让病人单腿下蹲,感觉髌骨下疼痛即属阳性,髌股关节面损伤时出现。髌股关节间摩擦音或弹响。X 线检查可助诊断。磁共振检查可显示局部软骨缺损或软骨下骨脱钙。

2)康复治疗:应遵循个体化原则,向手术医生了解患者的手术情况,软骨缺损的面积和部位直接影响康复计划的制订。康复治疗的目的是通过提供适当的应力刺激软骨愈合,同时恢复关节活动度、灵活性、肌肉力量和本体感觉,达到日常生活或体育活动的功能需要。术后康复第1阶段(术后0~6周)最大限度保护软骨修复,术后使用膝关节角度可调支具,股骨或者胫骨病变者支具固定伸直位,髌股关节病变者支具锁定为0~20°。局限性损伤的患者,扶拐用足尖触地负重,由50%开始,在可以耐受范围逐渐增加。术后康复第2阶段(术后6~12周)本阶段重点在于恢复正常的关节活动度并开始步态训练。当直腿抬高没有疼痛和迟缓时,可以除去支具,在日常生活活动中使用护膝。过度内翻或者外翻畸形的患者,建议其使用免负荷支具。术后康复第3阶段(术后12~18周)本阶段重点在于恢复正常功能活动所需要的肌力。继续第2阶段中使用的治疗措施。开始下台阶练习,在不接触病变位置的角度下,增加开链伸膝练习,可由90°~40°的范围开始,并进展到全范围角度。髌骨或者股骨滑车手术的患者,在进行这项练习时应格外小心。开始进行持续抗阻下腘绳肌屈曲练习,使近端肌力进一步增加。术后康复第4阶段应开始着手于为运动员重返体育运动进行准备。当手术侧肢体的肌力达到对侧肢体的85%时,可以开始在跑台上进行向前跑动练习。根据患者需要进行的体育活动训练。进行单腿跳测试和交叉单腿跳测试,根据情况做出是否参加体育运动的决定。在重返体育活动之前应该达到关节活动度、灵活性、肌力、力量和耐力全部正常。

(2)半月板损伤:是最常见的运动创伤之一,多见于足球、篮球、体操等项目运动员,在武术演员中也较多见。运动时小腿固定,股骨内外旋或内外翻位,突然伸直或下蹲时半月板处于不协调运动中,如果半月板受到挤压则会造成撕裂。

1)临床表现:多数病人有明确的受伤史。一般认为疼痛出现恒定在一侧是半月板损伤的特点。关节积液:受伤后出现创伤性滑膜炎,积液多少与运动量及强度有关。弹响:膝关节活动时在损伤侧可听到弹响声,有时伴有该侧疼痛。膝关节交锁:运动中膝关节突然不能伸屈,常伴有酸痛,即是"交锁"。有的病人在伸屈和扭转时可自行"解锁"。若"交锁"固定在一侧对诊断有意义。体征:浮髌试验阳性,股四头肌萎缩,尤以股四头肌内侧头萎缩明显,关节间隙压痛,摇摆试验阳性,麦氏(McMurray)征阳性。关节造影、磁共振检查是较好的辅助诊断手段。

2)康复治疗:主要介绍半月板切除及部分切除术后康复。术后第1阶段(术后0~1周)减轻疼痛,肿胀;早期肌力及活动度练习,以防止关节粘连、肌肉萎缩。术后第2阶段(术后2~4周)加强活动度及肌力练习,提高关节控制能力及稳定性;开始恢复日常活动。术后第3阶段(术后1~2个月)关节活动度至正常,强化肌力,改善关节稳定性,恢复日常生活各项活动能力及轻微运动。术后第4阶段(手术后3个月)开始专项运动训练。

五、健康教育

1. 加强训练 包括教育、身体训练(力量、柔韧、协调、速度、耐力和灵敏)、专项技术训练和战术训练四项内容。对于预防慢性小创伤,特别是微细创伤来说,加强力量训练尤为重要,在比赛和训练前调整身体,使之处于良好竞技状态。

2. 严格遵守训练原则 包括积极性原则、自觉性原则、循序渐进与系统性原则、个别对待与巩固性原则。

3. 加强保护与帮助 运动员必须根据项目特点,学会自我保护的方法与有关支持带的使用,教练员应熟练掌握保护与帮助的技巧,发展和建造一些必要的保护设备,场馆的管理必须有严格的制度及卫生要求。体育器械、设备、场地在赛前应进行严格的安全检查,对竞赛规则进行必要的制订和修改。

4. 加强医务监督 运动员必须进行体格检查,对专项多发的伤病必须做检查,还要定期检查。教练员和队医必须对自己负责的运动员的伤病了如指掌,运动员自己必须学习多发创伤的自我监督。

5. 建立医师和教练员相互学习的制度 运动队应经常举行有关体育理论和运动外伤知识的讲座和讨论,医师根据伤情提出某一外伤的受伤机制及该部的解剖弱点,指出应增减哪些练习,之后由教练员提出全面的训练计划交运动员使用,运动员在训练中详细记录运动时的反应,再经医师、教练员、运动员共同修改训练计划,作为最后的训练方案。在执行计划的过程中,医师还应定期检查伤部变化,并亲临运动场观察运动员在训练中伤部的功能表现,必要时进一步修订计划。

六、功能结局

1. 生理功能方面 运动损伤患者关节、肌肉活动障碍逐渐加重为结局。

2. 心理功能方面 大多数运动损伤患者终身有不同程度的忧郁、沮丧、焦虑和焦虑等心理障碍。

3. 社会参与能力方面 运动损伤患者的日常生活活动能力及其相关活动受限、社会交往受限、职业受限及生活质量下降,通常将伴随患者终身。

 考点提示

常见运动损伤的康复治疗

 小结

运动损伤康复学是一个系统工程,所涉及专业人员除了康复临床医学外,还有运动生理学家,其功能锻炼康复计划包括与运动训练有关的基础医学和临床相关的运动训练学,还积极做好运动损伤的预防和处理,运动损伤康复学是以完善功能、提高生活质量为方向,对身体健康和运动损伤进行的预防、诊断、治疗和康复,为提高人民的健康水平作出积极贡献。

 目标测试

A 型题

1. 属于急性损伤的是
   A. 滑囊炎　　　　B. 腱鞘炎　　　　C. 肌肉拉伤
   D. 肌痉挛　　　　E. 关节炎
2. 举重运动员最常见的损伤部位在
   A. 腰背部　　　　B. 膝关节　　　　C. 手腕部
   D. 肘部　　　　　E. 以上都是
3. 篮球运动最易损伤的部位
   A. 膝关节　　　　B. 腕关节　　　　C. 踝关节
   D. 肘关节　　　　E. 肩关节

(杨文东)

第四节 颈 椎 病

 学习目标

1. 掌握：颈椎病的定义、分型及临床表现；颈椎病康复治疗原则、治疗方法及手法治疗。
2. 熟悉：颈椎病的病因与病理；康复评定方法。
3. 了解：颈椎病的注射疗法；颈椎病的预后。

 案例

　　男，50岁，长期伏案工作后出现颈部不适、疼痛，休息后能减轻。1月余前开始出现左上肢麻木并沿上肢内侧向下发散，主要集中在拇、示、中指。查体：颈部活动略受限，后仰时易引发左手发散性麻木，椎间孔挤压实验阳性，臂丛神经牵拉试验阳性，$C_3 \sim C_6$棘突左侧压痛，左侧肱二、三头肌腱反射减弱。颈椎X线片检查提示颈椎骨质增生。

　　请问：1. 该患者的临床诊断考虑什么疾病？属于哪种类型？
　　　　　 2. 该患者应该进行哪些康复评定？
　　　　　 3. 请为该患者制定一套康复治疗方案。

一、概述

（一）定义

　　颈椎病是指因颈椎间盘退行性变及其继发性椎间关节退行性变所导致的脊髓、神经、血管等结构受压而表现出的一系列临床症状和体征。颈椎病是一种常见病和多发病，高发年龄为30~50岁。

（二）病因与病理

　　本病一般认为是多种因素共同作用所致。其发病相关因素有退变、损伤、椎管狭窄等诸多方面。此外，颈部长期经受风寒、劳损、反复落枕、坐姿不当、先天性畸形、不恰当的治疗和锻炼等均可导致本病的发生和发展。

　　1. 颈椎间盘退行性变　是导致颈椎病的发生和发展的最基本原因。由于椎间盘退变而使椎间隙狭窄，关节囊、韧带松弛，脊柱活动时稳定性下降，进而引起椎体、关节、韧带等结构变性、增生、钙化。退变逐步进展，最终出现脊髓、神经、血管受到刺激或压迫的表现。

　　2. 损伤　各种急、慢性损伤可使原已退变的颈椎和椎间盘损害加重而诱发颈椎病。

　　3. 先天性椎管狭窄　是指在胚胎或发育过程中椎弓根过短，使椎管矢状径小于正常（14~16mm）。在此基础上，即使颈椎的轻度退行性变，也可出现神经压迫症状而发病。

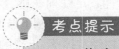 **考点提示**

颈椎病的定义、病因、病理

（三）临床表现

　　1. 软组织型　又称为颈型颈椎病，该型是颈椎病症状最轻的一种类型，为颈椎病早期型，患者多较年轻。该型是在颈部软组织的急、慢性损伤，椎间盘退变，椎体移位，小关节错位等基础上,机体受风寒侵袭、疲劳、睡姿不当或枕高不合适,使颈椎过伸或过屈,颈项部某些肌肉、韧带、神经受到牵张或压迫所致。多在夜间或晨起时发病,有自然缓解和反复发作的倾向。30~40 岁女性多见。

(1)症状:颈项强直、疼痛,少数人甚至出现肩背疼痛发僵,约半数患者颈部活动受限或强迫体位。有的人表现为反复"落枕"现象,颈部活动不利。少数患者可出现反射性上肢疼痛、麻胀,咳嗽或打喷嚏时症状不加重。颈部活动时可闻关节响声。

(2)体征:颈椎活动受限,颈椎旁肌、胸 1~7 椎旁或斜方肌、胸锁乳突肌压痛。冈上肌、冈下肌也可有压痛。X 线片正、侧位一般无异常,或可有轻微颈椎生理曲度变直。

2. 神经根型 该型临床发病率最高,约占全部颈椎病患者的 60%~70%,多因椎间盘突出、关节突移位、骨质增生形成等刺激或压迫单侧或双侧脊神经根所致。其表现为与脊神经根分布区相一致的感觉、运动及反射障碍,一般起病缓慢,多为单侧、单根发病,但双侧、多根发病者亦不少见。多见于 30~50 岁,多数患者无明显外伤史。好发于 C_{4-5}、C_{5-6} 和 C_{6-7} 间隙。

(1)症状:颈肩部疼痛或酸胀沉重感,受压神经支配的相应部位出现疼痛、麻木、乏力、皮肤感觉异常,有时出现持物坠落。严重时出现肌力下降、肌肉萎缩等。这种疼痛和麻木沿着受累神经根的走行和支配区放射,具有特征性,因此称为根性疼痛,疼痛或麻木可呈发作性,也可以呈持续性。有时症状的出现与缓解和患者颈部的位置及姿势有明显关系,颈部活动、咳嗽、打喷嚏、用力及深呼吸等,可以造成症状的加重。

(2)体征:颈部僵直、活动受限。患侧颈部肌肉紧张,颈椎棘突、棘突旁、肩胛骨骨内侧缘以及受累神经根所支配的肌肉有明显压痛,压痛可向远端放射。椎间孔挤压实验、臂丛神经牵拉试验多为阳性,受累神经支配的腱反射异常。颈 4 神经根受累时,上颈部和头枕部感觉减退,颈项肌肌力减弱,肱二头肌反射减弱或消失。颈 5 神经根受累时,上臂外侧和前臂桡侧痛觉减退,三角肌肌力减弱。颈 6 神经根受累时前臂桡背侧和拇指、示指感觉减退,肱二头肌、桡侧腕伸肌、旋后肌、旋前圆肌肌力减弱,肱二头肌反射减弱或消失。颈 7 或颈 8 神经根受累时,中、小指痛觉减退,肱三头肌肌力减弱,握力差,手内在肌萎缩,肱三头肌和桡骨膜反射消失。X 线片可出现颈椎生理曲度异常(变浅、变直、反张),椎间孔变形,椎间隙变窄,钩椎关节增生,韧带钙化等变化。

3. 脊髓型 该型临床较少见,起病缓慢,以 40~60 岁的中年人多见,多数患者无颈部外伤史。但临床症状严重,多以隐匿侵袭的形式发展,极易被误诊而延误治疗时机。该型主要是由于脊髓或伴行血管受到压迫或刺激而出现脊髓神经的感觉、运动、反射与排便功能等障碍。严重时可造成患者单瘫、截瘫或四肢瘫,致残率较高。

(1)症状:①下肢无力:是该型颈椎病的主要特点。从双腿发紧、抬步沉重感开始,渐而出现抬腿打漂、足踩棉花感、易跪倒(或跌倒)、跛行、足尖不能离地、步态拙笨等症状。②肢体麻木:出现一侧或双侧上肢麻木、疼痛,双手精细动作笨拙,不能用筷进餐,写字颤抖,夹持无力,手持物经常掉落,出现触觉障碍及束带感(患者常感觉在胸部、腹部或双下肢有如皮带样的捆绑感),下肢可有烧灼感、冰凉感。③自主神经症状:临床上并不少见,多以胃肠道、心血管及泌尿系统症状较为常见。④膀胱和直肠功能障碍,如排尿无力、尿频、尿急、尿不尽、尿失禁或尿潴留等排尿障碍,大便秘结,甚至出现二便失禁。

(2)体征:多无颈部局部体征。患者出现肌力下降,双手握力下降。四肢肌张力增高,可有折刀感(抵抗随牵张力量的增加而加强,最后抵抗消失)。反射障碍:生理反射如肱二头肌反射、肱三头肌反射、桡骨骨膜反射以及膝反射和跟腱反射等早期亢进或活跃,后期减弱和消失。病理反射中霍夫曼征多为阳性,后期还可能出现踝阵挛、髌阵挛及巴宾斯基征阳性表现。浅反射如腹壁反射、提睾反射减弱或消失,屈颈试验阳性。X线检查可见椎管矢状径减小、椎体后缘骨赘形成、前/后纵韧带骨化等征象。CT、MRI或脊髓造影检查可见椎间隙后方脊髓受压而出现的凹陷征。

4. 椎动脉型 该型是由于各种机械性与动力性因素致使椎动脉遭受刺激或压迫,以致血管狭窄、折曲而造成以椎-基底动脉供血不全症状为主的一组临床综合征。当颈椎出现节段性不稳和横突孔狭窄时,可以造成椎动脉扭曲并受到挤压;椎体边缘以及钩椎关节等处的骨赘直接刺激或压迫椎动脉周围的交感神经纤维,使椎动脉痉挛而出现椎动脉血流瞬间变化,导致椎-基底动脉系统供血不全而出现相应的症状。由于椎动脉周围附有大量交感神经节后纤维,因此有些病例也可能会出现心慌、心悸、心律失常、胃肠功能减退等自主神经症状。

(1)症状:①一般症状:如颈痛、后枕部痛、颈部活动受限等。如病变波及脊髓或神经根,则出现相应症状。②前庭症状:主要表现为发作性眩晕,眩晕的发生、发展及加重与颈部位置改变如旋转动作等直接相关。③迷路症状:较多发,表现为耳鸣、耳聋以及听力减退,主要由于内耳动脉供血不全所致。④偏头痛:多发症状,常因头颈部突然旋转而诱发,以颞部为剧,多呈跳痛或刺痛,一般为单侧。如双侧椎动脉受累时则表现为双侧症状。⑤视力障碍:表现为视力减退、视力模糊、复视及短暂失明等。主要由于大脑枕叶视觉中枢及第Ⅲ、Ⅳ、Ⅴ脑神经核和内侧束缺血所致。⑥猝倒:表现为患者在某一体位转动头颈时,突发头晕、头痛,双下肢如失控样发软无力,随即跌坐倒地,但发作时意识清醒,跌坐后可自行爬起。多因椎动脉痉挛引起锥体交叉处突然缺血所致。⑦其他症状:偶有肢体麻木、感觉异常、发音障碍以及记忆力减退、神经衰弱等精神症状,少数可出现一过性瘫痪,发作性昏迷。

(2)体征:枢椎棘突有向一侧偏歪改变,有些患者头部转向健侧或改变体位时可出现头晕或耳鸣加重,严重者可猝倒。X线检查可见钩椎关节增生、椎间孔狭小(斜位片)或颈椎节段性不稳。MRA、DSA检查可获得清晰的椎动脉图像,对诊断及手术治疗等具有重要意义。

5. 交感神经型 该型是由于椎间盘退变或外力作用导致颈椎出现节段性不稳定,从而对颈部的交感神经节以及颈椎周围的交感神经末梢造成刺激,引发交感神经功能紊乱。该型临床症状表现多样,多数表现为交感神经兴奋症状,少数为交感神经抑制症状。由于椎动脉表面富含交感神经纤维,当交感神经功能紊乱时常常累及椎动脉,导致椎动脉的舒缩功能异常。因此交感神经型颈椎病在出现全身多个系统症状的同时,常常伴有椎-基底动脉系统供血不足的表现。

(1)症状:①头部症状:如头晕或眩晕、头痛或偏头痛、头沉、枕部痛,睡眠欠佳、记忆力减退、注意力不易集中等。偶有因头晕而跌倒者。②眼部症状:眼花、眼胀、干涩、视力变化、视物不清、视野内冒金星等。③耳鼻喉症状:耳鸣、听力下降、鼻塞、口干、声带疲劳等。④胃肠道症状:恶心、呕吐、腹胀、腹泻、消化不良、嗳气以及咽部异物感等。⑤心血管症状:心悸、胸闷、心率变化、心律失常、血压变化(升高或降低)等。⑥神经症状:面部或某一肢体出汗异常(多汗或无汗)、畏寒或发热,有时感觉疼痛、麻木但不按神经节段或走行分布。以上症状往往与颈部活动有明显关系,坐位或站立时加重,卧位时减轻或消失。颈部活动多、长时间低头,如在电脑前工作时间过长或劳累时明显,休息后好转。

(2)体征:颈部活动多正常,有棘突位移征、颈椎棘突间或椎旁小关节周围软组织有压痛等。有时还可伴有心率、心律、血压等方面的变化。

6. 混合型 有两种或以上类型颈椎病表现存在于同一患者身上时,称之为混合型颈椎病。在实际临床工作中,尤其是病程较长的中老年患者比较常见。临床表现常以某一类型为主,其他类型不同程度地合并出现。此型临床表现较为复杂,诊断与治疗时主要根据患者症状及功能障碍的轻重缓急分清主次,依序处理。

(四)辅助检查

1. 影像学检查

(1) X 线:是诊断颈椎病的重要手段,也是最基本最常用的检查技术。X 线检查可见颈椎生理曲线变直、反张、发育畸形等改变,前纵韧带、后纵韧带钙化,椎体前后缘增生、椎间隙狭窄、椎体移位、钩椎关节增生、椎管狭窄、椎间孔变小、小关节骨质增生等。

(2) CT:可见椎间盘突出、后纵韧带钙化、椎管狭窄、神经根管狭窄、横突孔变小等。

(3) MRI:可了解椎间盘突出类型和突出程度、硬膜囊和脊髓受压情况,髓内有无缺血和水肿的病灶,脑脊液是否中断,有无神经根受压、黄韧带肥厚、椎管狭窄等,是脊髓型颈椎病的重要检查手段。

(4) 经颅彩色多普勒(TCD):可探查基底动脉血流、椎动脉颅内血流,推测椎动脉缺血情况,是检查椎动脉供血不足的有效手段,也是临床诊断颈椎病,尤其是椎动脉型颈椎病的常用检查手段。

2. 特征性检查

(1) 椎间孔挤压试验:患者取坐位,头偏斜患侧,检查者双手叠放在患者头顶,向下施加压力,出现颈肩臂放射性疼痛或麻木者为阳性。

(2) 臂丛神经牵拉试验:患者取坐位,检查者一手将患者头推向健侧,另一手握住患者手腕向相反方向牵拉,出现放射性疼痛或麻木者为阳性。

(3) 椎间孔分离试验:患者端坐位,检查者站立于患者身后或身侧,双手分别托住患者枕颌,向上牵拉颈椎,麻木疼痛减轻者为阳性。

(4) 前屈旋颈试验:令患者头部前屈,同时左右旋转颈部,如颈椎处出现疼痛者为阳性,该实验阳性多提示颈椎小关节存在退行性改变。

(5) 低头试验:患者直立位,双手自然下垂,双足并拢,低头看自己脚尖 1 分钟,如出现头痛、手麻、头晕、耳鸣、下肢无力、手心出汗等症状者为阳性。

(6) 仰头试验:姿势与低头试验相同,改低头为仰头看屋顶 1 分钟,出现上述低头试验的各种症状者为阳性。

(7) 椎动脉扭曲试验:患者取坐位,检查者站在患者身后,双手抱住患者头枕两侧,将患者头向后仰,同时转向一侧,出现眩晕者为阳性。

(8) 屈颈试验:患者仰卧,上肢放于躯干两侧,下肢伸直,让患者抬头屈颈,若患者上下肢出现放射性麻木者为阳性。

> 考点提示
>
> 颈椎病的分型、临床表现、辅助检查

二、康复评定

(一)生理功能评定

1. 关节活动度评定 颈椎屈曲与伸展的活动度,枕寰关节占 50%,旋转度寰枢关节占

50%。故而上部颈椎的病变最容易导致颈椎活动度受限。

（1）前屈：以肩峰为轴心，额面中心线为固定臂，头顶与耳的连线为移动臂。颈椎前屈正常活动范围为 0~45°。

（2）后伸：以肩峰为轴心，额面中心线为固定臂，头顶与耳的连线为移动臂。颈椎后伸正常活动范围为 0~45°。

（3）旋转：以枕部中央为轴心，矢状面中心为固定臂，鼻梁与枕骨结节的连线为移动臂。颈椎旋转正常活动范围为 0~60°。

（4）侧屈：以 C_7 棘突为轴心，C_7 与 L_5 棘突的连线为固定臂，头顶正中与 C_7 棘突的连线为移动臂。颈椎侧屈正常活动范围为 0~45°。

2. 肌力评定

（1）徒手肌力评定：对易受累的肌肉进行肌力评定，应注意与健侧进行对比检查，颈椎病患者常需进行评定的肌肉有以下几种：

1）冈上肌（冈上神经 C_3）：作用为外展、外旋肩关节。

2）三角肌（腋神经 $C_{5,6}$）：作用为屈曲、外展、后伸、外旋、内旋肩关节。

3）胸大肌（胸内、外神经 $C_5~T_1$）：作用为屈曲、内收、内旋肩关节。

4）肱二头肌（肌皮神经 $C_{5,6}$）：作用为屈曲肘关节、前臂旋后。

5）肱三头肌（桡神经 $C_{5,6}$）：作用为伸展肘关节。

6）伸腕肌（桡神经 $C_{6,7}$）：作用为伸展腕关节。

7）骨间肌（尺神经 $C_8~T_1$）：作用为内收、外展手指。

（2）握力测定：主要测定屈指肌肌力。使用握力计进行测定，姿势为上肢在体侧下垂，用力握 2~3 次，取最大值。正常值约为体重的 50%。

（3）定量测定：等速肌力测定设备、多功能颈椎治疗系统等大型专业设备可通过计算机辅助技术等对颈部主要肌肉的肌力进行客观定量评定，此类设备多融评定、治疗为一体，但因价格昂贵，目前国内尚未得到广泛应用。

（二）心理功能评定

颈椎病患者可能因疼痛等导致焦虑、抑郁等心理障碍。可采用汉密尔顿焦虑量表及抑郁量表等进行评定。

（三）日常生活活动能力评定

颈椎病会对患者的日常生活活动能力造成很大的影响，临床工作中对于颈椎病患者日常生活活动能力的评估，除了采用如 Barthel 指数、FIM 评估法等之外，临床上也可以使用日本骨科学会（JOA）颈椎病判定标准（100 分法），见表 3-6。北医三院颈椎脊髓功能状态评定法（40 分），见表 3-7。

表 3-6　JOA 颈椎病判定标准（100 分法）

指标	评分
运动功能（左右独立评价）	
肩、肘功能（三角肌、肱二头肌测定）：	
MMT≤2（排除肘部疾病所致）	0
MMT=3	2
MMT=4	3

续表

指标	评分
MMT=5（耐久力不足，有脱力感）	4
MMT=5	5

手指功能：

吃饭时不能用匙、叉，不能系扣子	0
吃饭时能用匙、叉，能系大扣子	2
吃饭时能用匙、叉，不能用力，勉强可用筷子，能系扣子，但不能解	4
吃饭时可勉强用力，能用筷子，能系大扣子，但系 T 恤衫的扣子困难	6
吃饭时能自用刀叉，能用筷子，但不灵活，能解或系大扣子，能解或系 T 恤衫的扣子，但稍有不灵活	8

下肢功能：（下肢功能没有明显的左右差别，左右同分）

能站立，不能行走	0
能扶着东西站立，能用步行器行走	2
可用拐杖（单拐）行走，可上楼梯，不能单腿跳	4
平地可不用拐杖行走，可上、下楼梯（下楼时需有扶手），单腿可站立	6
平地可快速行走，对跑步没有信心，下楼梯不灵活，可单腿跳	8
正常，可单腿跳，步行、上下楼梯很自由	10

感觉功能（左右独立评价）

上肢、躯干、下肢 %	左	右	
感觉消失	0	0	（0%~10%）
难以忍受的麻木，知道自己接触了东西、但不能识别其形状、质地，麻木的难以入睡	3	3	（20%~40%）
能识别所接触的物品的形状、质地，但只能感觉出一半，有时需要用药物才能止住的疼痛，有时麻木感	5	5	（50%~70%）
触觉基本正常，有轻微的痛觉钝性麻木	8	8	（80%~90%）
正常，无麻木、疼痛（% 为依据患者自己的评价与正常对比所残存感觉的程度）	10	10	（100%）

膀胱功能

不能自行排尿或尿失禁

可勉强自行排尿，有时有尿不尽感，或需要用尿布

尿频，排尿时无尿线，有时有尿失禁，弄脏下装

膨胀感正常，但排尿需等一段时间，尿频

膨胀感，排尿均正常

注：改善率 $= \dfrac{\text{术后分数} - \text{术前分数}}{100 - \text{术前分数}} \times 100\%$

表 3-7 北医三院颈椎脊髓功能状态评定法（40 分）

0　上肢功能：两侧，共 16 分

　　0：无使用功能

　　2：勉强握食品进餐，不能系扣、写字

　　4：能持匙进餐，勉强系扣，写字扭曲

　　6：能持筷，系扣，但不灵活

　　8：基本正常

1　下肢功能：不分左右，共 12 分

　　0：不能端坐、站立

　　2：能端坐，但不能站立

　　4：能站立，但不能行走

　　6：扶双拐或需人费力搀扶，勉强行走

　　8：扶单拐或扶楼梯上下楼行走

　　12：基本正常

2　括约肌功能：共 6 分

　　0：尿闭或大小便失禁

　　3：大小便困难或其他障碍

　　6：基本正常

3　四肢感觉：上下肢分别评定，共 4 分

　　0：有麻、痛、紧、沉等异常感觉或痛觉减迟

　　2：基本正常

4　束带感：指躯干部，共 2 分

　　0：有束带感

　　2：无束带感

一级肢体残疾：完全不能实现日常生活活动　　　　　　　0~10 分

二级肢体残疾：基本不能实现日常生活活动　　　　　　　11~20 分

三级肢体残疾：能够部分实现日常生活活动　　　　　　　21~30 分

四级肢体残疾：基本能实现日常生活活动　　　　　　　　31~40 分

注：治疗前后分别评分：改善率 $= \dfrac{\text{术后分值} - \text{术前分数}}{\text{术前分数}} \times 100\%$

本法用于脊髓型颈椎病人的评估。

（四）社会参与能力评定

主要进行生活质量、劳动能力等评定，具体评定方法参照本套教材《康复评定》。

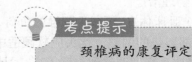

考点提示

颈椎病的康复评定

三、功能障碍

（一）生理功能障碍

1. 疼痛　颈椎病患者颈肩及上肢均可能出现疼痛、酸胀麻木等感觉，其程度及持续时间不尽相同，并有可能引发其他诸多问题。

2. 肢体活动障碍 软组织型颈椎病患者因颈肩部肌肉、韧带等软组织受累而出现颈项强直、发僵等。神经根型颈椎病患者可因上肢或头部活动而牵拉神经根导致临床症状出现或加重,进而限制正常的肢体活动。脊髓型颈椎病患者因脊髓受累而出现上、下肢无力、沉重,步态不稳,易跌倒等。

(二)心理功能障碍

部分患者可能出现悲观、恐惧和焦虑等心理。此外,反复发作的严重疼痛、活动困难和日常生活活动能力下降也会导致严重的心理障碍。

(三)日常生活活动能力受限

颈椎病患者的临床症状复杂多样,包括肢体、躯干以及头颈部的不适等都会极大的影响患者的日常生活和工作。症状严重时甚至进食、穿衣、提物、个人卫生、站立、行走等基本活动也会明显受限。

(四)社会参与能力受限

上述功能障碍将不同程度影响患者的生活质量、劳动能力、社会参与等能力。

四、康复治疗

(一)原则

1. 任何治疗手段均应符合颈椎的解剖生理学特点。如牵引治疗时不仅要掌握好恰当的时间和重量,还要从生物力学的角度考虑牵引治疗时的体位。推拿等手法治疗时要求动作轻柔,切勿粗暴,以免因手法过重或超过颈椎骨骼与韧带等组织的正常耐受强度而发生意外损伤,反而加重患者的症状。

2. 任何类型及不同严重程度的颈椎病,都可以有选择性地应用康复治疗方法。在为颈椎病患者制定治疗方案,选择治疗方法时,应首先选用非手术治疗,尤其是早期患者。

3. 康复治疗可采取综合治疗的方法,如牵引、理疗、推拿、针灸等方法综合应用,可起到相辅相成、缩短疗程、提高疗效的作用。

4. 若康复治疗疗效不佳或症状继续加重者,必要时应考虑手术疗法。

(二)适应证

康复治疗的适应证有:①软组织型、神经根型、交感神经型和椎动脉型颈椎病患者;②脊髓型颈椎病早期患者;③年迈体弱或心、肝、肾等重要脏器功能不良,不能耐受手术治疗的患者;④颈椎病的诊断尚不能完全肯定,需要在治疗中观察者;⑤颈椎手术治疗后恢复期的患者。

(三)方法

1. 物理治疗

(1)卧床休息:可减少颈椎的负荷,有利于症状的减轻或消除。卧床时应注意枕头的选择与颈部姿势的调整。枕头应软硬适中,选择圆枕或有坡度的方形枕。习惯于侧卧位休息者,应将枕头高度调整到与肩等高。习惯于仰卧位休息者,可将枕头置于颈后并调整到使头部保持略带后仰姿势的高度。

(2)颈托:颈托可起到制动和保护颈椎的作用,能固定颈椎于适当位置,防止颈椎过度活动,减轻颈椎负荷,并有一定的牵张作用,可减轻神经根和椎动脉的受压症状,并有利于组织水肿的消退和巩固疗效、防止复发,而且不影响患者正常活动。颈托可应用于各型颈椎病患者.对急性发作期患者,尤其对神经根型、交感型、椎动脉型颈椎病的患者更为合适。注

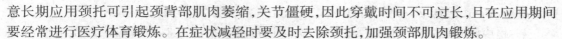

意长期应用颈托可引起颈背部肌肉萎缩,关节僵硬,因此穿戴时间不可过长,且在应用期间要经常进行医疗体育锻炼。在症状减轻时要及时去除颈托,加强颈部肌肉锻炼。

（3）牵引疗法:牵引疗法是目前治疗颈椎病疗效确切且应用广泛的治疗方法之一。

1）牵引疗法的作用:颈椎牵引可以通过牵引装置加载产生生物力学效应从而起到以下治疗作用:①解除颈部肌肉痉挛,缓解疼痛;②改善血液循环,促进神经根水肿的吸收和炎症的消退;③增大椎间隙和椎间孔,减轻神经根受压和椎动脉扭曲;④可使椎管延长,韧带紧张,利于外突组织的复位。

2）牵引方法:颈椎牵引可采用卧位或坐位,但通常取坐位枕颌布带牵引法,既简便易操作,又方便与其他疗法相配合。操作者将牵引带的长带托于患者下颌,短带托于患者后枕部,调整牵引带的松紧适度,用尼龙搭扣固定,通过电动机、重锤等装置牵拉。轻症患者可采用间断式牵引,重症患者可采用持续性牵引。

3）牵引角度:关于颈椎牵引的角度,虽然目前临床报道不尽相同,但大多认为以颈椎前倾 10°~20° 为宜。也有部分学者提出,应根据颈椎病的类型来确定牵引角度,一般而言,颈型颈椎病牵引时颈椎宜前倾 10°~20°,神经根型颈椎病前倾可达 20°~30°,脊髓型颈椎病后仰 10°~15°。临床上也有根据颈椎病变的部位来选择牵引角度的方法,病变在 C_{1-4} 时,角度 0°,病变在 C_{5-6} 时,角度 15°,病变在 C_{6-7} 时,角度 20°,病变在 $C_7~T_1$ 时,角度 25°。另外在牵引过程中还应根据患者的个体差异作适当调整,年老体弱、眩晕或病情较重者也可采用仰卧位。

4）牵引重量:牵引重量一般应根据患者年龄、身体状况、牵引方式及牵引时间以及病情轻重等而灵活调整。通常从 4kg 开始,一般每隔 3~5 天可增加 1~2kg,可逐渐增加到 12~15kg,如症状有所改善,可维持;若症状改善不明显甚至未见改善,可继续增加牵引重量,但一般最大牵引重量不超过患者体重的 1/4。

5）牵引时间:牵引时间一般以每次 15~30 分钟为宜,时间太短不能发挥牵引的力学效应,时间太长也没有必要,而且还可能产生头痛、胸闷、恶心和下颌关节痛等不良反应;牵引治疗可每日进行 1 次,一般 20 次为 1 个疗程,牵引治疗可根据病情采用 1~2 个疗程。牵引时配合局部热敷、红外线照射等可有效提高疗效。注意在牵引过程中要密切观察患者的反应,牵引 1~3 次,可有颈部或患侧上肢酸胀或疼痛轻度增加等情况出现,这是由于局部组织或神经根受到牵拉刺激的所产生的正常反应。若牵引后疼痛明显增加或出现头晕等症状,应及时停止或调整牵引的重量、角度及时间。另外脊髓型颈椎病要慎用颈椎牵引,以免加重脊髓损伤。

（4）物理因子治疗:物理因子治疗在颈椎病的治疗中,也是较为有效且常用的方法之一。物理因子治疗可以达到镇痛、消除软组织炎症、水肿,改善局部组织与脑、脊髓的血液循环,缓解肌肉痉挛,延缓或减轻椎间关节、关节囊、韧带的钙化和骨化过程,改善肌肉张力,调节自主神经功能等作用。常用的物理因子疗法如下:

1）微波疗法:颈部照射,微热量,每次 15 分钟,每日 1 次,15~20 次为 1 个疗程。

2）超短波疗法:作用于颈后或颈肩部,颈后单极或颈后两侧对置或颈后与患侧前臂斜对置,微热量,每次 10~20 分钟,每日 1 次,15~20 次为 1 个疗程。

3）直流电离子导入疗法:应用直流电导入各种药物治疗颈椎病,可导入的药物有中药制剂、维生素类、碘离子以及镇痛药物等。治疗方法是将作用极置于颈后,非作用极置于患侧上肢或腰骶部,再将用药液浸润后的滤纸或纱布置于衬垫上,紧贴皮肤,电流密度一般为

$0.08~0.1mA/cm^2$，每次 20 分钟，每日 1 次，一般 15~20 次为 1 个疗程。

4）超声波疗法：作用于颈后及肩背部，常用接触移动法，$0.8~1.0W/cm^2$，每次治疗 8~10 分钟，每日 1 次，15~20 次为一疗程。可加用药物透入，常用药物有维生素 B 族、氢化可的松以及双氯芬酸等。

5）红外线疗法：颈后照射，距离 30~40cm，温热感，每次 20~30 分钟，每日 1 次，10~20 次为 1 个疗程。

6）低频调制中频电疗法：电极置于颈后并置或颈后与患侧上肢斜对置，每次 20 分钟，每日 1 次，15~20 次为一疗程。

7）泥疗：是将具有医疗功效的特殊泥类进行加热，使温度达到 37~43℃，然后进行颈、肩、背等局部或全身泥疗，结束后再用温水清洗。每日 1 次，每次 25~30 分钟，10~20 次为一疗程。

8）磁疗：多用脉冲电磁疗，磁圈多放于颈部和（或）患侧上肢，每日 1 次，每次 20 分钟，10~20 次为一疗程。

9）蜡疗：将加热的石蜡敷贴于患处，使局部受热，扩张血管，加快血液循环，增加细胞通透性，且石蜡热作用持续时间较长，有利于深层组织水肿消散、消炎、镇痛。常用颈后盘蜡法，温度为 42℃左右，每日 1 次，每次治疗 30 分钟，10~20 次为一疗程。

（5）运动治疗：运动锻炼可以起到增强颈背部肌力，保持颈椎稳定性，改善颈部血液循环及颈椎各关节功能，解除肌痉挛，防止肌萎缩，纠正不良姿势等作用。锻炼内容应包括保持和恢复颈肩部活动范围的练习，牵伸颈部肌肉的练习以及加强颈部肌肉力量的练习等，每日 1~3 次为宜，一般需长期坚持。常用运动锻炼方法有：①前屈后伸；②侧屈；③旋转：头向左旋转至最大角度，眼望左前方，再将头向右侧旋转至最大角度，眼望右前方；④环绕：头颈部自左向右环绕一周，然后再自右向左环绕一周；⑤耸肩：两肩同时向上耸动，然后自然下垂；⑥绕肩：两臂外展，以肩关节为轴向前环绕，然后再向后环绕；⑦抚项摸背：左臂屈肘掌心抚项，右臂屈肘，手背贴背，然后再右臂屈肘，掌心抚项，左臂屈肘，手背贴背。⑧两手触肩，以肩关节为轴，臂带动肩，缓慢地由前向后旋肩，然后再由后向前旋肩。每个动作重复 8 遍，每日 1 次，一般 20 次为一个疗程。动作应轻柔缓慢，逐渐增加动作幅度和运动量。

2. 其他治疗

（1）推拿和手法治疗：推拿、按摩疗法是治疗颈椎病的一种较为有效的临床措施。有疏经通络，缓解或消除疼痛；增宽椎间隙及椎间孔，修复椎体滑脱，解除神经压迫；缓解肌肉痉挛，恢复颈椎正常活动；减轻肌肉萎缩，防止关节僵直或畸形等作用。

1）推拿、按摩：治疗前应对患者的病情进行全面详细的了解，治疗手法得当，切忌粗暴。在头、颈、肩及背部使用推、拿、按、摩、揉、捏、摆、摇等手法，每天 1 次，每次 20~30 分钟。推拿、按摩手法治疗颈椎病对治疗者的技巧要求较高，不同类型的颈椎病，其治疗方法及手法的选用有较大的差异。

2）关节松动术：关节松动术治疗颈椎病的手法主要有拔伸牵引、旋转、松动棘突及横突等。采用关节松动技术治疗时，应注意手法要轻柔，切忌粗暴，否则可能造成颈椎骨折、脱位，进而损伤脊髓引起截瘫甚至猝死等严重后果。

3）旋转复位手法：旋转复位手法难度较大，且操作不当将产生一定风险。

（2）针灸治疗：包括针刺疗法和灸法。针刺疗法是应用针灸针刺入人体特定的穴位或阳性反应点，用适当的手法进行刺激以获得针感而达到得气。灸法则是用艾条或艾炷点燃后熏烤穴位进行刺激。针灸能起到疏通经络、祛风散寒、调理气血等功效,从而调整人体经络脏腑功能,扶正祛邪,最终达到防治疾病的目的。针灸常用的主穴有大椎、天柱、后溪、夹脊穴等,配穴可选取风门、风府、膈俞、合谷、太冲、肝俞等,一般每日 1 次,每次留针 20~30 分钟,7~14 次为 1 个疗程。

（3）药物治疗:颈椎病患者在临床症状显著时可采用药物作为辅助治疗措施,药物治疗能起到促进局部血液循环,减轻神经根充血水肿,消除局部炎症反应,防止神经粘连等作用,从而促进临床症状缓解。目前临床常用的药物有:非甾体类解热镇痛抗炎药物、扩张血管药物、营养和调节神经系统药物、解痉镇痛类药物等。祛风散寒、温筋通络等中药方药以及祛风除湿、解痉止痛类膏药也多有采用。

（4）神经阻滞疗法:作用主要在于切断疼痛反射弧,使疼痛的接受器和(或)传导纤维产生麻痹,也能解除肌肉痉挛,改善局部供血,对消除疼痛、改善临床症状有一定疗效。临床上常用的注射方法有局部痛点封闭、星状神经节阻滞、颈段硬膜外腔封闭和穴位注射等。

1）局部痛点封闭:常用醋酸泼尼松龙、醋酸可的松、利多卡因等药物,在患处找出最敏感压痛点后即在此压痛点注射,每隔 5~7 日治疗 1 次,3~5 次为一个疗程。一般一个疗程后症状可基本消失,功能有所改善。

2）星状神经节阻滞:患者仰卧位,头偏向对侧并后仰,于胸锁关节约上二横指处可扪及第 7 颈椎横突,以示指深压将颈总动脉与气管分开,用七号针垂直刺入直达横突,针管回抽无血、无气后注射药物(1% 利多卡因注射液 10ml),每隔 5~7 日治疗 1 次,一般 3~5 次为一个疗程。

3）颈段硬膜外腔封闭疗法:常用氢化可的松、地塞米松、利多卡因等药物,一般每周 1 次,2~3 次为一个疗程。但此疗法必须在严格条件下进行,且要求熟练掌握穿刺技术。

（5）穴位注射疗法:常用当归注射液、复方丹参注射液以及维生素 B_1 和维生素 B_{12} 等药物,注射穴位多选肩中俞、肩外俞、天宗等,常规消毒后垂直刺入,出现酸、麻、胀、痛得气感后注入药液即可,隔日 1 次,一般 5 次为一个疗程。

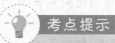

考点提示

颈椎病的康复治疗原则、康复治疗方法、手法治疗

五、健康教育

加强对颈椎病患者的预防和保健知识的宣教,及时对各种致病因素采取有效的预防措施,平时加强适当的身体锻炼。纠正与改变工作、生活中的不良体位,调整桌面或工作台的高度,长时间视物时应将物体放置于平视或略低于平视处,长时间伏案工作时应定时改变头颈部体位,定期远视,尽量避免床上屈颈看书、看电视等不良习惯。枕头不宜过高或过低,应根据不同个体或不同病情选择枕头的高低。选择既透气又有一定弹性的床垫等。

六、功能结局

不同的临床类型,颈椎病的功能预后各不相同。一般而言,软组织型颈椎病预后大多较好。神经根型颈椎病中,病程短,单纯髓核轻度突出者,及时治疗则大多可痊愈。病程较长,髓核突出较重和(或)突出物与周围组织有粘连存在者,多会遗留一定后遗症。多个节段椎体发生退变、骨质增生者,预后较差。脊髓型颈椎病中,单纯椎间盘突出压迫硬膜囊者,非手术治疗即可获得较好疗效。椎间盘突出业已压迫脊髓者预后较差。椎管矢状径明显缩小且伴有骨质增生、后韧带钙化等病理改变者预后较差。

 小结

> 颈椎病是一种常见病和多发病,多由于颈椎椎间盘退行性改变及其继发的颈椎组织病理改变刺激或(和)压迫颈神经根、椎动脉、脊髓和颈部交感神经等而引起一系列临床症状和体征。临床分为颈型颈椎病、神经根性型颈椎病、脊髓型颈椎病、椎动脉型颈椎病、交感神经型颈椎病和混合系型颈椎病。目前康复治疗方法是治疗颈椎病重要手段。

 目标测试

A 型题

1. 颈椎最容易发生退行性改变的节段是

   A. $C_3 \sim C_4$、$C_4 \sim C_5$ B. $C_4 \sim C_5$、$C_5 \sim C_6$ C. $C_5 \sim C_6$、$C_6 \sim C_7$

   D. $C_1 \sim C_2$、$C_2 \sim C_3$ E. $C_2 \sim C_3$、$C_3 \sim C_4$

2. 颈椎病最重要的病理性改变是

   A. 肿瘤   B. 先天性狭窄   C. 炎症

   D. 椎间盘退行性变   E. 骨折

3. 下列哪一个不是颈椎病的临床常见分型

   A. 软组织型   B. 神经根型   C. 交感神经型

   D. 脊髓型   E. 食管压迫型

4. 在神经根型颈椎病患者中,主要的受累组织有哪些

   A. 颈部血管   B. 颈部交感神经   C. 颈部脊髓

   D. 颈部肌肉、韧带等   E. 颈部神经根

5. 前臂桡背侧和拇指、示指感觉减退,肱二头肌肌力减弱,肱二头肌反射减弱或消失提示受累的神经可能是

   A. 颈 3   B. 颈 4   C. 颈 5   D. 颈 6   E. 颈 7

6. 下列关于脊髓型颈椎病的描述中,**错误**的是

   A. 起病缓慢,侵袭形式隐匿

   B. 以 40-60 岁的中年人多见

   C. 多数患者有颈部外伤史

   D. 临床症状严重,可有感觉、运动、反射与排便功能等障碍

   E. 严重时可造成患者单瘫、截瘫或四肢瘫

7. 颈椎病的常见诱发因素**不包括**

   A. 长期劳损   B. 坐姿不当   C. 不恰当的治疗和锻炼

   D. 甲状腺疾病   E. 反复落枕

8. 下列哪一项**不是**颈椎病穴位注射疗法中常用的药物

   A. 当归注射液   B. 复方丹参注射液   C. 生理盐水

   D. 维生素 B_1 E. 维生素 B_{12}

9. 颈椎病牵引治疗时,牵引重量通常从多少 kg 开始

A. 4kg   B. 5kg   C. 6kg   D. 7kg   E. 9kg

10. 在对颈椎病患者进行超短波疗法治疗时,常用的治疗时间为
    A. 1~10 分钟   B. 5~10 分钟   C. 10~15 分钟
    D. 10~20 分钟   E. 20~30 分钟

(李　强)

第五节　关节置换术

学习目标

1. 掌握:关节置换术的定义,康复治疗的基本原则、目的、治疗要点以及注意事项,常见并发症。
2. 熟悉:髋关节及膝关节置换术的适应证及禁忌证,康复治疗的目标。
3. 了解:髋关节及膝关节置换术的康复评定方法。

案例

    男,56 岁,于 20 余年前起感左髋部不适,伴轻度跛行。2 月前不慎跌坐于地,感左髋明显疼痛,左腿不能站立,不能正常行走,治疗半个月后疼痛缓解,但跛行加重,且晨起时感左髋僵硬。诊断为"左髋先天髋臼发育不良骨关节炎"入院。3 天前行左髋先天髋臼发育不良、左髋关节炎左髋关节腔清理、股骨头颈切除、人工全髋关节置换术。切口引流量 24 小时内小于 50ml 后已拔除引流管。
    请问: 1. 关节置换术后康复治疗的基本原则有哪些?
          2. 人工全髋关节置换术后可有哪些常见并发症?
          3. 人工全髋关节置换术后不同阶段的康复治疗目标和治疗方法。

一、概述

(一) 定义

    关节置换术是指用人工关节假体对关节严重退变、重度关节炎、骨肿瘤以及关节功能严重毁损等关节进行替代和置换,以达到缓解疼痛、矫正畸形、恢复和改善关节的运动功能,重建一个无痛、稳定、接近正常关节的一种骨科治疗技术,也称为人工关节技术。人工关节置换是目前治疗关节强直、严重的骨性关节炎以及由外伤、肿瘤等各种原因导致的大块骨缺损等的有效治疗方法。目前临床上开展较多的主要有髋和膝的人工关节置换治疗。

    1. 全髋关节置换术(THR)　是指应用人工材料制作的全髋关节结构置入人体以替代病损的自体关节,从而重获髋关节的正常功能。人工髋关节假体由髋臼、股骨头和关节柄三部分组成。根据是否使用骨水泥固定关节假体可分为骨水泥全髋关节置换及非骨水泥全髋关节置换。前者主要运用于大于 65 岁的老年患者以及合并骨质疏松症的患者,而后者主要运用于年龄较轻的患者。

    2. 全膝关节置换术(TKR)　是指应用人工材料制作的全膝关节结构置入人体以替代病

217

损的自体关节,从而获得膝关节的正常功能。目前人工膝关节假体种类繁多,按固定程度方式分为骨水泥型和非骨水泥型,按限制程度可分为限制型和非限制型。

（二）适应证及禁忌证

1. 全髋关节置换术的适应证与禁忌证

（1）适应证:①因骨性关节炎、类风湿关节炎、创伤性关节炎或缺血性坏死引起的关节破坏,并导致髋关节在活动或负荷时严重疼痛。②髋关节僵硬。③髋关节不稳或畸形。④先前髋关节手术失败者如人工股骨头置换、全髋关节或表面重建关节形成术等。

（2）禁忌证:①绝对禁忌证:全身感染或败血症、神经源性疾病、髋关节活动性感染性炎症等。②相对禁忌证:局部感染、髋外展肌功能丧失、髋神经缺陷等。

2. 全膝关节置换术的适应证与禁忌证

（1）适应证:全膝关节置换术适应证包括严重的关节疼痛、不稳、畸形等所致膝关节功能缺损或残疾,经保守治疗无效者。手术适应证的选择是决定临床效果的首要因素,主要包括:①膝关节的各种炎症性关节炎,如骨性关节炎、类风湿关节炎、血友病性关节炎等;②部分创伤性关节炎;③静息性感染性关节炎;④少数原发性或继发性软骨坏死性疾病;⑤骨肿瘤等。

（2）禁忌证:①绝对禁忌证:膝关节炎周围肌肉瘫痪、关节局部和全身任何活动性感染、膝关节疼痛性融合。②相对禁忌证:肥胖、手术耐受力差、关节不稳、严重肌力减退、严重骨质疏松、纤维性或骨性融合、严重屈膝挛缩畸形（大于60°）。

（三）并发症

关节置换手术后容易发生很多局部或全身并发症,伤口感染、神经血管损伤等是大型手术后常见的并发症;深静脉血栓形成、脂肪栓塞综合征等并发症有可能会危及患者生命;另外诸如疼痛、假体松动、术后脱位、异位骨化、肢体不等长、肌无力、术后骨折、关节僵硬、骨质溶解、假体磨损断裂等也较为常见。

（四）辅助检查

包括 X 线、CT、MRI 以及核素骨扫描等检查,了解手术关节有无畸形、增生、对线等改变,作为手术的重要参考依据。

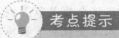

考点提示

关节置换术的概念、常见术后并发症

二、康复评定

（一）术前评定

1. 关节功能评定

（1）Harris 髋关节评分:是目前国内外最为常用髋关节临床评定标准,可用来评估髋关节炎的程度和全髋关节置换手术的效果。该评分内容包括了量化的疼痛、功能和物理检查发现。患者的功能评估包括了行走能力、支撑能力、上下楼梯能力、坐位耐力、使用交通工具能力和穿鞋袜能力。物理检查包括跛行和活动度。满分为 100 分。根据分值大小可将髋关节功能分为 4 级:70 分以下为差;70~79 分为一般;80~89 分为良;90~100 分为优。

（2）Charnley 疗效评分:尤其在欧洲最为常用,其主要考评疼痛、运动和行走三项功能,每项 6 分。Charnley 将患者分为三类:A 类患者单侧髋关节受累,无其他影响行走能力的伴发疾病;B 类患者双侧髋关节受累;C 类患者有类风湿关节炎、偏瘫等影响行走能力的疾病。Charnley 认为 A 类患者或进行双髋关节置换术的 B 类患者适用于进行三项指标评定;行单侧髋关节置换术的 B 类患者及所有 C 类患者,只适合疼痛和活动范围的评估。

(3)纽约特种外科医院(HSS)膝关节评分标准:量表评分总分为 100 分,共分为 7 个项目,其中 6 个为得分项目,1 个为减分项目。根据评分结果可将膝关节功能或临床疗效分成 4 级:>85 分为优,70~85 分为良,50~69 分为中,59 分以下为差。

(4)美国膝关节外科学会评分标准(KSS):分为膝关节评分和功能评分两部分,其对膝关节疼痛、活动范围和稳定性三方面进行评定,满分为 100 分。

2. 心理功能评定　对于有焦虑、抑郁等心理问题的患者应进行相关评定。

3. 日常生活活动能力评定　通常可使用 Barthel 指数或 FIM 评估法进行评定。

4. 社会参与能力评定　常用诺丁汉健康问卷、简明健康调查问卷等对患者的生活质量、劳动能力等进行评定。

(二)术后评定

术后评定可分别在术后 1~2 天、1 周、2 周住院患者以及术后 1 个月、3 个月和半年门诊患者进行。评定内容包括:

1. 基础生命体征　术后早期应注意评估患者的心率、血压、呼吸等一般生命体征,重点了解在卧床和活动时的心脏功能和呼吸功能状况。

2. 关节术后情况　主要包括伤口愈合情况、局部肿胀与疼痛、关节活动度、关节周围肌肉肌力、患肢感觉功能等。

3. 活动及转移能力　根据患者术后的不同阶段,评估患者床上活动及转移能力、坐位能力、活动能力、步态分析以及功能性活动能力等。

4. 影像学检查　术后可通过定期复查 X 线片了解关节位置、假体对位情况等,对判断假体松动和下沉、指导患者康复训练等具有指导意义。

5. 门诊随访　主要了解出院患者的关节稳定性及关节活动度。

三、功能障碍

(一)生理功能障碍

1. 疼痛　需要进行关节置换的患者,绝大部分都是长期患有各种严重的关节疾病如类风湿关节炎、关节退行性病变以及肿瘤等,从而出现病情反复、进展并在活动后加重的慢性关节疼痛。

2. 关节活动受限及畸形　各种关节病变导致了关节活动能力下降,还有可能出现屈曲、过伸以及内外翻等各种关节畸形。

3. 运动功能下降　关节疼痛以及活动受限会引起肌肉活动减少,出现肌力下降以及失用性肌萎缩等。疼痛还会对神经产生抑制性作用,影响肌力以及关节稳定性;关节以及周围组织的退行性改变,关节以及关节软骨的损伤均会不同程度的导致关节挛缩、粘连等,使患者的运动功能明显下降。同时关节活动受限、关节周围肌力下降、关节不稳定以及疼痛等,也会产生异常步态,影响患者的步行能力。

(二)心理功能障碍

需关节置换的患者,其原发疾病所导致的反复、进展性疼痛,活动受限以及运动下降等,严重影响患者的日常生活与工作,极易出现焦虑、抑郁、情绪不稳定等心理情感问题。

(三)日常生活活动能力受限

严重的关节疼痛、关节畸形等会使得患者在活动时出现症状加重从而被迫减少活动,使日常生活活动能力下降,严重时甚至会丧失劳动及工作能力。

(四)社会参与能力受限

由于上述各种功能障碍的影响,患者的劳动能力、就业能力以及生活质量等将受到不同程度的影响。

四、康复治疗

(一)目的

1. 解除或缓解疼痛,恢复体力,恢复日常生活能力,提高生活质量。

2. 加强关节周围的肌肉力量,重建关节稳定性。

3. 改善置换后关节的活动度,重建关节的良好功能。

4. 改善和纠正患者因长期疾病所造成的不良姿势和步态。

5. 防止关节僵硬、粘连挛缩、肌肉萎缩,预防深静脉血栓形成等并发症。

6. 加强对置换关节的保护,延长关节使用寿命。

(二)原则

1. 个性化原则　康复治疗计划应根据具体患者的体质、病情、心理素质、主观要求等情况,客观制订,因人而异。

2. 全面性原则　关节置换术患者大多数是年老体弱者,单纯针对置换关节进行治疗并不足以改善患者的功能。因此,康复治疗必须兼顾全身,为患者制订全面的治疗方案。

3. 渐进性原则　需要置换的关节本身及其周围组织一般都有不同程度的病变,因此患者的功能水平只能逐步恢复,切忌操之过急,避免不当治疗导致再次损伤的发生。

> **考点提示**
>
> 关节置换术后康复治疗目的、康复治疗原则

(三)方法

1. 人工全髋关节置换术的康复

(1)术前康复教育:①对患者进行术前心理疏导,减少患者对手术的恐惧和精神压力。②指导患者术前、术后康复注意事项,正确转移训练要点,辅具的正确使用方法,术后生活活动注意事项。③指导关节活动度训练,髋部肌群及股四头肌、腘绳肌的肌力训练。④指导患者进行术后早期卧床排便训练。⑤指导患者改变传统的侧卧位翻身法,以减少手术切口受压。可采用 3 点式和 4 点式训练法:患者仰卧位,头颈后仰,以枕部及双肘部 3 点同时向上用力,挺胸收腹使腰背及躯干抬离床面,减少肩胛骨皮肤受压;患者两肩胛部加足部 4 点同时蹬床面,两手心朝上托住双侧髋部,腹部上挺,用力抬起臀部,避免骶尾部皮肤受压。每次 5~10 分钟,每日 3 次。⑥指导患者术后深呼吸和咳嗽训练,两上肢作伸展扩胸运动,进行肺功能训练。⑦注意皮肤护理,准备手术。

(2)术后康复治疗:THR 术后的康复计划制定取决于手术方式以及患者的个体情况。THR 术后至少应接受不少于 12 周的康复治疗和家庭指导。目前临床上 THR 术后康复治疗多分为四阶段进行:①早期保护期训练阶段:术后 0~2 周。②中期保护期阶段:术后 3~12 周。③肌力强化训练阶段:术后 3~6 个月。④运动功能训练阶段:3~6 个月以后。一般而言,术后 4 周内患者的病情变化最明显,在此期间康复治疗的目的及方法也应随之改变。同时在具体实施过程中,应注意普通人群与运动员等在各阶段的康复目标和训练进度有较大差别。

1）术后第 1 周：目标是控制疼痛和出血、减轻水肿,保护创伤部位,防止下肢深静脉血栓形成和关节粘连,维持关节活动度。

一般治疗：①控制疼痛：患者清醒后即可用 VAS 评估疼痛程度,如果 VAS≥5,使用选择性药物镇痛方法缓解疼痛,也可使用经皮神经电刺激治疗作为辅助疗法。②髋部冰疗：每次 15~20 分钟,2~4 小时 1 次。如用冷疗循环装置,15℃低温局部持续冷敷。③体位摆放：术后患者仰卧位,患侧肢体常规置于髋关节外展中立位：外展 30° 位；根据人工假体柄和臼置入的角度将患髋置于外展外旋位：外展 30°、外旋 15° 位。髋关节外展内旋位：外展 30°、内旋 15° 位。④注意事项：患者健侧卧位,注意保持患侧肢体上述体位,将特制的梯形软枕放于患者双腿之间。患侧髋膝关节伸屈角度为 0~90°。防止髋内收、屈曲,防止髋脱位。

运动训练：术后第 1 天开始床边运动练习。①呼吸训练：深吸气、深呼气和正确的咳嗽训练。两上肢作伸展扩胸运动进行肺功能训练。每个动作重复 10 次,每日 2~3 次。②踝泵运动：踝关节的主动背屈与跖屈,能使下肢肌肉等长收缩,挤压深部血管,促进血液循环,可预防下肢深静脉血栓形成。踝泵运动在患者清醒后即应开始,每小时 15 次,每次动作保持 5~10 秒左右,再放松,每组 10~15 次。③肌力训练：重点进行股四头肌、腘绳肌、臀大肌、臀中肌等长收缩训练。④关节活动度训练：髋伸直训练：屈曲对侧髋、膝关节,术侧髋关节做主动伸直动作,充分伸展屈髋肌及关节囊前部。髋屈曲训练：屈膝,向臀部滑动足跟,膝关节屈曲必须 <70°。髋外展训练：仰卧位,患侧髋关节轻度外展 20~30°,髋关节无旋转,每次保持 5~15 分钟。⑤负重训练：骨水泥固定型假体术后第 1 天患者即可借助步行器或双拐离床负重,练习床边站立、部分负重行走和上下阶梯。由部分负重逐步过渡到完全负重步行,逐日增加行走距离,每日 3 次,1 周后改用健侧拐杖或手杖。非骨水泥固定型假体术后第 1 天患者即用助行器或双拐离床,但不可负重。负重时间适当推迟,通常持续用拐杖。术后第 3 周开始患侧足负重训练,负重量从自身体重 25% 开始,每隔 2 周增加体重的 25% 直至负重自身体重 100%。大粗隆截骨或结构植骨者,用双拐 12 周,逐渐负重。⑥步行训练：术后 24 小时后可在康复治疗师指导下持助行器下地行走。患者站稳后先向前迈健腿,助行器或拐杖随后前移,患腿随后或同时前迈,挺胸,双目平视前方。术后第 1 天每次步行距离可由 5~10 米开始,第 2 天可加倍,以后逐渐增加,待持助步器行走能保持平衡和稳定后,可改持双拐行走。⑦卧坐位、坐站位训练：先健腿屈曲,臀部向上抬起移动,再将健侧下肢移动至床沿,用双肘支撑坐起,屈健腿,伸患腿,将患肢移至小腿能自然垂于床边。坐起时膝关节要低于髋关节,上身不可前倾。坐位到站位点地训练：患者健腿点地,患侧上肢拄拐,下肢触地,利用健腿和双手的支撑力挺髋站立。

关节持续被动活动（CPM）训练：CPM 具有缓解疼痛、加速肿胀消退、防止粘连和关节僵直、稳定及恢复关节功能、增加关节活动度、防止深静脉血栓和关节脱位等作用。CPM 使用方法：骨水泥固定型患者在术后第 3 天开始训练。非骨水泥固定型患者于术后第 7 天开始。从 30°~40° 开始,每天增加 10°,最终髋屈曲度数 <90°,每次 30 分钟,每天 2 次,持续两周。

2）术后第 2 周：目标是改善关节活动度,减少疼痛和水肿,患肢不负重情况下主动运动,增强肌力。

一般治疗：①股四头肌训练：要保持髋关节相对稳定,将硬枕放在患侧膝关节下,将膝关节伸直,助力下做下肢抬高,角度小于 30°,15~20 次为 1 组,每天 3 次。②被动屈髋：角度为 30°~60°,10~15 次为 1 组,每天 3 次。③负荷、步行训练：骨水泥固定型假体患者仍借助步行器或双拐离床负重,练习床边站立、部分负重行走和上下阶梯。非骨水泥固定型假体患者也用助行器或双拐离床,但是不可负重。④其他项目:继续第 1 周治疗项目。

3)术后第 3 周:目标是增强肌力,保持 ROM,本体感觉及步态训练,增加生活活动能力。

一般治疗:①平衡杠内做患侧少量负重站立训练,时间为 15 分钟。②髋、膝关节屈伸训练,保持和增加关节活动度,20~30 下 / 次。③患侧股四头肌等长及等张收缩训练、小腿肌肉的抗阻力训练。20~30 下 / 次,每天 3 次。④扶双拐练习行走,加强髋关节外展肌群外展肌力训练和外旋、内收功能锻炼。

4)术后第 4 周(含 >4 周以后):目标是增强肌力为主,提高患侧负重能力,加强本体感觉训练,髋关节控制训练,改善步态,防止跌倒。

一般治疗:①肌力训练:梨状肌、臀中肌、臀小肌肌力训练,可取仰卧位或站立位,患腿分别置于髋关节外展 10°~30°,每个动作运动量为保持 3~10 秒 / 次,重复 10~20 次。髂腰肌、股四头肌收缩训练,将患肢伸直,直腿抬高 15°~60°,保持 5~10 秒再放下为 1 次,在不同角度各重复 10~20 次。臀大肌、股二头肌收缩训练,取仰卧位,患腿伸直向下用力压床,保持 5~10 秒 / 次,重复 20 次。也可取俯卧位,使患腿膝关节处于伸展位,将腿抬高,治疗者施加阻力于患腿的大腿和小腿上,保持 5~10 秒 / 次,重复 10~20 次。②关节活动度训练:患侧髋关节屈曲、外展、后伸训练。

负重训练:增加抗阻力的主动训练方式如静态自行车、上下楼梯等。在患侧大部分负重站立下主动屈髋,角度小于 90°。功率自行车训练,上车时患肢支撑,健侧先跨上车。座椅高度屈髋 <90°,时间 15~20 分钟。髋关节抗阻运动训练:术后 2 个月可进行抗阻力的髋关节主动训练。

(3)注意事项

1)术后保护期内患者向术侧翻身时,应伸直术侧髋并保持旋转中立位,向健侧翻身时也应伸直术侧髋,两腿之间夹软枕,防止髋内收引起假体脱位,同时伸直同侧上肢以便用手掌托住髋关节后方,防止髋关节后伸外旋引起假体脱位。

2)术后患者离床时应先保持坐立位移至患侧床边,健腿先离床并使足部着地,患肢外展屈髋离床并使足部着地,再扶助行器站起。上床时按相反程序进行。

3)患者自行穿脱鞋袜时,应坐在床沿双足着地,伸直健侧膝关节,术侧髋关节外展外旋,膝关节屈曲,用足跟沿健侧下肢前方向近端滑动,然后适当弯腰,伸直双上肢达到患足穿鞋袜的目的。

4)骨水泥固定型假体患者在术后需持续使用双拐 4~6 周,然后改用健侧单拐 3~4 周。非骨水泥固定型假体患者应使用双拐 8 周,然后改用健侧单拐 4 周。

5)术后练习上下楼梯时,应坚持上楼时健侧先上、下楼时术侧先下的原则。

6)术后 3 个月内防止髋关节屈曲 >90°,避免坐过低的椅子、沙发、坐便器以及没有扶手的椅子等,正确的坐位方式是保持身体直立,不要前倾或弯腰。

7)卧位时在两腿间放枕头以保持双下肢外展位。6 个月内禁止髋关节内收、内旋。

8)任何情况下均应避免将膝关节靠近对侧膝关节、交叉双腿等让患腿穿过身体中线或放在对侧腿上的动作。

9)避免下蹲取物,身体前倾穿鞋袜等动作。

10)避免短时间内超强度训练,避免慢跑、打球等需要髋关节承受反复冲击性负荷或达到极限位置的运动。

11)按医嘱定期复查,术侧髋关节出现任何异常情况均应及时到医院检查。

2. 人工全膝关节置换术的康复

（1）术前康复宣教：多数全膝关节置换者为高龄患者，其中约 35% 有不同程度的膝关节运动功能障碍，因此康复治疗应从术前开始。①术前详细询问病情，全面查体，特别注意患者心肺功能、感染、对高龄有严重合并症的患者要注意观察。②向患者讲解康复的重要性，制定出适合患者个体的术前加强肌力和关节活动度训练，术前尽可能将关节活动度获得最大限度改善。③指导患者使用步行器或拐杖的方法。④进行深呼吸和咳嗽技巧的训练。⑤指导病人进行患肢肌力训练。⑥指导肥胖患者减肥。

（2）术后康复训练

1）第 I 阶段（术后 1 天 ~1 周）：目标是控制疼痛、肿胀、预防感染和血栓形成，促进伤口正常愈合。

一般治疗：下肢穿弹力袜并适当抬高。患膝使用冰袋外敷，15~30 分钟 / 次，术后可每小时 1 次，可消肿止痛。深呼吸和咳痰训练。第 1 天控制出血，适量活动。在不引起疼痛情况下进行膝关节主动或踝关节被动。踝泵运动：即背屈 - 跖屈 15 次 / 小时，踝关节和足趾关节主动屈伸活动。使用下肢肢体循环治疗仪，从肢体远端至近端循环充气与放气，压力治疗促进下肢循环，预防下肢深静脉血栓形成。采取物理治疗控制疼痛和肿胀，必要时佩戴膝关节支具。合理选择镇痛泵或非甾体类镇痛药物等以减轻疼痛及炎症反应。

肌力训练：被动或者鼓励患者主动进行直腿抬高训练，10~15 次，每天 2~3 次。股四头肌和腘绳肌的等长收缩训练，以维持肌纤维之间的活动度、减轻肌肉痉挛和疼痛。

关节活动度训练：训练时必须注意不同假体的屈曲限值。术后第 2 天开始缓慢术膝屈曲训练：①滑板训练：膝关节屈曲训练的一种有效方式，仰卧位，患侧下肢顺墙面或木板向下滑行，逐渐增加膝关节度训练。②膝屈曲训练：仰卧位，患侧足向臀部缓慢滑行屈曲。③拔除引流管后，开始加大主动活动髋股关节，膝关节主动屈伸 ROM 训练，在控制范围内被动屈曲膝关节。④髌骨滑移训练：伸膝位，治疗师沿纵轴方向将髌骨由近端轻柔推向足端，随后让患者主动收缩股四头肌将髌骨复位。⑤使用 CPM 治疗，以屈曲训练为主。术后 2 周膝关节活动度达到 90°。

负重训练：根据手术医生的要求给予控制性负重，即部分负重。术后第 2 天开始下地扶助行器站立，部分负重。骨水泥型假体患可在术后 2~4 天下地，非骨水泥型假体患者的一般要 6 周后才可负重；所有患者均应与手术医生讨论具体下地负重行走时间。

2）第 II 阶段（术后 1~2 周）

康复治疗目标：重点加强患侧肢体关节活动度，膝关节活动范围达到 0~90°。鼓励不负重状态下的主动运动，促进全身体能恢复。继续消除疼痛、促进血液循环及减轻炎症反应，防止深静脉血栓。恢复股四头肌和腘绳肌肌力，能独立完成日常生活活动。

一般治疗：继续上述第 I 阶段运动训练项目。合理选用经皮神经电刺激、毫米波疗法、光疗等各种物理治疗控制疼痛和肿胀。运动后坚持冷敷。可采用电刺激或生物反馈治疗以减缓肌肉萎缩。

肌力训练：继续股四头肌、腘绳肌等长收缩训练及直腿抬高训练。患者坐于床边，将膝部屈曲，保持 5 秒钟，然后再将小腿伸直抬高，保持 5 秒钟，重复 10~15 次。

关节活动度训练：髋股关节主、被动训练，膝关节主、被动屈伸 ROM 训练。有膝屈曲挛缩的患者，应注意加强关节活动度的训练。术后 3~4 天开始膝关节 CPM 训练：初次活动范围为 0~45°，每次连续活动 30 分钟或 1 小时，每天 2~3 次。每天增加屈曲活动范 10°，1~2 周后达到膝关节屈曲 90°。CPM 可有效地增加膝关节屈曲度,减轻术后疼痛,减少深静脉血栓形成。

负重训练:在治疗师指导下,扶助行器站立,逐渐增加行走负重,用双拐或助行器行走。

本体感觉训练:开始本体感觉训练。盲视下关节角度重复训练,各种平衡训练,双侧关节感知训练。

3)第Ⅲ阶段(术后 2~4 周):目标为控制肿胀,保持关节活动范围,增加肌力与负重站立及行走训练、身体平衡训练、膝关节本体感觉训练。

一般治疗:ROM 和肌力练习后,给予局部冷敷。继续上述运动训练项目。各种物理治疗如磁疗、脉冲短波、激光、低频调制中频电和超声波等,对控制肿胀,减轻疼痛有很好效果。继续采用电刺激或生物反馈治疗以减缓肌肉萎缩。

肌力训练:渐进抗阻力训练进行终末伸膝训练,15°、60°、90° 的直腿抬高训练。主动 - 辅助和主动膝关节屈伸训练。腘绳肌肌力训练。股四头肌伸膝训练:患者坐在床边,主动伸膝,健侧足帮助患肢上抬尽量完全伸直膝部,保持 5~10 秒或者更长时间后放松,重复以上动作。

关节活动度训练:膝关节 ROM 训练仍是重点。患者坐于轮椅内,术侧足着地,双手轻轻用力向前方推动轮椅,使膝关节被动屈曲,保持 1 秒钟或者患者能够耐受的更长时间,然后恢复原位置,再重复。俯卧位下膝关节主动屈曲训练。屈膝训练:患者坐床边,主动屈膝,健侧足帮助患肢下压屈曲,保持 5~10 秒或者更长时间后放松,重复以上动作。

负重训练:扶拐或助行器行走,部分或完全负重。增加步行活动及上下楼梯训练。

本体感觉训练:盲视下关节角度重复训练,各种平衡训练,双侧关节感知训练。

4)第Ⅳ阶段(术后 4~6 周):目标是恢复正常关节活动度,恢复患肢负重能力,加强行走步态训练,获得最大关节活动范围及最大肌力,加强下肢平衡功能、本体感觉训练。

一般治疗:继续上述运动训练项目。采用各种物理治疗如磁疗、脉冲短波、激光、低频调制中频电、超声波及蜡疗等控制水肿和瘢痕。增加器械训练。采用电刺激或生物反馈治疗以减缓肌肉萎缩。

肌力训练:股四头肌和腘绳肌的多角度等长运动和轻度的负荷训练,改善患肢功能。

关节活动度训练:①膝关节不同屈曲角度(如 10°、30°、50°、70°、90°)下的等长肌力训练。②仰卧位直腿抬高训练。③低强度的长时间牵张或收缩 - 放松训练以持续增加膝关节 ROM。④固定式自行车训练,开始时坐垫尽可能地抬高,之后逐渐降低坐垫高度以增加膝关节屈曲角度

负重训练:术后第 4 周在静态自行车上通过调整坐垫高度、增加脚踏阻力以达到训练目的。术后 4 周在步行器上进行步态训练,纠正异常步态。最初的步态及平衡训练可在平行杠内进行,将重心逐渐完全转移到术膝,逐渐过渡到扶拐练习。4 周后去助行器,使用拐杖行走。

本体感觉训练:盲视下关节角度重复训练,各种平衡训练,双侧关节感知训练,踏板训练等。

5)第Ⅴ阶段(术后 7~12 周):目标是继续增强膝关节肌力和 ROM 训练,强化肌肉功能,提高膝关节稳定性、功能性控制和生活自理能力。

一般治疗:继续上述阶段训练内容。有针对性地适当选用物理治疗方法。

肌力训练:仰卧位、侧卧位下的直腿抬高训练,以增强髋伸肌和外展肌等髋周肌群肌力。

骑固定式自行车及水中运动(非冲撞性体能加强运动)。

关节活动度训练:膝关节小弧度屈曲微蹲训练。患者双足并立,然后术侧足向前小弓箭步,使膝关节微屈,再伸直膝关节,接着术侧足收回置于原开始位。

负重训练:渐渐增加步行活动及上下楼梯训练。当允许完全负重时进行膝关节微蹲短弧度训练。病人站立位,背靠墙,缓慢屈曲髋关节和膝关节,双膝关节屈曲控制在30°~45°范围,背部靠墙下滑,保持10秒后再向上移动使身体抬高,恢复站立位,重复以上动作。

维持性康复训练:患者出院后继续督促进行康复训练,定期复查,直至获得较满意的效果,患者的肌力及ROM均达到正常水平。以后仍然需要长时间终生维持康复锻炼,保持已获得的功能不减退,以延长假体使用年限。

(3)注意事项

1)膝关节置换术后如放置引流管者,通常在4小时内拔出。注意观察引流液性质、颜色、亮度和引流量,如液性混浊,应作细菌培养。

2)膝关节置换术后伤口不愈合的常见原因是局部继发感染。术后早期伤口的无菌消毒,保持干燥都十分重要,若有感染征兆,应及时处理。

3)术后穿戴加压弹力长袜,运用肢体循环治疗仪,尽早开始下肢等长收缩训练,遵医嘱做踝泵运动等是预防深静脉血栓形成的有效方法,必要时应用肝素等抗凝药物加以预防。

4)患者术后负重的时间和负重量的选择应与手术医生协商后确定。术后允许立即负重,也可选择保护性负重,即术后6~12周渐进阶梯性负重,以保护骨折处的愈合或非骨水泥固定型假体的骨质等组织长入。

5)全膝关节置换术后关节不稳的发生率为7%~20%,通常多由于膝关节周围韧带功能不全和肌力不足造成,修复和保存重要韧带,除注意术中正确操作避免再损伤外,可选择合适的膝关节假体来弥补韧带功能不足。

6)全膝关节置换术后无菌性假体松动发生率为3%~5%,其原因主要是感染、肢体对线不佳、股骨和胫骨平台假体对线不良、一侧胫骨平台松动下沉等。除手术医生要提高手术精确度外,康复治疗人员应指导患者加强肌力训练,保持膝关节稳定性,同时避免跑、跳、背重物等动作,对骨质缺损和骨质疏松患者进行康复训练时应更加注意。

> **考点提示**
> 全髋、全膝关节置换术后各阶段康复治疗目标、康复要点、注意事项

7)在关节活动度训练时不能超过各种假体自身的屈曲限值,否则会产生不良后果。

五、健康教育

要对患者进行充分的教育,在术前就应与患者充分沟通,帮助患者了解术后康复基本程序和注意事项,正确预定康复治疗目标,正确对待康复过程中可能遇到的问题,帮助患者缓解心理压力,使患者建立较好的治疗依从性。术后应详细告知患者各种注意事项,如髋关节置换后应避免低位坐姿、跷二郎腿等动作等。关节置换术后应避免跑步、跳跃等剧烈活动。日常生活中应注意能量节约,避免过多能量的消耗。

六、功能结局

人工关节置换技术能够有效减轻患者的关节疼痛、活动受限等症状,极大改善关节功

能,提高患者的生活质量,使患者最大可能的回归正常的工作与生活。对接受关节置换术治疗的患者而言,其预后主要取决于人工关节的使用寿命、术后并发症以及及时进行有效的康复训练。

 小结

　　人工关节置换术是用人工关节假体对关节严重退变、重度关节炎、骨肿瘤以及关节功能严重毁损等关节进行替代和置换,以达到缓解疼痛、矫正畸形、恢复和改善关节的运动功能,重建一个无痛、稳定、接近正常关节的骨科治疗技术。目前临床开展最为广泛的主要是髋关节和膝关节置换术。康复治疗是关节置换患者重新获得独立生活能力的关键,也是提高术后效果的有效手段。只有将手术治疗和康复治疗完美结合才能获得最理想的治疗效果。

 目标测试

A 型题

1. 人工髋关节置换术的适应证**不包括**
   A. 髋关节活动期感染性关节炎
   B. 髋关节僵硬
   C. 髋关节不稳或畸形
   D. 人工股骨头置换术失败患者
   E. 髋骨性关节炎已经导致关节破坏

2. 下列哪项属于人工膝关节置换手术的适应证
   A. 膝关节炎周围肌肉瘫痪
   B. 关节局部活动性感染
   C. 膝关节疼痛性融合
   D. 保守治疗无效的膝骨性关节炎
   E. 膝关节炎合并肺部感染者

3. 人工关节置换术后临床后果最严重的并发症是
   A. 脱位　　　　　　　　　B. 深静脉血栓形成　　　　　　C. 假体松动
   D. 疼痛　　　　　　　　　E. 异位骨化

4. Harris 髋关节评分系统中对髋关节能力分为几级
   A. 6 级　　　　　　B. 5 级　　　　　　C. 4 级　　　　　　D. 3 级　　　　　　E. 2 级

5. 下列关于关节置换术后康复治疗的目的叙述**不正确**的是
   A. 解除或缓解疼痛,恢复患者体力
   B. 恢复日常生活能力,提高生活质量
   C. 预防不良姿势与步态
   D. 重建关节稳定性
   E. 防止关节粘连僵硬

6. 关节置换术后康复治疗的原则是
   A. 个体化原则、全面性原则、渐进性原则

B. 个体化原则、长期性原则、渐进性原则

C. 标准化原则、全面性原则、渐进性原则

D. 个体化原则、渐进性原则、标准化原则

E. 标准化原则、渐进性原则、长期性原则

7. 全髋关节置换术后患者第 1 周可采取的康复训练措施是

A. 呼吸训练、踝泵运动

B. 平衡杠内患侧负重站立训练

C. 髋、膝关节主动屈伸训练

D. 患侧小腿肌肉抗阻力训练

E. 扶双拐行走练习

8. 人工全膝关节置换术后第 5 周可采取的康复训练措施是

A. 水中运动

B. 膝关节小弧度屈曲微蹲训练

C. 上下楼梯训练

D. 完全负重步行训练

E. 仰卧位直腿抬高训练

(李　强)

第六节　骨关节炎

学习目标

1. 掌握:骨关节炎的康复评定;康复治疗目的;康复治疗方法。

2. 熟悉:骨关节炎的定义及临床特点。

3. 了解:骨关节炎的病因、病理。

案例

女,50 岁,10 年前不明原因下自觉在上下阶梯或下蹲时两膝酸痛,后日益加重,晨起时感膝关节僵硬,左膝明显,行走困难,时有跛行,夜间也常有疼痛。行走时膝关节内有摩擦感。查体:髌下脂肪垫压痛与挤压征(+),研磨试验(+),髌上囊压痛,股外侧肌腱与髌骨外侧附着点压痛(+)。X 线检查示双膝关节间隙变窄,胫骨平台密度增高,髌骨下缘、胫骨内、外侧缘轻度增生。

请问：1. 该患者应进行哪些康复评定？目前主要的功能障碍有哪些？

2. 请为该患者制定一套康复治疗方案。

一、概述

(一) 定义

骨关节炎(OA)又称骨关节病、退行性关节炎、增生性关节炎、老年性关节炎或肥大性关

节炎等,是一种以关节软骨退行性变和继发性骨质增生为特征的慢性关节疾病。疾病累及关节软骨或整个关节,包括软骨下骨、关节囊、滑膜和关节周围肌肉。多见于中老年人,女性多于男性。好发于负重较大的膝关节、髋关节、脊柱及远侧指间关节等部位。

(二)病因与病理

1. 病因　本病一般认为与年龄、软骨营养与代谢异常、关节应力平衡失调及生化改变、累积性创伤、肥胖、关节负载增加、女性绝经等因素有关。

2. 病理　骨关节炎的发生发展是一种长期、慢性、渐进的过程。其最早、最主要的病理改变发生在关节软骨。首先关节软骨局部发生软化、糜烂,导致软骨下骨外露,随后继发骨膜、关节囊及关节周围肌肉的改变使关节面上生物应力平衡失调,形成恶性循环,不断加重病变。最终关节面完全破坏、畸形。

(三)分类

根据病因可将本病分为原发性和继发性两类:

1. 原发性骨关节炎　多发生于中老年人,指关节无明显病因而逐渐发生的退行性变,发病可能与年龄、遗传、体质、代谢等因素有关。随年龄的增长,软骨组织及黏多糖含量减少,纤维成分增加,软骨韧性降低;另一方面,随年龄的增长,日常活动对关节软骨的积累性损伤增多,更易发生退变。此类患者一般有多个关节受损,常见于负重大关节。

2. 继发性骨关节炎　多发生于青壮年,指由于某种病因导致软骨破坏或关节结构破坏,以后因关节面摩擦和压力不平衡等因素而发生退变。常见病因:①畸形:先天和后天的脊柱畸形、髋关节发育不良(脱位)、膝内翻、膝外翻、大骨节病等。②损伤:关节内骨折脱位、韧带松弛与关节扭伤所致的创伤性关节炎。③炎症:化脓性关节炎、关节结核等,由于关节软骨破坏,以后可继发骨关节炎。④代谢:继发于肢端肥大症、晶体沉积病、血红蛋白沉着病和神经病性关节病等。⑤其他:为骨 Paget 病、血友病等的后期表现。

(四)临床表现

本病起病隐匿,进展缓慢。临床表现随受累关节而异,主要表现为关节及周围疼痛、僵直、肥大和功能障碍。

1. 症状

(1)关节疼痛:常为受累关节的钝痛或酸胀痛,初期为轻微的钝痛,活动多时疼痛明显,休息后好转。如果活动量大时,因关节摩擦也可产生疼痛,关节内有各种不同的响声,如摩擦声。关节疼痛与天气变化、潮湿受凉等因素有关。

(2)关节晨僵:晨僵是指在早晨起床时关节僵硬及发紧感,活动后可缓解。持续时间较短,常为几分钟至十几分钟,一般不超过 30 分钟。

(3)活动受限:由于关节炎症病变或附近肌腱和韧带破坏、骨赘形成等均可导致关节活动受限,如持物、行走和下蹲困难。有时还出现关节活动时的"交锁现象"。

(4)其他:随着病情的发展,可出现行走时失平衡、不能下蹲、腿不能完全伸直,严重时甚至不能行走等。

2. 体征

(1)关节肿胀:手部关节肿大变形明显,可出现 Heberden 结节和 Bouchard 结节。部分膝关节因骨赘形成或关节积液也会造成关节肿大。

(2)关节畸形:随着病情的进展,严重、晚期患者可出现受累关节邻近肌肉萎缩、关节畸形,最终导致功能障碍。

（3）摩擦感：多见于大关节，在关节活动时触诊可出现粗糙的摩擦感，是关节软骨损伤、关节表面不平及骨表面裸露的表现。

（4）关节压痛：多局限于损伤严重的关节，伴有渗出液时更加明显，关节局部皮温可以较高。

（五）辅助检查

X线表现：①疾病初期：可以正常。②进行期：关节间隙变窄、软骨下骨质硬化、关节边缘尖锐并有骨赘形成、骨端部变宽、关节面不规则、关节畸形等。③晚期：软骨破坏加剧，关节间隙明显变窄，关节边缘骨质硬化程度增加。

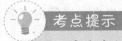
考点提示
骨关节炎的定义、分类、临床表现

二、康复评定

（一）生理功能评定

1. 疼痛评定 疼痛是骨关节最早、最显著的症状，可采用视觉模拟评分法等进行评定，可对治疗前后的评定结果进行对比。

2. 运动功能评定

（1）肢体围度及关节周径测量：主要了解患肢及受累关节周围肌肉有无萎缩，受累关节有无肿大等。

（2）关节活动范围评定：关节活动障碍是骨关节炎的主要临床表现之一，通过 ROM 测定可了解关节障碍程度以及康复治疗后关节功能的恢复情况。

（3）肌力评定：对骨关节炎患者十分重要。常用徒手肌力测定法（MMT）和器械测定。但在关节明显疼痛、关节活动度明显受限或明显畸形时不宜进行。

（4）关节功能评定：临床针对不同部位的骨关节炎应有针对性的进行关节功能评定，如 Harris 髋关节功能评分、HSS 膝关节功能评分等。

3. 步态分析 下肢骨关节炎患者常会出现各种异常步态，如膝内翻步态、疼痛步态、肌无力步态、关节强直步态等。

（二）心理功能评定

对骨关节炎患者的心理功能可采用汉密尔顿焦虑、抑郁量表等进行评定。

（三）日常生活活动能力评定

严重的骨关节炎通常会影响患者的日常生活活动能力，应在治疗前、中、后对患者进行评定。常用 Barthel 指数进行评定。

（四）社会参与能力评定

对骨关节炎患者可采用生存质量问卷等对其生活质量进行评定。

考点提示
骨关节炎的康复评定

三、功能障碍

（一）生理功能障碍

1. 疼痛 初期为轻度或中度间断性隐痛，休息时好转，活动后加重，疼痛常与天气变化有关，晚期可出现持续性疼痛或夜间痛。关节局部有压痛，伴有关节肿胀时更为明显。

2. 运动功能障碍 患者早晨起床时有关节僵硬及发紧感，称之为晨僵，活动后可缓解。患者手部关节肿大变形明显，可出现 Heberden 结节和 Bouchard 结节。部分膝关节因骨赘形成或关节积液也可造成关节肿大。关节疼痛、活动度下降、肌肉萎缩、软组织挛缩等可引起关节无力、行走时打软腿或关节交锁,不能完全伸直或活动障碍。

3. 骨擦音(感) 由于关节软骨破坏、关节面不平整,关节活动时出现骨擦音(感),膝关节多见。

(二)心理功能障碍

骨关节炎患者通常因疼痛、运动功能下降等影响日常生活及工作,而产生焦虑、抑郁等情绪问题。

(三)日常生活活动能力受限

关节疼痛、僵硬以及活动障碍等不同程度影响了骨关节炎患者日常生活,导致日常生活活动能力的下降。

(四)社会参与能力受限

受到疼痛、僵硬等的影响,骨关节炎患者的运动功能、心理功能以及日常活动能力出现不同程度下降,进而影响患者的社会参与和社会交往,降低了生活质量。

四、康复治疗

(一)目标

(1)缓解疼痛,阻止或延缓病情进展。

(2)改善关节活动度、增强肌力及全身耐力,恢复关节功能。

(3)保护关节,减轻受累关节负荷。

(4)改善步态及行走能力。

(5)改善日常生活活动能力,提高生活质量。

(二)原则

(1)骨关节炎的治疗应以非药物治疗为主,非药物治疗是药物治疗和手术治疗的基础,初诊患者均应首选非药物治疗措施。

(2)康复治疗应因人而异,结合患者年龄、性别、体重、文化程度以及病变部位等综合考虑,合理制订康复治疗方案。

(3)对于经过康复治疗后疗效不佳,存在持续性关节疼痛而严重影响日常生活质量的患者,可考虑外科手术治疗。

(三)方法

1. 休息与运动的平衡 当负荷关节或多关节受累时应限制其活动量。急性期,关节肿胀、疼痛明显时应卧床休息,病变关节可使用支具或夹板短期固定,防止畸形。疼痛是关节过度使用的信号,因此处理关节疼痛的重点是把体力活动的运动量限制在关节能耐受的范围之内。

2. 物理治疗

(1)物理因子治疗:蜡疗、热敷、红外线疗法等热疗,以及电磁疗法等具有消肿止痛的作用;低中高频电疗法:音频电、干扰电、调制中频等低中频电疗,可促进局部血液循环;短波、超短波、微波等高频电疗,具有消炎、镇痛、缓解痉挛、改善血液循环作用;超声波疗法可松解粘连、缓解痉挛、改善局部代谢。

(2)运动治疗:可增强肌力,改善关节活动范围,减少肌肉萎缩,增强关节稳定性,提高日常生活活动能力。根据患者具体病情,可采用被动活动、主动助力活动、主动活动(包括等长、等张及等速练习)、增强肌力活动(等长、等张练习)、耐力练习、牵张练习等方法。可利用各种康复器械进行练习,或者结合医疗体操、慢走以至慢跑等活动。骨关节炎患者采用运动疗法时应遵循个体化、循序渐进、长期坚持、舒适无痛、局部运动与全身运动相结合、避免过度运动以及主动为主、被动为辅的原则。

(3)能量节约技术:使用合适的辅助器具,在最佳体位下进行工作或 ADL;改造家庭环境,以适应疾病需要;协调休息与活动;维持足够肌力;保持良好姿势;对于病变关节可在消除或减轻重力的情况下进行。

(4)关节保护技术:避免同一姿势长时间负重;保持正确体位以减轻某一关节的负重;保持关节正常的对位对线;工作或活动的强度不应加重或产生疼痛;在急性疼痛时关节不应负荷或活动;使用合适的辅助器具;更换工作程序以减轻关节应激反应。

3. 辅助器具 合理运用常用辅助器具如矫形器、助行器、生活辅助器等,能起到预防、矫正关节畸形、保持或代偿关节功能、减轻关节负荷等作用。

4. 心理治疗 对患者进行疾病的发生发展、治疗方法、预后及预防等知识的宣教,予以必要的心理疏导及心理支持,减轻患者心理障碍,增强信心,配合治疗,有利于患者疾病的康复。

5. 其他治疗

(1)药物治疗:合理的药物治疗能减轻关节疼痛及炎症,延缓病情进展。目前临床常用药物有非甾体类消炎止痛药、补充氨基葡萄糖药物、透明质酸和中药等。根据药物作用特点可外用、内服、关节腔内注射、穴位注射等。

(2)针灸、推拿:针灸与推拿也是临床上行之有效的治疗方法。具体可参考本套教材《中国传统康复技术》。

(3)手术治疗:骨关节炎晚期出现严重关节畸形或不能缓解的持续性疼痛等,影响了日常生活时可考虑手术治疗。术后应积极进行康复治疗。

> 💡 **考点提示**
>
> 骨关节炎的康复评定、运动与休息的平衡、疼痛处理、运动疗法、关节保护技术、能量节约技术

五、健康教育

健康教育的目的是减轻患者焦虑、提高治疗依从性、增强关节功能以及自我形象的行为改变。

1. 宣传骨关节炎的病程以及其对运动、心理、工作等的影响,使患者了解本病大部分预后良好,消除思想负担。

2. 了解骨关节炎的治疗原则、药物治疗以及不良反应。

3. 熟悉助行器、矫形器以及自助器具等辅具的使用方法。

4. 运动与生活的指导,如减少运动量,尽量避免负重,正确使用受累关节,注意保暖等。

5. 了解家庭及社会的支持在康复中的积极作用。

6. 告知患者疼痛严重时应适当调整或限制活动量,减轻关节负荷,避免加重病情的不良因素,生活方式调整,如肥胖者应控制饮食、适当运动,及时矫正儿童的关节畸形,避免久

站、爬楼梯、蹲或跪位等不良姿势以保护受累关节等。

六、功能结局

部分患者可出现病情稳定于某一阶段而不再进展。一般而言,膝关节骨关节炎预后较差,因其经常出现膝内翻、外翻等畸形而严重影响患者生活质量,身体其他关节的骨关节炎一般不会发展为严重的肢体残疾。

 小结

> 骨关节炎是一种以关节软骨退行性变和继发性骨质增生为特征的慢性关节疾病,疾病累及关节软骨或整个关节,好发于负重较大的膝、髋、脊柱及远侧指间关节等部位。患者因疼痛、僵硬以及活动障碍等会对其日常生活与工作造成一定的影响。康复治疗的及时介入可以有效缓解疼痛、减轻症状,延缓或避免关节畸形的发生发展,提高患者活动功能,恢复患者日常生活活动能力和工作能力。

 目标测试

A 型题

1. 下列康复治疗措施中,哪项适合骨关节炎患者
   A. 能量节约技术　　　　　B. 超短波治疗　　　　　C. 关节保护技术
   D. 针灸、推拿　　　　　　E. 以上都正确

2. 骨关节炎患者最早出现的临床症状包括
   A. 关节疼痛　　　　　　　B. 关节僵硬　　　　　　C. 骨擦音(感)
   D. 关节肿胀　　　　　　　E. 关节功能障碍

3. 对于骨关节炎患者进行康复评定,一般**不需要**评定的项目是
   A. 疼痛程度评定　　　　　　　　　　B. 肌力评定
   C. 肌张力评定　　　　　　　　　　　D. 关节活动范围评定
   E. 日常生活活动能力评定

4. 下列关于骨关节炎患者的物理因子治疗中,说法正确的是
   A. 蜡疗、热敷等温热疗法不适用于骨关节炎患者
   B. 超声波疗法可松解粘连、缓解痉挛、改善局部代谢
   C. 高频电疗因穿透力较深,不适用于骨关节炎患者
   D. 超短波可松解粘连、缓解痉挛、改善局部代谢
   E. 调制中频电疗有明显的抗炎作用,任何部位的骨关节炎患者均可应用

5. 下列关于能量节约技术的说法中,**不正确**的是
   A. 使用合适的辅具,在最佳体位下进行工作
   B. 改造家庭环境以适应疾病需要
   C. 协调休息与活动;维持足够肌力
   D. 保持良好姿势
   E. 以上说法都不正确

（李　强）

第七节 腰椎间盘突出症

学习目标

1. 掌握：腰椎间盘突出症的康复治疗原则及方法。
2. 熟悉：腰椎间盘突出症的临床表现及康复评定。
3. 了解：腰椎间盘突出症的定义和分类。

案例

男，50岁，2年前无明显诱因下感到腰部酸痛，活动后略减轻。1月前自觉下腰部酸胀沉重，疼痛向左下肢后侧放射至小腿，足背外侧发木，左下肢无力。查体：腰部伸屈受限，步态不稳，左下肢跛行。$L_4 \sim S_1$ 棘突旁压痛，左侧较明显，直腿抬高及加强实验阳性。左足背及足底外侧缘浅感觉减退。足背伸肌力 V 级（双侧）；踇背伸肌力右侧 V 级，左侧 Ⅳ 级；踇屈肌力右侧 V 级，左侧 Ⅳ 级。腰椎 MR 检查提示 $L_5 \sim S_1$、$L_4 \sim 5$ 椎间盘信号减弱，$L_5 \sim S_1$ 间盘突出，突出周围组织水肿，硬膜囊有缺损，$L_4 \sim 5$ 间盘膨出，椎管轻度狭窄。

请问：1. 腰椎间盘突出症的常见病因及典型临床症状有哪些？
2. 腰椎间盘突出症患者应进行哪些特殊检查？
3. 腰椎间盘突出症的康复治疗方法。

一、概述

（一）定义

腰椎间盘突出症是指腰椎间盘发生退行性改变以后，在外力作用下，纤维环部分或全部破裂，单独或者联合髓核、软骨终板向外突出，刺激或压迫腰椎神经和神经根所引起的以腰腿痛为主要症状的一种病变。它是骨科的常见病与多发病，也是腰腿痛最常见的病因。在腰椎间盘突出症的患者中，$L_4 \sim 5$、$L_5 \sim S_1$ 突出可占 90% 以上，年龄以 20~50 岁多发，男性多于女性，随着年龄增大，$L_{3 \sim 4}$、$L_{2 \sim 3}$ 发生突出的危险性增加。

（二）病因与病理

1. **腰椎间盘的退行性改变** 导致腰椎间盘退行性改变的主要原因是长期慢性积累性劳损，常见于 30 岁以上。退变的腰椎间盘纤维变性，弹性减低、变薄、变脆、髓核脱水、张力降低，在此基础上，遇有一定的外力或椎间盘压力突然增高，即可使纤维环破裂，髓核突出。

2. **外伤** 是腰椎间盘突出的重要因素，约有 1/3 的患者有不同程度的外伤史，特别是儿童与青少年的发病与之密切相关。常见的外伤形式有弯腰搬重物时腰部的超荷负重，在腰肌尚未充分紧张情况下的搬动或举动重物；各种形式的腰扭伤；长时间弯腰后突然直腰；臀部着地摔倒；投掷铁饼、脊柱轻度负荷和躯干快速转动；还有跳高、跳远时等。这些外伤均可使椎间盘在瞬间髓核受压张力超过了纤维环的应力，造成纤维破裂，髓核从破裂部突出。

3. **腰椎间盘内压力突然升高** 患者并无明显外伤史，只是在剧烈咳嗽、打喷嚏、大便秘结、用力屏气时引起。还有的患者是由于寒冷或潮湿引起,是因为寒冷或潮湿可引起小血管收缩、腰肌反射性痉挛,使椎间盘的压力增加,而致纤维环破裂。

4. 腰骶椎结构异常 腰椎骶化、骶椎腰化、脊柱侧弯畸形和腰椎压缩性骨折,可使下腰椎承受异常应力,是构成椎间旋转性损伤的因素之一。

5. 职业 长期久坐、弯腰负重等,因过度负荷造成椎间盘早期退变。

（三）分类

按突出部位分为:

1. 中央型 指突出的髓核位于椎间盘的后方正中,压迫神经根和硬膜囊的马尾神经,临床表现为受压神经根和马尾神经受压的症状和体征,严重者可出现双下肢、会阴部及膀胱直肠症状。多数是中线偏左或偏右的突出。

2. 后外侧型 是临床上最常见的类型,约占80%。突出的髓核位于椎间盘的后外侧,在后纵韧带的外侧缘处,压迫神经根前方中部,临床主要表现为根性放射痛和一系列下肢体征。

3. 外侧型 又称椎间孔型,突出的髓核位于脊神经根外侧椎间孔内,将神经根向内侧挤压。此型突出不仅有可能压迫同节神经根,亦有机会沿椎管前壁上移而压迫上节神经根,临床表现为根性放射痛。

4. 极外侧型 突出的髓核位于椎管前侧方,甚至进入椎管侧壁或神经根管,引起根性痛。

（四）临床表现

1. 症状 临床表现主要有腰背痛、下肢放射性疼痛、下肢麻木感、腰椎活动受限以及间歇性跛行、下肢肌肉萎缩等。少数中央型巨大椎间盘突出时可发生大小便异常甚至失禁、鞍区麻木、足下垂、上下肢不完全性瘫痪等。

2. 体征 腰椎生理曲线消失、腰部平坦、前凸减小,可有侧凸畸形。腰椎活动度明显受限,且活动时症状明显加重,一般病例主要是腰椎前屈、旋转及侧向活动受限,合并腰椎椎管狭窄症者,后伸亦受影响。病变部位棘突、棘突间隙及棘旁压痛,臀部、坐骨切迹、腘窝正中、小腿后侧等部位也可出现压痛点。疼痛较重者可出现跛行、肌肉萎缩和肌力下降。直腿抬高试验及加强试验阳性多见。根据受累神经支配范围可出现相应部位的感觉改变和腱反射的降低或消失。

（五）辅助检查

1. 特殊检查

（1）直腿抬高及加强试验:被检者仰卧位,双下肢放平,检查者一手握被检者踝部,另一手放在被检者大腿前方保持膝关节伸直,先健侧后患侧,将被检者下肢抬高,正常抬高角度应在70°以上,抬高未能达到正常角度时出现下肢放射性疼痛者为阳性。

（2）直腿抬高加强实验:在直腿抬高实验出现阳性后,将被检者患侧下肢放低到疼痛消失角度后,再背屈踝关节,疼痛再次出现即为加强试验阳性。加强试验可帮助鉴别直腿抬高试验阳性是由于神经还是肌肉因素所引起,因此也是区分真假腰椎间盘突出症的有效方法,但高位腰椎间盘突出的阳性率低。

（3）股神经牵拉试验:被检者俯卧位,患侧膝关节屈曲90°,将小腿上提,出现股前侧痛为阳性。提示高位腰神经根受刺激,代表 $L_{3\sim4}$、$L_{2\sim3}$ 间盘突出。

（4）屈颈试验:被检者平卧,四肢自然平放,检查者一手托于被检者枕部,另一手按于被检者胸前,徐徐将被检者颈部屈曲,若能够引发被检者腰痛及下肢放射痛,即为阳性。

2. 影像学检查

（1）X线片：①脊柱腰段外形改变，正位片上可见腰椎侧弯、椎体偏歪、旋转、小关节对合不良，侧位片可见腰椎生理前凸减小、消失，甚至反常后凸，腰骶角小。②椎体外形改变，椎体下缘后半部浅弧形压迹。③椎间隙改变，正位片可见椎间隙左右不等宽，侧位片可见椎间隙前后等宽甚至前窄后宽。

（2）CT：①突出物征象：突出的椎间盘超出椎体边缘，与椎间盘密度相同或稍低，结节或不规则块，当碎块较小而外面有后缘韧带包裹时，软组织块影与椎间盘影相连续；当突出块较大时，在椎间盘平面以外层面上也可显示软组织密度影；当碎块已穿破后纵韧带时，与椎间盘失去连续性，除了在一个层面移动外，还可上下迁移。②压迫征象：硬膜囊和神经根受压变形、移位、消失。③伴发征象：黄韧带肥厚、椎体后缘骨赘、小关节突增生、中央椎管及侧隐窝狭窄。

（3）MRI：①椎间盘突出物与原髓核在几个相邻矢状层面上都能显示分离影像。②突出物超过椎体后缘重者呈游离状。③突出物的顶端缺乏纤维环形成的线条状信号区，与硬膜及其外方脂肪的界限不清。④突出物脱离原间盘移位到椎体后缘上或下方。如有钙化，其信号强度明显减低。

二、康复评定

（一）生理功能评定

1. **肌力评定**　可采用徒手肌力检查法（MMT）对患者的躯干肌、下肢肌肉进行评定。

2. **腰椎活动度评定**　可采用量角器测量腰椎活动范围，了解腰椎活动受限程度。

3. **疼痛评定**　疼痛是腰椎间盘突出症患者的主要症状，常用的评定方法有视觉模拟评分（VAS）法、数字疼痛评分法、简式McGill疼痛问卷（MPQ）等。

（二）心理功能评定

腰椎间盘突出症的发生、发展以及患者对治疗的反应等都与心理状态密切相关，WHO推荐使用Zung抑郁自评量表等对患者心理状态进行评定。

（三）日常生活活动能力评定

腰椎间盘突出症患者中很多人的日常生活会受到不同程度的影响，既可采用Barthel指数法、QOL评价指标等常用评定方法，也可采用Tauffer和Coventry腰椎间突出症疗效标准（表3-8）进行评定。

表3-8　Tauffer和Coventry腰椎间突出症疗效标准

结果	标准
良	背痛和下肢痛大部分（76%~100%）解除
	能从事惯常的工作
	身体活动不受限制或轻微受限
	不经常使用止痛药或不用止痛药
可	背痛和下肢痛部分（26%~75%）解除

续表

结果	标准
差	能从事惯常的工作但受限制,或能从事轻工作
	身体活动受限制
	经常使用止痛药
	背痛和下肢痛减少很小部分或没有缓解(0%~25%)或疼痛加重
	不能工作
	身体活动极度受限
	经常使用强止痛药或麻醉药

(四)社会参与能力评定

主要对患者的生活质量、劳动能力等进行评定,具体评定方法参见本套教材《康复评定》。

三、功能障碍

(一)生理功能障碍

1. 疼痛　腰背部疼痛及下肢放射性疼痛是腰椎间盘突出症患者最主要的功能障碍,并会引发其他诸多问题,因此尽快解除疼痛是腰椎间盘突出症患者的迫切需要。

2. 肢体活动障碍　患者典型的肢体活动障碍包括腰部活动受限、双下肢肌力下降和肌肉萎缩、肢体麻木感、部分患者可有间歇性跛行、肌肉痉挛甚至下肢不完全型性瘫痪等。

(二)心理功能障碍

腰椎间盘突出症患者可能因为疼痛、日常生活活动能力和生活质量下降等而出现焦虑、抑郁等各种心理问题。

(三)日常生活活动能力受限

腰椎间盘突出症患者因为疼痛、腰部活动受限等问题的影响,其日常生活能力以及生活质量均受有不同程度的下降,影响严重时连基本活动如站立、行走、上下楼梯等也会明显受限。

(四)社会参与能力受限

一般而言,对患者的劳动、就业以及社会交往等影响不大,但上述各种功能障碍对于患者的生活质量有一定影响。

四、康复治疗

(一)作用

1. 消炎、镇痛　早期服用中医药物和注射疗法消炎止痛,也可通过物理治疗,改善损伤局部血液循环,促进炎症消散,松解粘连,减轻疼痛。

2. 促进突出物回纳　通过制动休息、牵引、推拿等治疗,可以促进突出物回纳,或者改善突出物与其周围组织的结构关系。同时,局部肌肉、韧带的运动训练也可以使突出物回纳,并有防止病变继续发展的作用。

3. 兴奋神经、肌肉　针灸及电疗等能刺激肌肉、兴奋神经,使之调理修复,故对因神经根受压时间过长,引起下肢麻木、肌肉萎缩等症状的腰椎间盘突出症有着较好疗效。

（二）原则

1. 采用适宜的体位及坐姿。

2. 卧床休息及适度的活动。

3. 正确的牵引。

4. 避免等张运动。

5. 松弛肌肉紧张。

（三）方法

1. 物理治疗

（1）卧床休息和制动：腰椎间盘压力坐位最高，站位居中，平卧位最低。卧位状态可使椎间盘处于休息状态，去除体重对腰椎间盘的压力。制动可减轻椎间盘所受的挤压，使损伤纤维环得以修复、突出髓核回纳。卧位休息一般以 3 周左右为宜，牵引、推拿后均应卧床休息。卧床休息时可仰卧将双膝、双髋屈，这对腰 4~5 椎间盘突出患者特别有效，也可选择自感舒适的侧卧、俯卧位。但长期卧床可造成失用性萎缩、骨质疏松等，故绝对卧床最好不超过 1 周。卧床休息一段时间后，应尽量下床做简单的日常生活活动。离床时宜用腰围保护，但腰围不可长期使用，以免造成腰背部肌力下降和关节活动度降低，引起肌肉失用性肌萎缩。腰围佩戴时间一般不超过 1 个月，在佩戴期间可根据患者的身体和疼痛情况，做一定强度的腰腹部肌力训练。日常活动的量要循序渐进，在不加重腰腿症状的情况下，直至逐渐恢复正常活动。

（2）牵引疗法：腰椎牵引是治疗腰椎间盘突出症的有效方法。根据牵引力的大小和作用时间的长短，将牵引分为慢速牵引和快速牵引。

1）慢速牵引：慢速牵引是指小重量持续性牵引，包括自体牵引（重力牵引）、骨盆牵引、双下肢皮肤牵引等。临床上最常用骨盆牵引。骨盆牵引时一般采用仰卧位（亦可采用俯卧位）持续牵引。骨盆牵引的时间与施加的牵引力大小有一定的关系，牵引重量大时，牵引时间要短，牵引重量小时则时间要长，但牵引重量一般不小于体重的 25%。牵引重量一般从自身体重的 60% 开始，逐渐增加到相当于自身体重或增减 10% 以内为宜。每日牵引 1~2 次，每次20~30 分钟。牵引中患者应感到疼痛减轻或有舒适感，如疼痛反而加重或难以忍受，应检查牵引方法是否正确或是否适合牵引。慢速牵引由于牵引重量小，作用缓慢其不良反应较少，但由于牵引时间长，胸腹部压迫重，呼吸运动受到明显限制，所以对老年人特别是有心肺疾病的患者应特别谨慎。

2）快速牵引：多方位快速牵引又称三维多功能牵引，由中医的"拉压复位法"和"旋转复位法"发展而来。该牵引将上述两种方法结合，由计算机控制，瞬间完成，所以称之为快速牵引。该牵引的特点是定牵引距离，不定牵引重量，即牵引距离设定后，牵引重量会随受牵引者腰部肌肉抵抗力的大小而自动调整，并且多在牵引的同时施加中医正骨手法。注意重度腰椎间盘突出、后纵韧带骨化和突出椎间盘骨化以及髓核摘除术后的患者应慎用本法。

（3）物理因子治疗：是腰椎间盘突出症康复疗法中不可或缺的手段。具有消炎、镇痛、改善局部微循环、消除神经根水肿、粘连松解、促进组织再生、兴奋神经肌肉等作用。临床常用的理疗疗法如下。

1）低中频电疗法：电极于腰骶部并置或腰骶部、患侧下肢斜对置，根据不同病情选择止痛、调节神经功能、促进血液循环等处方，20 分 / 次，每日 1 次，15~20 次为一个疗程。

2）高频电疗法：常用超短波、短波及微波等疗法，通过其深部透热作用，改善腰背部血液循环,促进功能恢复。超短波及短波治疗时,电极于腰腹部对置或腰部、患肢斜对置,微热量,12~15 分 / 次,每日 1 次,15~20 次为一个疗程。微波治疗时,将微波辐射电极置于腰背部,微热量,12~15 分 / 次,每日 1 次,15~20 次为一个疗程。

3)红外线疗法:红外线灯于腰骶部照射,照射距离 30~40cm,温热量,20~30 分 / 次,每日 1 次,15~20 次为一个疗程。

4)直流电离子导入疗法:应用直流电导入中药、维生素 B 类药物、碘离子等药物进行治疗。作用极置于腰骶部常用腧穴或疼痛部位,非作用极置于患侧肢体,电流密度为 0.08~0.1mA/cm^2,每次 20 分钟,每日 1 次,10~15 次为一个疗程。

5)磁疗:应用中等剂量强度的磁片或磁珠,贴敷在腰骶部和患肢的腧穴上,达到刺激穴位、疏通经络、调和气血、止痛消肿的目的。15~30 分 / 次,每日 1~2 次,10~15 次为一个疗程。

(4)运动治疗:对缩短病程、改善功能、巩固疗效和预防复发有重要作用。腰椎间盘突出症患者都应该积极配合运动疗法,以提高腰背肌肉张力,改变和纠正异常力线,增强韧带弹性,活动椎间关节,维持脊柱正常形态。疾病早期主要以腰背肌训练为主,常用五点支撑法、三点支撑法以及飞燕式等锻炼。恢复期运动可采用前屈训练、后伸训练、侧弯训练、弓步行走、后伸腿训练、提髋训练、蹬足训练、伸腰训练及悬腰训练等。具体锻炼方法如下:

1)五点支撑法:仰卧位,用头、双肘及双足跟着床,使臀部离床,腹部前凸如拱桥,稍倾放下,重复进行。

2)三点支撑法:在五点支撑法锻炼的基础上,待腰背稍有力量后改为三点支撑。患者取仰卧位,双手抱头,用头和双足跟支撑身体抬起臀部。

3)飞燕式:俯卧位,双手后伸至臀部,以腹部为支撑点,胸部和双下肢同时抬起离床,形如飞燕,然后放松。

4)前屈训练:身体直立,双腿分开,两足与肩同宽,以髋关节为轴,上身尽量前倾,双手可扶于腰两侧,也可自然下垂,使手向地面接近。维持 1~2 分钟后还原。重复 3~5 次。

5)后伸训练:身体直立,双腿分开,两足与肩同宽。双手托扶于臀部或腰间,上身尽量伸展后倾,并可轻轻震颤以加大伸展程度。维持 1~2 分钟后还原。重复 3~5 次。

6)侧弯训练:身体开立,两足与肩同宽,双手叉腰。上身以腰为轴,先向左侧弯曲,随后还原至中立位,再向右侧弯曲,重复进行并可逐步增大练习幅度。重复 6~8 次。

7)弓步行走:右脚向前迈一大步,膝关节弯曲,角度大于 90°,左腿在后绷直,近似武术中的右弓箭步。然后迈左腿成左弓步,左右腿交替向前行走,保持上身直立,挺胸抬头,自然摆臀。练习 5~10 分钟 / 次,2 次 / 天。

8)后伸腿训练:双手扶住床头或桌边,挺胸抬头,双腿伸直交替后伸摆动,要求摆动幅度逐渐增大,3~5 分钟 / 次,1~2 次 / 天。

9)提髋训练:身体仰卧,放松。左髋及下肢尽量向身体下方送出,同时右髋右腿尽量向上牵引,使髋骶髂关节做大幅度的上下扭动,左右交替,重复 1~8 次。

10)蹬足训练:仰卧位,右髋、右膝关节屈曲,膝关节尽量接近胸部,足背勾紧,然后足跟用力向斜上方蹬出,蹬出后将下肢肌肉尽力收缩约 5 秒,最后放下还原,左右腿交替进行,每侧下肢做 20~30 次。

11)伸腰训练:身体直立,两腿分开,两足与肩同宽,双手上举或扶腰,同时身体做后伸动作,逐渐增加幅度,并使活动主要在腰部而非髋骶部。还原休息后重复 8~10 次,动作宜缓慢,自然呼吸,不可闭气,适应后逐渐增加练习次数。

12)悬腰训练:两手悬扶在门框或横杠上,高度以足尖刚能触地为宜,使身体呈半悬垂状,然后身体用力,使臀部左右绕环,交替进行,疲劳时可稍微休息,重复 3~5 次。

2. 其他治疗

(1)药物治疗:可以缓解腰椎间盘突出症患者的疼痛症状,起到辅助的对症治疗作用,常用的药物有:①非甾体类消炎止痛药。②扩张血管药。③营养神经药。④活血化瘀、通经活络的中药。⑤外用药。

(2)注射疗法:常用骶裂孔注射阻滞疗法,将药液经骶裂孔注射至硬膜外腔,药液在椎管内上行至患部神经根处发挥治疗作用。所用药液包括维生素 B_1、维生素 B_{12}、利多卡因、地塞米松和生理盐水,30~50ml,3~5 日 1 次,一般注射 1~3 次。另外对一些急性发作疼痛较重的患者可采用在压痛点部位行局部注射缓解疼痛症状,常用药有醋酸泼尼松龙、醋酸可的松、利多卡因等。

(3)推拿疗法:能改善局部血液循环、疏通经络、活血止痛、整骨复位,常用的治疗手法有:肌松类、牵伸类、被动整复类。每次推拿 30 分钟,每日或隔日进行 1 次,10 次为一个疗程。对适合推拿的患者,要根据其病情轻重、病变部位、病程、体质等选择适宜的手法,并确定其施用顺序、力量大小、动作缓急等。急性期推拿手法宜轻柔,被动动作幅度宜小;慢性期则手法刺激可适当加重。推拿治疗时,对突出物巨大或有钙化者、马尾神经受压者、继发椎管狭窄者,不宜用后伸扳法或踩跷法。

(4)针灸疗法:可以行气活血、通经止痛,常用腧穴为腰夹脊、肾俞、环跳、委中、阳陵泉、足三里、承山、昆仑、悬钟、阿是穴等。每次选用 4 到 8 穴,每日或隔日 1 次,10 次为一个疗程。对风寒湿邪气较为敏感的患者,可加用灸法,采用温针灸或隔姜灸。

(5)手法治疗:主要作用为缓解疼痛,改善脊柱活动。手法是国外物理治疗师常用的治疗腰痛的方法。其中具有代表性为 Maitland 的脊柱关节松动术和 Mckenzie 的脊柱力学治疗法。这些手法一般都自成体系,有自己独特的操作方法,限于篇幅,在此不予详述。

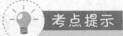

考点提示

康复治疗的原则,卧床休息、制动、牵引及理疗、运动治疗

五、健康教育

1. 纠正不良体位、姿势 纠正不良的读写工作姿势,避免长时间维持同一姿势,尤其是久坐,如必需久坐时应以靠垫支撑,并使用高背座椅,且坐姿应端正;站立时应保持适当的腰椎前弯,久站应该经常换脚或者利用踏脚凳调整重心;卧床休息宜选用硬板床。

2. 劳逸结合,注意保护 确需长期弯腰或伏案工作者,可通过不断调整坐椅及桌面高度来改变坐姿;注意自我调节,尽量避免长期做反复固定动作;避免脊柱过载,以免促使和加速退变;坚持工间操,使疲劳的肌肉得以恢复。

3. 加强身体锻炼,提高身体素质 适当运动可以改善并预防腰椎间盘突出症的症状。例如游泳、步行、慢跑等运动,可以锻炼腰背部肌肉,防止劳损,减少腰椎间盘突出症的发生。但有脊椎及腰部疾病者应避免进行激烈运动,运动时可在鞋内放置弹性鞋垫以减少轴向震动,宜在专业人员指导下进行相关运动。

六、功能结局

大部分患者预后良好，能够恢复正常的工作、学习和生活。

 小结

　　腰椎间盘突出症是指腰椎间盘发生退变后，在外力作用下，纤维环部分或全部破裂，单独或者联合髓核、软骨终板向外突出，刺激或压迫窦椎神经和神经根所引起的以腰腿痛为主要症状的一种病变。大部分患者通过卧床休息、制动以及牵引、物理因子治疗、注射疗法、手法治疗、运动训练等康复治疗措施，可以起到消炎、镇痛、促进突出物回纳、兴奋神经、肌肉等作用，从而取得良好的治疗效果。

 目标测试

A 型题

1. 腰椎最容易发生突出的节段是

　　A. $L_{3~4}$、$L_{4~5}$　　　　　　　　B. $L_{4~5}$、L_5~S_1　　　　　　　　C. L_5~S_1、$S_{1~2}$

　　D. $L_{2~3}$、$L_{3~4}$　　　　　　　　E. $L_{1~2}$、$L_{2~3}$

2. 根据突出物与椎管的位置（横断面），腰椎间盘突出症可分为哪几型

　　A. 后外侧型、椎间孔内型、脱出型、膨出型

　　B. 中央型、后外侧型、椎间孔内型、脱出型

　　C. 椎间孔内型、椎间孔外型、膨出型、突出型

　　D. 中央型、后外侧型、游离型、脱出型

　　E. 中央型、后外侧型、椎间孔内型、椎间孔外型

3. 腰椎间盘突出症的典型临床症状**不包括**

　　A. 腰背疼痛　　　　　　　　B. 下肢放射痛　　　　　　　　C. 叩击痛

　　D. 间歇性跛行　　　　　　　E. 肢体麻木

4. 下列关于腰椎间盘突出症的康复治疗原则的说法中，正确的是

　　A. 急性发作期，可使用温热疗法

　　B. 对急性期患者进行牵引治疗时，牵引距离越大越好

　　C. 恢复期时进行手法治疗应以松动类手法为主

　　D. 骶裂孔硬膜外注射疗法主要适用于上腰椎间盘突出患者

　　E. 急性期卧床休息应达到 20~30 天

5. 腰椎间盘突出症患者可在早期进行的运动锻炼包括

　　A. 五点支撑法、三点支撑法、飞燕式

　　B. 身体前屈及后伸训练

　　C. 身体侧弯训练及弓步行走训练

　　D. 提髋训练及后伸腿训练

　　E. 伸腰训练及蹬足训练

（李　强）

第八节 肩关节周围炎

 学习目标

1. 掌握:肩关节周围炎的临床表现和康复治疗方法。
2. 熟悉:肩关节周围炎的康复评定、健康教育。
3. 了解:肩关节周围炎的病因与病理。

 案例

女,52岁,2个月前无明显诱因发生右肩疼痛并逐渐加重活动极度受限,右手不能梳头,不能上举、后旋、外展,活动剧痛难忍。查体:痛苦面容,活动受限,上举15度,外展20度,右肱二头肌长头腱附着处压痛明显,喙突下压痛明显,斜方肌有压痛。诊断:右肩周炎。

请问:1. 如何进行康复功能评定?
2. 请制定出康复计划?
3. 健康教育的主要内容是什么?

一、概述

(一) 定义

肩关节周围炎简称肩周炎,俗称凝肩、冻结肩、五十肩。是指肩关节周围肌肉、肌腱、滑囊以及关节囊的慢性损伤性炎症。因关节内、外粘连,而以活动时疼痛、功能障碍为主要临床特点。

(二) 病因与病理

1. 病因

(1) 肩部原因:①本病多见于中老年人,软组织退行性变,对各种外力的承受能力减弱是基本因素。②长期过度劳动,姿势不良等所产生的慢性致伤力是主要的激发因素。③上肢外伤后肩部固定过久,肩周组织继发萎缩、粘连。④肩部急性挫伤、牵拉后因治疗不当等。⑤肩部受风寒是本病的诱发因素,可加剧组织的炎性过程,促进肩关节囊的粘连。

(2) 肩外因素:在下列几类疾病中并发肩关节周围炎可能性大大提高,其中糖尿病是正常人的5倍,颈椎间盘疾病、甲状腺功能亢进、胸部病变以及创伤。

2. 病理 肩关节周围炎的病理变化比较复杂、广泛,主要表现为关节囊、滑囊、肱二头肌腱、肩袖、喙肩韧带等退行性变。早期组织学改变为充血、水肿,炎性渗出及炎细胞浸润,继之出现组织纤维化。随着退变的进展,纤维化逐渐加重,发生粘连,使组织硬化和缩短,失去弹性,极大地限制了肩关节的活动。早期病变在关节囊,晚期则波及关节以外的其他组织,呈进行性纤维化。病理过程分为三期:①急性期又称为早期,疼痛期,冻结进行期,持续时间10~36周。②冻结期又称为中间期、慢性期、僵硬期,持续时间为4~12个月。③恢复期又称末期、缓解期或解冻期,持续时间为5~26个月。

（三）临床表现

本病女性多于男性，左侧多于右侧，亦可两侧先后发病。多为中老年患病。

1. 症状

（1）急性期：主要表现为肩关节周围的疼痛。疼痛剧烈，夜间加重，甚至因此而影响睡眠。压痛范围较为广泛，在喙肱韧带、肩峰下、冈上肌、肱二头肌长头腱等部位均可有压痛表现，伴有肌肉痉挛和肩关节活动受限。但主要是局部急骤而剧烈的疼痛反射性地引起肌肉痉挛。因此，肩关节本身还有一定范围的活动度，一般外展 45°~75°，后伸为 10°~30°，外旋为30°，上举为 110°。

（2）冻结期：病人疼痛症状减轻，但压痛范围仍较为广泛。由疼痛期肌肉保护性痉挛造成的关节功能受限已发展到关节挛缩性功能障碍，肩关节功能活动严重受限，肩关节周围软组织广泛粘连，挛缩，呈"冻结"状态。各方向的活动范围明显缩小，以外展、外旋、上举、后伸等最为显著，甚至影响日常生活，如梳理头发、穿脱衣服、举臂抬物、向后背系扣、后腰系带等动作均有一定程度的困难。做外展及前屈运动时，肩胛骨随之摆动而出现"扛肩"现象，严重者可见三角肌、冈上肌、冈下肌等肩胛带肌，尤其是三角肌的失用性萎缩。肩关节外展可低于 45°，后伸仅 10°~20°，内旋低于 10°，上举小于 90°。

（3）恢复期：疼痛逐渐消减，随着日常生活、劳动及各种治疗措施的进行，肩关节的活动范围逐渐增加，肩关节周围关节囊等软组织的挛缩，粘连逐渐消除，大多数病人的肩关节功能恢复到正常或接近正常。不过肌肉的萎缩则需较长时间的锻炼才能恢复正常。虽然肩周炎是自限性疾病，但其症状总的持续时间可达 12~42 个月。由此表明，肩周炎即使可自发地恢复，但这一过程需要相当长的时间。一般认为，疼痛期时间的长短与恢复期时间的长短相关，即疼痛期时间短者，其恢复期相对也较短，反之则长。症状的严重程度与恢复期时间长短没有相关性，即症状重者，不一定恢复期长，症状轻者，不一定恢复期短。恢复过程也并非呈直线形发展，肩关节功能运动的改善有时会出现起伏，甚至停滞。而且，大约有 1/10 的病人在恢复期后仍存在不愿参加娱乐活动，运动量相对较小等轻微的自我运动限制，被动运动检查也可发现轻微的被动运动受限的表现。这说明某些肩周炎病人的肩关节运动功能可能在恢复期后也会遗留一些症状。

2. 体征 三角肌有轻度萎缩，斜方肌痉挛。冈上肌腱、肱二头肌长短头肌腱及三角肌前后缘均有明显压痛。肩关节以外展、外旋、后伸受限最明显，少数人内收，内旋亦受限，但前屈受限较少。X 线平片多无明显改变。年龄较大或病程较长者，X 线平片可见到肩部骨质疏松，或冈上肌腱、肩峰下滑囊钙化。

3. 特殊检查方法

（1）搭肩试验：患肢肘关节屈曲，手放在对侧肩关节时，如肘关节不能与胸壁贴紧，则为阳性，表示肩关节脱位、粘连。

（2）肱二头肌抗阻力试验：嘱患者屈肘 90°，检查者一手扶住患者肘部，一手扶住腕部，嘱患者用力屈肘、外展、外旋，检查者拉前臂抗屈肘，如果结节间沟处疼痛为试验阳性。表示该肱二头肌长头肌腱炎或肱二头肌腱滑脱。

（3）直尺试验：正常人肩峰位于肱骨外上髁与肱骨大结节连线之内侧。用直尺的边缘贴在上臂外侧，一端靠近肱骨外上髁，另一端如能与肩峰接触，则为阳性，表示肩关节脱位。

（4）疼痛弧试验：嘱患者肩外展或被动外展其上肢，当肩外展到 60°~120° 范围时，肩部出现疼痛为阳性。这一特定区域的外展痛称为疼痛弧，由于冈上肌腱在肩峰下面摩擦、撞击所致,说明肩峰下的肩袖有病变。

(5)冈上肌腱断裂试验:嘱患者肩外展,当外展 30°~60° 时,可以看到患侧三角肌明显收缩,但不能外展上举上肢,越用力越耸肩。若被动外展患肢超过 60°,则患者又能主动上举上肢,这一特定区的外展障碍即为阳性征,提示有冈上肌腱的断裂或撕裂。

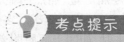

考点提示
肩关节周围炎的定义、病因、病理、临床表现、检查方法

二、康复评定

(一)关节活动度评定

采用量角器测量患者肩关节的屈、伸、外展、内旋和外旋等活动度。正常肩关节的活动度:前屈 0~180°,后伸 0~50°,外展 0~180°,内旋 80°,外旋 30°。在患者接受治疗前后利用量角器测肩关节主动活动度。评定量表可参照 Brurmstrom 等级评估。Brunnstrom 评估分级:0 分:关节无运动;1 分:关节运动达正常活动范围的 1/4;2 分:关节运动达正常范围的 1/2;3 分:关节运动达正常活动范围的 3/4;4 分:关节运动达正常活动范围的全范围。

(二)关节功能评定

根据患者肩疼痛(P)、ROM(R)、ADL(A)、肌力(M)及关节局部形态(F)5 个方面进行综合评定,总分(T)为 100 分。P:患者自觉疼痛的程度和是否影响活动评分,最高 30 分;R:患侧肩关节 ROM 的大小评分,最高 25 分;A:穿上衣、梳头、翻衣领、系围裙、使用手纸、擦对侧腋窝及系腰带 7 项日常生活活动评分,最高 5 分,共 35 分;M:Lovett 6 级分类法对肩关节五大肌群(前屈、外展、后伸、外旋及内旋肌群)的肌力进行综合评分,最高 5 分;F:肩关节有无脱位、畸形、假关节形成及其程度进行评分,最高 5 分。其中 P、R 及 A 的总分占 90%,M 及 F 总分占 10%。在治疗前后分别进行评定,分值越高,肩关节功能越好。

三、功能障碍

1. 疼痛 初为轻度肩痛,逐渐加重。多数为慢性发作,以后疼痛逐渐加剧或钝痛,或刀割样痛,且呈持续性,按压时反而减轻。气候变化或劳累后,常使疼痛加重,肩痛昼轻夜重为本病一大特点,多数患者常诉说后半夜痛醒,不能继续入睡,尤其不能向患侧侧卧,疼痛可牵涉到颈部、肩胛部、三角肌、上臂或前臂背侧。

2. 活动受限 肩关节向各方向活动均可受限,肩关节活动逐渐受限,外展、上举、外旋和内旋受限明显,随着病情进展,由于长期失用引起关节囊及肩周软组织的粘连,肌力逐渐下降,加上喙肱韧带固定于缩短的内旋位等因素,使肩关节各方向的主动和被动活动均受限,当肩关节外展时出现典型的"扛肩"现象,特别是梳头、穿衣、洗脸、叉腰等动作均难以完成。

四、康复治疗

(一)作用

康复治疗能止痛消炎,防止粘连,改善患肢血液、淋巴循环,消除水肿,缓解疼痛,保持肩关节功能,牵伸挛缩组织,松解粘连,扩大肩部活动范围,改善萎缩肌肉,预防肩关节功能障碍。

（二）方法

1. 局部注射 疼痛严重，痛点明显、局限者，可用泼尼松龙混悬液和利多卡因注射液做痛点封闭注射，每周 1 次，共 2~3 次。多数人主张用等量泼尼松龙混悬液和利多卡因注射液做多痛点及关节腔注射，如冈上肌腱附着点、肱二头肌腱鞘、肩峰下滑囊前外侧部、小圆肌部位的后关节囊以及盂肱关节腔等。注射后即可进行轻微的关节活动。

2. 药物治疗 肩周炎早期因疼痛影响生活和工作，可适当口服非甾体类药物，如布洛芬、美罗昔康、塞来昔布等；肌肉痉挛明显者可用肌肉松弛剂；疼痛严重明显影响睡眠者，可适量用地西泮等镇静药物。

3. 中医传统康复疗法 早期宜采用轻手法，目的是改善患肢血液、淋巴循环，消除水肿，缓解疼痛，保持肩关节功能。待疼痛减轻可增加主动运动。常用手法主要为能作用于浅层组织和深部肌肉的一些推拿手法。慢性期可采用稍重手法，并结合被动运动，目的是缓解疼痛，松解粘连，扩大无痛活动范围，恢复肩胛带肌肉功能。常用手法主要为能作用到深层组织或带有被动运动性质的一些手法，如揉捏、拿法等。

4. 物理因子治疗 是应用于肩周炎治疗的普遍方法，具有解除痉挛、消除炎症，改善局部血液循环，分解粘连等作用。临床应用表明，在肩周炎早期及时应用物理因子治疗不仅能缓解症状，而且还能延缓病变的发展或缩短病程。可采用超短波、中频电疗、超声波、热疗等治疗方法。超短波治疗可使肩关节局部中分子和离子剧烈振动、摩擦，表皮和深部组织都能均匀受热，治疗部位体温升高，增加组织的新陈代谢，促进神经和血管的恢复，消炎止痛，解除粘连。选用治疗剂量为微热量至温热量，每次 15~20 分钟，每日 1 次，每个疗程 10~15 次。中频电有镇痛作用和明显的促进血液循环作用，可选用电脑中频、干扰电治疗，电极并置/对置于患肩痛点或痛点周围。超声波治疗可消炎、止痛，松解粘连。选 1~2 个痛点处，应用 $1.5W/cm^2$，每点 8 分钟，每日 1 次。此外可选用蜡饼局部热敷或红外线局部照射等。

5. 运动治疗

（1）早期或急性期：本期康复目标是缓解疼痛，避免粘连，增加关节活动度。具体方法如下：

1）"摆动"运动：身体前屈，躯干与地面平行，手臂自然下垂，首先做前后方向摆动，完成肩关节的前屈、后伸运动，待适应无疼痛后增加左右摆动，完成肩关节的外展、内收运动，最后增加环转运动，一般每个方向 20~30 次为 1 组。疼痛明显时在健手的保护下完成摆的动作。

2）"耸肩"运动：双臂自然下垂身体两侧，双肩向上耸起，于最高位置保持 5 秒，放松为 1 次，反复进行，每次 5 分钟，每日 2~3 次，如有疼痛可用健手托住患侧肘部保护，在不增加疼痛的前提下完成。

3）"扩胸"运动：双臂自然下垂身体两侧，双肩向后做扩胸运动，于最大位置保持 5 秒，放松为 1 次，反复进行，每次 5 分钟，每日 2~3 次，如有疼痛可用健手托住患侧肘部保护，在不增加疼痛的前提下完成。

4）"含胸"运动：双臂自然下垂身体两侧，双肩向前做含胸运动，于最大位置保持 5 秒，放松为 1 次，反复进行，每次 5 分钟，每日 2~3 次，如有疼痛可用健手托住患侧肘部保护，在不增加疼痛的前提下完成。

（2）中末期或慢性期：本期康复目标是以继续增加关节活动度为主，增强肌力，恢复上肢的运动功能。

1）增加关节活动度训练方法有：①肩前屈运动；②肩外展运动；③肩后伸运动；④肩外展位外旋运动；⑤肩外展位内旋运动；⑥肩外展位后伸运动；⑦肩关节水平内收运动；⑧手背后运动；⑨肩关节环形运动。

2）强化肌力训练方法有：①肩前屈力量训练；②肩外展力量训练；③肩外旋力量训练；④肩内旋力量训练；⑤双手持体操棒或利用绳索滑轮装置由健肢帮助患肢做肩各轴位的助力运动；⑥双手握肋木下蹲；⑦利用肩轮等器械进行肩部主动运动。

3）关节松动术：关节松动术是治疗肩周炎疼痛及活动受限的一种有效实用的手法。其针对性强，见效快，病人痛苦小，容易接受。根据 Maitland 手法分级对早期疼痛为主者，采用Ⅰ～Ⅱ级手法；病程较长以关节活动障碍为主者，采用Ⅲ～Ⅳ级手法。针对不同方向的运动障碍，分别应用分离牵引、长轴牵引、外展向足侧滑动、前后向滑动和后前向滑动等手法进行治疗。操作中需注意手法柔软有节律，尽量使患者感到舒适，观察患者反应调整强度。

6. 手术治疗　适用于肩周炎冻结期的患者，特别是伴有严重关节挛缩及关节活动功能障碍，经非手术治疗无明显改善者，可以考虑外科手术治疗。

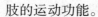
考点提示

肩关节周围炎的治疗目的及其物理治疗

五、健康教育

1. 疾病发作期应注意休息和局部防寒保暖，防止进一步损伤。
2. 本病为无菌性炎症，抗生素治疗无效，不可乱用抗生素。
3. 让患者尽可能使用患侧上肢进行日常生活活动，如穿脱衣服、梳头、洗脸等动作，以增强患侧肩关节的运动功能。
4. 在进行自我活动时，应注意避免肩关节的再次受损伤，在无痛或轻痛范围内进行。

六、功能结局

肩关节周围炎有自愈倾向，自然病程达 6 个月至 3 年，合理的治疗可使肩关节功能提早得到康复。本病为自限性疾病，多数人常可以不治自愈，更不会发展为严重的残疾。

小结

肩关节周围炎以肩关节疼痛、运动功能障碍和肌肉萎缩为主要表现，康复评定需在接受治疗前后用量角器测肩关节主动活动度，肩周炎康复治疗方法通常是以非手术治疗为主，包括物理因子治疗、手法治疗、运动疗法、功能锻炼等。康复治疗目的主要是改善肩部血液循环，加强新陈代谢，减轻肌肉痉挛、牵伸粘连和挛缩的组织，以减轻和消除疼痛，恢复肩关节的正常功能，恢复日常生活自理能力。

目标测试

A 型题

1. 肩周炎有自愈倾向，一般病程多少时间内
　　A. 3 月　　　　B. 6 月　　　　C. 1 年　　　　D. 2 年　　　　E. 3 年

2. 关于肩周炎的发病情况,下列哪项正确
A. 男性多于女性　　　　　　　　　B. 右侧多于左侧
C. 与外伤无关　　　　　　　　　　D. 长期活动不易患此病
E. 多见于40岁以上中老年人

3. 肩关节周围炎可出现的阳性体征是
A. 直尺试验阳性　　　　　　　　　B. 搭肩试验阳性
C. 耸肩试验阳性　　　　　　　　　D. "疼痛弧"征阳性
E. 臂丛牵拉试验阳性

4. 肩关节周围炎的病名很多,以下哪个**不是**
A. 漏肩风　　B. 五十肩　　C. 冷凝肩　　D. 肩痹　　E. 肩凝症

5. 对肩周炎的治疗,哪项是**不妥**的
A. 功能锻炼　　　　　　　　　　　B. 局部封闭
C. 按摩　　　　　　　　　　　　　D. 服用盐酸乙哌立松
E. 能自愈,无须治疗

6. 重型肩周炎患者肩臂肌肉萎缩,尤以何肌肉为明显
A. 冈上肌　　　　　B. 胸大肌　　　　　C. 背阔肌
D. 肱二头肌　　　　E. 三角肌

7. 肩周炎发病时肩关节哪一组功能活动受限最为明显,并且出现三角肌萎缩,斜方肌痉挛
A. 肩关节以内收、外旋、前屈受限最明显
B. 肩关节以内收、上举、后伸受限最明显
C. 肩关节以外展、内旋、前屈受限最明显
D. 肩关节以外展、外旋、后伸受限最明显
E. 肩关节以外展、上举、后伸受限最明显

8. 不属于肩周炎典型症状、体征的是
A. 肩关节周围疼痛
B. 肩关节活动受限
C. 手指麻木、无力
D. 肩关节周围有压痛点
E. 受寒和劳累后疼痛加重,并可向颈项及上肢扩散

9. 被动活动手法治疗肩周炎的作用是
A. 松解粘连　　　　B. 舒筋活血　　　　C. 益气养血
D. 活血化瘀　　　　E. 理气活血

10. 50岁女性,右肩痛,右上肢上举、外展受限8个月,无肩周红、肿、热等表现,疼痛可向颈、耳、前臂及手放射。最可能的诊断是
A. 肩关节骨肿瘤　　　　　　　　　B. 肩周炎
C. 肩关节结核　　　　　　　　　　D. 颈椎病
E. 类风湿关节炎

（杨文东）

246

第九节 脊柱侧凸

学习目标

1. 掌握:脊柱侧凸的临床表现及康复治疗方法。
2. 熟悉:脊柱侧凸的康复评定和健康教育。
3. 了解:脊柱侧凸的病因与病理。

案例

女,7岁,因走路姿势不正就诊,检查发现脊柱侧凸。检查:腰椎向左侧弯,胸椎向右侧弯,腰部右侧肌肉萎缩,肌张力下降;X线片示腰椎左侧凸20°,胸椎右侧凸30°。

请问: 1. 如何进行康复评定?
　　　2. 请制定康复方案?
　　　3. 健康教育的主要内容是什么?

一、概述

(一)定义

脊柱侧凸又称为脊柱侧弯,是指脊柱在冠状面内偏离枕骨中点至骶骨棘连线的弯曲畸形,常伴有椎体旋转、椎体楔形、生理弯曲改变或胸廓变形等畸形(图3-4)。特发性脊柱侧凸又称为原发性脊柱侧凸,是指原因不明的脊柱侧凸,占发病总人数的85%~90%。特发性脊柱侧凸是一种严重影响青少年健康发育的脊柱畸形,发病率为1%~1.17%,其中女性多于男性,比例约为9:1。

(二)病因与病理

本病可能与遗传因素、神经系统平衡功能失调、神经内分泌异常、生长不对称因素和生物力学因素等密切相关。

1. 遗传因素　特发性脊柱侧凸存在家族聚集性,特发性脊柱侧凸在患者的第一代旁系亲属的发生率达7%,甚至高达12%。目前多数学者认为是多基因遗传,但不同家系可能有不同的遗传基础,并且在一部分家系中可存在主基因效应。

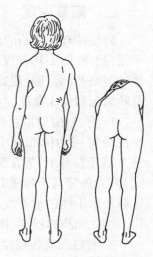

图3-4　脊柱侧凸

2. 神经系统平衡功能失调　特发性脊柱侧凸患者常伴有姿势反射、本体反射和视觉反射障碍,由于这些障碍使得外界信息的传入和(或)脑干整合障碍,导致姿势控制障碍而发生脊柱侧凸。

3. 神经内分泌异常　①褪黑素:褪黑素由松果体分泌。②雌激素:特发性脊柱侧凸患者大多数为女孩。③生长激素:许多特发性脊柱侧凸女孩的身高比同龄对照组高,而且血清生长激素检测显示特发性脊柱侧凸组在青春早期水平较对照组高。

4. 脊柱前柱和后柱生长不对称因素　脊柱后柱膜内成骨延迟导致前柱软骨内成骨和

后柱膜内成骨失衡,脊柱前柱生长过快而后柱生长缓慢,脊柱生长过快与脊髓生长比例失衡,诱导致脊柱侧凸发生。

5. 生物力学因素 任何造成脊柱生物力学改变的因素均可能导致侧凸,如骨盆倾斜影响脊柱稳定,腰背肌腹肌发育不良,左右不平衡,均可诱导脊柱侧凸。

（三）临床表现

根据发病年龄,特发性脊柱侧凸可分为婴儿型、少年型和青少年型三种类型。

1. 症状 特发性脊椎侧凸多见于儿童、青少年,女性较多,早期畸形不明显,自身可无症状,且无结构变化,易于矫正。后期可出现明显脊柱侧弯畸形,胸廓畸形等。

2. 体征 常表现为脊柱外观畸形,棘突偏离中线,双肩高低不一,胸廓不对称,一侧腰部皱褶皮纹、"剃刀背"征。由腹侧或背侧观察,能发现由脊柱旋转所致的肋骨或椎旁肌的异常隆起;由侧方观察,常可见双侧肩胛骨高低不一致,脊柱前屈位时更明显。

（四）辅助检查

X线检查是诊断脊柱侧凸最重要的检查方法。标准的X线检查应包括全脊柱站立位正侧位片。根据脊柱X线片,确定侧凸位置、类型和严重程度,并有助于选择治疗方法和判断治疗效果。

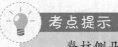

考点提示

脊柱侧凸的定义、临床表现、X线检查

二、康复评定

特发性脊柱侧凸的评定包括脊柱侧凸程度（Cobb角测量）、椎体旋转程度和骨成熟度。主要根据X线片确定侧凸的范围、位置、原发弧度、代偿弧度和椎体旋转情况和骨成熟度。

1. 脊柱侧凸程度评定 Cobb角是评定脊柱侧凸程度最常用的标准方法。Cobb角测量方法为:在脊柱X线正位片上,先在弧度最上端椎体上缘画一水平线,再沿弧度最下端椎体下缘再画一水平线,最后画这两条水平线的垂直线,两垂线的交角即为Cobb角,代表脊柱侧凸的程度（图3-5）。

2. 脊柱的旋转程度评定 在脊柱X线正位片上,根据椎体椎弓根的位置可粗略判断脊柱的旋转程度（图3-6）。判断标准为:凸侧椎弓根与对侧对称并紧贴椎体侧缘,为无椎体旋转移位;椎弓根离开椎体缘向中线移位为1°旋转;移至中线附近为3°,1°和3°之间为2°,越过中线则为4°。

3. 骨成熟度评定 骨成熟度评定直接关系到治疗方法的选择,也有助于确定保守治疗持续的时间。最常用的骨成熟度评价方法是观察髂骨髂嵴骨骺的

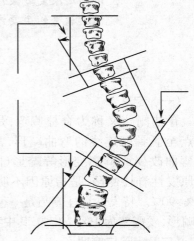

图 3-5 Cobb 角

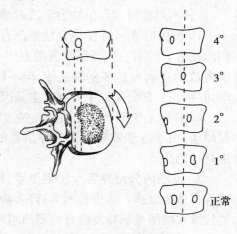

图 3-6 脊柱的旋转程度

生长情况。髂嵴骨化呈阶段性,其骨骺自髂前上棘到髂后上棘依次出现。Risser 将髂嵴分成四部来分阶段描述骨成熟度,即 Risser 征。判断标准为:①髂嵴骨骺未出现为 0°。②外侧 25% 以内出现骨骺为 1°。③ 50% 以内出现为 2°。④ 75% 以内出现为 3°。⑤ 75% 以上出现为 4°,但骨骺未与髂融合。⑥全部融合为 5°,Risser 指数为 5° 时,表示脊柱生长发育已结束。

三、功能障碍

1. **结构异常** 脊柱侧弯可以造成身体外观的变化,如肩歪斜、骨盆倾斜和胸廓畸形,严重影响身体的直立姿势和脊柱的活动范围。

2. **肺功能下降** 脊柱侧弯可以造成身体外观的变化,如肩歪斜、骨盆倾斜和胸廓畸形,严重影响身体的直立姿势和脊柱的活动范围。

3. **疼痛** 异常的姿势和不正确的负重,久而久之易引起背部肌肉、韧带劳损,继发骨关节炎,而出现疼痛。

4. **运动功能障碍** 可出现明显腰背痛,体力较差,运动能力下降,不能剧烈运动。

5. **感觉功能障碍** 严重的脊柱侧弯会引起椎管、椎孔变形、椎间盘突出,导致脊髓、神经根受压,神经受损后出现肢体无力、麻木和感觉功能障碍,严重者会出现截瘫。

6. **工作能力和生活质量下降** 脊柱侧弯的患者由于以上原因,会不同程度地限制患者的工作选择和就业。背部肌肉力量、耐力的减退,使患者不能耐受长时间工作,其身体外观的变化会影响到患者将来的择偶、生育。

7. **心理障碍** 严重畸形者可明显影响身心健康,患儿因形体扭曲会引起心理障碍。

四、康复治疗

(一) 原则

一般需根据年龄、侧弯程度及侧弯进展情况选择和及时调整矫治方案。早期发现、早期矫治是获得良好治疗效果的关键。根据脊柱侧弯 Cobb 角的大小选择治疗方法。

1. **脊柱侧弯 <10°** 注意日常活动中姿势治疗,配合矫正体操,定期随访观察。

2. **脊柱侧弯 10°~20°** 除上述方法外,配合侧方体表电刺激,并密切注意脊柱侧弯的进展情况,2~3 月复查一次,有发展倾向,可及时佩戴矫形器。

3. **脊柱侧弯 >20°** 穿戴矫形器作为主要矫治方法。如采取矫形器、矫正体操、姿势治疗、侧方体表电刺激等综合治疗,可以提高矫治的效果。

4. **脊柱侧弯大于 45°** 或侧弯伴有旋转畸形严重者,选择手术治疗,但手术治疗前后仍需配合合适的矫正体操和姿势治疗,以提高和巩固手术效果。

(二) 方法

1. **矫正体操** 作用原理就是有选择地增强维持脊柱姿势的肌肉力量。通过训练凸侧的骶棘肌、腹肌、腰大肌、腰方肌等,调整两侧的肌力平衡,牵引凹侧的挛缩的肌肉、韧带和其他软组织,以达到矫形目的。通常在卧位或匍匐位进行矫正体操,以利于消除脊柱的纵向重力负荷。脊柱处于不同斜度时,脊柱的侧屈运动可集中于所需治疗的节段,即选用特定姿势练习矫正特定部位的脊柱侧凸。如膝胸位,肘胸位和腕膝位相对应的集中点分别为 T_3、T_6、T_8 附近。在上述体位、姿势下,就可利用肩带、骨盆的运动进行矫正动作。如:抬举左上肢可使胸椎左凸,矫正胸椎右侧凸;提起左下肢可使骨盆右倾引起腰椎右凸,矫正腰椎左侧凸;同时进行上述动作,可矫正胸右腰左的双侧凸。做矫正体操的要求:每一动作历时 2~3 秒,重复 10~30 次或更多,直至肌肉疲劳,甚至可用沙袋增加负荷,增强效果。

2. 姿势训练 目的是减少腰椎和颈椎前凸程度,以牵伸脊柱,增加腰背肌和腹肌肌力。

(1)骨盆倾斜训练:通过骨盆倾斜运动来减少腰椎前凸,伸长脊柱。①卧位训练:训练时患者仰卧,髋膝屈曲,下腰部贴紧治疗床面,并维持在此位置;然后平稳而有节奏地从床面上抬臀部,但下腰部不能离开床面。在此基础上,继续伸直双下肢,直至双髋和双膝完全伸直。②立位训练:训练时患者直立位,腰部紧贴墙壁,足跟距离墙面 10~20cm,双膝屈曲,此时颈部紧贴墙面可减少颈椎前凸,骨盆前倾可减少腰椎前凸。在此基础上,可双足靠近墙面,练习双膝伸直。

(2)姿势对称性训练:患者通过主动的自我姿势矫正,保持坐位和立位时躯干姿势挺拔和对称;在此基础上,上肢前屈上举、外展,腰背部前屈、后伸、双足交互抬起,进一步在俯卧位锻炼腰背肌、在仰卧位锻炼腹肌及下肢肌。

3. 侧方表面电刺激法

(1)适应证:电刺激疗法主要适应于儿童和青少年的轻度特发性脊柱侧凸。电刺激治疗不能应用于脊柱骨发育成熟的患者。

(2)原理:从生物力学观点分析,电刺激作用于脊柱侧凸凸侧的有关肌肉群,使之收缩,产生对脊柱侧凸的矫正力,通过肋骨的传导作用于脊柱侧凸的畸形部分,长时间的收缩锻炼,使凸侧的有关肌肉逐渐变得比凹侧粗壮有力,脊柱两侧的不平衡收缩牵拉,可能是脊柱侧凸获得矫正的一个原因。

(3)治疗方法:治疗成功的关键是选择正确的电极刺激部位,适当的刺激强度和坚持长期治疗。

1)刺激部位:应根据脊柱正位 X 线片确定电刺激放置的部位。在患儿脊柱正位 X 线上确定侧凸的顶椎,再在患儿脊柱侧凸的凸侧找出与此顶椎相连的肋骨。在此肋骨与腋后线及腋中线相交点做好标志,作为放置电极板的中心参考点。在中心参考点的上、下方向 5~6cm 处做好标志,作为放置电极板的位置。同一组电极板之间的距离不能小于 10cm。

2)刺激强度及时间:一般从 30~40mA 开始,每日半小时,逐日慢慢增加,2 周后应达到的刺激强度为 60~70mA,每日 8 小时左右,并应根据患儿耐受程度进行适当调整。在选择最佳刺激点、维持有效刺激强度(>50mA)的基础上,能否坚持长期治疗是取得治疗成功的重要因素。应坚持每日做 8 小时以上电刺激,直至脊柱骨发育成熟后停止。在电刺激治疗过程中应定期门诊复查,在第一个月治疗结束后应详细检查以确定治疗是否有效,分析刺激部位是否需调整。以后每 3 个月复查一次。

3)刺激效果评定和调整:①肉眼能观察到脊柱侧凸在电刺激时有矫正或变直,医生可触到脊柱部位棘突左右移动为达到理想效果的标志;②比较刺激前及刺激中的俯卧位脊柱正位 X 线片,刺激中的脊柱侧凸角度应减少 10° 以上;③如果在刺激强度达 60mA,而椎旁肌肉收缩时所拍的脊柱正位片显示脊柱侧凸角度无明显的改变时,可围绕参考中心点前后移动电极位置,找到最佳刺激点,再行治疗。

4. 矫形器治疗 非手术治疗特发性脊柱侧凸的最有效方法是佩戴脊柱侧凸矫形器,利用矫形器治疗脊柱侧凸的目的是纠正或控制脊柱弯凸,改善平衡及外观,使脊柱稳定。

(1)适应证:①主要适应于 Cobb 角在 20°~45°、处于生长发育期的特发性脊柱侧凸。②对于 Rissei 征 <1°,Cobb 角 <20° 的患者可先观察,如果发现有 5° 以上的进展则应使用矫

形器。③ Cobb 角 >45°，需要等待手术时机的患儿，在术前穿戴矫形器可用于防止畸形进一步发展，为手术创造条件。在进行矫形器治疗前，必须对患者发育成熟与否，Cobb 角的大小和侧凸的类型等指标进行评估，以确定是否适合矫形器治疗。

（2）作用原理：矫形器的作用原理是根据生物力学三点或四点力系统来矫正侧凸。三点力系统用于单纯胸腰段侧凸或腰段侧凸，四点力系统多应用于双侧凸。治疗胸段侧凸时，压垫压在侧凸侧，主要在侧凸顶椎相连的肋骨上，对抗力则产生在侧凸的腋下吊带和骨盆外侧，从而将凸侧椎体推向正常的位置（图 3-7）。

（3）矫形器的选择：穿戴适配的矫形器是矫形器治疗取得良好效果的关键因素。脊柱侧凸矫形器按其包覆的范围可分为颈胸腰骶矫形器（CTLSO）、胸腰骶矫形器（TLSO）和腰骶矫形器（LSO）。目前主要按其制作方法和包容部位分类，如密尔沃基式（图 3-8）、波士顿式（图 3-9）和色努式（图 3-10）脊柱侧凸矫形器。

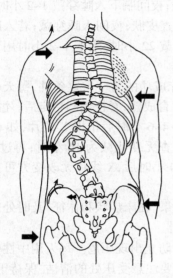

图 3-7 脊柱侧凸矫形器三点力示意图

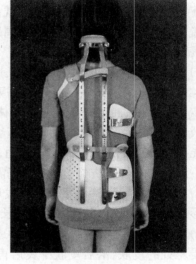

图 3-8 密尔沃基式脊柱侧凸矫形器

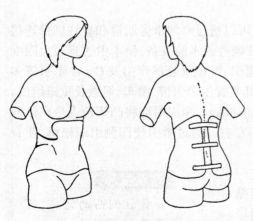

图 3-9 波士顿式脊柱侧凸矫形器

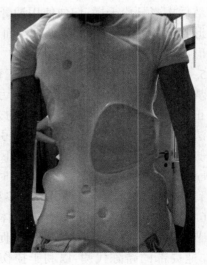

图 3-10 色努式脊柱侧凸矫形器

（4）矫形器穿戴的注意事项：矫形器需要坚持穿戴才能取得较好的治疗效果，因此应指导患者进行合理的穿戴。

1）穿戴方法：①应穿戴在一件较紧身的薄棉质或者柔软、吸水性强的内衣外。内衣要较矫形器长；内衣的侧方应没有接缝，或者将接缝朝外穿着，防止硌伤皮肤；女孩尽可能不要同时穿戴硬边胸罩；②穿戴时将矫形器稍拉开，患者站立位略抬起双臂，侧身穿进，先将搭扣松松地扣上，患者改为仰卧位，再将搭扣逐一拉紧；③矫形器搭扣带一般要保持矫形技师所交代的位置，以保证矫正效果。进餐时可以适当松开矫形器。

2）适应性练习：由于矫形器施于脊柱和胸背部的压力较大，初期会给患者带来压痛等不适，患者需要一个适应的过程。①第 1~2 天：每天白天分 3~4 次，每次穿戴 0.5~1 小时，脱下后检查皮肤是否发红、患者有无不适感。夜间躺下入睡前穿戴 0.5~1 小时，入睡前脱下；②第 3~4 天：每天白天分 3~4 次，每次穿戴 2~3 小时，夜间躺下入睡穿戴 1~2 小时，然后脱下；③第 5~6 天：每天白天持续穿戴，每 4 个小时脱下检查皮肤；夜间躺下入睡穿戴 1~2 小时，然后脱下；④第 2 周：每天白天持续穿戴，每 4 个小时脱下检查皮肤；夜间入睡穿戴；若入睡困难可脱下，尽量延长穿戴时间；⑤2 周后：每天应至少应穿戴 22 小时，余下 1~2 小时用于洗澡、做矫正体操和矫形器清洗等。

3）穿戴时间：保证穿戴时间和长期穿戴是矫形器治疗成功的另一重要条件，每天应保证 22~23 小时的穿戴时间。矫形器需要坚持穿戴至骨骼发育成熟，脊柱侧凸稳定后，才能逐渐减少穿戴时间，最后停止穿戴。具体方法是取下矫形器 4~6 小时后拍摄 X 线片，如 Cobb 角无改变，可将矫形器佩戴时间减至 20 小时，4 个月后复查无变化减为 16 小时；再过 3~4 个月无变化减为 12 小时，再过 3 个月复查，除去矫形器 24 小时后，X 线片无改变方可停止使用。观察期间若侧凸畸形加重则仍需恢复 23 小时佩戴。

4）定期复查：每 3~6 月复查 X 线片，根据 X 线检查结果、临床症状和体征，及时处理佩戴矫形器出现的问题，更换因患儿生长发育而变小的矫形器。

5）皮肤护理：穿戴矫形器过程中，应加强皮肤的护理，防止出现压疮。每天用中性皂液洗浴受压处的皮肤，浴后皮肤干爽后再穿戴矫形器。特别要注意受压处的清洁，保持干燥，局部按摩增加血液循环，以免出现压疮。因受压而发红的皮肤可用 70% 酒精涂擦，或用温水清洁后擦爽身粉干燥；切勿使用油膏或创可贴等。若皮肤出现破损，有渗出液，应暂停穿戴矫形器，用紫外线或红外线处理创面，待皮肤愈合后再穿戴矫形器。皮肤反复出现破损表明矫形器压力过大，应修改矫形器。

5. 牵引治疗　单纯牵引不能矫正脊柱侧弯，但可以通过牵伸椎旁肌群和脊柱韧带连接结构从而增加脊柱的可屈性。因而牵引常作为脊柱侧弯的术前准备，使术中达到最大限度的矫正而不致产生神经损伤。牵引的方法包括颈牵引、卧位反悬吊牵引及 Cotrel 牵引等多种方法。临床上脊柱侧弯反向悬吊牵引应用较多，其装置由牵引带、滑车、绳索及重锤组成。患者侧卧于牵引带中，侧弯的凸侧向下，牵引重量 10~40kg。牵引时应将凸侧顶点牵离床面 5~10cm。若作为术前准备，一般牵引时间为两星期左右。通过牵引使凹侧组织松解，使脊柱得到有效的伸展，有利于手术达到良好效果。

6. 中医传统康复治疗　针刀整体松解术是进一步调节脊柱弓弦力学系统的力平衡，促进局部血液循环，加速局部的新陈代谢，以利于损伤组织的早期修复，脊柱侧弯针刀术后 48~72 小时后可选用毫针法、电

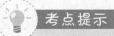

考点提示

脊柱侧凸的定义、临床表现、X 线检查

针法、温针法、灸法、拔罐法、推拿疗法、正骨术等,辅以中药内服法、中药外治法、中药离子导入法、中药熏蒸治疗等进行康复治疗。

五、健康教育

较重的脊柱侧凸则会影响婴幼儿及青少年的生长发育,使身体变形,严重者可以影响心肺功能、甚至累及脊髓,造成瘫痪。轻度的脊柱侧凸可以观察,严重者需要手术治疗。

六、功能结局

脊柱侧凸的预后与发病年龄、病因及侧弯程度有关。发病年龄小,侧弯较轻的功能性脊柱侧弯,可通过支具或石膏矫形,预后较好;而年龄较大,脊柱结构发生改变者,应尽早手术,且预后较差。

考点提示

矫正体操、不对称爬行、神经肌肉电刺激、牵引、矫形器。

小结

原发性脊柱侧凸的康复一般需根据患者年龄、侧凸程度和进展情况来选择和制定治疗方案。早期发现、早期矫治是获得良好治疗效果的关键。包括姿势训练、矫正体操、侧方电刺激、佩戴侧凸矫形器等多种方法。

目标测试

A 型题

1. 下列侧弯属于结构性侧弯的是
   A. 姿势不正引起的侧凸　　B. 癔症性引起的侧凸　　C. 双下肢不等长
   D. 特发性脊柱侧凸　　E. 腰痛引起的侧凸
2. 脊柱侧凸患者的临床表现不包括
   A. 两肩不等高,肩胛一高一低
   B. 脊柱偏离中线
   C. 腰前屈时两侧背部不对称,即"剃刀背征"
   D. 呼吸困难
   E. 尿频、尿急

（杨文东）

第十节　骨质疏松症

学习目标

1. 掌握:骨质疏松症康复治疗的目标,骨质疏松症的物理疗法、作业疗法。
2. 熟悉:骨质疏松症的定义、临床表现以及药物疗法、饮食疗法和预防。
3. 了解:骨质疏松症的危险因素、分类、康复辅具应用。

案例

女,70岁,15年前无明显诱因出现腰背疼痛,伴有足跟、胸背等疼痛,疼痛呈间断性发作。近年来疼痛逐渐加重,发作频率增加。查胸腰段X线,正位片示胸12椎体高度降低,侧位片示胸12椎体重度压缩,呈楔形改变,过屈位椎体前柱压缩和后凸畸形更加明显,过伸位前柱压缩和后凸畸形略有好转。查体:胸腰段轻度驼背后凸畸形,局部压痛、叩击痛。

请问: 1. 该患者为进一步明确诊断可补充哪些相关检查?

2. 该患者的康复治疗目标如何设定?

3. 请为该患者制定一套康复治疗方案。

一、概述

(一) 定义

骨质疏松症(OP)是一种因骨量低下、骨微结构破坏,导致骨脆性增加、易发生骨折为特征的全身性骨病。该病可发生于不同性别和任何年龄,但多见于绝经后妇女和老年男性。骨质疏松症的严重后果是发生骨质疏松性骨折,骨质疏松性骨折大大增加了老年人的病残率和死亡率。

(二) 分类

1. 原发性骨质疏松症 是指身体及骨骼本身生理功能退化而引起的骨质疏松,包括退行性骨质疏松症和特发性骨质疏松症。退行性骨质疏松症分为绝经后骨质疏松症(Ⅰ型)和老年性骨质疏松症(Ⅱ型),特发性骨质疏松症分为特发性成人骨质疏松症、特发性青少年骨质疏松症和妊娠哺乳期骨质疏松症。

2. 继发性骨质疏松症 是指继发于其他疾病或应用药物后的骨质疏松,常继发于营养缺乏性疾病、吸收障碍性疾病、内分泌疾病或长期使用免疫抑制剂、糖皮质激素等药物的人群。

(三) 病因与发病机制

1. 病因 常见有①遗传因素:成骨不全症、高半胱氨酸尿症等。②营养失衡:蛋白质缺乏,维生素C、D缺乏,长期缺钙等。③活动量不足:绝对卧床。④不良嗜好:长期酗酒、吸烟、喝含咖啡因食品等。⑤长期服用某些药物:类固醇类激素、利尿剂、抗菌药物接受化疗等。⑥特发性:原因不明。⑦年龄相关因素及绝经期后:较为常见,女性发病早且多。

2. 危险因素包括

(1) 不可控制因素:人种(白种人、黄种人患骨质疏松症的风险高于黑人)、老龄、女性绝经、母系家族史等。

(2) 可控制因素:低体重、性激素低下、吸烟、过度饮酒或咖啡及碳酸饮料等、体力活动少、钙及维生素D摄入不足、有影响骨代谢的疾病或服用影响骨代谢药物等。

3. 发病机制 ①骨量减少:应包括骨矿物质及其基质等比例减少。②骨微结构退变:由于骨组织吸收和形成失衡等原因所致,表现为骨小梁结构破坏、变细和断裂。③骨脆性增加、骨力学强度下降、骨折危险性增加,对载荷承受力降低而易于发生微细骨折或完全骨折。

（四）临床表现

1. 疼痛　最常见为腰背部疼痛，其他还包括四肢关节痛、足跟部疼痛以及一些肢体的放射痛、麻木感、刺痛感等，负荷增加时疼痛加重或活动受限，严重时翻身、坐起及行走有困难。

2. 骨折　这是退行性骨质疏松症最常见和最严重的并发症。发生骨折的常见部位为胸、腰椎，髋部，桡、尺骨远端和肱骨近端，其他部位亦可发生。其中脊椎压缩性骨折发生率最高。且发生过一次脆性骨折后，再次发生骨折的风险明显增加。

3. 身长缩短、驼背　骨质疏松时，椎体内部骨小梁萎缩，数量减少，疏松而脆弱的椎体受压致椎体缩短，每个椎体可缩短 2mm 左右，身长平均缩短 3~6cm。椎体前部几乎多为松质骨组成，而且此部位负重量大，容易压缩变形，使脊椎前倾，背屈加剧，形成驼背。

4. 心肺功能下降　胸腰椎压缩性骨折致胸廓畸形，腹部受压，可影响心肺功能，出现胸闷、气短、呼吸困难等症状。

5. 肌痉挛　骨质疏松症患者由于钙质流失等原因可出现肌肉痉挛，多发生于双下肢。

（五）辅助检查

1. 生化检查

（1）骨形成指标：骨形成标志物如血清碱性磷酸酶、血清骨钙素、Ⅰ型前胶原羧基端前肽等，它们是成骨细胞在不同的发育阶段直接或间接的表达产物，反映成骨细胞的功能和骨形成状况。一般认为，骨形成标志物的增高与绝经后妇女明显增加的骨流失率相关。

（2）骨重吸收指标：多数骨重吸收标志物都是骨胶原的代谢产物，如血清、尿Ⅰ型胶原C端肽、尿游离脱氧吡啶酚、尿羟脯氨酸、尿胶原吡啶交联或Ⅰ型胶原交联N末端肽，但也有非胶原蛋白标志物如血浆抗酒石酸盐酸性磷酸酶等。其中血清、尿Ⅰ型胶原C端肽及尿游离脱氧吡啶酚水平的升高与髋骨、椎骨骨折风险性呈正相关。

（3）血、尿骨矿成分检测：如血清总钙、血清无机磷、血清镁、血清磷酸酶、血沉以及尿钙、磷、镁的测定。其中血清碱性磷酸酶值在骨折发生时可轻度升高。

2. 骨密度测定　骨密度下降既是导致骨折发生的重要危险因素之一，也是诊断骨质疏松症的重要指标。骨密度测定方法包括单光子吸收测定法、单能X线吸收测定法、双能X线吸收测定法、定量CT法和定量超声测定法等，其中目前广为应用的评定方法是双能X线吸收法。该法可测量任意部位，测定部位的骨密度可预测该部位的骨折风险，常用的推荐测量部位是腰椎 1~4 和股骨颈。WHO推荐的诊断标准为：骨密度值低于同性别、同种族健康成人的骨峰值不足 1 个标准差属正常；降低 1~2.5 个标准差之间为骨量低下（骨量减少）；降低程度等于和大于 2.5 个标准差为骨质疏松；骨密度降低程度符合骨质疏松诊断标准同时伴有一处或多处骨折时为严重骨质疏松。现在通常用 T-Score（T值）表示，即 T 值≥-1.0 为正常，-2.5<T 值 <-1.0 为骨量减少，T 值≤-2.5 为骨质疏松。

3. X线检查　可观察骨组织的形态结构，可对骨质疏松症所致各种骨折进行定性和定位诊断，也是将骨质疏松症与其他疾病进行鉴别的较好方法。常用摄片部位包括椎体、髋部、腕部、掌骨、跟骨和管状骨等。X线检查可见骨结构模糊、骨小梁间隙增宽、骨皮质变薄、骨小梁减少或消失、椎体呈双凹变形或楔形变形等。一般认为，X线片检查出典型骨质疏松时，其骨矿含量的丢

考点提示

骨质疏松症的定义、病因、发病机制、分类、危险因素、临床表现

失已达 30% 以上,故对骨质疏松症的早期诊断意义不大。

二、康复评定

(一)生理功能评定

1. 肌力评定　可采用徒手肌力检查法(MMT)。注意在对骨质疏松症患者进行抗阻肌力检查时,施加阻力要柔和,不要过猛,以免造成损伤。

2. 关节活动度评定　可采用量角器测量关节活动范围,包括主动活动度和被动活动度,主要评定腰椎、膝关节。

3. 疼痛评定　根据病情选用相应的评估方法,如视觉模拟评分(VAS)法、简式 McGill 疼痛问卷(MPQ)等。

4. 平衡功能评定　平衡功能下降是骨质疏松症患者易跌倒并发生骨折的重要原因之一,通过平衡功能评定可预测被试者跌倒的风险及程度,常用 Berg 平衡量表进行评定。

5. 步态分析　骨质疏松症患者的步态不稳也是患者跌倒以及发生骨折的常见原因。因此应对包括步行节律、稳定性、重心偏移、手臂摆动以及辅助器具的使用等进行详细分析。

(二)心理功能评定

骨质疏松症是一种慢性进展性疾病,多发于老年人及妇女,加之病程长,临床症状重,患者多会产生各种心理障碍。评定方法可参考本套教材《康复评定》。

(三)日常生活活动能力评定

骨质疏松症对患者日常生活有极大的影响,所以对患者的日常生活活动能力进行评定具有重要意义,常采用 Barthel 指数法进行评定。

(四)社会参与能力评定

骨质疏松对患者的生活质量的影响是多方面的,可采用中文版健康状况调查问卷(SF-36)、疾病影响程度量表(SIP)等对其生活质量进行评定,具体评定方法可参考本套教材《康复评定》。

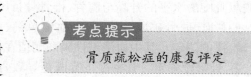

考点提示

骨质疏松症的康复评定

三、功能障碍

(一)生理功能障碍

1. 运动功能障碍　患者常表现为以腰椎活动受限和腰背肌力下降为主要表现的腰背部活动障碍。脊椎及骨盆等部位明显的全身持续性疼痛,在体位改变和上楼梯等时尤为严重。下肢可有不同程度肌肉萎缩、负重能力下降等。

2. 心肺功能障碍　胸腰椎压缩性骨折导致脊椎后凸,胸廓畸形,使得肺活量及最大换气量减少,影响患者心肺功能,出现胸闷、气短、呼吸困难等。

(二)心理功能障碍

骨质疏松症是一种慢性病,患者可出现焦虑、忧郁、沮丧等心理问题。

(三)日常生活活动能力受限

患者的坐、站、行走以及个人卫生等受到影响,部分严重骨折患者需要长期卧床,其日常生活活动能力受到严重影响。

（四）社会参与能力受限

主要表现为社会生活能力及就业能力的下降，进而导致生活质量降低。

四、康复治疗

（一）目标

缓解或控制疼痛；防治骨折；减缓骨量丢失，提高骨量；防止失用综合征；预防继发性肌肉萎缩；改善和恢复机体运动功能，提高日常生活活动能力和生活质量。

（二）方法

1. 物理治疗

（1）物理因子治疗：选择性地运用各种物理因子（如中频、低频电疗）治疗是骨质疏松症引起的急慢性疼痛的首选治疗方法。而且物理因子治疗还有减少组织粘连、防止肌肉萎缩、改善局部血液循环、促进骨折愈合、预防深静脉血栓和继发性骨质疏松、增强局部应力负荷、促进钙磷沉积以及改善肢体功能活动等作用。如高频电疗对于继发骨折所引起的急性期的炎症性疼痛有较好的止痛功效；功能性电刺激、感应电、干扰电疗法等可减轻肌肉萎缩；经皮神经肌肉电刺激、中频电疗可以治疗慢性疼痛；直流电离子导入、超声波等可促进骨折愈合；紫外线、磁疗等可改善骨代谢、促进钙磷吸收等。

（2）运动治疗：运动不仅是骨矿化和骨形成的基本条件，而且能促进性激素分泌，调节全身代谢状态；另外运动治疗可改善骨质疏松症患者的运动功能、平衡功能以及日常生活活动能力。是防治骨质疏松症的有效方法。比如踏步、跳跃可刺激髋骨，抑制破骨细胞的吸收；负重训练利于腰椎增加骨密度；慢跑、爬楼梯能维持骨量和保持骨的弹性；等长抗阻训练有促进骨矿化作用，且由于训练时不产生关节的运动，不会引起剧烈疼痛，对合并有骨性关节病的骨质疏松症患者较为适合。若能坚持长期有计划、有规律的运动，建立良好的生活习惯，可延缓骨量丢失。

运动方式：根据美国运动医学会推荐的骨质疏松预防和治疗运动方案，运动方式包括：承重耐力训练、抗阻力量训练、柔韧性和协调性训练。训练前应做适当的预备运动，以增加心肺及躯体运动适应性，防止运动性不适和损伤。预备运动可采用全身柔软体操、慢跑、呼吸练习及牵伸肌群练习等，时间约 10 分钟。预备运动完成后，可进行抗阻训练和耐力训练。一般选择骨质疏松好发部位的相关肌群进行运动训练，如体操训练可预防腰椎骨质疏松所造成的骨折，蹬楼梯、踩功率车可预防骨质疏松造成的股骨和髋部骨折等，时间 20~40 分钟。老年患者可采取慢跑或步行为主的耐力运动，每日慢跑 2 公里或步行 3 公里左右。运动训练结束时，做 5~10 分钟的肌肉放松运动，以缓解运动中肌肉紧张度，调节神经体液，防止机体在运动结束后的不适反应。

若已发生骨折，可参照本章第一节骨折后患者的康复进行针对性康复训练。

运动强度及频率：依据年龄、体力而定，一般从低强度开始，在耐受强度范围内，每周 3~5 次，以次日不感疲劳为度。

运动治疗的禁忌证：严重的心功能不全及严重心律失常、近期的心肌梗死、主动脉瘤、严重的肝肾功能不全和严重的骨关节病等。

2. 作业治疗　首先应对骨质疏松症患者进行全面评估，之后有目的、有针对性地从日常生活、工作学习及社会交往等活动中选择合适的作业，指导患者进行训练，既锻炼了骨质疏松症患者的躯体功能，又提高其日常生活活动能力，预防骨质疏松性骨折的发生，改善患者躯体、心理功能,达到全面康复的目的。

3. 康复辅具　使用一些如穿鞋器、长柄取物器、步行架等日常生活活动辅助用具,可减轻活动的负担和难度。在康复治疗过程中可为患者制作合适的支具、保护器和矫形器,有缓解疼痛、减重助行、矫正畸形、预防骨折发生的作用。

4. 心理治疗　应向患者介绍有关疾病的知识,帮助患者正确认识所患疾病,给患者以心理支持,增强其战胜疾病的信心,消除悲观、焦虑情绪。

5. 其他治疗

(1) 药物治疗:以促进骨形成与骨矿化、抑制骨吸收为原则。用药应遵循早期、长时、联合用药的原则,常用的药物包括以下:①抑制骨吸收药物:主要有雌激素、选择性雌激素受体调节剂、黄体酮衍生物、降钙素及双磷酸盐等。②促进骨形成药物:主要有甲状旁腺激素、氟化物、生长激素等。③促进骨矿化药物:主要有钙制剂和维生素 D,是防治骨质疏松症的基础药物。

(2) 饮食疗法:注重多种营养补充,多食入一些含钙、磷、维生素及蛋白质丰富的食物,以补充体内与骨代谢有关物质的不足。含钙高的食物如牛奶、蔬菜、水果、豆制品和鱼虾类。但应避免同时进食高钙食物与高脂食物。

(3) 外科治疗:骨质疏松性骨折复位、固定很关键,可以增强骨结构的稳定性,防止骨折再次发生。

(4) 病因治疗:对于有明确病因的继发性骨质疏松症患者,病因治疗是最基础、最根本的治疗方法,然后在联合其他方法治疗。

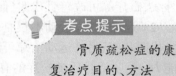

考点提示

骨质疏松症的康复治疗目的、方法

五、健康教育

1. 饮食起居　过量饮酒会影响骨骼新陈代谢,吸烟会影响骨形成,浓咖啡会加速尿钙排泄进而影响身体对钙的吸收,过量摄入盐分及蛋白质会增加钙流失等等,日常生活中应尽量避免以上不良生活习惯。多食鱼虾、瘦肉、豆制品、牛奶、海带、花生、核桃、苹果、香蕉等食物。老年人应慎用利尿剂、糖皮质激素、异烟肼等药物。绝经后妇女应在医务人员指导下服用少量雌激素以及维生素 D 及钙剂。多户外活动,适当体育锻炼,可采取步行、慢跑、骑自行车等运动形式,循序渐进增加运动量,经常晒太阳。

2. 自我锻炼　在医务人员指导下,在家中长期坚持肌力、耐力以及平衡功能、关节活动度的锻炼,以提高运动反应能力和环境适应能力,预防跌倒。对于所有骨质疏松症患者来说在日常生活中应注意保持正确的体位及姿势,可结合静力性体位训练进行,具体训练方法是坐或立位时应伸直腰背,收缩腹肌、臀肌,增加腹压,吸气时伸背扩胸,随后收颌并向前压肩,或坐直背靠椅;卧位时应平仰,低枕,尽量将背部伸直,坚持睡硬板床。无论有无合并骨折的骨质疏松症患者都应该坚持进行本训练,能预防驼背、骨折的发生。

3. 休闲式娱乐活动　户外活动时可多参与各种球类、舞蹈以及秧歌等文体娱乐活动。

4. 日常生活注意事项　康复治疗初期应使用双腋拐辅助行走,逐渐过渡到手杖,直至不用杖。老年人应坚持神经肌肉系统的锻炼,增加灵活性及应变能力,以增加步行稳定性,预防跌倒等意外。此外,良好的照明条件、防滑地面、宽敞无杂物的活动空间等有利于减少跌倒风险。

六、功能结局

骨质疏松症的主要危害有骨折、体形改变以及骨折后卧床导致的呼吸系统及循环系统相关疾病,严重时可能致死。骨质疏松症引起的体形改变以及行动不便还会对患者造成严重的心理精神负担。生理功能及心理功能的障碍都会影响患者的日常生活活动能力和社会参与能力,造成重返社会障碍的结局,使患者的生活质量下降。

 小结

骨质疏松症是中老年人的多发疾病,其典型的临床表现是疼痛、骨折和身长缩短、驼背等脊柱变形。本病的康复治疗中物理因子治疗常作为改善各种急慢性疼痛的首选方法;而运动疗法在康复治疗中占有重要地位,运动方式包括承重耐力训练、抗阻力量训练、柔韧性和协调性训练,训练前应做适当的预备运动,训练时应注意运动强度及频率;同时有目的、有针对性地从生活、工作、社交等活动中选择一些作业对患者进行训练,可改善其躯体、心理功能。本病的预防比治疗更重要,预防应从儿童、青少年期开始。

 目标测试

A 型题

1. 下列哪一项是骨质疏松症的不可控制危险因素

    A. 母系家族史   B. 性激素水平   C. 过度饮酒

    D. 体力活动少   E. 服用影响骨代谢药物

2. 骨质疏松症患者的典型临床表现**不包括**

    A. 疼痛   B. 骨折   C. 关节脱位

    D. 驼背   E. 身长缩短

3. 下列关于骨质疏松症患者进行骨密度测定的说法中正确的是

    A. 骨密度下降不能作为诊断骨质疏松症指标

    B. 骨密度测定方法中目前广为应用的评定方法是单能 X 线吸收法

    C. 双能 X 线吸收法常用的推荐测量部位是胸椎 1~4 和股骨颈

    D. 在 WHO 推荐的诊断标准中,骨密度值降低程度等于和大于 2.5 个标准差为骨质疏松

    E. 根据 T 值表示,T 值≤-2.0 为骨质疏松

4. 根据美国运动医学会推荐的骨质疏松预防和治疗运动方案,其中的运动方式**不包括**

    A. 承重耐力训练   B. 抗阻力量训练   C. 短跑训练

    D. 柔韧性训练   E. 协调性训练

5. 下列哪一项**不属于**骨质疏松症患者康复治疗的目标

    A. 缓解或控制疼痛

    B. 纠正驼背

    C. 减缓骨量丢失,提高骨量

    D. 改善和恢复机体运动功能

E. 提高日常生活活动能力和生活质量

（李　强）

第十一节　儿童进行性肌营养不良

 学习目标

1. 掌握：儿童进行性肌营养不良的定义。
2. 熟悉：假肥大型肌营养不良的临床表现、康复目的。
3. 了解：假肥大型肌营养不良的病因与病理、康复治疗。

 案例

　　男，4 岁，半年前被发现走路易跌，奔跑困难，逐渐出现走路和上楼困难，下蹲站起困难，不能从仰卧位直接站起。查体：走路呈鸭步态，跌倒频繁，不能跳跃，腓肠肌肥大。四肢肌力低下，肌肉萎缩，腱反射减弱。

　　请问：1. 如何进行康复评定？目前主要的康复问题有哪些？
　　　　　2. 该患儿的康复治疗方法有哪些？

一、概述

（一）定义

　　儿童进行性肌营养不良（PMD）是一组遗传性肌肉变性疾病。根据遗传方式、发病年龄、累及肌肉、病程及预后的不同，可分为假肥大型肌营养不良、Emery-Dreifuss 肌营养不良、面肩肱型肌营养不良、肢带型营养不良、远端型营养不良、强直型营养不良及先天性肌营养不良。假肥大型肌营养不良（DMD）为儿童中最常见、最严重的一种肌病，主要发生在学龄前和学龄期，分为 Duchenne 型（严重型）和 Becker 型（良性型）两种类型，以前者常见，本节主要介绍假肥大型肌营养不良 -Duchenne 型（严重型）。

（二）病因与病理

　　本病大多有家族史，为 X 连锁隐性遗传。男性发病，女性携带基因，该基因编码一种细胞骨架蛋白，称抗肌萎缩蛋白（Dys），分布在骨骼肌和心肌细胞膜的质膜面上，起细胞支架作用，可保护肌膜抵抗收缩时产生的力而不致受损。患儿因该基因缺乏，所以不能产生抗肌萎缩蛋白，肌膜不稳定，在收缩时损伤，出现肌肉的变性坏死，导致肌肉无力与萎缩。肌肉的基本病理改变为肌纤维变性、坏死与再生并存，肌纤维有的萎缩，有的代偿性增大，大小不等呈相嵌分布。肌纤维肥大的部分呈玻璃样变，肌细胞间质可见大量的脂肪和结缔组织，即假性肥大。

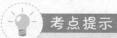 **考点提示**

　　进行性肌营养不良的定义、病因学与病理学特点

（三）临床表现

　　本病均为男性发病，常在 3 岁以前出现症状，3~5 岁发病。

1. 婴幼儿期（1~3岁） 起病隐袭，以骨盆带肌肉无力最为突出，主要表现为运动发育迟缓。初起病时双下肢无力，呈现蹭爬，行走延迟，患儿约在1岁半至2岁开始行走，步态拖沓，上台阶时用手辅助。言语发育迟缓，肺活量低。

2. 学龄前期（3~6岁） 逐渐出现本病的特异性运动姿势。①起病时双下肢无力，步行不稳，容易跌倒，由于髂腰肌和股四头肌无力而上台阶、蹲位站起困难。②从仰卧位起身时，由于腹肌和髂腰肌无力，表现为 Gower 征，即"攀爬性起立"（图3-11），患儿首先翻身呈坐位，让膝关节及髋关节屈曲，手支撑躯干呈四点跪位，然后双腿支撑躯干，双手按压膝部起身，此时躯干慢慢立直；③因骨盆带肌无力，髋膝无力常导致腰椎过度前凸，走路时向两侧摇摆，呈典型鸭步，在起身行走期，可观察到双下肢腓肠肌假性肥大，为本病的特征性表现（图3-12）；④肩胛带肌同时受累，举臂无力，因前锯肌和斜方肌无力，不能固定肩胛内缘，使肩胛游离呈翼状支于背部，称为翼状肩胛。

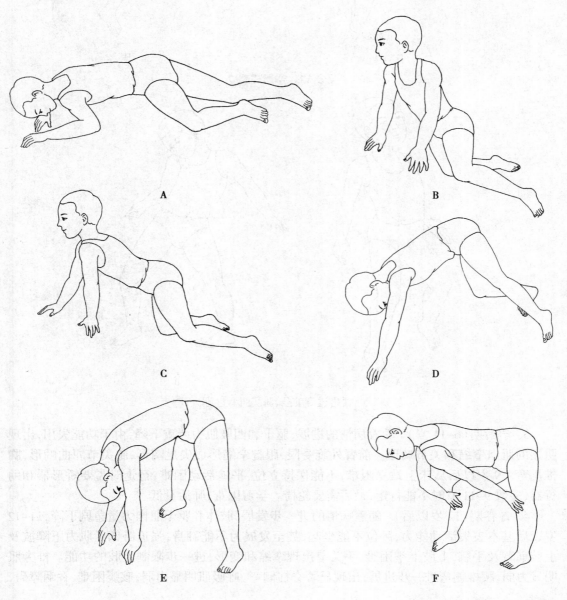

A

B

C

D

E

F

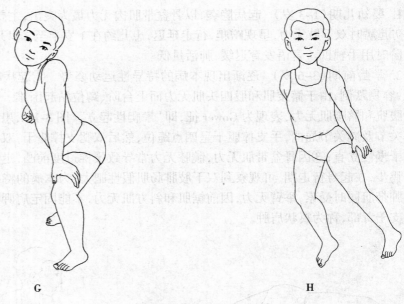

G   H

图 3-11 攀爬式起立

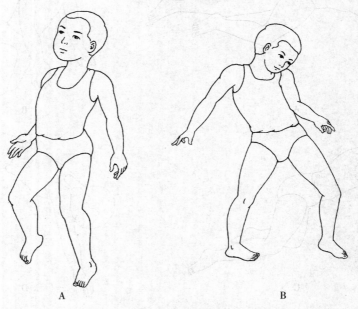

A   B

图 3-12 腰椎过度前凸、腓肠肌假性肥大、鸭步

  3. 学龄期(6~11岁) 随着病情的进展,躯干和四肢肌力严重下降,由于功能失用,出现明显的肌肉挛缩和关节畸形。前臂外旋受限,跟腱挛缩形成尖足畸形,膝关节屈曲畸形,胸椎侧弯。9岁以后从床上站立困难,不能保持立位,平地活动困难,行走时需要矫形器和助行器,多数9~11岁时不能行走,最后需要轮椅。学习困难,肺活量低。

  4. 青春期(12岁以后) 随着病情的进一步发展,肢体和躯干肌肉力量急剧下降,11~12岁以后基本丧失活动能力,卧位不能坐起,甚至发展为不能翻身,强迫卧床。肌力下降波及上肢前臂及手肌,上肢上举困难,手关节出现挛缩和变形,进一步限制上肢的功能。椎旁肌明显力弱,腰椎侧弯进一步进展,出现显著脊柱侧弯。呼吸肌明显力弱,咳痰困难,吞咽障碍,

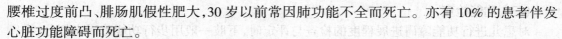

腰椎过度前凸、腓肠肌假性肥大,30岁以前常因肺功能不全而死亡。亦有10%的患者伴发心脏功能障碍而死亡。

（四）辅助检查

1. 肌酸磷酸激酶（CK） 显著升高,数十倍至数百倍于正常值。在疾病早期甚至无症状期即可出现显著升高。

2. 肌电图 提示为肌源性损害。

3. 肌肉活检 提示肌营养不良样改变,肌纤维大小不一,脂肪结缔组织增生,可见肌纤维坏死和再生,肌活检标本中可见散在嗜酸性肥大肌纤维,缺乏炎症细胞浸润。

4. DMD基因检查 多重PCR技术可检测大约98%的基因缺失。多重连接探针扩增技术（MLPA）是目前最常用的方法,可以用于全部外显子缺失和重复的检查。

> 💡 **考点提示**
>
> 假肥大型肌营养不良的临床表现

二、康复评定

（一）肌力检查

小儿肌力检查采用MMT徒手肌力检查法,但对于假肥大型进行性肌营养不良患儿,患儿合作程度较差有时难以完成。同时注意使用时,要在原有评定标准的基础上,采用更详细的标准级别,添加"+""−"的方法进行改进和补充。

（二）关节活动度检查

关节挛缩是假肥大型肌营养不良的主要功能障碍,定期用关节角度尺测量关节活动度很重要。在测量关节活动度时由于挛缩的存在,被测者不能从解剖0°位,即从开始位运动,应准确记录实际开始位的角度,结合关节的正常运动范围,判断其运动受限的情况。例如膝关节屈曲运动范围,记录结果为0~150°提示无关节活动受限,记录为20°~150°提示膝关节伸展受限。本病患儿中踝关节背屈、髋关节和膝关节伸展能力丧失、髂胫束痉挛、肘关节屈曲最常见,因此应重点检查。评价时若关节运动开始位已经有挛缩,为准确记录开始位的角度,应注意正确的体位和方法。

1. 髋关节屈曲挛缩测量 髋关节屈曲挛缩时患儿仰卧于硬板床上,让一侧髋膝关节尽量屈曲,膝盖用力抵胸,直至腰椎平贴于床面,伸展另一侧下肢,但注意避免外展,此时另一侧的髋关节不能伸展,大腿与床面形成夹角,即为髋关节屈曲挛缩的程度,准确测量躯干中轴线与股骨外髁轴线之间的夹角,记录为屈曲角度,即髋屈曲开始位的角度。髋关节屈曲正常值0~125°。

2. 阔筋膜张肌挛缩 当阔筋膜张肌挛缩时（阔筋膜张肌有紧张髂胫束、屈大腿、伸小腿的功能）应取俯卧位,让大腿外展尽可能排除髋关节屈曲挛缩的影响,膝关节屈曲90°,并在骶部加压,内收大腿加大屈髋,测量腿后中线与后髂棘的夹角。

3. 膝关节屈曲挛缩角度 膝关节屈曲挛缩取仰卧位,小腿作最大限度伸展,测量股骨外髁与大转子、外踝连线的夹角。膝关节屈曲正常值0~150°。

4. 踝关节跖屈挛缩 应取仰卧位,膝关节屈曲,应对跖面下压,测量腓骨纵轴与第五跖骨纵轴之间的夹角。踝关节背屈正常值0~20°。

5. 肘关节屈曲挛缩 应取肘伸展位,测量肱骨与桡骨轴线间的角度。肘关节屈曲正常值0~150°。

（三）功能检查

对患儿进行功能障碍进展程度的检查与评定时，下肢一般用步行功能障碍来划分，将患儿的动作能力划分为10级（表3-9）；上肢检查时坐在椅子上进行测试，固定躯干以防止产生代偿动作，上肢从体侧下垂肢位开始检查，挛缩、变形时从该挛缩、变形肢位开始，主要查看前臂回旋，腕关节及手指的运动（表3-10）。

表3-9　假肥大型肌营养不良下肢功能障碍的分级（Vignos）

功能障碍度（级）	动作
1	能行走，能登楼梯，不需要手的辅助
2	能行走，登楼梯手按膝
3	能行走，虽然在扶持下登楼梯，但速度缓慢（12秒能登4个标准台阶）
4	能行走和自坐位站起，不需扶持，但不能登楼梯
5	尚能在不扶持下行走，但已不能登楼梯和自坐位站起
6	只能在扶持或用长腿支具下行走
7	需平衡支助，在长腿支具下行走
8	已不能行走，可在长腿支具下站立
9	坐轮椅
10	强迫卧床

表3-10　假肥大型肌营养不良上肢功能障碍的分级（Vignos）

分级	动作
1	上肢能从自然下垂位外展过头并触及头部
2	上肢虽能外展过头，但运动范围缩小，肘关节屈曲或靠辅助肌肉帮助
3	不能举手过头，但能举起盛满200ml水的杯子到口
4	不能举起盛满200ml水的杯子到1：3，只能举手到口
5	不能举手到口，但能从桌子上握拳或捡起网球
6	不能举手到口，且不能完成功能动作

（四）ADL能力评定

3岁左右的患儿要考虑评定ADL能力，以及有关功能代偿、是否需要辅助等。现简要介绍日本厚生省进行性肌营养不良对策研究班制定的ADL评价表。该量表包括头部和躯干功能（7项）、上肢功能（5项）、下肢功能（12项）三大类总计24项，采取0~4分的5级评分法。判断时必须仔细观察哪些为可、哪些为否，每项4分（独立完成）~0分（不能完成或全辅助），5个阶段实施。

（五）呼吸功能评定

为了采取适当的呼吸管理，必须进行呼吸功能评定，掌握呼吸障碍进展的程度，包括测定肺活量、肺活量百分比、最大通气量、用力肺活量及血气分析等。此外还应注意，结合脊柱及胸廓变形的种类、程度，咳痰的性质、量、痰液潴留的部位，是否伴有呼吸系统疾病等情况作出综合评定。

三、功能障碍

1. **肌力低下与关节挛缩** 肌无力自躯干和四肢近端开始,缓慢进展,下肢重于上肢。下肢骨盆带肌无力,导致起立、行走障碍;肩胛带肌无力,举臂无力,ADL 能力逐渐低下;躯干肌力低下,导致不良姿势的产生,进一步发展为脊柱和胸廓变形,脊柱侧弯、胸廓变形是呼吸功能低下的主要原因之一。

2. **起立、行走障碍** 在患儿 2~3 岁时,表现为起立、行走的早期障碍特点,小儿容易摔倒,走路或跑的步幅受到限制,多数家长在此期发现小儿的异常。3~5 岁时,表现为特殊立位姿势,患儿立位时两足岔开,骨盆前倾,腰椎前凸,足底着地困难;步态呈鸭步;卧位或坐位起立时呈攀爬性起立;病情严重时将丧失行走能力。

3. **床上动作障碍** 患儿起立、行走困难时,在床上的移动主要靠爬行。①首先是四爬,其特征是两肩胛浮在背部上,呈翼状肩胛,肩关节外展,手指指向侧方或后方;②当四爬困难时,在床上移动主要靠"蹭爬";③最后坐位保持亦困难。在早期当肌力、关节活动度改变不明显时,可以保持各种姿势的坐位,后期随着障碍的进展,患儿的坐位保持困难,强迫卧位。

4. **ADL 障碍** 随病情进展,ADL 能力逐渐低下,由于入浴、排泄、进食、洗漱、更衣等日常生活活动需要体位及姿势变换较大,必须给予必要的辅助。

5. **呼吸功能障碍** 由于呼吸肌麻痹导致肺通气量下降,胸廓运动及肺的顺应性相继消失,早期出现呼吸窘迫、心率加快、血压升高;晚期呼吸极度困难,需要机械通气,出现低氧血症及高碳酸血症,导致呼吸性酸中毒,最后因呼吸功能衰竭而死亡。

四、康复治疗

(一)基本内容

恢复与重建运动功能;矫正和改善肢体挛缩和变形;维持其现有的动作能力及 ADL 能力,延缓活动受限进行性发展;积极使用支具及辅助具,防止功能进一步丧失;对住宅和生活环境进行改造以适应患儿居住;维持和改善心肺功能以延长生命;给患儿心理上的援助;同时对教育、职业等方面受到制约者,也要给予一定的援助。见表 3-11。

表 3-11 DMD 型肌营养不良的康复方法

残疾	康复处理方法
肌肉失能	肌力保持、关节挛缩变形的预防与矫治、心肺功能管理
个人能力低下	ADL 能力的维持、辅助具的使用训练与适应、环境的改造、心理的康复
社会功能不利	教育康复、职业康复、社会保障

(二)方法

1. **关节活动度训练** 疾病早期就应开始关节活动度的训练,主要采用被动运动的方法。一方面对包括肩、肘、腕、指间、髋、膝、踝及脊柱在内的全身各主要关节,进行可动范围内的被动活动;另一方面要进行关节被动牵伸训练,尤其是被动牵拉跟腱、腘绳肌、髂胫肌、屈髋肌及足外翻肌。这些被动运动的实施是防止关节挛缩变形的主要措施,一般每日 1~2次,每个关节应进行全方位的关节活动,每次 10~30 回合,每次伸展持续 5~10 秒。疾病早期被动运动应结合按摩,并应教会患儿家长掌握此项技术,长期坚持进行。各关节的牵伸重点如下：

(1) 髋关节屈肌群、阔筋膜张肌、股直肌的伸展。

(2) 膝关节股二头肌的伸展。

(3) 踝关节腓肠肌的伸展。

(4) 肩关节肩胛带及肩关节周围肌群的伸展。

(5) 肘关节肱二头肌及上臂肌群的伸展。

(6) 腕关节手指、腕关节及手指肌群的伸展。

(7) 躯干：患儿长期坐在轮椅上，要注意让患儿一天之内分数次保持卧位姿势，这样有利于伸展脊柱，防止脊柱变形进一步恶化。

2. 肌力增强训练　合理、有计划的采取主动的肌力增强训练，有利于维持肌肉的正常功能。但由于肌肉失用性萎缩和肌肉无力，会导致肌肉活动时易疲劳，因此要避免过度的肌力增强训练。早期可从日常动作中获得肌力的增强，并可维持患儿基本的功能，可进行起立、行走训练、蹲起、上下楼梯及床上动作等项目的运动训练。每次 30 分钟，一日内以 2~3 次为宜，每次运动以不感到疲劳为度。随着运动障碍的加重，应选择障碍程度较轻的肌肉锻炼，对已有障碍的肌肉，在肌肉能力允许的范围内做抗重力或减重运动。

(1) 起立、行走训练在步行期（Vignos 分级 1~7 级）可对患儿进行步行训练，以保持步行能力。当患儿进行步行训练困难时，可采用长下肢矫形器，辅助患儿膝关节固定，来完成站立和行走，尽量使患儿行走能力延长。

(2) 床上动作训练在步行不能期（Vignos 分级 9 级）要注意维持患儿在床上的动作能力，如肢体的基本姿势转换、翻身、坐起、四爬、蹭爬等爬行训练，肢体的伸展屈曲、举肩展臂、脊柱的运动等。

3. 物理因子疗法　目的在于改善肌肉组织的微循环，加强和锻炼肌肉，促进代偿性肥大，转化和改善挛缩的肌腱组织等，下述方法可供选用：

(1) 干扰电疗法：在不引起疼痛的情况下，可显著增大作用电流强度，引起骨骼肌收缩反应强度和活动范围更大。每日或隔日治疗 1 次，治疗时间一般 20~30 分钟，15~20 次为 1 个疗程。同样选择维持人体运动和生活功能的肌肉，使其产生收缩性活动。

(2) 神经肌肉电刺激疗法：选用短脉冲的方形波电刺激，通常选择股四头肌、臀大肌、三角肌、肱二头肌等维持人体运动和生活功能的肌肉。每块肌肉治疗 5~10 分钟，30 次为 1 个疗程，可以延缓肌肉萎缩、保持肌肉功能。

(3) 超短波疗法：超短波可穿透至较深部位，热效应作用较均匀。通常选择下肢，将电极放在腰部及双足底，无热量及微热量，10~15 分钟，每日 1 次，15~30 次为 1 个疗程。

(4) 超声波疗法：骨骼肌对超声波非常敏感，治疗剂量超声波可使肌肉松弛、肌张力降低。对易发生挛缩的髂胫束、股二头肌、腓肠肌进行超声波疗法时，宜采用直接接触移动法，移动过程中保持一定的均匀的压力，移动的速度约为每秒 2~4cm，剂量为 0.6~0.5W/cm^2，每次 6~10 分钟，每日 1 次，10~30 次为 1 个疗程。

(5) 红外线疗法：作用是改善局部血液循环，降低肌张力，缓解肌痉挛。可选择局部肢体或各个肢体轮流进行，每次 20~30 分钟，每日 1 次，15~30 次为 1 个疗程。

(6) 石蜡疗法：对于改善局部血液循环、软化挛缩组织均有一定帮助。采用蜡饼法、蜡袋法，每次 30 分钟，每日 1 次，15~30 次为 1 个疗程。

4. 矫形器应用　主要是针对患儿下肢和躯干的功能障碍，其作用是调动肌肉的残存肌

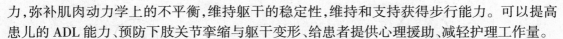

力,弥补肌肉动力学上的不平衡,维持躯干的稳定性,维持和支持获得步行能力。可以提高患儿的 ADL 能力、预防下肢关节挛缩与躯干变形、给患者提供心理援助、减轻护理工作量。

(1)下肢矫形器:在行走不能期,从行走显著困难的 Vignos 分级第 6 级开始,为了维持及改善起立及行走功能而使用下肢矫形器,可选用不同的支具。

1)金属支条式膝踝足矫形器:这种长下肢矫形器的特点是在矫形器的膝关节前面安装有两个弹簧,膝接头使用能弯曲 25° 的制动器,踝关节使用维持足跖屈的制动器,左右垂直条用坚固的钢材制成。它可以辅助患儿膝关节伸展,在行走时便于下肢伸出。

2)塑料和金属支条混合型膝踝足矫形器:此种 KAFO 带有金属支条、膝关节铰链及踝关节,经模塑制成,具有与肢体吻合好,重量轻,容易清洁的特点。可以补充膝关节减弱的伸展肌力,并把膝关节保持轻度弯曲位,这类矫形器容易从铰链与塑料连接件部位拆开,因此利于儿童使用中随着生长发育需要的延长。

(2)脊柱矫形器:在步行能力丧失后,由于躯干肌与骨盆周围肌萎缩,坐位保持亦趋困难,通常使用躯干支撑器提供援助,用以支撑体重,维持脊椎处于伸展位,使患者保持坐位。使用脊柱矫形器可以使患儿的病变部位固定或保持在容易发挥功能而且舒适的位置,防止肌力不平衡,防止重力或引起组织挛缩与变形的异常力所导致的进行性脊柱变形,并对已经变形的脊柱进行矫正。

5. 呼吸功能训练 进行呼吸功能训练,改善呼吸功能是延长患者生命的重要环节。目的是强化残存呼吸肌,增加肺活量,促进气道分泌物咳出,实行体位排痰,预防肺并发症,扩张胸廓,预防肋间挛缩并维持其活动性。呼吸训练包括放松训练、恢复生理性呼吸运动形式、呼吸肌肌力增强训练及维持和扩大胸廓活动度的训练。在临床上,应根据患者的状态选择不同的训练方法。

(1)深呼吸训练:这是增大肺活量及改善肺通气功能的最基本训练。首先是腹式呼吸练习,治疗师将手掌置于患儿上腹部,令患儿注意力集中于该处,缓慢的由鼻尽量深吸气,鼓起腹部完成吸气动作,同时治疗师给上腹部以轻度压迫,当达到最大吸气位时,用嘴自然的呼气;其次是屏气训练,最大吸气后的屏气训练可预防肺泡萎缩,且屏气后出现的大吸气对扩张胸廓也有作用,通常要指导患者每小时练习 5 次左右;其他还有叹气式呼吸,亦可通过吹气球、吹灭蜡烛等进行抵抗呼吸训练,以增加死腔和呼气压。

(2)排痰训练:包括辅助咳嗽训练、体位排痰法、胸壁叩打法、振动法等,根据患儿具体情况,可单独使用某一种方法,也可将各种方法形成不同的组合,以起到排出痰液的效果。对于较重的假肥大型肌营养不良患儿,平时的卧位姿势就要注意保持省力而又适合于痰液排出的体位,如侧卧位可提高排痰的效果。

(3)徒手胸廓扩张法:由于呼吸肌的肌力低下,使胸廓扩张回缩运动消失,必然导致胸廓紧缩,失去弹性,为防止其发生,需进行手法扩张。一般认为恢复胸廓的柔软性,每天 2 次,而保持胸廓的柔软性则每天 1 次即可。具体操作方法如下(图 3-13):

1)肋骨扭转手法:治疗师的一手放在胸廓的下面,指尖置于脊椎的横突,另一手置于前胸壁,手掌的根部靠近胸骨缘,然后双手同时相对用力(沿肋骨走向用力),在胸廓后方的手从胸廓下部向上部扭转。每根肋骨依次行手法治疗,上位肋骨与下位肋骨的运动方向相反。

2)躯干扭转手法:治疗师一侧前臂插入患者肩下,从背后达对侧腋窝附近,另一手固定胸廓下部。然后固定手沿图中箭头方向斜向上背部加压,另一侧上肢肘关节屈曲将患者躯干向前方旋转,但不要将患者抬起,使胸廓产生扭转的力。

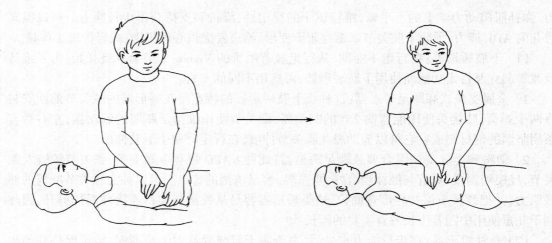

（1）肋骨扭转手法

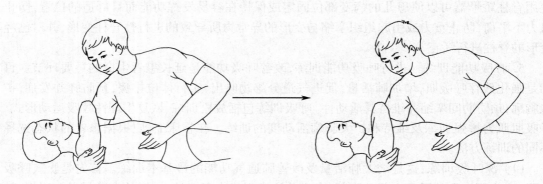

（2）胸廓扭转手法

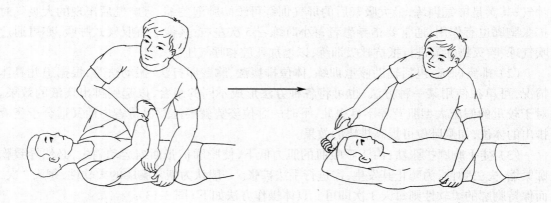

（3）背部过伸手法

图 3-13　徒手胸廓扩张法

3）背部过伸展手法：令患者双手抱肘，治疗师一手置于患者肩胛骨下角，指尖达横突，腕关节屈曲将患者上胸部托起，另一手帮助患者上举上肢至头顶，同时令患者深吸气。

（4）徒手胸廓压迫法：徒手将胸廓下压，然后慢慢松开，以增加胸廓的顺应性，对晚期呼吸困难明显的患者,可作为辅助呼吸的手段。

(5)舌咽呼吸法:是当膈肌、肋间肌等主要的呼吸肌发生麻痹时,采用的一种代偿性的呼吸方法,即用舌和咽喉的泵样运动将空气送入肺中的方法,平均可吸入60ml气体。此种呼吸方法的难点是不易体会及较易疲劳,但对于改善肺功能(增加肺活量、维持胸廓顺应性、增强咳嗽反射)和便利生活(减少入浴和进食后的呼吸困难、说话可发出较大声音、呼吸器使用间断期维持呼吸)方面有好处,因此需要练习。具体方法:①将嘴轻轻张开,下腭向下,向前再往上动,并将舌背降低做一个吸的动作。②将嘴闭合使空气含在口中。③将舌背提高至软腭处,避免空气由鼻溢出。④做一个类似吞咽、喉部挤压的动作,因此口中的空气被咽入肺中(初学者常会误将空气咽入胃内)。⑤让空气暂时存于肺中,别呼出来。⑥重复做上述动作6~10次,连续使空气进入,直到肺有饱满的感觉。⑦将肺中空气呼出,完成一个循环,此时患者可以很快开始另一个循环。

(6)人工呼吸器的应用

1)间歇正压人工呼吸:通过口鼻罩或面罩,利用泵的原理间断将空气送入肺内,促进排出CO_2,保持肺的顺应性。

2)体外式负压人工呼吸装置:用封闭的气囊围在胸壁上,利用泵的原理将囊内空气抽出使气囊变瘪。胸廓受到负压的吸引扩张,肺部吸气,当空气泵入时,肺部呼气,吸气与呼气交替进行。这种装置有:①塑料筒式通气器:通过包裹躯体(除颈部外)的密闭筒产生一间断的负压以帮助通气,其结构与功能与"铁肺"相似。②胸腹式护甲通气器:根据塑料筒式负压通气的原理改制的局限性辅助呼吸装置(图3-14)。

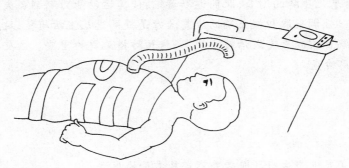

图3-14 体外式负压人工呼吸装置

3)间歇性腹部加压呼吸器:基本原理为增加腹外压力引起膈肌上提运动,产生主动吸气和被动呼气。腹部外压力通过一个与腹壁相适应的塑料扁平囊来实现。

4)气管内插管:机械呼吸终末期,依赖于气管插管后机械呼吸以维持呼吸功能。

6. 作业治疗　目标是改善患儿的日常生活动作,增加患儿参加游戏活动的能力,准备好入学的相关事宜。本病患儿虽然上肢功能障碍出现较晚,但随着病情进展,肌肉无力加重,ADL活动渐趋困难,患儿在进食、整容、更衣、排泄、入浴方面存在着诸多的问题,因此必须找准患儿在进行上述日常生活活动中存在的问题点,针对这些问题点进行适宜的作业活动。患儿的职能训练,最好在小学开始,将学习内容与职业训练结合起来,丰富其康复内容。在丧失步行能力后完全处于坐位及半卧位时,可进行手工制作、陶器工艺、雕刻等活动。

7. 心理康复　本病呈进行性发展,迄今无满意治疗方法。患儿常陷入自暴自弃的心理环境中,情绪极不稳定。给予适当心理支持,使患者和家长能面对现实,保持积极的心态,消除消极悲观、恐惧、忧郁、急躁等不良情绪的影响,让患儿有一个良好的心态,使其从悲观情绪中解脱出来,坚持康复治疗,提高对生活的信心。

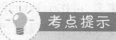

考点提示

儿童进行性肌营养不良的康复治疗方法

五、健康教育

大部分患儿可完成小学四年级前阶段的学习,以后由于行动困难常辍学,创造合适的学习环境,帮助患儿继续学习是全社会的责任,不仅有助于树立患儿的康复信心,也能加强其文化修养。在学校里安排在一层的教室学习,即使在行动困难不能上学的条件下,亦应鼓励病儿通过电视、网络学习知识。

六、功能结局

假肥大型肌营养不良中 Duchenne 型是最严重也是预后极差的一种类型,该病目前尚无特殊治疗方法,积极的康复介入能尽量保持肌肉功能、预防或延缓肌肉萎缩,但多数患儿在12 岁左右即会发展为不同程度的残疾,很少能存活到 20 岁以上,最终多死于呼吸衰竭、心力衰竭等并发症。Becker 型患者起病较晚,病程进展缓慢,寿命较 Duchenne 型患者长,绝大多数能活到 20 岁以上。

小结

儿童进行性肌营养不良是一组与遗传因素相关的疾病,临床上假肥大型肌营养不良最严重,随着患儿年龄的增长,肌肉逐渐萎缩,使其运动能力渐渐丧失直至完全失去生活自理能力。强调采取积极正确的康复治疗是提高患儿生活质量,延缓生命的有效途径。由于本病目前尚无有效治疗方法,采取预防措施更为重要。主要措施是检出基因携带者和产前检查。

目标测试

A 型题

1. 下列哪一项是儿童进行性肌营养不良最常见的类型

    A. 强直型营养不良   B. Emery-Dreifuss 肌营养不良

    C. 假肥大型肌营养不良   D. 远端型营养不良

    E. 先天性肌营养不良

2. 儿童进行性肌营养不良的临床表现**不包括**

    A. 进行性肌无力   B. 肌肉萎缩   C. Gower 征

    D. 假性肌肥大   E. 脑性瘫痪

3. 对患儿上肢进行功能障碍进展程度的检查与评定,以下属于功能障碍度 4 级的是

    A. 能行走,能登楼梯,不需要手的辅助

    B. 能行走和自坐位站起,不需扶持,但不能登楼梯

    C. 尚能在不扶持下行走,但已不能登楼梯和自坐位站起

    D. 只能在扶持或用长腿支具下行走

    E. 已不能行走,可在长腿支具下站立

4. 假肥大型肌营养不良患儿不能举手到口,但能从桌子上握拳或捡起网球,其上肢功能障碍的等级为

    A. 2 级   B. 3 级   C. 4 级   D. 5 级   E. 6 级

5. 假肥大型肌营养不良的功能障碍**不包括**

    A. 肌力低下与关节挛缩   B. 起立、行走障碍   C. 床上动作障碍

    D. 呼吸功能障碍   E. 疼痛和肿胀

6. 假肥大型肌营养不良应用物理因子疗法的目的**不包括**

    A. 改善肌肉组织的微循环   B. 加强和锻炼肌肉

    C. 促进代偿性肥大   D. 防止关节粘连僵硬

    E. 转化和改善挛缩的肌腱组织

7. 假肥大型肌营养不良患儿出现心肺功能不全表现,为了提高排痰的效果应采取何种体位

    A. 半坐卧位   B. 侧卧位   C. 俯卧位

    D. 胸膝位   E. 仰卧位

8. 假肥大型肌营养不良可采用的物理因子治疗**不包括**

    A. 脉冲磁疗   B. 超声波治疗   C. 红外线治疗

    D. 蜡疗   E. 超短波治疗

9. 关于假肥大型肌营养不良,以下说法**错误**的是

    A. 男性患病   B. 属于遗传性疾病   C. 出生后即发病

    D. 可合并心肌病变   E. 呈进行性发展

（覃 莹）

第四章 常见呼吸及循环系统疾病康复

第一节 慢性阻塞性肺疾病

学习目标

1. 掌握：慢性阻塞性肺疾病的定义、严重程度分级、呼吸训练、排痰技术及运动训练。
2. 熟悉：慢性阻塞性肺疾病的康复评定、健康教育。
3. 了解：慢性阻塞性肺疾病的主要危险因素、合并的肺外表现。

案例

　　男,64岁,咳嗽、咳痰、喘息30余年,活动后气促10余年,下肢水肿1周。查体:T 37.5℃,R26次/分,颈静脉怒张,桶状胸,双肺叩诊过清音,双肺呼吸音弱,呼气延长,双肺散在哮鸣音,肺底部可闻及少许湿性啰音,心界缩小,剑突下可见心尖搏动。肝肋下2cm,触痛阳性,肝颈静脉回流征阳性。双下肢水肿(++)。

　　请问: 1. 如何进行呼吸功能评定?
　　　　　 2. 运动疗法如何进行?
　　　　　 3. 健康教育的主要内容是什么?

一、概述

(一)定义

慢性阻塞性肺疾病(COPD)简称慢阻肺,是以持续气流受限为特征的可以防治的疾病,气流受限多呈进行性发展,与气道和肺组织对有害颗粒或气体的异常慢性炎症反应有关,包括具有气流阻塞特征的慢性支气管炎以及合并的肺气肿。因肺功能进行性减退,COPD严重影响患者的劳动力和生活质量,造成严重的经济和社会负担。

(二)病因与病理

本病一般认为与慢性支气管炎和阻塞性肺气肿发生有关的因素都可能参与发病。已经发现的危险因素大致可以分为外因(即环境因素)与内因(即个体易患因素)两类。外因包括吸烟、粉尘和化学物质的吸入、空气污染、呼吸道感染及社会经济地位较低的人群(可能与室内和室外空气污染、居室拥挤、营养较差及其他与社会经济地位较低相关联的因素有关)。内因包括遗传因素、气道反应性增高、在怀孕期、新生儿期、婴儿期或儿童期由各种原因导致肺发育或生长不良的个体。

本病病理改变主要表现为慢性支气管炎及肺气肿的病理变化,其病理特点为气道狭窄、阻塞,肺泡膨胀、失去弹性、肺血管增生、纤维化及肺动脉高压。COPD 特征性的病理生理变化是持续气流受限致肺通气功能障碍。

考点提示

COPD 的定义、病因和危险因素、病理改变及病理生理

(三)临床表现

1. 症状 ①咳嗽、咳痰:常为最早出现的症状,晨间明显,一般为白色黏液或浆液性泡沫痰。急性发作期痰量增多,可有脓性痰。②呼吸困难:为主要症状,早期在劳力时出现,后逐渐加重。③其他:疲乏、消瘦、焦虑等常在病情严重时出现。

2. 体征 早期可不明显。①视诊:胸廓前后径增大,肋间隙增宽,剑突下胸骨下角增宽,呈桶状胸,部分患者呼吸变浅,频率增快,严重者可有缩唇呼吸等。②触诊:双侧语颤减弱。③叩诊:肺部过清音,心浊音界缩小,肺下界和肝浊音界下降。④听诊:双肺呼吸音减弱,呼气延长,部分患者可闻及湿性啰音和(或)干性啰音。

3. 合并肺外表现

(1)外周骨骼肌功能障碍(PSMD):表现为肌力、耐力下降和易疲劳等,是患者活动能力下降、生活质量下降、预后差、影响最终存活率的重要原因。

(2)骨质疏松:可能与缺氧和营养不良、运动能力下降、吸烟、骨血液循环障碍、使用糖皮质激素、全身炎症反应等有关。

(3)心血管疾病:可能与气流受限、缺氧、全身性炎症反应与氧化应激、血管内皮功能减退、弹性蛋白的生成和降解失衡、使用治疗药物等有关。

(4)心理紊乱:主要是抑郁或焦虑,与患者劳动力和生活自理能力丧失、社交活动明显减少、医药费用不断增加、家庭经济困难有关。

(四)辅助检查

1. 血气分析 早期表现为低氧血症;随着病情逐渐加重,可出现高碳酸血症。

2. 胸部 X 线检查 后期可出现肺纹理增多、紊乱等非特征性改变;肺过度充气征。

考点提示

COPD 的症状、体征和辅助检查

二、康复评定

(一)生理功能评定

1. 呼吸功能评定

(1)肺功能检查:是判断气流受限增高且重复性好的客观指标,对诊断 COPD、评价其严重程度、了解疾病进展、评估预后及治疗反应等有重要意义。

1)1 秒钟用力呼气容积占用力肺活量百分比(FEV$_1$/FVC):是评价气流受限的一项敏感指标。1 秒钟用力呼气容积占预计值百分比(FEV$_1$% 预计值),是评估 COPD 严重程度的良好指标,其变异性较小,易于操作。吸入支气管扩张剂后 FEV$_1$/FVC<70% 者,可确定为不能完全可逆的气流受限。肺总量(TLC)、功能残气量(FRC)和残气量(RV)增高,肺活量(VC)降低,深吸气量(IC)降低,IC/TLC 下降,一氧化碳弥散量(DLCO)及 DLCO 与肺泡通气量(VA)比值(DL-CO/VA)下降(表 4-1)。

表 4-1 肺功能分级标准

分级	FEV₁/FVC
Ⅰ级（轻）	≥70
Ⅱ级（中）	50~69
Ⅲ级（重）	<50

2）支气管舒张试验：有利于鉴别 COPD 与支气管哮喘，可预测患者对支气管舒张剂和吸入糖皮质激素的治疗反应，获知患者能达到的最佳肺功能状态，与预后有更好的相关性。

肺功能检查的特征性表现是进行性的用力呼气量减少，残气量增加。检查肺功能时应嘱患者取坐位或站立位，为使结果重复性好，要求患者最大限度地给予配合。

（2）呼吸困难评定：常用改良英国 MRC 呼吸困难指数（见表 4-2）或根据 Borg 量表改进的评分法进行评定。

表 4-2 改良英国 MRC 呼吸困难指数

分级	呼吸困难严重程度
0	我仅在剧烈运动时感觉气喘
1	我在匆忙时或走小坡时感觉气短
2	从事相同强度活动时我较同龄人慢或须停下呼吸
3	在步行大约 100 码或几分钟后会因为气促而停下来休息
4	因喘不过气我必须待在家里或穿衣时也气短

南京医科大学根据 Borg 量表计分法改进的呼吸困难评分法，对患者完成一般性活动后气短、气急症状的程度分级：

Ⅰ级：气短气急；

Ⅱ级：稍感气短气急；

Ⅲ级：轻度气短气急；

Ⅳ级：明显气短气急；

Ⅴ级：气短气急严重，不能耐受。

（3）呼吸功能改善程度评定：Z-5 明显改善；V-3 中等改善；Z-1 轻度改善。

（4）呼吸功能恶化程度评定：0 不变；1 加重；3 中等加重；5 明显加重。

2. 运动功能评定　通过运动试验，可评估患者的心肺功能和运动能力，掌握患者运动能力的大小，了解其在运动时是否需要氧疗，为患者制定安全、适量和个体化的运动治疗方案。试验中应逐渐增加运动强度，直至患者的耐受极限，为确保安全，试验过程中应密切观察患者的生命体征。

（1）平板或功率车运动试验：通过活动平板或功率车进行运动试验获得最大吸氧量、最大心率、最大 MET 值、运动时间等相关量化指标来评定患者运动能力，也可通过平板或功率车运动试验中患者的主观劳累程度分级（Borg 计分）等半定量指标来评定患者运动能力。

（2）6 分钟行走距离测定：让患者步行 6 分钟，记录其所能行走的最长距离。试验与上述分级运动试验有良好相关性。对于不能进行活动平板运动试验的患者可行 6 分钟行走距离测定，以判断患者的运动能力及运动中发生低氧血症的可能性。

评定方法：在平坦的地面划出一段长达 30.5 米的直线距离，两端各置一椅作为标志。患者在其间往返走动，步速缓急由患者根据自己的体能决定。在旁监测的人员每 2 分钟报时一次，并记录患者可能发生的气促、胸痛等不适。如患者体力难支可暂时休息或中止试验。6 分钟后试验结束，监护人员统计患者步行距离进行结果评估。

分级方法：美国较早进行这项试验的专家将患者步行的距离划为 4 个等级，级别越低心肺功能越差，达到 3 级与 4 级者，心肺功能接近或已达到正常。

1 级：患者步行的距离少于 300 米。

2 级：患者步行的距离为 300~374.9 米。

3 级：患者步行的距离为 375~449.5 米。

4 级：患者步行的距离超过 450 米。

（3）呼吸肌力测试：是呼吸肌功能评定 3 项指标中最重要的一项，包括最大吸气压、最大呼气压和跨膈压的测量；也可作为咳嗽和排痰能力的一个指标。

（二）心理功能评定

参照本套教材《康复评定》中有关心理功能评定部分。

（三）日常生活活动能力评定

根据自我照顾、日常活动、家庭劳动及购物等活动，将呼吸功能障碍患者的日常生活活动能力分为 6 级，见表 4-3。

表 4-3　日常生活活动能力评定

分级	表现
0	虽存在不同程度的肺气肿，但活动如常人，对日常生活无影响，活动时无气短
1	一般劳动时出现气短
2	平地步行无气短，速度较快或登楼、上坡时，同行的同龄健康人不觉气短而自己有气短
3	慢走不及百步即有气短
4	讲话或穿衣等轻微动作时即有气短
5	安静时出现气短、无法平卧

（四）社会参与能力评定

主要是生活质量评定和职业评定。方法参照本套教材《康复评定》。

三、功能障碍

（一）生理功能障碍

1. 呼吸功能障碍

（1）呼吸困难：表现为劳力性气短、气促、呼吸困难或出现缺氧症状等。

（2）病理性呼吸模式：最为典型。为弥补呼吸量的不足，往往在安静状态以胸式呼吸为主，甚至动用辅助呼吸肌，即形成了病理性呼吸模式。

（3）呼吸肌无力：活动量减少、运动能力降低，影响膈肌、肋间肌、腹肌等呼吸肌的运动功能，使呼吸肌的运动功能减退，产生呼吸肌无力。

（4）能耗增加：病理性呼吸模式和呼吸肌无力，使许多不该参与呼吸的肌群参与活动，气喘、气短、气促、咳嗽常使患者精神和颈背部乃至全身肌群紧张，增加体能消耗。

（5）呼吸衰竭：是最严重的呼吸功能障碍。

2. 循环功能障碍　主要表现为肺循环障碍和全身循环障碍。

3. 运动功能障碍　主要表现为肌力、肌耐力减退，肢体运动功能下降、运动减少，而运动减少又使心肺功能适应性下降，进一步加重运动障碍，形成恶性循环。

（二）心理功能障碍

常表现为沮丧和焦虑。沮丧常出现在中度到重度患者中；不少患者因呼吸困难等症状的困扰，对疾病产生恐惧、焦虑、抑郁，精神负担加重。

（三）日常生活活动能力受限

由于呼吸困难和体能下降，多数患者日常生活活动受到不同的限制，表现为 ADL 活动能力减退。同时，患者因心理因素惧怕出现劳力性气短，限制了患者的活动能力，迫使一些患者长期卧床，丧失了日常生活能力。

（四）社会参与能力受限

常表现为社会交往、社区活动及休闲活动的参与常常受到部分或全部限制，大多数患者职业能力受到不同程度限制，许多患者甚至完全不能参加工作。

四、康复治疗

（一）目标

1. 改善患者的呼吸功能，尽可能建立生理性呼吸模式，恢复有效的呼吸。

2. 清除气道内分泌物，减少引起支气管炎症或刺激的因素，保持呼吸道通畅、卫生。

3. 进行积极的呼吸训练和运动训练，充分发掘呼吸功能的潜力，提高患者运动和活动耐力。

4. 消除呼吸困难对心理功能的影响。

5. 预防和治疗并发症。

6. 提高免疫力，预防感冒，减少复发。

7. 尽可能恢复患者的日常生活活动及自理能力。

8. 改善其社会交往和社会活动的参与能力。

9. 促进回归社会，提高生活质量。

（二）原则

1. 个体化原则　以 COPD 的不同阶段、不同合并症和全身情况为依据。

2. 整体化原则　仅针对呼吸功能，而且要结合心脏功能、全身体能、心理功能和环境因素。

3. 严密观察原则　注意运动强度、运动时及运动后反应，防止呼吸性酸中毒和呼吸衰竭。

4. 循序渐进、持之以恒的原则。

（三）肺康复的作用、适应证和禁忌证

肺康复是针对 COPD 患者及其家庭（或照顾者）的一项与多学科相关的锻炼和教育项目。虽然肺康复不能明显提高患者的呼吸功能，但肺康复不仅能缓解 COPD 患者呼吸困难症状，提高患者运动耐力和健康相关生活质量（HRQL），减少急性加重率和住院天数，还能在没有心理干预的条件下改善患者心理障碍及社会适应能力，具有良好的社会和经济收益。

肺康复的适应证是病情稳定的 COPD 患者。禁忌证为合并严重肺动脉高压；不稳定型

心绞痛及近期心梗;充血性心力衰竭;明显肝功能异常;癌症转移;脊柱及胸背部创伤等。

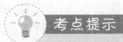

考点提示

肺康复定义、作用机制和临床应用

（四）方法

1. 物理治疗 具有减轻患者临床症状、提高呼吸功能、改善机体运动能力及减轻心肺负担的作用。

（1）物理因子治疗:具有改善循环、消除炎症和化痰的作用。一般在 COPD 发作期合并感染时使用。

1）超短波疗法:超短波治疗仪输出功率一般在 200~300W,两个中号电极,并置于两侧肺部,无热量,12~15 分钟,每日 1 次,15 次为一疗程。痰液黏稠不易咯出时,不宜使用此疗法。

2）短波疗法:两个电容电极,胸背部对置,脉冲 2∶2,无热量 ~ 微热量,10~15 分钟,每日 1 次,5~10 次为一疗程。

3）分米波疗法:患者坐位或仰卧位,凹槽形辐射器,横置于前胸,上界齐喉结,离体表 5~10cm,80~120W,10~15 分钟,每日 1 次,5~10 次为一疗程。

4）紫外线疗法:右前胸（前正中线右侧）,自颈下界至右侧肋缘之间。左前胸,方法同右侧,注意正中线紧密相接。右背,后正中线右侧,自颈下界与右侧第十二胸椎水平线。左背,同右背。胸 3~4MED,背 4~5MED,10~15 分钟,每日 1 次,5~10 次为一疗程。

5）直流电离子导入疗法:电极面积按感染面积决定,一般用 200~300cm^2,患处对置,局部加抗菌药物（青霉素由阴极导入,链霉素、庆大霉素、红霉素由阳极导入。抗菌药物在导入之前一定要做皮试,阴性才能做药物导入。）

6）超声雾化吸入:超声雾化吸入器,1MHz 左右的高频超声震荡,超声雾化药物可以使用抗菌药物和化痰剂。抗菌药物如青霉素、链霉素、庆大霉素、红霉素等,每次剂量按肌内注射量的 1/4~1/8（抗菌药物在雾化之前一定要做皮试,阴性才能做药物雾化吸入）。化痰剂可用 3% 盐水或 4% 碳酸氢钠溶液加溴己新每次 4~8mg,每次吸入 10~15 分钟,每日 1~2 次,7~10 次为一疗程。

（2）气道廓清技术:具有训练有效咳嗽反射、促进分泌物排出、减少反复感染、缓解呼吸困难和支气管痉挛及维持呼吸道通畅的作用。

1）标准程序:评估患者自主和反射性咳嗽的能力;将患者安置于舒适和放松的位置,然后深吸气和咳嗽。坐位身体向前倾是最佳的咳嗽位置,患者轻微的弯曲颈部更容易咳嗽;教会患者控制性的膈式呼吸,建立深吸气;示范急剧的、深的、连续两声咳嗽;示范运用适当的肌肉产生咳嗽（腹肌收缩）。使患者将手放在腹部然后连续呼气 3 次,感觉腹肌收缩。使患者连续发"K"的音,绷紧声带,关闭声门,并且收紧腹肌;当患者联合做这些动作的时候,指导患者深吸气,但是放松,然后发出急剧的两声咳嗽;假如吸气和腹部肌肉很弱的话,如果有需要可以使用腹带或者舌咽反射训练。在直立坐位时,咳嗽产生的气流速度最高,因而最有效。

2）辅助咳嗽技术:主要适用于腹部肌肉无力,不能引起有效咳嗽的患者。操作程序:让患者仰卧于硬板床上或仰靠于有靠背的轮椅上,面对治疗师,治疗师的手置于患者的肋骨下角处,嘱患者深吸气,并尽量屏住呼吸,当其准备咳嗽时,治疗师的手向上向里用力推,帮助患者快速吸气,引起咳嗽。如痰液过多可配合吸痰器吸引。

3）哈咳技术:深吸气,快速度强力收缩腹肌并使劲将气呼出,呼气时配合发出"哈"、"哈"的声音。此技术可以减轻疲劳,减少诱发支气管痉挛,提高咳嗽、咳痰的有效性。

（3）排痰技术：目的是促进呼吸道分泌物排出，下降气流阻力，减少支气管肺的感染。

1）体位引流：主要利用重力促进各个肺段内积聚的分泌物排出，不同的病变部位采用不同的引流体位，目的是使此病变部位的肺段向主支气管垂直引流。引流频率视分泌物多少而定，分泌物少者，每天上、下午各引流一次，痰量多者宜每天引流 3~4 次，餐前进行为宜，每次引流一个部位，时间 5~10 分钟，如有数个部位，则总时间不超过 30~45 分钟，以免疲劳。

2）胸部叩击、震颤：有助于黏稠、浓痰脱离支气管壁。其方法为治疗者手指并拢，掌心呈杯状，运用腕部力量在引流部位胸壁上双手轮流叩击拍打 30~45 秒，患者可自由呼吸。叩击拍打后手按住胸壁部加压，治疗者整个上肢用力，此时嘱患者作深呼吸，在深呼气时作颤摩振动，连续作 3~5 次，再作叩击，如此重复 2~3 次，再嘱患者咳嗽以排痰。

3）咳嗽训练：第一步先进行深吸气，以达到必要吸气容量；第二步吸气后要有短暂闭气，以使气体在肺内得到最大分布，同时气管到肺泡的驱动压尽可能保持持久；第三步关闭声门，当气体分布达到最大范围后再紧闭声门，以进一步增强气道中的压力；第四步通过增加腹内压来增加胸内压，使呼气时产生高速气流；第五步声门开放，当肺泡内压力明显增高时，突然将声门打开，即可形成由肺内冲出的高速气流，促使分泌物移动，随咳嗽排出体外。

（4）呼吸训练：具有促进膈肌呼吸、减少呼吸频率、提高呼吸效率、协调呼吸肌运动、减少呼吸肌及辅助呼吸肌耗氧量、改善气促症状的作用。进行呼吸训练的目的是使患者建立生理性呼吸模式，恢复有效的腹式呼吸。

1）重建腹式呼吸模式

①放松：用以放松紧张的辅助呼吸肌群，减少呼吸肌耗氧量，缓解呼吸困难症状。

a. 前倾依靠位：患者坐于桌前或床前，桌上或床上置两床叠好的棉被或四个枕头，患者两臂置于棉被或枕下以固定肩带并放松肩带肌群，头靠于被上或枕上放松颈肌，前倾位还可降低腹肌张力，使腹肌在吸气时容易隆起，增加胃压，使膈肌更好收缩，从而有助于腹式呼吸模式的建立。

b. 椅后依靠位：患者坐于非常柔软舒适的有扶手的椅或沙发上，头稍后靠于椅背或沙发背上，完全放松坐 5~15 分钟。

c. 前倾站位：自由站立、两手指互握置于身后并稍向下拉以固定肩带，同时身体稍前倾以放松腹肌，也可前倾站立、两手支撑于前方的低桌上以固定肩带，此体位不仅起到放松肩部和腹部肌群的作用，而且是腹式呼吸的有利体位。

②缩唇呼气法：增加呼气时的阻力，这种阻力可向内传至支气管，使支气管内保持一定压力，防止支气管及小支气管为增高的胸内压过早压瘪，增加肺泡内气体排出，减少肺内残气量，从而可以吸入更多的新鲜空气，缓解缺氧症状。其方法为经鼻腔吸气，呼气时将唇缩紧，如吹口哨样，在 4~6 秒内将气体缓慢呼出。

③暗示呼吸法：通过触觉诱导腹式呼吸，常用方法有：

a. 双手置上腹部法：患者仰卧位或坐位，双手置于上腹部（剑突下、脐上方）。吸气时腹部缓缓隆起，双手加压作对抗练习，呼气时腹部下陷，两手随之下沉，在呼气末，稍用力加压，以增加腹内压，使横膈进一步抬高，如此反复练习，可增加膈肌活动。

b. 两手分置胸腹法：患者仰卧位或坐位，一手置于胸部（通常置于两乳间胸骨处）、一手置于上腹部位置与①同，呼气时腹部的手随之下沉，并稍加压，吸气时腹部对抗此加压的手，使之缓缓隆起。呼吸过程中胸部的手基本不动。此法可用以纠正不正确的腹式呼吸方法。

c. 下胸季肋部布带束胸法：患者取坐位，用一宽布带交叉束于下胸季肋部，患者两手抓住布带两头,呼气时收紧布带(约束下胸廓,同时增高腹内压),吸气时对抗此加压的布带而扩展下胸部,同时徐徐放松束带,反复进行。

d. 抬臀呼气法:仰卧位,两足置于床架上,呼气时抬高臀部,利用腹内脏器的重量将膈肌向胸腔推压,迫使横膈上抬;吸气时还原,以增加潮气量。

④缓慢呼吸:这是与呼吸急促相对而言的缓慢呼吸。这一呼吸有助于减少解剖死腔,提高肺泡通气量。因为当呼吸急促时,呼吸幅度必然较浅,潮气量变小,解剖死腔所占的比值增加,肺泡通气量下降,而缓慢呼吸可纠正这一现象,但过度缓慢呼吸可增加呼吸功,反而增加耗氧,因此每分呼吸频率宜控制 10 次 / 分钟左右。通常先呼气后吸气,呼吸方法同前。

患者处于低氧血症时主要依靠二氧化碳来刺激呼吸,作腹式呼吸后二氧化碳含量常较快降低,从而使呼吸起动能力下降,呼吸过频也容易出现过度换气综合征(头昏、头眩、胸闷等不适),有的患者还可因呼吸过分用力出现屏气而加重呼吸困难。因此每次练习呼吸次数不宜过多,即练习 3~4 次,休息片刻再练,逐步做到习惯于在活动中进行腹式呼吸。

⑤膈肌体外反搏呼吸法:使用低频通电装置或体外膈肌反搏机。刺激电极位于颈胸锁乳突肌外侧,锁骨上 2~3cm 处(膈神经部位),先用短时间低强度刺激,当确定刺激部位正确时,即可用脉冲波进行刺激治疗。一天 1~2 次,每次 30~60 分钟。

2)胸廓活动度及纠正驼背姿势练习

①增加一侧胸廓活动:患者坐位,以扩展右侧胸为例,先作向左的体侧屈,同时吸气,然后用手握拳顶住右侧胸部,作屈向右的侧屈,同时吸气。重复 3~5 次,休息片刻再练习。一日多次。

②活动上胸及牵张胸大肌:吸气时挺胸,呼气时两肩向前、低头缩胸。亦可于仰卧位练习。

③活动上胸及肩带练习:坐于椅上或站立位,吸气时两上臂上举,呼气时弯腰屈髋同时两手下伸触地,或尽量下伸。重复 5~10 次,一日多次。

④纠正头前倾和驼背姿势:站于墙角,面向墙,两臂外展 90 度,手扶两侧墙(牵张锁骨部)或两臂外上举扶于墙(可牵张胸大、小肌),同时再向前倾,做扩胸练习。也可两手持体操棒置于后颈部以牵伸胸大肌和做挺胸练习。以上练习每次 2~3 分钟,每日多次。

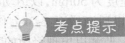

考点提示

重建腹式呼吸模式、缩唇呼气法、姿势训练、排痰训练

(5)运动训练:是肺康复的基础。具有改善呼吸肌和辅助呼吸肌功能、改善心肺功能和整体体能、减轻呼吸困难症状和改善精神状态的作用。

1)下肢训练:可明显增加患者的活动耐量,减轻呼吸困难症状,改善精神状态。通常采用有氧训练方法如快走、划船、骑车、登山等。对于有条件的患者可以先进行活动平板或功率车运动试验,得到实际最大心率及最大 MET 值,然后根据下表确定运动强度(表 4-4)。

表 4-4　运动强度的选择

运动试验终止原因	靶心率(最大心率 %)	靶 MET 值(最大 MET%)
呼吸急促,最大心率未达到	75%~85%	70%~85%
达到最大心率	65%~75%	50%~70%
心血管原因	60%~65%	40%~60%

除以心率控制外,还应增加呼吸症状控制,即运动后不应出现明显气短、气促(即以仅有轻度至中度气短、气急为宜)或剧烈咳嗽。

训练频率可从每天一次至每周两次不等,达到靶强度的时间为 10~45 分钟,一个训练计划所持续的时间通常为 4~10 周,当然时间越长效果越明显。以后为保持训练效果,患者应在家继续训练。

一次运动训练宜分准备活动、训练活动、结束活动三部分进行,准备活动及结束活动以缓慢散步及体操为宜,时间为 5~10 分钟,在活动中宜注意呼气时必须放松,不应用力呼气。

对于没有条件进行运动试验的患者可作 6 分钟行走距离测定,以判断患者的运动能力,然后采用定量行走或登梯练习来进行训练。训练可短时间分次进行直至每天 20 分钟的训练完成,也可一次持续训练 20 分钟,依据患者的病情而定,每次活动后心率至少增加 20%~30%,并在停止活动后 5~10 分钟恢复至安静值,或活动至出现轻微呼吸急促为止。每次训练前或训练后宜作肢体牵张或体操作为准备和结束活动。对于严重的患者(稍动即出现呼吸急促者)可以边吸氧边活动,以增强活动信心。

患者常有下肢肌群的软弱使患者活动受限,因此下肢训练也应包括一些下肢的力量训练。以循环抗阻训练为主,具体方法参见冠心病康复力量训练章节。应注意运动后以不出现明显气短、气促或剧烈咳嗽为宜。

2)上肢训练:由于上肢肩带部很多肌群即为上肢活动肌,又为辅助呼吸肌群,如胸大肌、胸小肌、背阔肌、前锯肌、斜方肌等均起自肩带,止于胸背部。当躯干固定时,起辅助肩带和肩关节活动的作用;而上肢固定时,这些肌群又可作为辅助呼吸肌群参与呼吸活动。患者在上肢活动时,由于这些肌群减少了对胸廓的辅助活动而易于产生气短气促,从而对上肢活动不能耐受,而日常生活中的很多活动如做饭、洗衣、清扫等都离不开上肢活动,为了加强患者对上肢活动的耐受性,COPD 的康复应包括上肢训练。

上肢训练包括手摇车训练及提重物训练,手摇车训练以无阻力开始,5 周增量,运动时间为 20~30 分钟,速度为 50rpm,以运动时出现轻度气急、气促为宜。提重物练习:患者手持重物。开始 0.5kg,以后渐增至 2~3kg,作高于肩部的各个方向活动,每活动 1~2 分钟,休息 2~3 分钟,每天 2 次,监测以出现轻微的呼吸急促及上臂疲劳为度。

3)呼吸肌训练:可以改善呼吸肌耐力,缓解呼吸困难症状。但它的必要性略逊于上下肢训练。

①增强吸气肌练习:用抗阻呼吸器(具有不同粗细直径的内管)使在吸气时产生阻力,呼气时没有阻力。开始练习 3~5 分钟,一天 3~5 次,以后练习时间可增加至 20~30 分钟,以增加吸气肌耐力,还可不断减少吸气管直径以增强吸气肌肌力。

②增强腹肌练习:患者常有腹肌无力,无力腹肌常使腹腔失去有效的压力,从而减少膈肌的支托及减少外展下胸廓的能力。a. 卧位腹式呼吸抗阻训练:患者卧位,将 1kg 重的沙袋放在脐与耻骨间的下腹部,每 2 日增加 1 次重量,渐加至 5~10kg,每次 5~20 分钟,每日训练 2 次。b. 吹蜡烛训练:患者坐位,将距离口腔 10cm 处、与口同高点燃的蜡烛的火苗吹向偏斜,逐渐增加吹蜡烛的距离直到 80~90cm。c. 吹瓶训练:用两个有刻度的玻璃瓶,瓶的容积 2000ml,各装入 1000ml 水。将两个瓶用胶管或玻璃管连接,在其中的一个瓶插入吹气用的玻璃管或胶管,另一个瓶再插入一个排气管。训练时用吸气管吹气,使另一个瓶的液面提高 30mm 左右,

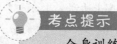

考点提示

全身训练、呼吸肌训练

休息片刻可反复进行。通过液面提高的程度作为呼气阻力的标志。每天可逐渐增加训练时的呼气阻力,直到达到满意的程度为止。

2. 作业治疗 以减轻患者临床症状,改善机体运动能力,减轻心肺负担,提高呼吸功能,减轻精神压力,改善日常生活自理能力及恢复工作能力为目标。通过日常活动能力训练、适合患者能力的职业训练、有效的能量保护技术及适当环境改建等来实现使患者减少住院天数,最终摆脱病痛的折磨,提高生活质量,早日重返家庭和社会,并延长患者寿命和降低病死率。

(1)提高运动能力的作业治疗:有针对性地选择能提高全身耐力和肌肉耐力的作业活动,改善心肺功能,恢复活动能力。这是作业治疗和物理治疗都必须涉及的部分。

(2)提高日常生活活动能力的作业治疗

1)有效呼吸作业:练习主要是教会患者如何将正常呼吸模式即腹式呼吸与日常生活协调起来,如何正确运用呼吸,增强呼吸信心,避免生活中的呼吸困难。

练习要求:身体屈曲时呼气,伸展时吸气;用力时呼气而放松时吸气;上下楼梯或爬坡时,先吸气再迈步,以"吸-呼-呼"对应"停-走-走";如果要将物品放在较高的地方,则先拿好物体同时吸气,然后边呼气边将物体放在所需位置。一些一次呼吸无法完成的活动,则可分多次进行,必须牢记吸气时肢体相对静止,边呼气边活动。例如,让患者模拟开/关门动作,要求患者站在门边,先吸气并握住门把,然后边呼气将门拉/推上,练习多次至自然为止。

2)自我放松作业:放松训练有助于阻断精神紧张和肌肉紧张所致的呼吸短促的恶性循环,减少机体能量的消耗,改善缺氧状态,抬高呼吸效率。常用的方法有:缓慢、深长地呼吸;坐位或行进中双上肢前后自然摆动,有利于上肢和躯干肌肉放松;园艺治疗中的养殖花草;在树林、草地上悠闲的散步;养鱼、养鸟活动及音乐疗法都可以达到调整情绪、放松肌肉的作用;传统医学静松功,坐位或立位放松法。

学会在各种活动中的放松,教会患者日常活动、教务活动、职业劳动、社交活动中的放松方法,注意选择合适、舒适的体位,让患者头、颈、肩、背和肢体位置适当、有依托,减少这些肌肉长时间紧张。在日常生活活动中可以一边听音乐一边进行活动,活动安排有计划,保证充裕的时间。在完成某项作业活动时,要充分放松那些不用的肌肉,以保存自己的体力和能力:

对于不容易掌握松弛的患者,可先教会其充分收缩待放松的肌肉,然后,让紧张的肌肉松弛,以达到放松的目的。头颈、躯干、肢体的缓慢摆动,轻缓地按摩、牵拉也有助于肌肉的放松。

(3)环境改造:为了增强患者生活独立的信心,减少对他人的依赖,治疗师应该提供有患者功能状况的信息,必要时通过家庭、周围环境的改造,使患者可以发挥更大的潜能,完成生活的独立。

(4)职业前作业治疗:康复治疗的最终目的,是让患者回归家庭,重返社会。职业治疗就是患者重返工作岗位的前期准备。可以模拟患者从前的工作岗位和工作环境,在治疗师的指导下进行工作操作。如果患者已经不适合以前的职业,治疗师可以根据患者的兴趣,选择一些患者可以胜任的工作加以练习熟悉,并向有关部门提出建议。

3. 心理治疗 适当的心理支持系统的发展是肺康复的最重要内容。患者应该从支持系统中得到帮助去解决他们关心的问题,不管是个体的或者组织的形式。治疗消极的心理可以给患者的生活质量带来明显的改善。治疗师应该给患者提供一些认知压力症状和解决压力的方法。通过肌肉放松、冥想、瑜伽及中医气功等技术来完成放松训练。选择一些放松精神和心灵的磁带给患者在家里舒缓焦虑的情绪。放松训练应该整合到患者的生活中去,以控制呼吸困难和疼痛,包括镇定练习,预想即将到来的压力,预演需要解决的问题等。

4. 中医传统康复治疗

(1)中药治疗:依据辨证论治的原则参考用药。如肺脾气虚者,用参苓白术散、补肺汤;肺肾气虚用人参蛤蚧散,金水宝;肺阴不足用麦门冬汤,百合固金汤;寒痰伏肺用苏子降气汤、小青龙汤。

(2)穴位敷贴:按照冬病夏治的原则。以细辛、白芥子、半夏等分为细末,姜汁调敷肺俞、定喘、膏肓、大椎等穴,数日一次,5次一疗程,一般在三伏天进行。

五、健康教育

1. 日常生活指导

(1)能量节省技术:活动前先做好计划安排,工作节拍快慢适度,轻重工作交替进行,活动中间歇休息,以尽量节省体力,避免不必要的耗氧。这样可以减轻或避免呼吸困难。原则如下:①事先准备好日常家务杂事或活动所需的物品或资料,并放在一处。②把特定工作所需的物品放在紧靠活动开始就要用的地方。③尽量坐位,并使工作场合利于减少不必要的伸手或弯腰。④移动物品时用双手,搬动笨重物体时用推车。⑤工作中尽量选择左右活动,避免不必要的前后活动。⑥活动要缓慢而连贯地进行。⑦工作时要经常休息,至少 10 分钟 / 小时,轻重工作要交替进行。⑧工作中缩唇并缓慢呼气。

(2)营养:营养状态是患者症状、残疾及预后的重要决定因素,改善营养状态在肺康复中可增强呼吸肌力量,最大限度改善患者的整体健康状态。应当鼓励患者减肥;对于消瘦的患者来说,应当增加热量的摄入,每天摄入的热量应是休息时能量消耗的 1.7 倍,其中蛋白质应当每天至少摄入 1.7g/kg。如果患者病情较重,进食时出现呼吸困难,应强调少量多次进食。

2. 氧疗 长期低流量吸氧(小于 5L/min)可提高患者生活质量,使患者的生存率提高 2 倍。

3. 戒烟 戒烟有助于减少呼吸道黏液的分泌,降低感染的危险性,减轻支气管壁的炎症,使支气管扩张剂发挥更有效的作用。

4. 预防感染 可采用防感冒按摩,冷水洗脸,食醋熏蒸,增强体质等方法来预防感冒。

> **考点提示**
>
> 日常生活指导、心理行为矫正、教育和宣教、康复治疗注意事项

六、功能结局

1. 生理功能方面 患者以呼吸困难、进行性加重为结局,绝大多数最终死于呼吸衰竭、循环衰竭和并发症。

2. 心理功能方面 大多数患者终身有不同程度的忧郁、沮丧、焦虑和绝望等心理障碍。

3. 社会参与能力方面 患者的日常生活活动能力及其相关活动受限、社会交往受限、职业受限及生活质量下降通常将伴随患者终身。

小结

COPD是一种具有气流受限特征的可以预防和治疗的疾病,气流受限不完全可逆,呈进行性发展,主要累及肺脏,但也可以引起全身的不良反应。综合性的肺康复治疗可以改善患者的呼吸困难症状,提高运动耐量和健康相关生活质量,减少急性加重率和住院天数,还能在没有心理干预的条件下改善患者心理障碍及社会适应能力,具有良好的社会和经济收益。肺康复方案是以运动疗法为中心的综合治疗,改善心肺耐力与周围肌肉耐力是肺康复的直接目的。对于患者来说,只要存在呼吸困难、运动耐力减退、活动受限就是肺康复的适应证。

 目标测试

A 型题

1. COPD 患者最通常的主诉是

    A. 胸骨后疼痛   B. 发热和咳痰   C. 咳嗽、咳痰、呼吸困难

    D. 咯血   E. 体重减轻

2. COPD 患者的教育和宣教,说法错误的是

    A. 教育和宣教是 COPD 康复的重要组成部分

    B. 教育内容不包括呼吸道的解剖、生理、病理生理知识

    C. 教育内容包括药物的作用、不良反应、剂量及正确使用

    D. 教育内容包括正确及安全使用氧气

    E. 教育内容包括预防感冒和戒烟

3. COPD 患者的放松练习的目的**不包括**

    A. 解除精神紧张

    B. 解除呼吸肌紧张

    C. 减少耗氧量

    D. 阻断气促引起的颈背肌群紧张,耗氧量增加

    E. 解除躯体肌紧张

4. COPD 康复治疗的主要目的是增加

    A. 肋间内肌活动   B. 肋间外肌活动   C. 膈肌活动

    D. 腹肌活动   E. 辅助呼吸肌活动

5. COPD 患者坐位康复放松训练时最合适体位是

    A. 正坐位   B. 前倾依靠位   C. 后倾依靠位

    D. 左倾依靠位   E. 右倾依靠位

6. 缩唇呼气法的目的是

    A. 加速呼气   B. 减少肺残气量   C. 减少支气管压力

    D. 促进痰液排出   E. 控制支气管炎症

7. 慢性支气管炎肺气肿康复治疗的目标**不包括**

    A. 逆转支气管损害   B. 重建生理呼吸模式

    C. 避免各种呼吸道刺激因素   D. 改善气道功能和体力活动能力

E. 提高生存质量

8. 慢性支气管炎肺气肿气短气急分级中"讲话或穿衣等轻微动作时即有气短"的级别是

A. 1 级   B. 2 级   C. 3 级   D. 4 级   E. 5 级

9. **禁止**进行呼吸训练的是

A. COPD

B. 慢性限制性肺疾病

C. 慢性肺实质疾病

D. 哮喘及其他慢性呼吸系统疾病伴呼吸功能障碍

E. 呼吸衰竭

10. 关于 COPD 呼吸肌训练说法**错误**的是

A. 呼吸肌训练可以改善呼吸肌耐力，缓解呼吸困难症状

B. 吸气训练方法是：采用口径可以调节的呼气管在患者可以接受的前提下，将吸气阻力增大，以增加吸气肌耐力

C. 腹肌训练是在仰卧位，腹部放置沙袋作挺腹训练

D. 吹蜡烛是吸气训练

E. 吹瓶法是呼气训练

11. COPD 康复治疗的禁忌证**不包括**

A. 合并严重肺高压   B. 病情稳定的 COPD 患者

C. 合并不稳定的心绞痛   D. 合并近期肋骨骨折

E. 明显肝功能异常

12. 男，78 岁，诊断为"慢性支气管炎，阻塞性肺气肿，急性心梗"对此患者可进行康复治疗的方法是

A. 不进行康复运动疗法   B. 缩唇呼气法

C. 呼吸肌训练   D. 快走

E. 医疗体操

13. COPD 患者的康复治疗注意事项**不包括**

A. 方案个体化

B. 循序渐进，持之以恒

C. 环境适宜，避免在风沙、粉尘、寒冷、炎热、嘈杂的环境锻炼

D. 锻炼时如果出现疲劳、乏力、头晕等症状，可休息后再锻炼

E. 训练适度，避免过度换气综合征

14. COPD 康复治疗的作用机制**不包括**

A. 提高机体能量储备

B. 纠正病理性呼吸模式

C. 改善和促进痰液排出

D. 提高患者生活质量

E. 改善心理状况，缓解焦虑、抑郁、紧张、暴躁等心理障碍

（郭　华）

第二节 支气管哮喘

学习目标

1. 掌握：支气管哮喘的定义、临床表现、运动疗法。
2. 熟悉：支气管哮喘的康复评定、健康教育。
3. 了解：支气管哮喘的病因及病理、辅助检查。

案例

男，35 岁。咳嗽 2 周，喘息 5 天，接触冷空气或烟味后症状可加重。既往患"过敏性鼻炎"5 年，经常使用"抗过敏药物"。查体：R 24 次／分，双肺可闻及散在哮鸣音。血常规：WBC 7.6×10^9/L，E10%。

请问：1. 如何进行呼吸功能评定？
2. 运动训练如何操作？
3. 健康教育的主要内容是什么？

一、概述

(一) 定义

支气管哮喘是由多种细胞（如嗜酸性粒细胞、肥大细胞、T 淋巴细胞、中性粒细胞、平滑肌细胞、气道上皮细胞等）和细胞组分参与的气道慢性炎症性疾病。主要特征包括气道慢性炎症，气道对多种刺激因素呈现的高反应性，广泛多变的可逆性气流受限以及随病程延长而导致的一系列气道结构的改变，即气道重构。

(二) 病因与病理

本病大多认为是一种多基因遗传病，受遗传因素和环境因素的双重影响，与变态反应、气道炎症、气道高反应性及神经等因素相互作用有关。

气道慢性炎症作为哮喘的基本特征，存在于所有的哮喘患者，表现为气道上皮下肥大细胞、嗜酸性粒细胞、巨噬细胞、淋巴细胞及中性粒细胞等的浸润，以及气道黏膜下组织水肿、微血管通透性增加、支气管平滑肌痉挛、纤毛上皮细胞脱落、杯状细胞增生及气道分泌物增加等病理改变。

考点提示

支气管哮喘的定义、病因及病理

(三) 临床表现

1. **症状** 典型症状为发作性伴有哮鸣音的呼气性呼吸困难，可经平喘药物治疗后缓解或自行缓解。夜间及凌晨发作或加重是哮喘的重要临床特征。某些患者在缓解数小时后可再次发作，甚至导致哮喘持续状态。

2. **体征** 发作时典型的体征是双肺可闻及广泛的哮鸣音，呼气音延长。但非常严重的哮喘发作，哮鸣音反而减弱，甚至完全消失，表现为"沉默肺"，是病情危重的表现。

3. 分期及分级

（1）急性发作期：指喘息、气急、胸闷或咳嗽等症状突然发生或症状加重，伴有呼气流量降低，常因接触变应原等刺激物或治疗不当所致。其严重程度可分为4级：

1）轻度：步行或上楼时气短，可有焦虑，呼吸频率轻度增加，闻及散在哮鸣音，肺通气功能和血气检查正常。

2）中度：稍事活动感气短，讲话常有中断，时有焦虑，呼吸频率增加，可有三凹征，闻及响亮、弥漫的哮鸣音，心率增快，可出现奇脉，使用支气管舒张剂后PEF占预计值60%~80%，SaO_2为91%~95%。

3）重度：休息时感气短，端坐呼吸，只能发单字表达，常有焦虑和烦躁，大汗淋漓，呼吸频率>30次/分，常有三凹征，闻及响亮、弥漫的哮鸣音，心率增快常>120次/分，奇脉，使用支气管舒张剂后PEF占预计值<60%或绝对值<100L/分，或作用时间<2小时，$PaO_2<60mmHg$，$PaCO_2>45mmHg$，$SaO_2<90\%$，pH可降低。

4）危重：不能讲话，嗜睡或意识模糊，胸腹矛盾运动，哮鸣音减弱甚至消失，脉率变慢或不规则，严重低氧血症和高二氧化碳血症，pH降低。

（2）非急性发作期：亦称慢性持续期，指患者虽然没有哮喘急性发作，但在相当长的时间内仍有不同频度和不同程度的喘息、咳嗽、胸闷等症状，可伴有肺通气功能下降。可根据白天、夜间哮喘症状出现的频率和肺功能检查结果，将慢性持续期哮喘病情严重程度分为间歇性、轻度持续、中度持续和重度持续4级。

（四）辅助检查

1. 痰液检查　部分患者痰涂片显微镜下可见较多嗜酸性粒细胞。

2. 血气分析　严重哮喘发作时由于过度通气可使$PaCO_2$下降，pH上升，表现呼吸性碱中毒。若病情进一步恶化，可同时出现缺氧和CO_2滞留，表现为呼吸性酸中毒。

3. 胸部X线检查　哮喘发作时可见两肺透亮度增加，呈过度通气状态，缓解期多无明显异常。

4. 特异性变应原检测　外周血变应原特异性IgE增高，其增高的程度可作为重症哮喘使用抗IgE抗体治疗及调整剂量的依据。

> **考点提示**
>
> 支气管哮喘的症状、体征、临床分级和辅助检查

二、康复评定

（一）生理功能评定

1. 呼吸功能评定

（1）通气功能检查：哮喘发作时，呈阻塞性通气功能障碍表现，用力肺活量（FVC）正常或下降，1秒钟用力呼气容积（FEV_1）、1秒率（$FEV_1/FVC\%$）以及最高呼气流量（PEF）均下降；残气量及残气量与肺总量比值增加。其中以$FEV_1/FVC\%<70\%$或FEV_1低于正常预计值的80%为判断气流受限的最重要指标。缓解期上述通气功能指标可逐渐恢复。病变迁延、反复发作者，其通气功能可逐渐下降。

（2）支气管激发试验（BPT）：用以测定气道反应性。观察指标包括FEV_1、PEF等。结果判断与采用的激发剂有关，通常以使FEV_1下降20%所需吸入醋甲胆碱或组胺累积剂量（$PDSO-FEV_1$）或浓度（$PC20-FEV_1$）来表示，如FEV_1下降>20%，判断结果为阳性，提示存在气道高反应性。BPT适用于非哮喘发作期、FEV_1在正常预计值70%以上患者的

检查。

（3）支气管舒张试验（BDT）：用以测定气道的可逆性改变。当吸入支气管舒张剂20分钟后重复测定肺功能，FEV_1 较用药前增加 >12%，且其绝对值增加 >200ml，判断结果为阳性，提示存在可逆性的气道阻塞。

（4）PEF及其变异率测定：哮喘发作时PEF下降。由于哮喘有通气功能时间节律变化的特点，监测PEF日间、周间变异率有助于哮喘的诊断和病情评估。若昼夜PEF变异率 >20%，提示存在可逆性的气道改变。

2. 运动功能评定　运动试验可评估哮喘患者的心肺功能和运动能力，掌握患者运动能力的大小，了解其在运动时是否需要氧疗，为患者制订安全、适量、个体化的运动治疗方案。

（1）恒定运动负荷法：是在恒定代谢状态下测定受试者的心肺功能。在6分钟或12分钟步行时间内监测心率、摄氧量，是呼吸疾患康复中最常用的评定运动功能的方法。

（2）运动负荷递增法：按一定的运动方案，每间隔一定时间增加一定负荷量，根据终止条件结束运动。终止条件有极限运动试验和次极限运动试验，常规监测心率、呼吸率、血压、ECG、VO_2、PaO_2、$PaCO_2$、SaO_2、呼吸商等，从肺功能数据中评估最大运动时耐受能力。

（3）耐力运动试验：应分别于训练计划开始前和完成时，用运动耐力的标准测量进行评估，如在步行器或固定自行车上用次最大负荷（由开始的渐进练习试验测得）测定耐力。常选用最大负荷的75%~80%作为固定负荷，并记录其速度与时间。运动功能评定测试中，停止试验的指征为重度气短；血氧分压下降超过2.67kPa或血氧分压小于7.33kPa；二氧化碳分压上升超过1.33kPa或二氧化碳分压大于8.66kPa；出现心肌缺血或心律失常的症状与体征；疲劳；收缩压上升超过2.67kPa或收缩压大于33.3kPa，或在增加负荷时血压反而下降；达到最大通气量。

（4）呼吸肌力测试：反映呼气与吸气期间可产生的最大能力，代表全部吸气肌和呼气肌的最大功能，也可作为咳嗽与排痰能力的一个指标。

（二）心理功能评定

参照本套教材《康复评定》中有关心理功能评定部分。

（三）日常生活活动能力评定

评定的范围包括运动、自理、交流、家务活动等方面。方法参照本套教材《康复评定》。

（四）社会参与能力评定

主要进行生活质量评定、劳动力评定和职业评定。方法参照本套教材《康复评定》。

三、功能障碍

1. 生理功能障碍　表现为肺功能改变、气流受限。

2. 心理功能障碍　主要表现为忧郁、沮丧甚者绝望。哮喘可影响儿童的心理发育，包括自尊心。孩子感到自卑、缺乏主见并和他们的同伴关系不好。

3. 日常生活活动能力受限　哮喘反复发作将影响患者的购物、家务劳动等日常生活能力。

4. 社会参与能力受限　哮喘反复发作最终会影响患者的生活质量、劳动生产能力、就业和社会交往等能力。

四、康复治疗

（一）目标

改善心肺功能，提高其对运动和活动的耐力，增加 ADL 能力，提高劳动力，提高生活质量。

（二）原则

以综合治疗为基础，药物治疗为主，积极实施康复治疗。

（三）方法

1. 物理治疗

（1）急性发作期

1）穴位感应电疗法：患者取舒适体位，使用感应电疗仪，手柄电极，取穴大椎、肺俞、膈俞，配穴天突、太渊、丰隆或足三里，中等强度刺激，以引起向下传导感为宜，治疗时间每穴 2~10 分钟，但一次总治疗时间不宜超过 15~20 分钟。

2）直流电离子导入疗法：①穴位离子倒入：用直流电疗仪，4X 点状电极，于太渊、曲池穴导入 1/1000 肾上腺素，另极 150cm²。置于肩胛间，电量 2~6mA，时间 15~20 分钟，15~20 次为一疗程。对于高血压病人，宜改用 2% 氨茶碱导入。②气管部位离子导入：用直流电疗仪，患者取卧位，2×300cm² 电极，一极置于颈部导入 10% 氯化钙；另一极置于胸前部，电量 15~20mA，时间 10~20 分钟，15~20 次为一疗程。③节段反射治疗：用直流电疗仪，取 2×15cm² 电极，置于双上臂外侧，导入 Br⁻，连接阴极；另极 300cm² 置于肩胛间，导入 10% 普鲁卡因，接阳极，电量 15~20mA，时间 10~20 分钟，15~20 次为一疗程。

3）超短波、短波疗法：超短波或短波的板状电极，对置于胸背部，微热量，每次 15~20 分钟，每天 1 次，15~20 次为一疗程。

4）激光疗法：主要采用激光疗法，He-Ne 或半导体激光穴位照射。取穴：大椎、天突、尺泽、丰隆等，每穴 2~3 分钟，每天 1 次，12~15 次为一疗程。

（2）缓解期

1）超声波疗法：①超声雾化吸入疗法：用超声物化吸入治疗仪，吸入支气管扩张剂药液，每次吸入 15~30 分钟，每日 1~2 次。痰液黏稠，不易咳出者，可加用 α-糜蛋白酶。②颈动脉窦疗法：用超声波治疗仪，频率 800~1000KHz，声头面积约 10cm²，作用于颈动脉窦表面投影区，采用羊毛脂为基质的 Novocaine 药膏做接触剂，连续输出，声强 0.2~0.5W/cm²，每侧 3 分钟，每日治疗一次，10~12 次为一疗程。③穴位治疗：采用适于穴位治疗的超声波治疗仪，声头面积约 5cm²，涂抹液体石蜡接触剂，取穴大椎、肺俞、中府、天突、膻中、合谷，分两组交替治疗，固定法，声强 0.5~0.75W/cm²，治疗时间每穴 5 分钟，每日 1 次，10~15 次为一疗程。

2）超短波疗法：①肾上腺部位治疗：双肾区并置，无热量，15~20 分钟，每天 1 次，10~15 次为一疗程。②气管部位治疗：前后对置，无热量或微热量，15~20 分钟，每天 1 次，10~15 次为一疗程。

3）紫外线疗法：①全身紫外线照射：先测量生物计量，患者取卧位，裸露全身后，分 2 野或 4 野，按缓慢或基本图表进行照射，隔日一次，每年进行 2 个疗程。②胸廓紫外线照射：将胸廓部分为前胸、后背、左右侧区，每次照射 1 区，从 2~3MED 开始，每次递增 1/2MED，各区轮流照射，每区照射 5~6 次。③穴位紫外线照射：用白布制的洞巾，或将白纸剪成直径 1.5~2cm 小孔，按中医辩证论治理论取穴，如：大椎、肺俞、膈俞、膻中、膏肓、天突、定喘等。剂量从 1.5~2MED 开始,照射 1 次,每次增加 lMED,以引起穴区适度红斑反映为宜。④足底部紫外线照射:患者取俯卧位,裸露足底,用紫外线治疗灯直接照射,剂量从 20~50MED,每日照射 1 次,1~3 次即效。

（3）运动治疗

1）呼吸练习:腹式呼吸训练与缩唇呼气训练相结合以控制呼吸频率,增加潮气量,减少功能残气量,提高肺泡通气,降低呼吸功耗,协调呼吸,缓解呼气性呼吸困难。呼吸电刺激训练的使用可以取得更好的呼吸训练效果。体位引流、翻身拍背、排痰、气道廓清技术等,均有助于患者呼吸功能的改善。

2）全身性锻炼:适当的运动训练可增强体质,改善呼吸困难,增强呼吸困难的耐受力。锻炼方法有户外步行、慢跑、游泳、踏车、爬山、上下楼梯、做呼吸操、太极拳、气功等。运动试验可提供运动强度的指导。一般采用中等强度即 60%~80% 最大运动能力（最大摄氧量）或 60%~80% 最大心率,每次运动持续 15~60 分钟左右,每周训练 3 次以上,运动方式多为四肢肌群（上、下肢大肌群）、周期性（即肢体往返式运动,如走、跑等）的动力性运动。

（4）控制体重:可以采用有氧训练、饮食控制等方法。

（5）控制环境:如避免摄入引起过敏的食物和药物;避免强烈的精神刺激和剧烈运动;避免持续喊叫等过度换气动作;不养宠物;避免接触刺激性气体及预防呼吸道感染;外出戴口罩等。

2. 作业治疗 可改善患者的心肺功能及心理状态,提高患者的自理能力及劳动能力。方法:根据病情,主要选择 ADL 作业（如家务劳动训练）、职业技能训练等。每日 1 次,每次每设计项目 20~40 分钟,每周 5 次,连续 4 周。

3. 心理治疗 通常可采用支持性心理治疗及认知疗法,通过对患者的鼓励、安慰与疏导,使患者正视其所患的疾病,度过心理危机。

4. 药物治疗

（1）脱离变应原:部分患者能找到引起哮喘发作的变应原或其他非特异刺激因素,应立即使患者脱离变应原的接触。这是治疗哮喘最有效的方法。

（2）支气管舒张药:常用 β_2 肾上腺素受体激动药、茶碱类和抗胆碱药。

（3）抗炎药:包括糖皮质激素、色甘酸钠。

（4）其他:如白三烯调节剂、酮替酚、阿司咪唑、氯雷他定等。

> **考点提示**
> 支气管哮喘康复基本原则、康复分期、治疗注意事项

五、健康教育

1. 指导患者控制诱发哮喘的各种因素。如:避免摄入引起过敏的食物和药物;避免强烈的精神刺激和剧烈运动;避免持续喊叫等过度换气动作;不养宠物;避免接触刺激性气体及预防呼吸道感染;外出戴口罩等。

2. 教会患者进行呼吸肌功能锻炼,如缩唇呼吸、腹式呼吸、呼吸操、有效咳嗽等。

3. 教会哮喘长期治疗方法;药物吸入装置及使用方法。

4. 指导如何测定、记录、解释哮喘日记内容、症状评分、应用药物、PEF、哮喘控制测试（ACT）变化。

5. 教会发现哮喘先兆、哮喘发作征象和相应自我处理方法,如何、何时就医。

六、功能结局

1. 生理功能方面 轻症易恢复,儿童哮喘通过积极而规范的治疗,临床控制率可达95%;病情重,气道反应性增高明显,或伴有其他过敏性疾病不易控制。

2. 心理功能方面 控制不良的哮喘患者有不同程度的忧郁、沮丧和自卑等心理障碍。

3. 社会参与能力方面 患者 ADL 能力及其相关活动明显受限,心理障碍和心肺功能障碍等,使患者社会交往受限;劳动能力下降或丧失,就业能力受限。

 小结

> 支气管哮喘是一种气道慢性炎症引起气道高反应性为特征的、可以预防和控制的疾病,气流受限可逆,主要累及支气管,可以发展到 COPD 和肺心病。哮喘康复治疗可以改善患者的心肺功能,提高运动耐量和健康相关生活质量,增加 ADL 能力。康复方案是以综合治疗为基础,药物治疗为主。

 目标测试

A 型题

1. 女,69 岁,诊断哮喘发作期,对此患者进行康复,可以采用的方法是

   A. 放松训练　　B. 慢跑　　　　C. 骑车　　　　D. 登山　　　　E. 游泳

2. 女,23 岁,诊断哮喘发作期,对此患者进行治疗后转为"哮喘缓解期"此时康复治疗需注意

   A. 有氧训练

   B. 有氧训练无须与药物治疗同时使用

   C. 高强度运动如跑步、跳绳等可以作为此期的运动方式

   D. 有氧运动无须准备和结束活动

   E. 运动后有显著气喘和疲劳感,可在休息后继续训练

3. 关于哮喘的有氧运动训练说法**不正确**的是

   A. 有氧训练无须与药物同时使用

   B. 运动可诱发哮喘,因此应避免高强度运动

   C. 有氧运动要特别注意有氧充分的准备和结束活动

   D. 运动时不可以有显著气喘

   E. 运动后不可以有显著疲劳感

4. 支气管哮喘发病的主要病理基础是

   A. 气道的非特异性炎症　　B. 副交感神经兴奋　　　　C. 细菌感染

   D. 支气管痉挛　　　　　　E. 支气管分泌物过多

5. 支气管哮喘发作时,以下描述**错误**的是

   A. 一秒钟用力呼气量上升

   B. 一秒钟用力呼气量占用力肺活量比值下降

   C. 最大呼气中期流速值下降

   D. 呼气流速峰值下降

E. 残气占肺总量百分比上升

（郭 华）

第三节 慢性心力衰竭

学习目标

1. 掌握：慢性心力衰竭的康复评定方法和康复治疗方法。
2. 熟悉：慢性心力衰竭的分期和分级。
3. 了解：慢性心力衰竭的康复治疗目标。

案例

男，58岁，2年前上一层楼后出现呼吸困难，有端坐呼吸，踝部水肿。反复呼吸困难，加重3个月入院。高血压史10年。体检：BP160/110mmHg，P110次/分，R29次/分。颈静脉怒张。胸部闻及吸气相湿啰音和双侧干啰音。心音有力，可闻及舒张早期奔马律，肝大，肝颈静脉回流征阳性。四肢凹陷性水肿。胸片：提示双侧少量胸腔积液，心脏扩大。心电图示左室高电压。

请问：1. 如何进行心功能分级？
2. 运动训练计划如何实施？
3. 健康教育的主要内容是什么？

一、概述

（一）定义

心力衰竭简称心衰，是各种心脏结构或功能性疾病导致心室充盈和（或）射血功能受损，心排血量不能满足机体组织代谢需要，以肺循环和（或）体循环淤血，器官、组织血液灌注不足为临床表现的一组综合征，主要表现为呼吸困难、体力活动受限和体液潴留。心衰是心血管疾病的终末期表现和最主要的死因。临床最常见的是慢性充血性心衰简称为慢性心衰（CHF）。

（二）病因与病理

本病由多种心脏疾患引起，其中冠心病、高血压已成为慢性心衰的最主要病因。心衰的常见诱因包括：感染（呼吸道感染最常见、最重要）、血容量增加、心律失常（心房颤动最常见）、过度劳累或情绪激动、治疗不当、原有心脏病变加重或并发其他疾病。

本病病理生理改变十分复杂，当基础心脏病累及心功能时，首先是代偿机制；其次是心衰时各种体液因子的改变；再者还有心脏的舒张功能不全、心肌损害和心室重塑。病理特点有以下几方面：①心脏本身的代偿性病理改变，如心肌肥厚和心腔扩大等。②长期静脉压增高所引起的器官充血性病理改变。③心房、心室附壁血栓，静脉血栓形成、动脉栓塞和器官梗死。

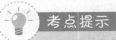

考点提示

CHF 的定义、病因、病理和病理生理

（三）临床表现

1. **左心衰竭** 较为常见。以肺循环淤血及心排血量降低为主要表现。

（1）症状

1）呼吸困难：①劳力性呼吸困难：是左心衰竭最早出现的症状。②端坐呼吸。③夜间阵发性呼吸困难。④急性肺水肿：是左心衰呼吸困难最严重的形式。

2）咳嗽、咳痰、咯血：开始常于夜间发生，坐位或立位时咳嗽可减轻，白色浆液性泡沫状痰为其特点，急性左心衰发作时可出现粉红色泡沫样痰。

3）其他：乏力、疲倦、运动耐量减低、头晕、心慌、少尿等症状。

（2）体征：①肺部湿性啰音。②心脏体征：除基础心脏病的固有体征外，一般均有心脏扩大（单纯舒张性心衰除外）及相对性二尖瓣关闭不全的反流性杂音、肺动脉瓣区第二心音亢进及舒张期奔马律。

2. **右心衰竭** 以体循环淤血为主要表现。

（1）症状：腹胀、食欲不振、恶心、呕吐等消化道症状最常见。

（2）体征：①水肿：表现为始于身体低垂部位的对称性凹陷性水肿。②颈静脉征：颈静脉搏动增强、充盈、怒张是右心衰时的主要体征，肝颈静脉反流征阳性则更具特征性。③肝大：常伴压痛。④心脏体征：除基础心脏病的相应体征外，可因右心室显著扩大而出现三尖瓣关闭不全的反流性杂音。

3. **全心衰竭** 右心衰竭继发于左心衰竭而形成全心衰竭。右心衰竭时右心排血量减少，因此阵发性呼吸困难等肺淤血症状反而有所减轻。

（四）辅助检查

1. **实验室检查**

（1）利钠肽：是心衰诊断、患者管理、临床事件风险评估中的重要指标。未经治疗者若利钠肽水平正常可基本排除心衰诊断，已接受治疗者利钠肽水平高则提示预后差。

（2）肌钙蛋白：明确是否存在急性冠状动脉综合征。肌钙蛋白升高，特别是同时伴有利钠肽升高，也是心衰预后的强预测因子。

2. **影像学检查**

（1）X线检查：是确诊左心衰竭肺水肿的主要依据。早期主要表现为肺门血管影增强，上肺血管影增多。可见右下肺动脉增宽，肺野模糊。Kerley B线是肺小叶间隔内积液的表现，是慢性肺淤血的特征性表现。急性肺泡性肺水肿时肺门呈蝴蝶状，肺野可见大片融合的阴影。

（2）超声心动图：更准确地评价各心腔大小变化及心瓣膜结构和功能，是诊断心衰最主要的仪器检查。

（3）放射性核素检查：能相对准确地评价心脏大小和左室射血分数（LVEF）。

（4）心脏磁共振：能评价左右心室容积、心功能、节段性室壁运动、心肌厚度、心脏肿瘤、瓣膜、先天性畸形及心包疾病等。

（5）冠状动脉造影：对于拟诊冠心病或有心肌缺血症状、心电图或负荷试验有心肌缺血表现者，可行冠状动脉造影明确病因诊断。

3. **有创性血流动力学检查** 急性重症心衰患者必要时采用床边右心漂浮导管检查和脉搏指示剂连续心排血量监测。

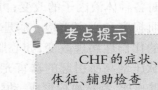

考点提示

CHF的症状、体征、辅助检查

二、康复评定

(一) 生理功能评定

1. 心功能评定 心功能分级和治疗分级。1994 年美国心脏协会（AHA）关于心功能的分级标准（见表 4-5）。

表 4-5 心功能分级与治疗分级（AHA）

		临床情况	持续 - 间歇活动的能量消耗（kcal/min）	最大代谢当量（METs）
功能分级	I	患有心脏病，其体力活动不受限制，一般体力活动不引起疲劳、心悸、呼吸困难或心绞痛	4.0~6.0	6.5
	II	患有心脏病，其体力活动稍受限制，休息时感到舒适，一般体力活动时，引起疲劳、心悸、呼吸困难或心绞痛	3.0~4.0	4.5
	III	患有心脏病，其体力活动大受限制，休息时感到舒适，一般轻度体力活动时，即可引起疲劳、心悸、呼吸困难或心绞痛	2.0~3.0	3.0
	IV	患有心脏病，不能从事任何体力活动，休息状态下也出现心衰或心绞痛症状，任何体力活动均可使症状加重	1.0~2.0	1.5
治疗分级	A	患有心脏病，其体力活动不应受任何限制		
	B	患有心脏病，其一般体力活动不应受限，但应避免重度或竞赛性用力		
	C	患有心脏病，其一般体力活动应中度受限，较为费力的活动应予终止		
	D	患有心脏病，其一般体力活动应严格受到限制		
	E	患有心脏病，必须严格休息，限于卧床或坐轮椅		

例如，患者无主观症状，但客观检查有主动脉瓣中度反流，心脏扩大，则判断为 I 级 C；又如，患者有二尖瓣狭窄，劳动能力明显减退，检查二尖瓣口呈中等度狭窄，则判为 III 级 C。

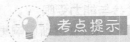

考点提示

CHF 心功能分级

2. 运动功能评定

（1）心肺运动试验：仅适用于慢性稳定性心衰患者，在评估心功能并判断心脏移植的可行性方面切实有效。运动时肌肉需氧量增高，心排血量相应增加。正常人每增加 100ml/（min·m²）的耗氧量，心排血量需增加 600ml/（min·m²）。当患者的心排血量不能满足运动需求时，肌肉组织就从流经它的单位容积血中提取更多的氧，致动 - 静脉血氧差值增大。在氧供应绝对不足时，即出现无氧代谢，乳酸增加，呼气中 CO_2 含量增加。

1）最大耗氧量（VO_2max）：即运动量虽继续增加，耗氧量不再增加时的峰值，表明心排血量已不能按需要继续增加。心功能正常时，此值应 >20ml/（min·kg），轻至中度心功能受损时为 16~20ml/（min·kg），中至重度受损时为 10~15ml/（min·kg），极重度受损时 <10ml/（min·kg）。

2）无氧阈值：即呼气中 CO_2 的增长超过了氧耗量的增长，标志着无氧代谢的出现，以开始出现两者增加不成比例时的氧耗量作为代表值，此值愈低说明心功能愈差。

（2）6 分钟步行试验：这是一项简单易行、安全、方便的试验，用以评定 CHF 患者的运动耐力和评价心衰治疗的疗效。试验要求患者在平直的走廊里以尽可能快的速度行走，测定

6 分钟的步行距离,若 6 分钟的步行距离为少于 150 米为重度心功能不全,150~425 米为中度心功能不全,426~550 米为轻度心功能不全。

（3）超声心动图运动试验:有利于发现潜在的心肌运动异常,一般采用卧位踏车的方式。

（二）心理功能评定

参照本套教材《康复评定》中有关心理功能评定部分。

（三）日常生活活动能力评定

采用改良巴氏指数评定表。方法参见本套教材《康复评定》。

（四）社会参与能力评定

主要进行生活质量评定、劳动力评定和职业评定。方法参见本套教材《康复评定》。

三、功能障碍

（一）生理功能障碍

1. 心功能障碍　有不同程度的心功能障碍。

2. 运动功能障碍　由于缺乏运动使机体摄氧能力减退、肌肉萎缩和氧化代谢能力降低,从而使全身运动耐力不同程度减低。

3. 呼吸功能障碍　长期心功能障碍可导致肺循环功能障碍,使肺血管和肺泡气体交换的效率减低,摄氧能力下降,诱发或加重缺氧症状,呼吸困难。

（二）心理功能障碍

水肿、呼吸困难不仅影响患者运动耐力,而且影响其心理功能和生活质量,使患者经常表现出抑郁、焦虑、沮丧甚至绝望。

（三）日常生活活动能力受限

经常出现水肿、呼吸困难、运动耐力减低,这些症状会不同程度地影响患者的进食、穿衣、行走、洗澡、如厕、打扫卫生、洗衣及购物等日常生活活动能力。

（四）社会参与能力受限

由于病情的发展,会逐渐影响患者的生活质量、劳动、就业和社会交往等能力,严重者需长期或反复住院治疗而不能回归家庭及社会。

四、康复治疗

（一）目标

减轻症状,改善心功能,提高 ADL 能力,保持一定的工作能力,促进再就业,提高生活质量及最大限度地促进患者回归家庭和社会。

（二）原理及注意事项

2005 年,美国心脏病学会、AHA 及欧洲心脏病学会发表的心衰诊断与治疗指南中,建议所有病情稳定的 CHF 患者在联合药物治疗的同时,应积极考虑适当做运动训练。

为减轻衰竭心脏的负担,卧床休息仍然是治疗急性期心衰的重要方法,但为了避免因长期的卧床带来的体力衰竭、肌肉萎缩、关节僵直、肺部感染、深部血栓等诸多弊端,对患者以运动训练为主的康复治疗,对改善患者的临床症状有良好作用。因其有助于增加肺活量,预防肺部感染,又能改善胃的消化功能,有利于机体健康的改善。同时,也可以提高骨骼肌对运动的适应性及氧合代谢能力,改善骨骼肌组织学和生物学性状,进而提高骨骼肌的功能和耐受性,改善外周血液循环的内皮功能,降低交感神经兴奋性,纠正心率变异的部分异常情况,提高患者的自动平衡能力,从而改善心脏功能和预防复发,有利于发病后的康复,提高患者的运动能力和生活质量。

(三)注意事项

心功能Ⅰ~Ⅳ级的患者均适合康复治疗,但必须根据患者病情不同程度选择适当的康复治疗方法。如果出现以下情况时应停止运动康复:①心衰未得到控制。②出现心绞痛、呼吸困难。③不能维持每搏排出量。④急性全身性疾病,中度以上的发热。⑤安静休息时收缩压 >220mmHg,或舒张压 >110mmHg。⑥直立性低血压,直立位血压下降≥20mmHg,或运动时血压下降者。⑦严重心律失常。

> **考点提示**
>
> CHF 康复治疗
> 原理、注意事项

(四)方法

1. 物理治疗　主要为运动疗法,通过适当的运动以改善或提高体力活动能力和心血管功能。

(1)运动疗法:为防止肌肉退化,当患者处于稳定状态时,应鼓励并指导其进行不引起症状的日常体力活动,依据 AHA 心脏功能分级的日常生活安排原则进行(见表4-6),但应避免参加紧张的或肌肉等长收缩运动以及竞争性和疲劳性运动。如某患者心功能Ⅳ级,由于任何体力活动均可使症状加重,治疗分级为 E,按照规定必须完全休息,限于卧床或坐椅子,据此嘱患者卧床休息,第3天床边坐椅子。半个月后心功能进步为Ⅲ级,体力活动仍大受限制,但轻度体力活动已无心悸气急,治疗分级为 D,据此允许下床活动并去厕所,一个月后进一步好转,能在走廊慢步行走 500 米并上下楼,心功能进步为Ⅱ级。此时患者出院可按ⅡC 指导其日常生活活动,即一次步行限定 800m,提物限重 10kg,并允许患者可上下一层楼。如果患者参加工作,必须评价其工作任务并就其能否继续工作提出建议。

表 4-6　依据心脏功能分级的日常生活安排原则(AHA)

	心脏功能		
	Ⅰ级	Ⅱ级	Ⅲ级	Ⅳ级
A	走路不限制 上楼不限制 提物不限制 站立不限制			
B	走路不限制 上四段楼梯 提物 40~60 磅 站立不限制	走路 1.6km 上楼三段楼梯 提物 25~40 磅 站立不限制		
C		走路 0.8km 上楼二段楼梯 提物 15~25 磅 站立不限制	走路 5~10 个街区 上楼一段楼梯 提物 10~15 磅 站立不限制	
D			走路不足 5 个街区 上楼不足一段楼梯 提物 5~10 磅 站立限于一半时间	走路不足 1 个街区 上楼不足一段楼梯 提物 5 磅 站立限于 1/4 时间
E				

1）坐椅子疗法：严重心衰，心功能Ⅳ级患者，只要病情稳定，就应安排坐椅子疗法。早期在床旁坐椅子，较临床上常规半卧位，对心脏负担小，既可减轻心衰症状，又可减轻精神负担。开始每次 10~15 分钟，每天 2 次，逐步增加时间或次数。

2）步行运动：是简便易行且有效的有氧训练方法，步行运动时下肢大肌群交替收缩和松弛，有助于血液回流，从而改善心衰症状。心功能差时，首先在病房走廊，在医护人员监护下缓慢步行，然后根据心功能情况，逐渐增加运动量。心功能Ⅰ级患者平地步行一般不受限制，一般采用速度从慢到快，距离从近到远，循序渐进逐步增加。心功能Ⅱ、Ⅲ级的患者可参照表4-6进行。心功能Ⅳ级的患者一般不宜步行运动。

3）医疗体操：当在心功能容量达 4METs，心功能Ⅱ级时，才能做体操运动训练。医疗体操应以缓慢的、放松的、运动幅度较大的四肢运动为主，可以与步行运动交替进行。不宜做腹肌练习和屏气动作，以免加重心脏负荷，使病情加重。

4）运动训练计划的实施：运动方式可实施间断或稳定的运动训练，强度采用 60%~80% 的预测峰值心率。

①间断运动训练方式：包括踏车运动和平板运动。间断运动方式可在不导致更大心血管负荷的前提下，更好地刺激外周肌肉运动，可使患者达到体力适应。运动训练中，先持续一段时间，再增加动作频率，最后增加强度。间断的运动训练方式：a. 踏车运动：运动阶段 30 秒，恢复阶段 60 秒，强度 50%，最大短期运动能力可能是有利的。最大短期运动能力的确定：患者无负荷踩踏 3 分钟，然后以每 10 秒 25W 逐渐增加运动级别。在恢复期阶段，患者以 10W 踩踏。b. 平板运动：运动和恢复阶段各 60 秒可能是有利的。

②稳定的运动训练方式：a. 训练的频率：对于损害较重的患者，建议进行 5~10 分钟的短时多次日常训练；对于心功能良好的患者应建议更长时间的训练，每次 20~30 分钟，每周 3~5 次。b. 训练的强度：传统训练计划中，最初摄氧能力和症状的改善发生在第 4 周；体力和心肺参数分别需在 16 周和 26 周达到峰反应，然后达平台期；可观察到三个发展阶段：初始阶段、改善阶段和维持阶段。在开始阶段，训练强度应保持低水平（例如 40%~50% 峰耗氧量），运动时间由 5 分钟逐渐增加至 15 分钟。运动时间和训练的频率根据症状和临床状况增加；在改善阶段，逐渐增加强度（50% 峰耗氧量→60% 峰耗氧量→70% 峰耗氧量，如果能耐受甚至→80% 峰耗氧量）是主要目标；将训练时间延长至 15~20 分钟，如果能耐受，延长至 30 分钟是次要目标。维持阶段通常开始于训练的第 6 个月后，此阶段很少产生进一步的改善，但继续运动训练非常重要，3 周住所训练计划的效果仅在 3 周的活动限制后即消失．提示需要在 CHF 的治疗过程中实施长期运动训练。

（2）呼吸肌训练：选择性地进行呼吸肌训练，有助于改善患者的呼吸能力，进而提高患者的运动能力。康复机制在于：①抗阻呼吸训练可提高膈肌耐力，增加氧化酶和脂肪分解酶的活性。②通过呼吸肌训练，提高最大持续通气能力，增加肺活量，明显提升亚极量、极量运动能力，改善呼吸功能。常用的呼吸训练方法包括：主动过度呼吸、吸气阻力负荷和吸气阈负荷，其中吸气阻力负荷最为常用，即采用小口径呼吸管或可调式活瓣的方式增加呼吸阻力。

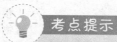

考点提示

CHF 康复运动方式、呼吸肌训练

（3）水疗：适用于轻、中度心衰患者，以改善症状。

1）氡泉浴：氡泉浴法对轻、中度心衰均有一定疗效：氡泉浴具有镇定作用．并能提高血中纤溶蛋白原的活性,降低病人血液的高凝状态;并能够调节血管舒缩,增加心排出量,改善血液循环。方法:水温 34~36℃为宜,沐浴时间 12~15 分钟,每日或隔日一次,12~15 次为一疗程。

2)碳酸泉浴:碳酸气可以刺激皮肤,促进血管扩张,保证组织供氧,改善血液循环,以减轻症状。方法:水温从 34~36℃开始,每 2~3 次降低水温 1℃,直至降温至 30~32℃,每降温一次沐浴时间 8~15 分钟,每日或隔日一次,12~15 次为一疗程。

(4)按摩:主要适用于轻度心衰患者,通过采用柔和的向心性按摩,可以促进动脉和毛细血管扩张,促进静脉的向心血流增加,相应加快了血流速度,减轻了左心负荷。

2. 康复辅具　包括手杖、肘杖、轮椅、步行器等。例如:对严重心衰、行走困难的患者使用轮椅代替其步行功能,增强社会交往能力。

3. 心理治疗　采用心理安慰、支持和疏导的治疗方法以改善或消除患者的心理问题。

4. 药物治疗　推荐将 β 受体阻断剂、血管紧张素转化酶抑制剂(ACEI)或血管紧张素Ⅱ受体拮抗剂(ARB)和醛固酮拮抗药等作为心衰的基本治疗,并可应用利尿剂及洋地黄类药物。

5. 中医传统康复治疗

(1)中药治疗:依据辨证论治的原则参考用药。如心阳气虚者,可用参附汤、人参养荣丸、附子理中丸;心血虚滞用桃红四物汤;心阴虚用生脉散、天王补心丹;痰瘀阻络用瓜蒌薤白白酒汤、血府逐瘀汤。

(2)针灸治疗:可选用神门、内关、膻中、关元、心俞、肺俞、足三里、神阙等穴,或针或灸或敷贴。

五、健康教育

1. 生活指导

(1)营造舒适和谐的生活环境:尽可能帮助患者营造一个舒适和谐、充满亲情的生活环境,和睦的家庭氛围与融洽的社会环境,以帮助患者消除恐惧、悲观、焦虑和抑郁等一系列心理问题。

(2)饮食调节:原则为低钠(盐)、低热量、清淡而易消化,少量多餐。

(3)戒烟:心衰患者均应戒烟,应积极鼓励使用戒烟辅助品。

2. 自我锻炼　可根据自身情况,进行自我锻炼,选择适当的有氧运动。如气功、太极拳及医疗体操等锻炼。教会患者监测心率,运动中心率不超过休息时心率 5~10 次/分。自感劳累计分不应超过 12 分。

3. 休闲性作业　可根据个人兴趣,进行各种娱乐活动,如玩扑克、缝纫、球类、游戏、下棋等。

4. 药物预防　应预防感冒,在感冒流行季节或气候骤变情况下,患者要减少外出,出门应戴口罩并适当增添衣服,患者还应少去人群密集之处。

六、功能结局

1. 生理功能方面　患者以心衰恶化、心脏骤停、共存的严重非心脏疾病的恶化,以及死亡为结局。

2. 心理功能方面　大多数患者终身有不同程度的忧郁、恐惧、沮丧、焦虑、抑郁甚至绝望等心理障碍。

3. 社会参与能力方面　心功能Ⅲ~Ⅳ级患者 ADL 能力及其相关活动明显受限,社会交往受限,劳动能力下降或丧失、职业受限以及生活质量下降。

 小结

　　CHF 是大多数心血管疾病的转归,是严重影响居民健康和生存质量的疾病。大量临床实践证明:运动康复治疗对心衰患者是安全的,且可以提高心衰患者的运动耐力,尤其是有氧运动。在规范临床治疗的基础上,部分稳定性 CHF 患者可进行康复治疗。康复治疗时,首先应对患者进行有效的康复评定,准确判断适应证与禁忌证,再根据患者心功能状况选择合适的有氧运动进行运动治疗,并配合心理治疗、呼吸肌训练等,可以达到缓解症状、提高运动耐量,改善生活质量、阻止或延缓心肌损害进一步加重、降低死亡率、延长生存期的目的。

 目标测试

A 型题

1. 下列哪项是慢性心力衰竭的基本病因
   A. 各种感染　　　　　　　　　　　B. 摄入钠盐过多
   C. 严重心律失常　　　　　　　　　D. 心脏负荷过重及心肌病变
   E. 情绪激动及过重体力劳动

2. 体力活动稍受限制,一般体力活动可引起心悸,呼吸困难,疲乏无力或心绞痛
   A. 心功能Ⅰ级　　　　B. 心功能Ⅱ级　　　　C. 心功能Ⅲ级
   D. 心功能Ⅳ级　　　　E. 以上均不是

3. 诊断左心功能衰竭最有帮助的辅助检查是
   A. 胸部 X 线检查　　　B. 超声心动图　　　　C. 运动耐量测定
   D. 血流动力学检查　　　E. 冠状动脉造影

4. 心功能Ⅲ级的患者
   A. 一般不宜步行
   B. 开始可以下床走动或去厕所,逐渐可以在走廊漫步
   C. 一次最初步行为 800 米或上下两层楼
   D. 平地步行可不受限制,但距离也应由近到远,速度从慢到快
   E. 一次最初步行距离可达 1600m 或上下三层楼

5. 慢性充血性心力衰竭康复治疗**不包括**
   A. 尽可能减轻症状
   B. 延长寿命
   C. 治疗由于慢性充血性心力衰竭原发病
   D. 提高生活质量
   E. 保持一定的社会交往和工作能力

6. 慢性心衰康复治疗的禁忌证是
   A. 稳定性慢性心衰　　　B. 心功能Ⅰ级　　　　C. 心功能Ⅱ级

D. 心功能Ⅲ级　　　　　E. 运动中血压和心率不升

（郭　华）

第四节　冠状动脉粥样硬化性心脏病

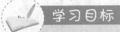

学习目标

1. 掌握：冠心病的定义、康复评定方法、康复治疗方案。
2. 熟悉：冠心病的危险因素、主要功能障碍、康复分期。
3. 了解：冠心病的临床表现、康复治疗原理。

案例

　　男，55岁，于3小时前生气后突然感到胸骨后疼痛，压榨性，向左肩部放射，有濒死感，休息与口含硝酸甘油均不能缓解，伴大汗。吸烟20余年，每天1包。查体：急性痛苦病容，平卧位，期前收缩5~6次/分，心尖部有S4。心电图：ST段Ⅱ、Ⅲ、aVF升高呈弓背向上型，QRS段Ⅱ、Ⅲ、aVF呈Qr型，T波倒置和室性期前收缩。

　　请问：1. 对该患者进行康复分期。

　　　　　2. 是否适合进行心电图运动试验？

　　　　　3. 健康教育的主要内容是什么？

一、概述

（一）定义

　　冠状动脉粥样硬化性心脏病简称冠心病（CHD），亦称缺血性心脏病，是指冠状动脉发生粥样硬化引起管腔狭窄或闭塞，导致心肌缺血缺氧或坏死而引起的心脏病。冠心病是最常见的心血管疾病之一，多发生于40岁以后，也是严重危害人类健康的常见病。

（二）病因与病理

　　本病是多病因的疾病，即多种因素作用于不同环节所致，这些因素称为危险因素。主要包括糖尿病、高血压、高胆固醇血症、代谢综合征、肥胖症、吸烟等；还有一些不能改变的因素，如家族遗传史、年龄、性别等。

　　本病病理特点是冠状动脉粥样硬化时相继出现脂质点和条纹、粥样和纤维粥样斑块、复合病变3类变化。病理生理核心是心肌血流的供求失去平衡，导致心肌缺氧和代谢障碍。

> **考点提示**
> CHD的定义、病因、病理及病理生理

（三）临床表现

　　WHO将CHD分为5型：①隐匿型或无症状型冠心病。②心绞痛。③心肌梗死。④缺血性心肌病。⑤猝死。主要介绍稳定型心绞痛的临床表现，以发作性胸痛为主，其特点为①部位：主要在胸骨体之后，可波及心前区，常放射至左肩、左臂内侧达无名指和小指，或至颈、咽或下颌部。②性质：常为压迫、发闷或紧缩性。③诱因：常由体力劳动或情绪激动（如愤怒、焦急、过度兴奋等)所诱发,饱食、寒冷、吸烟、心动过速、休克等亦可诱发。④持续时间:一般持续数分钟至十余分钟,多为3~5分钟。⑤缓解方式:一般在停止原来诱发症状的活动后即可缓解;舌下含用硝酸甘油等硝酸酯类药物也能在几分钟内使之缓解。一般无异常体征。

(四) 辅助检查

1. 实验室检查 胸痛明显者需查血清心肌损伤标志物包括心肌肌钙蛋白I或T、肌酸激酶及同工酶。

2. 心电图(ECG)检查 心绞痛发作时常可出现暂时性心肌缺血引起的ST段压低(>0.1 mV),发作缓解后恢复。心肌梗死时特征性改变为ST段抬高呈弓背向上型;宽而深的Q波(病理性Q波);T波倒置。

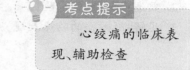

考点提示

心绞痛的临床表现、辅助检查

3. 冠脉造影检查 是诊断冠心病较准确的方法。

二、康复评定

(一) 生理功能评定

1. 心电图运动试验

(1) 方法

1) 运动平板法:首选。有利于减轻腿部的疲劳,可避免由此导致的试验过早终止。缺点是不适合用于有平衡障碍的患者,且由于噪声和患者的运动,难以获得良好的心律(ECG)图像和准确的血压测得值。

2) 功率自行车法:可用于平衡和视觉功能不良或下肢关节活动受限的患者;测试中由于身体上部运动较小,因而血压测量值较准,ECG记录亦较好。缺点是局部的肌肉疲劳(如股四头肌)可导致试验过早终止,妨碍真正运动终点的达到。

(2) 程序

1) 排除禁忌证:绝对禁忌证包括急性心肌梗死、不稳定型心绞痛、严重心律失常、急性心包炎、心内膜炎、严重主动脉缩窄、严重的左室功能障碍、急性肺栓塞、急性严重心脏外的疾病等;相对禁忌证有明显的动脉或肺动脉高压、心动过速或心动过缓、中度瓣膜或心肌性心脏病、电解质紊乱、肥大性心肌病变和精神病等。

2) 试验开始:运动应从低负荷开始,使患者能充分地适应,然后分阶段逐渐增大负荷量至患者的耐受极限,此即多阶段试验。每一阶段持续2~3分钟,以使患者的反应达到稳定的状态。判断患者反应是否达到稳定状态的最简单指标就是其心率的波动范围为3~4次/分。在运动中和运动结束后5~15分钟的恢复期内,每分钟均测量如下指标:耗氧量(VO_2)、血压(BP)、心率(HR)、心律(ECG)和自觉运动强度评分(Borg评分),同时还要观察患者一般情况的变化。

3) 试验终点:在试验之前应告知患者如何完成试验,而不应利用任何试验前估计患者的最大预期心率(MPHR),因为试验前估计的MPHR常常产生误导,这与患者服用减慢心率的药物有关。因此在试验中采用Borg刻度表查出患者用力的反应(Borg自觉运动强度评定量表,见表4-7)。如果没有不良的体征或者症状,可允许患者运动达到最大的用力水平。

表 4-7 Borg 自觉运动强度评定量表

Borg 分级	自觉运动强度	修订的 Borg 分级	自觉运动强度
—	—	0.0	不用力
—	—	0.5	非常非常弱
—	—	1.0	非常弱
—	—	1.5	—
—	—	2.0	弱
6	—	2.5	—
7	非常非常轻	3.0	中等程度
8	—	3.5	—
9	很轻	4.0	有点强
10		4.5	—
11		5.0	强
12		5.5	
13		6.0	
14		6.5	
15		7.0	非常强
16		7.5	
17		8.0	
18		8.5	
19		9.0	
20		9.5	
—		10.0	非常非常强
—		>10.0	达到极限

在亚极量或出院前的运动试验中有下列情况之一,应该立即终止:

1)出现了与本病有关的症状:如明显的疲劳、眩晕、晕厥、呼吸困难、心绞痛、发绀、面色苍白、血压过高或过低、ECG 出现 ST 段偏移 >1mm 等。

2)运动达到了预定的极限运动水平:如达到了根据年龄预计的极限心率值(220- 年龄)。这一运动终点确定法非常适合于健康人,很多心脏病患者在达到这一极限前即已出现症状,因而达不到该预定的运动水平。

3)达到预计亚极限运动水平:如达到了根据年龄预计的极限心率值的 75%;或者是任意设定的工作负荷水平,即 6METs(METs 为代谢当量,是指运动时代谢率对安静时代谢率的倍数,每千克体重从事 1 分钟活动消耗 3.5ml 的氧,其活动强度称为 lMET);Borg 分级的 17 级或修订的 Borg 分级的 7 级等。这种方法常用于功能水平较低的出院前的患者。

(3)方案

1)活动平板试验方案:最常用的是 Bruee 活动平板试验方案。该方案容易实施且耗时不长,但对于身体状况较差的患者,其开始时的运动强度明显过高,因而不适用。于是便在此基础上降低了初始运动的强度,使之适合于所有的心脏病患者,此即改良的 Bruce 活动平板试验方案,见表 4-8。

表 4-8 改良 Bruce 活动平板试验方案

阶段	速度（km/h）	坡度（%）	时间（分钟）	METs
1	2.7	0	3	2
2	2.7	5	3	3
3	4.0	10	3	5
4	5.5	12	3	7
5	6.8	14	3	10
6	8.0	16	3	13
7	8.8	18	3	16
8	9.6	20	3	19
9		22	3	22

2）功率自行车试验方案：功率自行车试验亦是分级试验，其中踏行的速率通常为 50~60 转/分，蹬踏的阻力则每 3~6 分钟递增。

（4）结果解释：根据运动试验的结果，可将患者进行功能分类。这种分类对于确定患者的治疗性运动的水平、判断其预后、帮助其进行娱乐和作业活动的安排均是十分有用的，见表 4-9。

表 4-9 基于 VO_2max 值的功能分类

功能分级	VO_2max	有氧运动能力
Ⅰ级	>20ml/（min·kg）	正常或轻度受损
Ⅱ级	16~20ml/（min·kg）	轻至中度受损
Ⅲ级	10~15ml/（min·kg）	中至重度受损
Ⅳ级	<10ml/（min·kg）	重度受损

（5）注意事项

1）运动试验结果的解释均应以良好的生理、病理生理、运动学和临床知识为基础，且应考虑患者的年龄、性别、症状和危险因素。

2）要考虑试验的特异性和敏感性，注意排除假阳性和假阴性。导致运动试验出现假阳性和假阴性结果的因素很多。

3）注意有一点必须向患者交代清楚：患者在运动试验中达到的最大运动量并不表示其可在这一运动量下安全地进行运动。一个患者如要以 8METs 水平较长时间地进行运动，则其最大有效代谢容量必须达到 12METs 的水平方可。

2. 行为类型评定

（1）A 型：工作主动、有进取心和雄心、有强烈的时间紧迫感，但是往往缺乏耐心、易激惹、情绪易波动。此行为类型的应激反应较强烈，因此需要将应激处理作为康复的基本内容。

（2）B 型：与 A 型相反，平易近人、耐心、充分利用业余时间放松自己、不受时间驱使，无过度竞争性。

3. 康复分期评定 1990 年美国心肺康复学会建议，将冠心病康复的不同发展阶段分为：

住院期（Ⅰ期）：急性心肌梗死发病后或心脏手术后住院阶段，主要康复内容为低水平体力活动和教育,一般为 1~2 周。

恢复期(Ⅱ期):出院后回家或在疗养院,主要康复内容为逐渐增加体力活动继续接受卫生宣教,以取得最佳疗效,并经职业咨询恢复工作,一般为 8~12 周。

持续发展维持期(监护阶段Ⅲ期):必须监护和防止在康复过程中发生意外的重点对象,约持续 4~12 个月不等。

维持期(非监护Ⅲ期):坚持冠心病的二级预防,进行合适的体育锻炼。

4. 康复治疗危险程度评定 美国心脏病学会制定了冠心病危险分层标准,对于判断患者进行康复治疗的危险程度及监护要求有重要参考价值。

A 级:状似健康人。运动无危险性。活动准则:除基础原则外,无其他限制。

B 级:有稳定性心脏病,参加剧烈运动的危险性较低,但高于状似健康人。中等强度不增加危险性。活动准则:根据专职人员所制订的个人运动处方活动。在无运动处方时,只可以步行运动。

C 级:有稳定性心脏病,参加剧烈活动危险性低,但不能自我调节运动或不能理解医生所建议的运动水平。活动准则:根据专职人员所制订的个人运动处方,可在经过基本心肺复苏技术的非医务人员监护或家庭电子监护条件下运动。

D 级:运动时有中～高心脏并发症的患者。活动准则:必须由专业人员针对性制订运动处方。

E 级:活动受限的不稳定性心脏病。活动准则:不做任何健身性活动。

(二)心理功能评定

参照本套教材《康复评定》中有关心理功能评定部分。

(三)日常生活活动能力评定

侧重于自我照顾、日常活动、家庭劳动及购物等。ADL 评定采用改良巴氏指数评定表。方法参照本套教材《康复评定》。

(四)社会参与能力评定

主要进行生活质量评定、劳动力评定和职业评定。方法参照本套教材《康复评定》。

三、功能障碍

(一)生理功能障碍

1. 循环功能障碍 常减少体力活动,从而降低心血管系统适应性,导致循环功能降低。

2. 呼吸功能障碍 长期心血管功能障碍可导致肺循环功能障碍,使肺血管和肺泡气体交换的效率降低,吸氧能力下降,诱发或加重缺氧症状。

3. 运动功能障碍 冠心病和缺乏运动均可导致机体有氧运动能力减退、肌肉萎缩和氧化代谢能力降低,从而限制了全身运动耐力。

4. 代谢功能障碍 缺乏运动导致脂质代谢和糖代谢障碍。

(二)心理功能障碍

主要表现为抑郁。抑郁和社交孤独可增加患者冠脉疾病的危险性,也可增加心脏病发作之后复发和死亡的危险性。

(三)日常生活活动能力受限

全身运动耐力下降、运动功能受限主要影响患者的行走、家务活动、个人卫生及购物等日常生活活动能力。

（四）社会参与能力受限

全身运动耐力下降、运动功能受限及抑郁、社交孤独和行为障碍等心理功能障碍常常影响患者的生活质量、劳动、就业和社会交往等能力。

四、康复治疗

（一）目标

1. Ⅰ期康复 ①低水平运动试验阴性，可以按正常节奏连续行走 100~200m 或上下 1~2 层楼而无症状和体征。②运动能力达到 2~3METs，能够适应家庭生活。③使患者理解冠心病的危险因素及注意事项，在心理上适应疾病的发作和处理生活中的相关问题。

2. Ⅱ期康复 ①逐步恢复一般日常生活活动能力，包括轻度家务劳动、娱乐活动等。②运动能力达到 4~6METs，提高生活质量。对于体力活动没有更高要求的患者可停留在此期。

3. Ⅲ期康复 ①巩固Ⅱ期康复成果，控制危险因素。②改善或提高体力活动能力和心血管功能，恢复发病前的生活和工作。

（二）原理

1. Ⅰ期康复 通过适当活动，减少或消除绝对卧床休息所带来的不良影响。过分卧床休息可导致：①血容量减少（心血管反馈调节机制），导致每搏量和心排血量降低，代偿性心率加快。②回心血量增加，心脏前负荷增大，心脏射血阻力相对增高，心肌耗氧量相对增加。③血流缓慢，血液黏滞性相对增加，血栓和栓塞的概率增加。④横膈活动降低，通气及换气功能障碍，排痰困难，合并肺炎和肺栓塞的概率增加。⑤运动耐力降低，最大吸氧量每天降低约 0.9%。⑥胰岛素受体敏感性降低，葡萄糖耐量降低。⑦患者恐惧和焦虑情绪增加，肾上腺皮质激素分泌增高。

2. Ⅱ期康复 基于心肌梗死瘢痕形成需要 6 周左右的时间，而在心肌瘢痕形成之前，患者病情仍然有恶化的可能性，进行较大强度运动的危险性较大。因此，患者在此期主要是要保持适当的体力活动，逐步适应家庭活动，等待病情完全稳定，准备参加Ⅲ期康复锻炼。

3. Ⅲ期康复

（1）外周效应：指心脏之外的组织和器官发生的适应性改变，表现为外周骨骼肌氧摄取能力提高、肌肉氧利用能力改善、运动能量代谢效率改善、运动心血管应激反应降低、肌肉收缩的机械效率提高和最大运动能力提高。是公认的冠心病和各类心血管疾病康复治疗机制。外周效应需要数周时间才能形成，停止训练则丧失，因此训练必须持之以恒。

（2）中心效应：指康复训练对心脏的直接作用，主要为心脏侧支循环形成（冠脉生物搭桥），冠状动脉供血量提高，心肌内在收缩性相应提高。侧支循环有一定程度的心肌保护作用，长期运动训练与形成充分的侧支循环血流量直接相关。

（3）危险因素控制：主要包括：①改善高血糖及糖耐量异常。②控制高血压。③改善脂质代谢异常。④改善血液高凝状态。⑤帮助戒烟。

（三）适应证和禁忌证

1. 适应证 ①Ⅰ期患者生命体征稳定，无明显心绞痛，安静心率 <110 次 / 分，无心力衰竭、严重心律失常和心源性休克，血压基本正常，体温正常。②Ⅱ期患者生命体征稳定，运动能力达到 3METs 以上，家庭活动时无显著症状和体征。③Ⅲ期临床病情稳定者，包括陈旧性心肌梗死、稳定型劳力性心绞痛、隐匿性冠心病、冠状动脉分流术和腔内成型术后、心脏移

植术后;安装起搏器后。

2. 禁忌证 凡是康复训练过程中可诱发临床病情恶化的情况都列为禁忌证,包括原发病临床病情不稳定或合并新的临床病症。

（四）方案

1. Ⅰ期康复 以循序渐进地增加活动量为原则,生命体征一旦稳定,无并发症时即可开始。基本原则是根据患者的自我感觉,尽量进行可以耐受的日常活动（见表4-10）。

表 4-10 冠心病Ⅰ期康复日常活动参考

日常活动	步骤						
	1	2	3	4	5	6	7
卫生宣教	+	+	+	+	+	+	+
腹式呼吸	10分钟	20分钟	30分钟	30分钟×2	–	–	–
腕踝动（不抗阻）	10次	20次	30次	30次×2	–	–	–
腕踝动（抗阻）	–	10次	20次	30次	30次×2	–	–
肘膝关动（不抗阻）	–	–	10次	20次	30次	30次×2	–
肘膝关动（抗阻）	–	–	–	10次	20次	30次	30次×2
自己进食	–	–	帮助	独立	独立	独立	独立
自己洗漱	–	–	帮助	帮助	独立	独立	独立
坐厕	–	–	帮助	帮助	独立	独立	独立
床上靠坐	5分钟	10分钟	20分钟	30分钟	30分钟×2	–	–
床上不靠坐	–	5分钟	10分钟	20分钟	30分钟	30分钟×2	–
床边坐（有依托）	–	–	5分钟	10分钟	20分钟	30分钟	30分钟×2
床边坐（无依托）	–	–	–	5分钟	10分钟	20分钟	30分钟
站（有依托）	–	–	5分钟	10分钟	20分钟	30分钟	–
站（无依托）	–	–	–	5分钟	10分钟	20分钟	30分钟
床边行走	–	–	–	5分钟	10分钟	20分钟	30分钟
走廊行走	–	–	–	–	5分钟	10分钟	20分钟
下一层楼	–	–	–	–	–	1次	2次
上一层楼	–	–	–	–	–	–	1~2次

（1）床上活动:活动一般从床上的肢体活动开始,包括呼吸训练。肢体活动一般从远端肢体的小关节活动开始,从不抗地心引力的活动开始,强调活动时呼吸自然、平稳,没有任何憋气和用力的现象。然后可以逐步开始抗阻活动,抗阻活动可以采用捏气球、皮球,或拉皮筋等。徒手体操也十分有效。吃饭、洗脸、刷牙、穿衣等日常生活活动可以早期进行。

（2）呼吸训练:主要指腹式呼吸。腹式呼吸的要点是在吸气时腹部浮起,让膈肌尽量下降;呼气时腹部收缩,把肺内的气体尽量排出。呼气与吸气之间要均匀连贯,可以比较缓慢,但是不可憋气。

(3)坐位训练:坐位是重要的康复起始点,应该从第一天就开始。开始坐时可以有依托,例如把枕头或被子放在背后,或将床头抬高。有依托坐的能量消耗与卧位相同,但是上身直立体位使回心血量减少,同时射血阻力降低,心脏负荷实际上低于卧位。在有依托坐适应之后,患者可以逐步过渡到无依托独立坐。

(4)步行训练:从床边站立开始,先克服体位性低血压。在站立无问题之后,开始床边步行(1.5~2.0METs),以便在疲劳或不适时能够及时上床休息。此阶段开始时最好进行若干次心电监护活动。此阶段患者的活动范围明显增大,因此监护需要加强。要特别注意避免上肢高于心脏水平的活动,例如患者自己手举盐水瓶上厕所,此类活动的心脏负荷增加很大,常是诱发意外的原因。

(5)大便:大便务必保持通畅。卧位大便时由于臀部位置提高,回心血量增加,使心脏负荷增加,同时由于排便时必须克服体位所造成的重力,所以需要额外的用力(4METs)。因此卧位大便对患者不利。而在床边放置简易的坐便器,让患者坐位大便,其心脏负荷和能量消耗均小于卧床大便(3.6METs),也比较容易排便。因此应该尽早让患者坐位大便,但是禁忌蹲位大便或在大便时过分用力。如果出现便秘,应该使用通便剂。患者有腹泻时也需要注意严密观察,因为过分的肠道活动可以诱发迷走反射,导致心律失常或心电不稳。

(6)上下楼:上下楼的活动是保证患者出院后在家庭活动安全的重要环节。下楼的运动负荷不大,而上楼的运动负荷主要取决于上楼的速度。必须保持非常缓慢的上楼速度,一般每上一级台阶可以稍事休息,以保证没有任何症状。

(7)心理康复与卫生宣教:患者在急性发病后,往往有显著的焦虑和恐惧感。必须安排对于患者的医学常识教育,使其理解冠心病的发病特点,注意事项和预防再次发作的方法。特别强调戒烟、低脂低盐饮食、规律的生活、个性修养等。

(8)康复方案调整与监护:如果患者在训练过程中没有不良反应,运动或活动时心率增加<10次/分钟,次日训练可以进入下一阶段。运动中心率增加在20次/分钟左右,则需要继续同一级别的运动。心率增加超过20次/分钟,或出现任何不良反应,则应该退回到前一阶段运动,甚至暂时停止运动训练。为了保证活动的安全性,可以在医学或心电监护下开始所有的新活动。在无任何异常的情况下,重复性的活动不一定要连续监护。

(9)出院前评估及治疗策略:当患者顺利达到训练目标后,可以进行症状限制性或亚极量心电运动试验,或在心电监护下进行步行。如果确认患者可连续步行200米无症状和无心电图异常,可以安排出院。患者出现并发症或运动试验异常者则需要进一步检查,并适当延长住院时间。

2. Ⅱ期康复 主要进行室内外散步、医疗体操(如降压舒心操、太极拳等)、气功(以静功为主)、家庭卫生、厨房活动、园艺活动或在邻近区域购物、作业治疗。活动强度为40%~50%HR$_{max}$,活动时RPE不超过13~15。一般活动无须医学监测,在进行较大强度活动时,可采用远程心电图监护系统监测,或由有经验的康复治疗师观察数次康复治疗过程,以确立安全性。无并发症的患者可在家属帮助下逐渐用力,活动时不可有气喘和疲劳。所有上肢超过心脏平面的活动均为高强度运动,应该避免或减少。训练时要注意保持一定的活动量,但日常生活和工作时应采用能量节省策略,比如制订合理的工作或日常活动程序,减少不必要的动作和体力消耗等,以尽可能提高工作和体能效率。每周需要门诊随访一次。任何不适均应暂停运动,及时就诊。出院后的家庭活动可以分为以下 6 个阶段:

(1)第一阶段:①活动:可以缓慢上下楼,但要避免任何疲劳。②个人卫生:可以自己洗澡,但要避免洗澡水过热,也要避免过冷、过热的环境。③家务:可以洗碗筷、蔬菜、铺床,提 2kg 左右的重物,进行短时间园艺工作。④娱乐:可以打扑克、下棋、看电视、阅读、针织、缝纫、短时间乘车。⑤需要避免的活动:提举超过 2kg 的重物,过度弯腰、情绪沮丧、过度兴奋、应激。

(2)第二阶段:①个人卫生:可以外出理发。②家务活动:可以洗小件衣服或使用洗衣机(但不可洗大件衣物)、晾衣服、坐位熨小件衣物、使用缝纫机、掸尘、擦桌子、梳头、简单烹饪、提 4kg 左右的重物。③娱乐活动:可以进行有轻微体力活动的娱乐。④性生活:在患者可以上下两层楼或可以步行 1km 而无任何不适时,患者可以恢复性生活,但是要注意采取相对比较放松的方式。性生活之前可以服用或备用硝酸甘油类药物,必要时可以先向相关医生咨询。适当的性生活对恢复患者的心理状态有重要作用。⑤需要避免的活动:长时间活动、烫发之类的高温环境、提举超过 4kg 的重物、参与涉及经济或法律问题的活动。

(3)第三阶段:①家务活动:可以长时间熨烫衣物、铺床、提 4.5kg 左右的重物。②娱乐活动:轻度园艺工作,在家练习打高尔夫球、桌球、室内游泳(放松性),短距离公共交通,短距离开车,探亲访友。③步行活动:连续步行 1km,每次 10~15 分钟,每天 1~2 次。④需要避免的活动:提举过重的物体,活动时间过长。

(4)第四阶段:①家务活动:可以与他人一起外出购物、正常烹饪、提 5kg 左右的重物。②娱乐活动:小型油画制作或木工制作、家庭小修理、室外打扫。③步行活动:连续步行每次 20~25 分钟,每天 2 次。④需要避免的活动:提举过重的物体,使用电动工具,如电钻、电锯等。

(5)第五阶段:①家务活动:可以独立外出购物,短时间吸尘或拖地,提 5.5kg 左右的重物。②娱乐活动:家庭修理性活动、钓鱼、保龄球类活动。③步行活动:连续步行每次 25~30 分钟,每天 2 次。④需要避免的活动:提举过重的物体,过强的等长收缩运动。

(6)第六阶段:①家务活动:清洗浴缸、窗户,可以提 9kg 左右的重物(如果没有任何不适)。②娱乐活动:慢节奏跳舞,外出野餐,去影院和剧场。③步行活动:可列为日常生活活动,每次 30 分钟,每天 2 次。④需要避免的活动:剧烈运动,如举重、锯木、开大卡车、攀高、挖掘等,以及竞技性活动,如各种比赛。

3. Ⅲ期康复

(1)基本原则:①循序渐进原则。②持之以恒原则。③兴趣性原则。④全面性原则。⑤个体化原则。

(2)方法

1)运动方式:包括有氧训练、力量训练、柔韧性训练、作业训练、医疗体操、气功等。运动形式可以分为间断性和连续性运动。

2)运动量:每次的总运动量(以热量表达)应在 2931~8374kJ(约相当于步行或慢跑 10~32km)。运动量小于 2931kJ/ 周只能维持身体活动水平,而不能提高运动能力。运动量超过 8374kJ/ 周则不增加训练效应。合适运动量的主要标志:运动时稍出汗,轻度呼吸加快但不影响对话,早晨起床时感舒适,无持续疲劳感和其他不适感。

3)注意事项:①选择适当的运动,避免竞技性运动。②在感觉良好时运动,感冒或发热后,要在症状和体征消失两天以上才能恢复运动。③注意周围环境因素对运动反应的影响,包括寒冷和炎热气候要相对降低运动量和运动强度,训练的理想环境是 4~28℃,空气湿度 <6%,风速不超过 7m/ 秒。避免在阳光下和炎热气温时剧烈运动;穿戴宽松、舒适、透气的衣服和鞋;上坡时要减慢速度。饭后不做剧烈运动。④患者需要了解个人能力的限制,应定期检查和修正运动处方,避免过度训练。药物治疗发生变化时,要注意相应地调整运动方案。参加训练前应该进行尽可能充分的身体检查。对于参加剧烈运动者尽可能先进行运动试验。⑤警惕症状,运动时如发现下列症状:上身不适(包括胸、臂、颈或下颌,可表现为酸痛、烧灼感、缩窄感或胀痛)、无力、气短、骨关节不适(关节痛或背痛)等,应停止运动,及时就医。⑥训练必须持之以恒,如间隔 4~7 天以上,再开始运动时宜稍降低强度。

4)训练实施:每次训练都必须包括准备活动、训练活动和结束活动。①准备活动:主要目的是预热,即让肌肉、关节、韧带和心血管系统逐步适应训练期的运动应激,运动强度较小。运动方式包括牵伸运动及大肌群活动,要确保全身主要关节和肌肉都有所活动,一般采用医疗体操、太极拳等,也可附加小强度步行。②训练活动:指达到靶强度的训练活动,中低强度训练的主要目的是达到最佳外周适应,高强度训练的目的在于刺激心肌侧支循环生成。③结束活动:主要目的是冷却,即让高度兴奋的心血管应激逐步降低,适应运动停止后血流动力学改变。运动方式可与训练方式相同,但强度逐步减小。

考点提示

CHD 康复治疗原理、康复分期及方案、治疗注意事项

4. 中医传统康复治疗 参见本章第三节。

五、健康教育

1. 教育和咨询 主要包括心脏解剖、生理、病理及冠心病危险因素的介绍,有关冠心病康复治疗及方法的传授,并指导患者进行危险因素的干预,如指导戒烟、高血压控制和提供营养方面的咨询等,所有这些均可增进患者对疾病的了解,减轻其焦虑程度,改善其在治疗中的配合程度。

2. 健康教育活动 使广大群众自觉改变不良的生活方式及不健康的饮食习惯,可降低冠心病的发病率和病死率,值得推广普及。

3. 预防策略

(1)降低血脂:提高体育训练、饮食教育、忠告,以及对某些患者的药物治疗、心理支持和行为训练等多种因素结合对脂质水平可产生很好的影响。

(2)控制血压:积极有效地控制血压,可减少冠心病的发生率和病死率。

(3)戒烟:戒烟干预应该尽早开展,而且应该是以心脏专科医生为中心的康复小组工作方式。这是因为患者在住院期间处于强迫戒烟的环境之中,吸烟者脱离了通常吸烟的触发因素并由于近期的心脏事件而有更大的戒烟动机。心脏专科医生在康复过程中扮演一个重要的角色,特别是在帮助吸烟患者戒烟时。心脏专科医生通过与患者讨论戒烟的益处及继续吸烟的危险来进行戒烟干预,鼓励和支持患者停止吸烟并保持戒烟。这种简明的干预可在 2~3 分钟内完成。

(4)其他危险因素的控制:对如糖尿病、肥胖、缺乏体力活动、社会心理因素等也应进行积极的干预,其意义不仅在于减少了其本身对心血管疾病的危害,同时对于改善和控制其他危险因素的危害有很好的协同作用。

六、功能结局

1. 生理功能方面 冠心病康复除住院时间缩短等良好近期疗效外,其后的维持性康复疗效也被肯定,病死率明显降低。

2. 心理功能方面 心脏康复以其对身体和精神健康的促进作用独特地使老年抑郁患者受益。

3. 社会参与能力方面 心脏康复除增加运动能力外,还可提高患者总的生活质量。

 小结

冠心病是最常见的心血管疾病之一,心绞痛是心肌缺血的发作形式,心肌梗死是心肌坏死的发作形式。冠心病康复的目的,就是要改善和提高心脏功能,降低残疾,评估和改善冠心病危险因素,而且改善心脏状况。这些目的,主要通过康复治疗组指导进行有处方的运动训练和教育程序来实现。目前,积极有效的康复治疗已经成为冠心病各阶段的基本医疗组成部分。

 目标测试

A 型题

1. 有关冠心病的康复,以下说法**不正确**的是
   A. 主要采用积极的身体训练
   B. 帮助患者缓解症状
   C. 改善心血管功能
   D. 在生理、心理、社会、职业和娱乐等方面达到理想状态
   E. 提高生活质量

2. 冠心病患者的主要功能障碍**不包括**
   A. 心血管功能障碍 B. 呼吸功能障碍 C. 全身运动耐力减退
   D. 行为障碍 E. 认知障碍

3. 女,68 岁,诊断"急性冠脉综合征"住院治疗,好转出院。现出院 2 周,此时康复运动方案**不宜**选择
   A. 室内外散步 B. 家庭卫生 C. 园艺生活
   D. 跑步 E. 作业治疗

4. 以下哪个**不是**冠心病 I 期康复的适应证
   A. 无明显心绞痛 B. 安静心率为 120 次 / 分
   C. 血压基本正常 D. 无心衰
   E. 偶发室性期前收缩

5. 心绞痛的处理**不包括**
   A. 休息 B. 吸氧 C. 血管扩张剂
   D. β 受体阻滞剂 E. β 受体激动剂

6. 国际上将冠心病的康复治疗分为三期,其中 II 期康复的时间约为
   A. 3~7 天 B. 1~2 周 C. 3~4 周 D. 5~6 周 E. 2~3 个月

7. 冠心病Ⅲ期康复最常见的运动方式**不包括**

    A. 步行   B. 登山   C. 作业治疗   D. 游泳   E. 骑车

8. 一冠心病患者经过 6 周跑步锻炼后,12 分钟跑达 1850m,但第 7 周发生病毒性感冒,此时他的运动强度应

    A. 维持不变   B. 改为 12 分钟跑 1500m

    C. 改为 12 分钟跑 1000m   D. 停止锻炼,对症治疗

    E. 以上都不对

9. 冠心病患者若诉运动中有疲劳、心前区或左上臂压迫感或疼痛时,应将其运动量的调整为

    A. 减少运动量   B. 停止运动

    C. 维持原运动量数天,再作观察   D. 不用改变运动量

    E. 以上都不对

10. 冠心病患者若诉锻炼中出现气促、眩晕症状时,应将其运动量调整为

    A. 减少运动量   B. 停止运动

    C. 维持运动量数天,再作观察   D. 不用改变运动量

    E. 以上都不对

11. **不属于**冠心病患者Ⅱ期康复治疗方案的是

    A. 室内外散步   B. 医疗体操   C. 气功

    D. 慢跑   E. 作业治疗

12. 女,67 岁,诊断"冠心病:陈旧性下壁心肌梗死,慢性充血性心力衰竭,心功能Ⅲ级",对此患者进行康复治疗,**不宜**采取的运动方式为

    A. 静气功   B. 腹式呼吸

    C. 散步   D. 放松疗法

    E. 不抗阻的简单四肢运动

13. 冠心病患者过分卧床休息不会导致

    A. 每搏量和心排出量降低,代偿性心率加快

    B. 心肌耗氧量相对减少

    C. 血流缓慢,血液黏滞性相对增加

    D. 运动耐力降低

    E. 通气及换气功能障碍

(郭　华)

第五节　原发性高血压

 学习目标

1. 掌握:原发性高血压的定义、康复评定方法、康复治疗方法。
2. 熟悉:原发性高血压的康复治疗目标。
3. 了解:原发性高血压的康复治疗机制。

男,56岁,因间断头晕、头痛1年余来诊。半年前单位体检时测血压140/90mmHg,吸烟30余年,父亲死于高血压脑出血。查体:BP 145/95mmHg。

　　请问: 1. 对该患者进行分级。

　　　　　2. 运动疗法如何操作?

　　　　　3. 健康教育的主要内容是什么?

一、概述

(一) 定义

高血压是以体循环动脉收缩压和(或)舒张压的持续增高为主要表现的临床综合征。临床上可分为原发性与继发性两大类,绝大多数(95%以上)高血压患者病因不明,称之为原发性高血压(又称高血压病);继发性高血压的病因涉及全身各个系统,血压的升高有明确的病因可循。

(二) 病因与病理

本病目前认为是在一定的遗传背景下由于多种后天因素的影响导致调节正常血压机制的失代偿的多因素疾病。已发现与发病有关的因素为遗传、年龄、性别、饮食、职业与环境、吸烟、饮酒、肥胖。发病机制有以下几个学说:精神、神经学说;肾素 - 血管紧张素 - 醛固酮系统平衡失调学说;遗传学说;钠摄入过多学说;胰岛素抵抗;血管内皮功能异常等。病理特点早期表现为心排血量增加及全身小动脉的痉挛,随着高血压持续与进展可引起全身小动脉病变,表现为小动脉玻璃样变、中层平滑肌细胞增殖、管壁增厚、管腔狭窄,进而导致重要靶器官如心、脑、肾的损伤。同时,它可促进动脉粥样硬化的形成与发展。

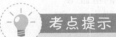

考点提示

高血压病的定义、分级、病因、病理

(三) 临床表现

大多数起病缓慢,缺乏特殊临床表现。常见症状有头晕、头痛、颈项板紧、疲劳、心悸等,也可出现视力模糊、鼻出血等较重症状,典型的高血压头痛在血压下降后即可消失。一般较少体征,周围血管搏动、血管杂音、心脏杂音等是重点检查的项目。血压持久升高可引发并发症:①脑血管病包括脑出血、脑血栓形成、腔隙性脑梗死、短暂性脑缺血发作。②心力衰竭和冠心病。③慢性肾衰竭。④主动脉夹层。

(四) 辅助检查

1. 基本项目　血液生化(钾、空腹血糖、总胆固醇、甘油三酯、高密度脂蛋白胆固醇、低密度脂蛋白胆固醇和尿酸、肌酐);全血细胞计数、血红蛋白和血细胞比容;尿液分析(蛋白、糖和尿沉渣镜检);心电图。

2. 推荐项目　24小时动态血压监测、超声心动图、颈动脉超声、餐后2小时血糖、血同型半胱氨酸、尿白蛋白定量、尿蛋白定量、眼底、胸部X线检查、脉搏波传导速度以及踝臂血压指数等。

考点提示

高血压病的临床表现、辅助检查

二、康复评定

(一)生理功能评定

1. 运动试验

(1)指征:①≥40 岁的男性。②≥50 岁的女性。③伴有冠心病主要危险的所有人(不限年龄、性别)。④有提示心、肺、代谢疾病的症状、体征、或被确认为这些疾病的病人。无高血压危险因素、轻度高血压病人参加步行运动程序以前不需进行运动试验。对于参加阻力训练者,还需要进行肌肉等长收缩的运动试验。通常是采用 50% 最大握力的握力试验,时间 90 秒,在对侧肢体每隔 30 秒进行血压测定。血压 >180/120mmHg 为高血压反应。

(2)诊断标准

1)下肢动态运动试验(活动平板等):① 50%VO$_2$max 运动强度:>180/80mmHg 为轻度高血压;收缩压 >190 或(和)舒张压≥90mmHg 为中度高血压。②极量运动:≥210/80mmHg 为轻度高血压;收缩压 >220 或(和)舒张压≥90mmHg 为中度高血压。

2)握力试验:50% 最大握力的运动强度,≥180/120mmHg 为轻度高血压;收缩压 >190 或(和)舒张压≥130mmHg 为中度高血压。

2. 血压水平分级评定　根据血压升高水平,进一步将高血压分为 1~3 级(见表 4-11)。

表 4-11　血压水平分类和定义(单位:mmHg)

分类	收缩压		舒张压
正常血压	<120	和	<80
正常高值血压	120~139	和(或)	80~89
高血压	≥140	和(或)	≥90
1 级高血压(轻度)	140~159	和(或)	90~99
2 级高血压(中度)	160~179	和(或)	100~109
3 级高血压(重度)	≥180	和(或)	≥110
单纯收缩期高血压	≥140	和	<90

注:当收缩压和舒张压分属于不同分级时,以较高的级别作为标准

3. 心血管危险度分层评定　将高血压患者分为低危、中危、高危和很高危。具体危险分层标准根据血压升高水平(1、2、3 级)、其他心血管危险因素、糖尿病、靶器官损害以及并发症情况,见表 4-12。

表 4-12　高血压患者心血管危险分层标准

其他危险因素和病史	高血压		
	1 级	2 级	3 级
无	低危	中危	高危
1~2 个其他危险因素	中危	中危	很高危
>3 个其他危险因素或靶器官损害	高危	高危	很高危
临床并发症或合并糖尿病	很高危	很高危	很高危

（二）心理功能评定

参照本套教材《康复评定》中有关心理功能评定部分。

（三）日常生活活动能力评定

侧重于自我照顾、日常活动、家庭劳动及购物等。ADL 评定采用改良巴氏指数评定表。方法参照本套教材《康复评定》。

（四）社会参与能力评定

主要进行生活质量评定、劳动力评定和职业评定。方法参照本套教材《康复评定》。

> 💡 **考点提示**
>
> *高血压病的危险度分层*

三、功能障碍

1. 生理功能障碍　高血压可产生多种症状；病情发展，患者出现靶器官损害时，还可出现相应症状。

2. 心理功能障碍　主要表现为急躁、抑郁、情绪沮丧等。

3. 日常生活活动能力受限　高血压可出现活动能力下降，出现靶器官损害时，其相应症状可影响患者的进食、穿衣、行走、个人卫生及购物等日常生活能力。

4. 社会参与能力受限　高血压可出现工作效率低下，出现靶器官损害时，其相应症状最终会影响患者的生活质量、劳动、就业和社会交往等能力。

四、康复治疗

（一）目标

对高血压人群、高危人群和健康人群进行分级管理与健康教育；有效控制血压，降低高血压的病死率、致残率，提高高血压患者的生活质量。

（二）原则

高血压的处理不仅要控制血压水平，而且还应改善诸多紊乱因素，以预防或逆转脏器的损害。在综合治疗的基础上，以药物治疗为主，积极实施康复治疗。

（三）原理

1. 调整自主神经系统功能　有氧训练可降低交感神经系统兴奋性，气功及放松训练可提高迷走神经系统张力，缓解小动脉痉挛。

2. 降低外周阻力并改善血管的顺应性　运动训练时活动肌血管扩张、毛细血管的密度或数量增加、血液循环和代谢改善、总外周阻力降低，从而有利于降低血压，特别是舒张压。

3. 降低血容量　运动锻炼可以提高尿钠的排泄，相对降低血容量，从而降低血压。

4. 调整内分泌紊乱、改善机体糖代谢、降低血脂　运动训练可以调整自主神经功能和内分泌的异常，降低胰岛素抵抗，改善机体糖代谢和降低血脂，帮助调整血压。

5. 血管运动中枢适应性改变　运动中的血压增高可作用于大脑皮质和皮质下血管运动中枢，重新设定机体的血压水平，使运动后血压能够平衡在较低水平。

6. 纠正高血压危险因素　运动与放松训练均有助于改善患者的情绪，而许多情感因素也是高血压的危险因素，如负性情绪、易怒、容易紧张和担心的个性。有氧锻炼既可以降低轻度高血压患者的血压，还可以帮助患者有效地控制精神压力，这种作用可能是通过减少心血

> 💡 **考点提示**
>
> *高血压病康复治疗原理*

管对应激的反应性来实现的。此外,运动训练和饮食控制相结合,可以有效地降低血液低密度脂蛋白胆固醇的含量,增加高密度脂蛋白胆固醇的含量,减轻动脉粥样硬化。

（四）适应证与禁忌证

1. 适应证 临界性高血压、1~2 级原发性高血压以及部分病情稳定的 3 级原发性高血压患者。对于目前血压属于正常偏高者,也有助于预防高血压的发生,达到一级预防的目的。运动锻炼对于以舒张期血压增高为主的患者作用更为显著。

2. 禁忌证 任何临床情况不稳均应属于禁忌证,包括急进性高血压;重症高血压或高血压危象;病情不稳定的 3 级原发性高血压;合并其他严重并发症,如严重心律失常、心动过速、脑血管痉挛、心衰、不稳定性心绞痛;出现明显降压药的不良反应而未能控制;运动中血压过度增高（>220/110mmHg）。

（五）方法

1. 物理治疗 适用于各级高血压患者,构成高血压防治及预防心、脑血管疾病的基础。1 级高血压如无糖尿病、靶器官损害即以此为主要治疗方式。2 级、3 级高血压患者需先将血压控制达标。

（1）物理因子治疗

1）超短波疗法:患者取坐位或卧位,用小功率超短波治疗仪,选取 2 个圆形中号电极,置于颈动脉窦的部位,斜对置,间隔 2~3cm,剂量Ⅰ级~Ⅱ级,时间 10~12 分钟,每日治疗 1 次,15~20 次为 1 个疗程。

2）直流电离子导入疗法:患者取卧位,用直流电疗仪,选取 $1 \times (300~400) cm^2$ 电极,置于颈肩部,导入镁离子;2 个 $150cm^2$。电极,置于双小腿腓肠肌部位,导入碘离子,电量 15~25mA,时间 20~30 分钟,每日 1 次,15~20 次为 1 个疗程。此法适于Ⅱ-Ⅲ期原发性高血压的治疗。

3）超声波疗法:患者取坐位,应用超声波治疗仪,于颌区（C_2-T_4 椎旁及肩上部）涂抹接触剂,声头与皮肤紧密接触,连续输出,移动法,剂量 $0.2~0.4W/cm^2$,时间 6~12 分钟,每日 1 次。12~20 次为 1 个疗程。此法适于Ⅱ期原发性高血压的治疗。

（2）运动治疗:高血压病人在节律性运动后,血管顺应性增加,休息时血压通常下降。建议缓慢增加体育锻炼。虽然等长运动使收缩压及舒张压都急剧升高,但反复的负重训练也降低血压。

1）运动处方

①运动类型:可以采取走步、慢跑、踏车、划船器运动、游泳、登梯运动等运动形式。运动类型的选择取决于病情、体力、运动习惯、环境、监护条件及康复目标。

②运动强度:运动强度应维持在中等程度以下,以运动后不出现过度疲劳或明显不适为宜。高血压患者运动中应注意的是运动的目标是达到靶心率,即:220-年龄 = 最大心率。最大心率乘以 70% 为靶心率。若合并其他疾病,难以达到靶心率,不应强求。运动强度指标也可采用自感劳累程度（RPE）,通常 RPE 12~14 级为宜。

③运动持续时间:热身时间 5~10 分钟。它可促进肌肉血管扩张。达到处方运动强度的锻炼期应持续 30~40 分钟,最多可逐渐增至 60 分钟。恢复期时间为 10 分钟。

④运动频率:运动训练应 3~4 天 / 周。

2）运动方法

①医疗步行:高血压患者长时间的平地步行可以使小血管扩张,血管阻力降低,血压下

降尤其是舒张压明显的下降。高血压患者步行一般以80~120步/分为宜。若自觉费力程度较轻或自我感觉较好,还可以慢跑。不过,最好步行、慢跑交替进行。采用步行程序的患者靶心率应较安静心率增加25~30次/分,使用β受体阻滞剂的患者心率增加10~15次即可。在运动后3~5分钟或整理运动后,心率应该恢复正常,运动后疲劳感在1~2小时内应消除。只要运动后自我感觉良好,心跳和疲劳感经适当休息后很快消失,就说明运动量是适宜的。

②抗阻运动:采用相当于40%最大一次收缩力的运动强度,做大肌群的抗阻收缩,每节运动重复10~30秒,10~15节为一个循环,每次训练1~2个循环,每周3次,8~12周为一个疗程。

③降压体操:参照太极拳、八段锦的长处,我国编制了适合高血压的降压体操,通过四肢较大幅度的活动,降低周围血管阻力,从而降低血压。在做降压体操时应按节次循序渐进,不宜做长时间低头动作,不要跳跃,不快速旋转,不使劲憋气,不紧张用力,以避免血压波动或增加心脏负担。高血压体疗运动量宜小不宜大,因为大运动量活动可以使血压波动过大和心率加快,会引起头痛头晕甚至脑血管意外。一般运动时心率控制102~125次/分。

3)运动锻炼的监护:高血压患者运动锻炼应在监护及指导下进行,应当进行运动的安全教育,特别对于有冠心病、脑梗死合并症的病人。

(3)生物反馈疗法(BFT):患者进入安静、避光、舒适的房间后,休息5~10分钟,听医生介绍生物反馈仪所显示的声、光的意义及生物反馈疗法控制血压的机制。然后嘱其坐在显示屏前,正负电极分别置于患者双侧额部眉弓上2cm处,参考电极置于正负电极中点。治疗师利用暗示性语言及生动的情景描述来增加患者的想象,身体松弛后测定基础肌电值,根据基础值来预设一个比基础值稍低的指标。当被试肌肉放松达到预置肌电值时,反馈的音乐将持续不断,显示屏出现优美柔和的图片。让患者反复想象和体会,直到能随意达到预设目标为止。治疗完毕,关闭电源,从患者身上取下电极。每次生物反馈治疗持续30分钟左右,每日治疗1~2次,20~30次为一疗程。

(4)太极拳:是低强度的持续运动,可以扩张血管,给心脏以温和的锻炼。太极拳的特点是动作缓慢柔和、姿势放松,动中有静,刚柔相济,内外结合,上下相随,有类似气功的作用。练拳应循序渐进,开始时可先练成套的简化的太极拳,体力较差者也可以只打半套。能连续打两套后再改练老式太极拳,也可以在练拳时把架子打的低一些,动作幅度大一些,或延长打拳的时间,以增加运动量。简化太极拳最高可使心率达105次/分,老式太极拳可达134次/分,一般而言简化太极拳更为适合。

(5)气功:不仅是一种运动训练,而且可以调节心理平衡,对降低血压效果明显。用于高血压的气功主要是松静功,练功的基本原则是放松、安静、自然、下降和协调。放松首先是精神松弛,同时肌肉也应松弛,肌肉的松弛可以使血流速度加快,外周血管阻力降低。练功时还要在"静"字上下功夫,使意念活动从复杂到简单,得以"入静",使大脑皮质处于保护性的抑制状态。练功宜采用坐位,宽衣松带,解大小便,选择幽静的房间,练功时间一般以30分钟左右为宜。练功是否成功,降压是否有效,主要看是否能"入静"和"得气",此时除注意力集中,头脑清醒外,还可感到肢端温度上升并有汗意。

2. 心理治疗 对患者进行必要的心理疏导,教育患者应保持情绪轻松、稳定,尽量减少影响情绪激动的因素。也可通过解释、说服、鼓励、听音

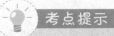

考点提示

高血压病有氧训练、循环抗阻运动、太极拳及康复治疗注意事项

乐等手段消除患者的紧张和压抑心理。

五、健康教育

1. 疾病指导　让患者了解什么是高血压，了解高血压的发病与临床特点、高血压病的转归等，让患者消除对疾病的无所谓或对疾病过度关注的态度。嘱患者按时服药，让患者明白平稳降压、减少血压波动的重要性，并建议患者根据其经济情况选用疗效长、疗效稳定、服用方便、不良反应少、效果好的药物，以提高其治疗的顺应性。

2. 合理膳食　①低盐：降至 6g/d 以下。②减少膳食脂肪，增加优质蛋白质的摄入。③多吃蔬菜、水果：新鲜的蔬菜、水果尤其是深绿色和红黄色果蔬富含钾、钙、抗氧化维生素和食物纤维。④戒烟、限酒。

3. 控制体重　可采用饮食控制及增加体力活动的方式。

4. 劳逸结合，加强运动锻炼　充足良好的睡眠及一定的体育锻炼如气功、太极拳等有助于血压恢复正常。

六、功能结局

1. 生理功能方面　大多数患者随血压控制，临床症状可改善。

2. 心理功能方面　大多数患者终身有不同程度的急躁、忧郁、沮丧等心理障碍。

3. 日常生活活动能力及职业能力方面　大多数患者日常生活活动及职业能力无明显或仅轻度受限。伴有心、脑、肾等重要器官损害的高血压病如脑血管意外、心力衰竭、肾衰竭等，可使 ADL 能力及其相关活动明显受限、劳动力完全减退或丧失。

 小结

　　原发性高血压是危害居民健康的常见病、多发病，是多种心脑血管疾病的重要因素和危险因素，是心、脑血管疾病死亡的主要原因之一。运动具有调整神经系统功能、增加外周血管顺应性、降低血容量、调整内分泌、调节患者情绪、减轻精神严厉等作用。因此，在规范使用降压药物治疗的基础上，通过有效的运动疗法，配合放松训练、行为干预等方法，可以调节血压、减少降压药物用量、降低心脑血管疾病的发病率和死亡率，提高体力活动能力和生活质量。

 目标测试

A 型题

1. 以下关于高血压康复，说法**不正确**的是
   A. 是综合采用主动积极的身体、心理、行为和社会活动的训练与再训练
   B. 帮助患者控制血压、缓解症状
   C. 改善心血管功能
   D. 在生理、心理、社会、职业和娱乐等方面达到理想状态，提高生活质量
   E. 不强调积极干预高血压危险因素

2. 高血压康复的注意事项，以下说法**不正确**的是
   A. 锻炼要持之以恒

B. 高血压合并冠心病时活动强度偏小

C. 不要轻易撤出药物治疗

D. 不排斥药物治疗

E. 锻炼可以替代药物治疗

3. 以下哪个**不属于**高血压康复的禁忌证

A. 临界性高血压   B. 高血压危象   C. 脑血管痉挛

D. 心衰   E. 不稳定性心绞痛

4. 高血压康复的注意事项,以下说法**不正确**的是

A. 锻炼要持之以恒

B. 高血压合并冠心病时活动强度偏小

C. 不要轻易撤出药物治疗

D. 不排斥药物治疗

E. 锻炼可以替代药物治疗

5. 男,65岁,确诊"原发性高血压(Ⅱ期,高危)",对其进行高血压康复,**不宜**采取的运动方案是

A. 低强度有氧训练   B. 高强度有氧训练

C. 气功   D. 太极拳

E. 医疗体操

6. 高血压患者长期训练后可以降低血压,关于其机制说法**错误**的是

A. 调整自主神经功能   B. 降低外周阻力

C. 增加血容量   D. 血管运动中枢适应性改变

E. 纠正高血压危险因素

7. 有关高血压患者医疗步行与血压的关系正确的是

A. 较短时间平地步行可使舒张压下降

B. 较长时间平地步行可使舒张压升高

C. 较长时间平地步行可使舒张压明显下降

D. 较短时间平地步行可使舒张压升高

E. 无论多长时间的平地步行都绝不能使血压发生变化

8. 哪项是我国饮食中导致高血压的重要原因

A. 摄入食盐过多   B. 摄入食盐过少   C. 摄入面粉过多

D. 摄入食油过多   E. 摄入食糖过多

9. 高血压患者对运动的反应为

A. 与正常人一样

B. 轻、中度高血压患者运动时收缩压升高,舒张压下降

C. 严重高血压患者,运动时收缩压和舒张压显著上升

D. 没有反应

E. 以上均不对

10. 高血压患者以下情况**不应**进行运动康复

A. 轻度高血压患者   B. 年龄较大者

C. 无运动禁忌证   D. 安静状态血压 >180/110mmHg

E. 以上均不对

（郭　华）

第六节　周围血管疾病

学习目标

1. 掌握：周围血管疾病的康复治疗目的、物理治疗。
2. 熟悉：周围血管疾病的定义、临床表现。
3. 了解：周围血管疾病的病因、病理、辅助检查。

案例

男,40岁。因右脚趾怕冷3年,间歇性跛行2年住院。查体:右下肢萎缩明显,右足皮色青紫,皮温低,汗毛稀少,趾甲增厚无光泽,右足第1、2、3、4、5趾及足背远端青紫发黑,第1、4、5趾趾腹处发黑明显,呈干性坏死,第2趾外侧,第3趾外侧,第4趾外侧及内侧,第5趾内侧破溃,右足足背动脉,胫后动脉及腘动脉未触及,股动脉搏动明显。

请问：1. 疾病程度评定如何分期？

2. 物理治疗如何进行？

周围血管疾病是外周血管病的通称,包括周围动脉闭塞病、血管炎、血管痉挛、静脉血栓、静脉功能不全和淋巴系统疾病。本节重点叙述血栓闭塞性脉管炎、血栓性静脉炎、下肢深静脉血栓形成、急性淋巴管炎和淋巴结炎。

一、血栓闭塞性脉管炎

血栓闭塞性脉管炎（简称脉管炎）是一种少见的慢性复发性中、小动脉和静脉的节段性炎症性疾病。病因不明,可能由多种因素引起,包括吸烟、寒冷、感染、激素影响、血管神经调节功能障碍、外伤及血液凝固性增高等因素。主要累及下肢的足背动脉、胫后动脉、腘动脉或股动脉,由于小动脉痉挛和血栓形成造成闭塞,致使局部缺血。

（一）临床表现

本病多见于男性青壮年,好发于下肢。患肢呈现一时性或持续性苍白、发绀、有灼热及刺痛,病肢下垂时皮色变红,上举时变白,继之足趾麻木,小腿肌肉疼痛,行走时激发,休息时消失;小腿部常发生浅表性静脉炎和水肿。检查时发现足背动脉搏动减弱或消失。随着病情发展可出现间歇性跛行及雷诺现象、夜间疼痛加剧,足趾疼痛剧烈,皮肤发绀,进而趾端溃疡或坏疽而发黑,逐渐向近心端蔓延。

考点提示

血栓闭塞性脉管炎的病因、病理、临床表现、辅助检查

X线片或血管彩色多普勒超声检查可提示患肢动脉壁内有钙化。

（二）康复评定

1. 疼痛、运动功能、心理功能、社会参与能力评定　详见本套教材《康复评定》。

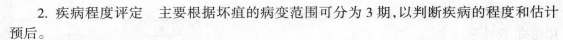

2. 疾病程度评定 主要根据坏疽的病变范围可分为 3 期,以判断疾病的程度和估计预后。

Ⅰ期:坏疽局限于趾(指)部。

Ⅱ期:坏疽延及趾跖(掌趾)关节及跖掌部。

Ⅲ期:坏疽延及足跟、踝关节或踝关节以上。

(三)功能障碍

1. 生理功能障碍 主要表现为疼痛、受累肢体运动功能障碍、感觉功能障碍及皮肤色泽改变。

2. 心理功能障碍 大部分患者有心理功能障碍,焦虑、抑郁等。

3. 日常生活活动能力受限 当疾病影响患者的运动功能时,患者日常生活活动能力有不同程度的影响。

4. 社会参与能力受限 疼痛、肢体运动功能受限及心理焦虑等会引起不同程度的社会参与能力受限。

(四)康复治疗

目的在于解除血管痉挛、缓解疼痛、改善血液循环,预防感染、冻伤及改善功能、提高生活质量等。

1. 物理治疗 早期应用物理治疗缓解症状和控制病理改变效果较好。晚期可加强侧支循环,促使血栓机化。

(1)物理因子治疗

1)超短波疗法:①患部对置法或并置法:无热量至微热量,10~15 分钟,每天 1 次,10~15 次为一疗程。②交感神经节部位:微热量,每次 12~20 分钟,每天 1 次,12~20 次为一疗程。两种方法交替进行适用于患肢合并炎症或已经发生坏疽现象时,有消炎、镇痛、扩张血管的作用,促使坏死组织干燥、局限化和脱落。

2)电水浴疗法:根据病情选用二槽或四槽浴,用 30% 毛冬青煎液,阴极导入,水温 38~40℃,15~20mA,20~30 分钟,每天 1 次,15~20 次为一疗程。适用于病变早期。

3)紫外线疗法:根据病情需要分为三种方法进行照射:①神经节段反射区照射法:主要照射腰骶部,照射面积约 400cm^2,Ⅱ级红斑量开始,每次增加 1~2MED,至 8~10MED,每 1~2 天 1 次,3~4 次为一疗程。此法可调整自主神经的功能,降低交感神经的紧张度。②沿患肢血管走行分区轮流照射法:Ⅰ级红斑量开始,每次增加 1MED,至 8~10MED,每日照射一区,每区照射 3~5 次。此法适用于早期,用于促进皮肤血管侧支循环的形成,抑制交感神经的兴奋性而镇痛。③病灶局部照射法:亚红斑量开始,逐渐增量,一两天一次。适用于合并感染、化脓时,应在患者可以耐受的情况下进行。

4)超声间动电疗法:声头沿着患肢血管移动进行,另一间动电极置于腰骶相应的交感神经节处,密波与疏密波各 4 分钟,运动阈上;超声功率 0.8~1.0W/cm^2,每天一次,15~20 次为一疗程。

5)其他:超声波中药透入疗法、离子化空气疗法、磁场疗法、氦-氖激光疗法以及高压氧、局部光电浴、水疗、按摩、共鸣火花电疗法等。

(2)运动疗法:Burger 运动。方法:患者平卧,抬高患肢 45 度,维持 1~2 分钟。然后两足下垂于床边 2~5 分钟,同时两足和足趾做伸屈或旋转运动 10 次,再将患肢放平休息 2 分钟。如此重复 5 次,每日数次。

2. 康复辅具　截肢患者需要安装假肢或使用轮椅、拐杖等。

3. 心理治疗　耐心的生活关怀和及时的心理疏导和安慰。

考点提示

血栓闭塞性脉管炎康复目的、物理治疗

（五）健康教育

1. 戒烟,防止受凉、受潮和外伤。

2. 注意避免局部过热,以免增加组织需氧量,致症状加重。

3. 不穿硬鞋袜,以免影响足部血液循环。

（六）功能结局

病情呈周期性稳定和发作反复交替,肢端循环逐渐恶化,发生坏疽。

二、静脉炎和血栓性静脉炎

静脉炎是指静脉血管的急性无菌性炎症,若静脉炎与静脉血栓同时存在,则称为血栓性静脉炎。根据病变部位不同,静脉炎可分为浅静脉炎和深静脉炎。病因很多,如创伤、手术、妊娠、分娩、心脏病、恶性肿瘤、口服避孕药及长期站立、下蹲、久坐、久卧等,较常见的是外科手术后引发本病。主要病理改变为静脉血管内膜损伤后,形成血栓,迅速导致整条浅静脉壁的炎症反应,甚至累及静脉周围组织。

（一）临床表现

以发生于身体浅部的静脉炎最多见。浅静脉炎患部有红、肿、热、痛等症状,皮肤温度升高,疼痛,可触及索状静脉。深部静脉炎在局部有压痛,但不易触到条索状物,受累患肢可呈现弥漫性肿胀,并常伴有体温升高、全身不适、血沉加快等全身症状。急性期症状明显。

考点提示

血栓性浅静脉炎的病因、病理、临床表现、辅助检查

静脉造影可显示血栓部位,血管超声多普勒可以协助诊断。

（二）康复评定

疼痛、运动功能、心理功能、社会参与能力评定详见本套教材《康复评定》。

（三）功能障碍

1. 生理功能障碍　疼痛和受累肢体运动功能受限是其主要功能障碍。

2. 心理功能障碍　部分患者有一定焦虑情绪。

3. 日常生活活动能力受限　见于部分患者。

4. 社会参与能力受限　见于部分患者。

（四）康复治疗

急性期以消炎、止痛、消除水肿及改善侧支循环为原则;恢复期以促进炎症吸收及血栓机化、血管软化,加强侧支循环、恢复肢体功能为原则。

1. 物理治疗　具有消炎、止痛、改善局部组织血液循环和运动功能的作用。

（1）急性期

1）紫外线疗法:患区局部及其两侧沿受累静脉走行照射,Ⅱ~Ⅲ级红斑量开始,每次增加 1~2MED,每日或隔日 1 次,共 3~5 次。范围较大可分区照射。

2）超短波疗法:患区对置或并置,无热量,每次 8~10 分钟,每天 1 次,共 3~5 次,可与紫

外线照射联合应用。

3）可见光、特定电磁波（TDP）照射疗法：患部，距离 30~40cm，温热量，每次 15~20 分钟，每日 1~2 次，共 10~15 次。

4）磁疗法：敷磁法，采用头尾相接的方法，每次 10~15 分钟，每日 1 次，治疗次数酌情而定。也可用脉冲电磁疗，两磁头对置患部，0.4~0.8T，每次 20 分钟，每天 1~2 次。治疗时特别注意避免血栓脱落。

（2）急性期后及慢性期

1）直流电离子透入疗法：患部，5%~10% 碘化钾或碘化钠溶液阴极透入，并置或对置法，电极大小依病变范围而定。电流密度 0.05~0.1mA，每次 15~20 分钟，每天 1 次，共 10~15 次。

2）微波疗法：2450MHz，圆形或长方形辐射器，距离 5~10cm，功率 20~50W，每次 8~15 分钟，每日 1 次，共 10~15 次。

3）音频电疗法：患部，条状或板状电极，并置或对置法，耐受限，每次 15~20 分钟，每日 1 次，共 15~30 次。

4）超声波疗法：声头置于硬化的静脉处，用接触移动法，输出功率 0.75~1.25W/cm^2，每次 8~10 分钟，每天 1 次，8~10 次为一疗程。

5）共鸣火花疗法：用蕈状电极沿曲张受累静脉进行移动，中等量，8~10 分钟，每天 1 次，15~20 次为一疗程。

2. 心理治疗　心理疏导和安慰。

3. 其他　卧床休息，抬高患肢，注意营养补充。遵医嘱指导患者应用抗炎药物及镇痛剂，避免使用留置针。

> 考点提示
> 血栓性浅静脉炎康复目的、物理治疗

（五）健康教育

1. 向患者解释静脉炎通常不需住院治疗，进行正确的心理疏导治疗。

2. 指导患者做局部湿敷　用 75% 乙醇或 50% 硫酸镁湿敷或理疗。

3. 卧床休息，抬高患肢 2~3 天，促进回流。

4. 血栓性静脉炎除局部治疗外还必须结合全身治疗，即活血、化瘀、溶栓、抗凝和应用青霉素、头孢霉素等抗感染治疗。同时要防止血栓脱落。

（六）功能结局

静脉炎经过及时处理和局部治疗一般不会遗留功能障碍。

三、下肢深静脉血栓形成

下肢深静脉血栓形成是指静脉血液在下肢深静脉血管内的凝结。本病病因为静脉血流滞缓（如长时间的制动、因病卧床、久坐、静脉曲张等）、静脉壁损伤（如静脉内注射各种刺激性溶液和高渗溶液、静脉局部挫伤、撕裂伤或骨折碎片创伤等）和血液高凝状态（如创伤、休克、手术、肿瘤、长期使用雌激素、怀孕等）三大因素。其病理是血栓与血管壁仅有轻度粘连，容易脱落成为栓子而形成肺栓塞；同时深静脉血栓形成使血液回流受到明显的影响，导致远端组织水肿及缺氧，形成慢性静脉功能不全综合征。

（一）临床表现

1. 症状　局部感疼痛，行走时加剧。轻者局部仅感沉重，站立时症状加重。

2. 体征 ①患肢肿胀。②静脉血栓部位常有压痛。③小腿深静脉血栓时 Homans 征阳性。④深静脉阻塞可引起浅静脉曲张。

3. 辅助检查 一般首选下肢静脉超声检查,注意不要遗漏髂静脉和肌间静脉。静脉造影为最准确的检查方法,可有效地判断有无血栓,能确定血栓的大小、位置、形态及侧支循环情况。

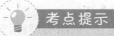

考点提示

下肢深静脉血栓形成的病因、病理、临床表现、辅助检查

(二)康复评定

疼痛、运动功能、心理功能、社会参与能力评定详见本套教材《康复评定》。

(三)功能障碍

1. 生理功能障碍 疼痛和受累肢体运动功能受限是其主要功能障碍。

2. 心理功能障碍 部分患者有一定焦虑情绪。

3. 日常生活活动能力受限 见于部分患者。

4. 社会参与能力受限 见于部分患者。

(四)康复治疗

急性期康复治疗具有活血化瘀、促进血管再通、防止血栓形成和脱落的作用;慢性期康复治疗可改善循环、消除肢体肿胀、促进侧支循环建立及改善肢体功能。

1. 物理治疗

(1)物理因子治疗:详见静脉炎和血栓性静脉炎。

(2)卧床休息和抬高患肢:急性期卧床休息 1~2 周,切忌按摩挤压肿胀的下肢,以免引起血栓脱落。垫高床脚 20~25cm,使下肢高于心脏平面,可改善静脉回流,减轻水肿和疼痛。卧床休息的时间一般 10 天左右。

(3)运动疗法:卧位患肢等长收缩和等张运动,每天 2~3 次,每次活动 10~20 分钟。

(4)下床活动:酌情鼓励患者每天下床活动 3~4 次,每次活动 10-20 分钟。活动量逐渐加大,避免久坐、久站和劳累。

(5)压力治疗:外部压力可抵消各种原因所致的静脉压力增高和淤血,达到控制和延缓病情发展,改善局部皮肤营养,减轻水肿,预防溃疡形成或促进溃疡愈合。患者开始下床活动时,需穿弹力袜或用弹力绷带,使用时间因栓塞部位而异,小腿肌肉静脉丛血栓形成使用 1~2 周;腘静脉血栓形成,使用不超过 6 周;髂股深静脉血栓形成,可用 3~6 个月。

2. 康复辅具 部分急性期和恢复期的患者需要使用拐杖或轮椅帮助行走。

考点提示

下肢深静脉血栓形成康复目的、物理治疗

(五)健康教育

1. 正确认识疾病 有必要加大卫生宣教,帮助患者认清疾病的本质,以便早期发现和主动配合治疗。

2. 慢性期和后遗症期患者的护理 可防止浅静脉曲张、毛细血管扩张等后期严重并发症的发生。

3. 预防下肢深静脉血栓形成 主要有药物预防和机械物理预防两类方法。

(六)功能结局

肺栓塞和静脉血栓后遗症是下肢深静脉血栓的两个主要并发症。恢复期多数静脉血栓堵塞的血管能够再通,而静脉再通过程长短不一,一般需要半年至 10 年。但这些静脉内的瓣膜常被破坏,造成继发性静脉瓣膜功能不全。下肢静脉血栓形成如静脉管腔未再通或再通不完全,即形成慢性下肢静脉阻塞。

四、急性淋巴管炎和淋巴结炎

急性淋巴管炎多数是通过局部创口或溃疡感染细菌所致,感染从淋巴管传播到局部的淋巴结,引起急性淋巴结炎。病原体主要为溶血性链球菌和金黄色葡萄球菌等,可能来源于口咽炎症、足部真菌感染、皮肤损伤以及前述的各种皮肤、皮下化脓性感染。其主要病理变化为淋巴管壁和周围组织充血,水肿,增厚,淋巴管腔内充满细菌,凝固的淋巴液及脱落的内皮细胞。

(一)临床表现

起病急,常有原发感染病灶,多见于四肢。可有发冷、发热等全身症状。感染灶近侧可见一条或数条"红线",淋巴管炎的红线处肿胀、压痛或发硬。红线延伸到区域淋巴结,所属淋巴结肿大、压痛,引起淋巴结炎,发炎的淋巴结肿大、增生、充血、疼痛、压痛,皮肤潮红、发热,有些可形成脓肿,甚至溃破。

> **考点提示**
>
> 急性淋巴管炎和淋巴结炎的病因、病理、临床表现、辅助检查

血常规白细胞计数高于正常,中性多核细胞比例增加,有核左移现象。

(二)康复评定

疼痛、运动功能、心理功能、社会参与能力评定详见本套教材《康复评定》。

(三)功能障碍

1. 生理功能障碍　疼痛和受累肢体运动功能受限是其主要功能障碍。

2. 心理功能障碍　部分患者有一定焦虑情绪。

(四)康复治疗

康复治疗采用抗菌药物治疗和局部物理因子治疗相结合的原则。早期及时控制感染可获得良好效果,若能及时配合理疗,能加强消炎,控制病情发展,减轻症状,缩短疗程。

1. 物理治疗

(1)急性淋巴管炎:物理治疗目的主要是控制感染、消肿止痛。

1)紫外线疗法:患部或沿受累淋巴管走行照射,可包括周围正常皮肤 1~2cm,Ⅱ-Ⅲ级红斑量开始,每次增加 1~2MED,每日或隔日 1 次,共 3~5 次。范围较大者可分区照射。

2)超短波疗法:患区对置或并置,无热量至微热量,每次 10~15 分钟,每天 1 次,共 5~10次,可与紫外线照射联合应用。

3)可见光、TDP 疗法:患部温热量,每次 10~20 分钟,每天 1 次,共 10~15 次。适用于早期。

4)微波疗法:辐射器照射患病部位,无热量,15~20 分钟,每天 1 次,一般 4~6 次。

(2)急性淋巴结炎:物理治疗可以加速炎症的消退和促进浸润的吸收,控制病情的发展。若已化脓则促其局限、液化,尽早成熟,以利于早日切开引流。对术后伤口可加速愈合。

1)超短波疗法:患区对置或并置,无热量至微热量,每次 10~15 分钟,每天 1 次,疗程视病情而定。

2)紫外线疗法:患部中心重叠照射,包括周围正常皮肤 1~2cm,从Ⅰ级红斑量开始,每次增加 1~2MED,2~3 次后,改为隔日 1 次,5~6 次为一疗程。可与超短波联合应用。若已溃

破可参照软组织创伤照射法进行。

3）微波疗法：频率 915MHz,依病灶面积选择辐射器,作用于患部,无热量至微热量,每次 6~12 分钟,每天 1 次,共 3~5 次。

4）激光疗法：氦 - 氖激光,患部照射,4~6mW,距离 50~100cm,每次 10~15 分钟,每天 1~2 次。5~10 次为一疗程。适用于早期及破溃期。二氧化碳激光,患部,10W,散焦照射,距离 70~100cm,每次 8~12 分钟,每天 1 次,疗程视病情而定。适用于早期。

5）直流电药物离子导入疗法：可选用抗菌药物离子导入,5%~10% 的黄连煎剂阳极导入,10% 的硫酸镁阳极导入。患区局部,对置或并置法,电流密度 $0.1~0.2mA/cm^2$,每次 20~30 分钟,每天 1 次,共 6~12 次。

6）磁疗法：先采用旋磁法,用双磁头同时作用于感染局部及肿大的淋巴结区,每次 10~15 分钟,每天 1 次,共 6~12 次。再给予局部贴敷 2~3 片各 0.1~0.15T 的磁片,维持 3~5 天。

2. 心理治疗　加强心理疏导和生活关怀。

3. 其他治疗　主要是积极治疗原发病灶,针对病情选用口服或静脉注射抗菌药物。

考点提示

急性淋巴管炎和淋巴结炎康复目的、物理治疗

（五）健康教育

积极采用物理治疗和抗菌药物治疗,注意控制原发病灶感染。

（六）功能结局

一般良好。

小结

周围血管疾病包括周围动脉闭塞病、血管炎、血管痉挛、静脉血栓、静脉功能不全和淋巴系统疾病。早期症状不明显,容易延误诊疗,患病后病程长、治疗困难,易留后遗症。其康复治疗的目的是解除血管痉挛、缓解疼痛、改善血液循环,预防感染、冻伤及改善功能、提高生活质量等;康复方案是以综合治疗为基础,物理治疗为主。

目标测试

A 型题

1. 血栓闭塞性脉管炎的特征是
   A. 没有间歇性跛行　　　　　　　　B. 游走性血栓性浅静脉炎
   C. 累及内脏　　　　　　　　　　　D. 肢体皮肤正常
   E. 与酒精中毒有关

2. 血栓闭塞性脉管炎早期最主要的临床表现是
   A. 患肢萎缩　　　B. 足部及小腿酸痛　　　C. 间歇性跛行
   D. 持续性静息痛　　　E. 肢端青紫

3. 深静脉血栓形成的病人,急性期应绝对卧床休息 14 天,床上活动时避免动作幅度过大,禁止按摩患肢,其目的是
   A. 防止血栓脱落　　　B. 预防出血　　　C. 促进静脉回流
   D. 缓解疼痛　　　E. 防止再次血栓形成

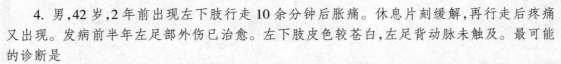

4. 男,42岁,2年前出现左下肢行走10余分钟后胀痛。休息片刻缓解,再行走后疼痛又出现。发病前半年左足部外伤已治愈。左下肢皮色较苍白,左足背动脉未触及。最可能的诊断是

    A. 动脉粥样硬化性闭塞症   B. 血栓闭塞性脉管炎

    C. 雷诺病   D. 多发性大动脉炎

    E. 结节性动脉周围炎

5. 下肢深静脉血栓形成物理治疗**不用**

    A. 超短波疗法:早期无热量   B. 直流电疗法

    C. 蜡疗法   D. 直流电抗生素离子导入

    E. 磁场疗法

(6~7题共用题干)

男,65岁,肠梗阻术后2天,突然出现左下肢疼痛。查体:体温38.2℃,神清,痛苦貌,心肺(−),左下肢肿胀明显,触痛,浅静脉扩张,左股三角区可扪及条索状物。

6. 该患者最可能的诊断是

    A. 左下肢丹毒   B. 左下肢急性淋巴管炎

    C. 左下肢急性淋巴结炎   D. 左下肢血栓性浅静脉炎

    E. 左下肢深静脉血栓

7. 此时最宜采用下列哪种处理

    A. 手术治疗   B. 溶血栓疗法   C. 抗凝血疗法

    D. 物理治疗   E. 卧床休息和抬高患肢

(郭　华)

第五章 常见消化及泌尿生殖系统疾病康复

第一节 慢 性 胃 炎

 学习目标

1. 掌握:慢性胃炎的定义、临床表现、康复治疗。
2. 熟悉:慢性胃炎的康复评定、健康教育。
3. 了解:慢性胃炎的病因与病理、辅助检查。

 案例

男,55岁,近2年反复有上腹部胀痛,反酸嗳气,食欲减退等,2天前上述症状加重。消瘦,大便隐血试验(+),幽门螺杆菌检测阳性。初步诊断为:慢性浅表性胃炎。

请问: 1. 该患者康复评定内容有哪些?
2. 物理治疗的方法和目的是什么?
3. 如何进行健康教育?

一、概述

(一)定义

慢性胃炎是指由多种原因引起的胃黏膜慢性炎症和(或)腺体萎缩性病变。

(二)病因与病理

病因主要为幽门螺杆菌感染,其次为长期服用损伤胃黏膜药物、十二指肠液反流,酗酒、口鼻咽部慢性感染灶、长期饮用浓茶、咖啡等。其病理为胃黏膜呈非糜烂的炎性改变,以显著炎症细胞浸润、上皮增殖异常、胃腺萎缩及瘢痕形成等为特点。

(三)临床表现

无特异性,可有中上腹不适、隐痛、饱胀、烧灼痛,疼痛无节律性,一般于食后为重,也常有食欲缺乏、反酸、嗳气、恶心等消化不良症状,部分患者可无临床症状,有胃黏膜糜烂者可出现少量或大量上消化道出血,胃体萎缩性胃炎合并恶性贫血者可出现乏力、精神淡漠、贫血貌、全身衰竭,而消化道症状可以不明显。查体可有上腹部轻压痛,胃体胃炎有时伴有舌炎及贫血征象。

(四)辅助检查

1. 胃镜检查与组织学检查　是诊断慢性胃炎最可靠的方法。

2. 其他　包括幽门螺杆菌检查、胃酸分泌功能测定、x
线钡餐检查等辅助检查。

二、康复评定

考点提示

慢性胃炎定义、
病理、临床表现

（一）生理功能评定

1. 疼痛　采用视觉模拟评分法（VAS），参见第一章第一节。临床评定以"0~2"分为
"优"，"3~5"分为"良"，"6~8"分为"可"，">8"分为"差"。此方法简单易行，但不宜用于老年
人，因为老年人准确标定坐标位置的能力不足。

2. 胃液分泌功能检查　萎缩性胃炎时空腹血清胃泌素明显升高，而胃液中胃酸分泌
缺乏。

3. 运动功能评定　肌力采用徒手肌力测量（MMT）方法。

（二）心理功能评定

由于疼痛、消化不良、反酸等会影响进食和日常生活，患者容易产生焦虑、抑郁等心理问
题，可采用汉密尔顿焦虑量表、抑郁量表进行评定。

（三）日常生活活动能力评定

评定采用改良巴氏指数评定表（表5-1），此表是用来评定日常生活活动（ADL）能力的，
是康复医学特色及常用量表之一，可在治疗前、中、后对患者进行评价。以患者日常实际表
现作为评价依据。0~20分为极严重功能障碍，25~45分为严重功能障碍，50~70分为中度功
能缺陷，75~95分为轻度功能缺陷，100分为 ADL 自理。

表5-1　改良巴氏指数评定表

项目	评分标准	月	日
1. 大便	0= 失禁或昏迷 5= 偶尔失禁（每周 <1 次） 10= 能控制		
2. 小便	0= 失禁或昏迷或需由他人导尿 5= 偶尔失禁（每 24 小时 <1 次，每周 >1 次） 10= 能控制		
3. 修饰	0= 需帮助 5= 独立洗脸、梳头、刷牙、剃须		
4. 用厕	0= 依赖别人 5= 需部分帮助 10= 自理		
5. 吃饭	0= 依赖别人 5= 需部分帮助（夹饭、盛饭、切面包） 10= 全面自理		
6. 转移（床←→椅）	0= 完全依赖别人，不能坐 5= 需大量帮助（2 人）能坐 10= 需少量帮助（1 人）或指导 15= 自理		

续表

项目	评分标准	月	日
7. 活动（步行） 在病房及其周围,不包括走远路	0= 不能步行 5= 在轮椅上独立行动 10= 需1人帮助步行（体力或语言指导） 15= 独立步行（可用辅助器）		
8. 穿衣	0= 依赖 5= 需一半帮助 10= 自理（系、开纽扣、关、开拉锁和穿鞋）		
9. 上楼梯（上下一段楼梯,用手杖也算独立）	0= 不能 5= 需帮助（体力或语言指导） 10= 自理		
10. 洗澡	0= 依赖 5= 自理		

总分

评定者

（四）社会参与能力评定

主要进行生活质量评定、劳动力评定和职业评定。具体方法参照本套教材《康复评定》。

三、功能障碍

1. 生理功能障碍　主要有消化吸收功能障碍、营养不良、上腹疼痛,一般不影响运动功能,若出现恶性贫血会使患者肌力下降。

2. 心理功能障碍　主要表现为焦虑、抑郁。慢性胃炎迁延不愈,尤其是出现恶性贫血时。

3. 日常生活活动能力受限　一般患者其日常生活活动不会受限。如果出现恶性贫血可影响患者的正常进食和行走等日常生活能力。

4. 社会参与能力受限　如果出现恶性贫血、肌力下降,最终会影响患者的生活质量、劳动、就业和社会交往等能力。

四、康复治疗

（一）目标

消除幽门螺杆菌,改善胃的分泌功能、促进胃动力、提高 ADL 能力和工作能力,提高生活质量。

（二）方法

对无症状或症状轻微的慢性胃炎患者,有时可不用药物治疗,只给予物理因子治疗和饮食调节即可治愈。

1. 物理治疗

（1）物理因子治疗:有促进胃的血液循环及营养状况、调节胃黏膜的分泌、消炎解痉的功能。

1）超短波疗法：电极置于上腹部和背部相应脊髓节段，距离 3~4cm，剂量温热量，15~20分钟，每日 1 次，8~12 次为一疗程。适用于胃酸分泌少，胃酸低的患者。

2）调制中频电疗法：两个电极胃区前后对置，强度以患者能耐受为度。每次 20 分钟，每日 1 次，15 次为一疗程。适用于有上腹痛的慢性胃炎病人。

3）紫外线疗法：对胃区进行紫外线照射，剂量 2~3MED 开始，每次增加 1/2~1MED，隔日照射 1 次，7~8 次为一疗程。适于胃酸分泌功能低下的患者。

4）直流电及直流电离子透入疗法：直流电疗法适用于胃酸缺少者；直流电离子透入疗法适用于胃酸高、胃分泌亢进、胃痛症状较重的患者。①普鲁卡因透入：先让患者口服 0.1%~0.2% 普鲁卡因溶液 200~300ml，阳极置于胃区，另一极置于背部的相应节段，电流强度 10~20mA，时间 15~20 分钟，每日 1 次，12~18 次为一疗程。②阿托品透入：方法同普鲁卡因导入法，阿托品每次用量为 3~5mg。③直流电疗法：电极大小、部位、电流强度、时间及疗程同上述电离子导入疗法，但胃区电极接阴极。

5）间动电疗法：用 2 个电极，置于胃区及背部的相应节段，电流强度 15~20mA，时间 15~20 分钟，每日 1 次，15~20 次为一疗程。胃液分泌多用密波，分泌少用疏波；上腹痛选疏密波，萎缩性胃炎加间升波。

6）其他：红外线、石蜡疗法等，适用于胃酸增高型慢性胃炎。

（2）运动疗法：具有减轻慢性胃炎患者消化不良症状、维持和改善胃蠕动功能、改善机体整体耐力的作用。根据病情选择有氧耐力运动项目，如步行、跑步、游泳、太极拳等，以改善肌力、肌耐力和整体体能。每日 1 次，每次 20~30 分钟，每周 3~5 次，连续 4 周或长期。

2. 心理治疗 具有改善或消除慢性胃炎患者焦虑和抑郁状态的作用。一般采用心理疏导的治疗方法，使慢性胃炎患者得到帮助，消除心理障碍。

3. 中医传统康复治疗

（1）中药治疗：依据辨证论治的原则参考用药。如脾胃气虚用补中益气汤、参苓白术散；脾胃阳虚用附子理中丸；痰湿内蕴用二陈汤、香砂养胃丸；胃阴虚用益胃汤；淤血阻络用失笑散、通幽汤；肝火犯胃用一贯煎、丹栀逍遥丸等。

（2）针灸按摩治疗：常用穴位有足三里、内关、公孙、中脘、丰隆、脾俞、合谷、三阴交等。

> **考点提示**
>
> 慢性胃炎康复治疗的目的和物理治疗

五、健康教育

1. 患者应了解相关疾病的知识，注意饮食调节，避免长期饮烈酒、浓茶、咖啡，避免进食过冷、过热的粗糙食物，以免损伤胃黏膜。

2. 避免长期大量服用阿司匹林、吲哚美辛等非甾体类消炎镇痛药，以保护黏膜屏障，预防慢性胃炎的发生。

3. 患者可根据自身情况，进行自我锻炼，如跑步、游泳、气功、太极拳、球类运动，还可选择休闲性作业活动，在娱乐活动中达到治疗疾病、促进康复的目的。

六、功能结局

患者可伴有不同程度的焦虑和抑郁等心理障碍。慢性萎缩性胃炎患者出现营养不良、贫血时，还可发生 ADL 能力及其相关活动受限、社会交往受限和劳动能力下降，导致生活质量下降。康复治疗可能改善慢性胃炎患者的生理功能、心理功能、社会功能,提高慢性胃炎患者的生活质量,应早期应用。

 小结

慢性胃炎是指由多种原因引起的胃黏膜慢性炎症和(或)腺体萎缩性病变。患者由于疼痛、消化不良、反酸等会影响进食和日常生活,容易产生不同程度的焦虑和抑郁等心理障碍。慢性萎缩性胃炎患者出现营养不良、贫血时,还可发生 ADL 能力及其相关活动受限、社会交往受限和劳动能力下降,导致生活质量下降。康复治疗能有效的消除幽门螺杆菌,改善胃的分泌功能、促进胃动力、提高患者 ADL 能力和工作能力,提高慢性胃炎患者的生活质量。

 目标测试

A 型题

1. 超短波治疗慢性胃炎错误的是
   - A. 2 个电容电极
   - B. 胃区并置
   - C. 温热量
   - D. 适于胃液分泌少
   - E. 适用于胃酸低的患者

2. 治疗胃下垂的物理治疗包括
   - A. 干扰电疗法
   - B. 调制中频电疗法
   - C. 电兴奋疗法
   - D. 间动电疗法
   - E. 以上均是

3. 常用慢性胃炎物理治疗**不包括**
   - A. 超短波或短波
   - B. 红光、红外线
   - C. 直流电
   - D. 间动电
   - E. 超声波

4. 慢性胃窦炎最主要的原因是
   - A. 胆汁反流
   - B. 吸烟
   - C. 过度饮酒
   - D. 幽门螺杆菌感染
   - E. 自身免疫反应

5. 抗酸药合理的服用时间是
   - A. 饭前 2 小时
   - B. 饭前 1 小时
   - C. 饭后 1 小时
   - D. 饭后 2 小时
   - E. 疼痛发作时

(郭金达)

第二节　消化性溃疡

学习目标

1. 掌握:消化性溃疡的定义、临床表现、康复治疗。
2. 熟悉:消化性溃疡的康复评定、健康教育。
3. 了解:消化性溃疡的病因与病理、辅助检查。

案例

男,50岁,反复中上腹疼痛两年余。疼痛呈烧灼感,常有午夜痛,进食后疼痛缓解,并伴有反酸、嗳气、食欲减退等。近日来症状有所加重。胃镜见十二指肠球部黏膜潮红水肿,球腔变形变小,前壁近大弯处有一椭圆形溃疡。

请问：1. 该患者如何进行康复治疗？具体方法是什么？
2. 对患者进行健康教育的主要内容是什么？

一、概述

(一)定义

胃溃疡(GU)及十二指肠溃疡(DU)统称为消化性溃疡(PU),主要是指发生在胃及十二指肠的慢性溃疡,亦可是发生在与酸性胃液相接触的其他部位的溃疡,包括食管、胃肠吻合术后的吻合口及其附近肠襻、梅克尔(Meckel)憩室。

(二)病因与病理

本病是由于胃黏膜损害因素(幽门螺杆菌、胃酸及非甾体抗炎药等)大于防御因素(胃黏膜屏障、黏液、黏膜血流、细胞更新及前列腺素等)所致。幽门螺杆菌是主要病因,应激、吸烟、长期精神紧张、进食无规律等是常见诱因。胃溃疡以黏膜屏障功能降低为主要机制,十二指肠球部溃疡则以高胃酸分泌起主导作用。典型胃溃疡多见于胃角和胃窦小弯;十二指肠球部溃疡多发生在球部,以紧邻幽门环的前壁或后壁多见。

(三)临床表现

1. 症状 上腹痛为主要症状。

(1)疼痛部位:十二指肠溃疡在上腹部或偏右,胃溃疡在上腹部偏左。

(2)疼痛性质及时间:可有空腹痛、灼痛、胀痛、隐痛、午夜痛等。GU饭后半小时痛,至下餐前缓解;DU进食后可缓解。

(3)发病周期性:每年春秋季节变化时发病。

(4)诱因:饮食不当或精神紧张等。

(5)其他症状:可伴有反酸、嗳气等消化不良症状。

2. 体征 主要是上腹部压痛,胃溃疡偏左上腹,十二指肠溃疡偏右上腹。

3. 并发症 出血、穿孔、幽门梗阻和癌变。

(四)辅助检查

1. 胃镜检查 是确诊的首选方法,可以直接观察病变部位、大小、性质,同时进行摄像,在直视下取活组织病理检查及幽门螺杆菌检测。

2. X线钡餐检查 直接征象为具有诊断意义的龛影,间接征象为对诊断有参考价值的局部痉挛、激惹及十二指肠球部变形。

3. 胃液分析 胃溃疡患者胃酸分泌正常或稍低于正常,十二指肠溃疡患者则胃酸分泌过高。

4. 粪便隐血试验 活动性溃疡常有少量渗血,粪便隐血试验阳性,一般经治疗1~2周内转阴,若胃溃疡病人粪便隐血试验持续阳性,应考虑有癌变可能。

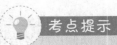

考点提示

消化性溃疡的定义、病因与病理、临床表现

二、康复评定

（一）生理功能评定

1. 胃液分泌功能检查　萎缩性胃炎时空腹血清胃泌素明显升高，而胃液中胃酸分泌缺乏。

2. 疼痛评定　疼痛采用视觉模拟评分法（VAS）（同本章第一节）。

3. 运动功能评定　肌力采用 MMT 方法。

（二）心理功能评定

病人由于疼痛、消化不良、反酸等会影响进食和日常生活，而且因病程长、反复发作或出现并发症容易产生焦虑、紧张、急躁、恐惧、抑郁等心理问题，可采用汉密尔顿焦虑量表、抑郁量表进行评定。

（三）日常生活活动能力评定

评定采用改良巴氏指数评定表（同表 5-1）。

（四）社会参与能力评定

主要进行生活质量评定、劳动力评定和职业评定。具体方法参照本套教材《康复评定》。

三、功能障碍

1. 生理功能障碍　以上腹痛为主。

2. 心理功能障碍　主要表现为焦虑、抑郁、沮丧等心理功能障碍。

3. 日常生活活动能力受限　如果出现出血、穿孔可严重影响患者的进食、穿衣、行走、个人卫生及购物等日常生活能力。

4. 社会参与能力受限　如果出现出血、穿孔会影响患者的生活质量、劳动、就业和社会交往等能力。

四、康复治疗

（一）目标

调节中枢及自主神经系统功能，改善胃及十二指肠血液循环，消除痉挛和水肿，调节胃及十二指肠分泌功能，缓解症状，促进溃疡愈合，改善 ADL 能力，提高生活质量。

（二）方法

1. 物理治疗

（1）物理因子治疗：具有消炎止痛、改善循环和防治消化不良的作用。但出现以下情况者为治疗禁忌证：①伴有出血者；②伴有穿孔者；③伴有幽门梗阻者。

1）中频电疗法：①正弦调制中频电疗法：两个电极胃区前后对置，选用交调和变调波，调制频率 100Hz，调制深度 75%，每个波群治疗 10 分钟，每日 1 次，12 次为一疗程。②干扰电疗法：4 个电极交叉置于腹部和背部 T6、7 区，频率 50~100Hz 和 90~100Hz，每日 1 次，12 次为一疗程。

2）超声波疗法：治疗前先让患者饮用温开水 400~500ml，患者取坐位或卧位，移动法，分别在胃区和脊柱两侧皮肤各治疗 8~12 分钟，每日 1 次，15~20 次为一疗程。

3）直流电离子导入疗法：①鼻黏膜反射疗法：将浸湿的 2.5% 维生素 B 溶液的小棉条，轻塞入患者的鼻前庭，棉条末端置于口唇上方（皮肤上垫块小胶皮），用一铅板电极与阳极相接;另一极置于枕部接阴极。电流强度 0.5~3mA,每次 15~25 分钟,每日 1 次,15~20 次一疗程。适用于溃疡病早期或有出血的患者。②颈交感神经节反射疗法:用电极浸湿 2% 普鲁卡因溶液,置于喉结节两侧颈交感神经节处,与阳极相接;另一极置于肩胛间,与阴极相接,电流强度 3~5mA,时间 15~30 分钟,每日 1 次,15~18 次为一疗程。

4)超短波疗法:用五官超短波治疗仪,电极置于喉结两侧颈交感神经节处,微热量,时间 8~12 分钟,每日 1 次,15 次为一疗程。

5)其他:温度生物反馈疗法、电睡眠疗法等。

(2)运动疗法:具有减轻胃及十二指肠溃疡患者消化不良症状、维持和改善胃蠕动功能、改善机体整体耐力的作用。根据病情选择有氧运动项目,如步行、跑步、游泳、太极拳等,改善肌力、肌耐力和整体体能。每日 1 次,每次 20~30 分钟,每周 3~5 次,连续 4 周或长期坚持。

2. 心理治疗　具有改善或消除消化性溃疡患者忧郁、焦虑和抑郁心理的作用。一般采用心理支持、疏导的治疗方法。要鼓励患者正确认识疾病,树立战胜疾病的信心,积极配合治疗,使患者从心理支持系统中得到帮助,消除心理障碍。

> **考点提示**
>
> 消化性溃疡康复治疗的目的和物理治疗

3. 中医传统康复治疗　参见本章第一节。

五、健康教育

在治疗的同时让患者了解相关疾病的知识,积极对患者进行有关饮食起居、自我锻炼休闲性作业和药物预防等健康教育,详见本章第一节。

六、功能结局

患者可发生出血、穿孔、幽门梗阻甚至癌变;严重胃、十二指肠溃疡者可有不同程度的忧郁、沮丧、焦虑和抑郁等心理障碍;严重胃、十二指肠溃疡伴有出血、穿孔患者 ADL 能力及其相关活动可受限,社会交往受限,劳动能力和职业受限、生活质量下降。康复治疗可改善胃、十二指肠溃疡患者的生理功能、心理功能、社会功能,提高患者的生活质量,应早期应用。

> **小结**
>
> 消化性溃疡主要是指发生在胃及十二指肠的慢性溃疡。患者由于疼痛、消化不良、反酸等会影响进食和日常生活,而且因病程长、反复发作或发生出血、穿孔、幽门梗阻甚至癌变等并发症,容易产生焦虑、紧张、急躁、恐惧、抑郁等心理问题。通过康复治疗能调节中枢及自主神经系统功能,改善胃及十二指肠血液循环,消除痉挛和水肿,调节胃及十二指肠分泌功能,缓解症状,促进溃疡愈合,改善胃、十二指肠溃疡患者的生理功能、心理功能、社会功能,提高患者的 ADL 能力和生活质量。

目标测试

A 型题

1. 运用直流电进行治疗时,下列哪种感觉对于患者来说是正常现象

　　A. 局部皮肤轻至中度刺痛

　　B. 轻微的头晕

C. 局部皮肤轻度的针刺感和蚁走感

D. 局部皮肤轻度的烧灼感

E. 皮肤虽有疼痛感,但在能够忍受的范围

2. 下列超声波治疗时间叙述**不正确**的是

A. 超声波治疗的总时间一般不超过 15 分钟

B. 超声波治疗的时间多选用 5~10 分钟

C. 脉冲超声波比连续超声波的治疗时间可略长

D. 固定法治疗比移动法治疗时间要短

E. 超声波治疗的总时间一般不超过 10 分钟

3. 直流电疗法主要的禁忌证哪项**除外**

A. 湿疹   B. 皮肤破溃   C. 神经麻痹

D. 肿瘤   E. 对电流不能耐受者

(郭金达)

第三节 尿路感染

学习目标

1. 掌握:尿路感染的定义、临床表现、康复治疗。

2. 熟悉:尿路感染的康复评定、健康教育。

3. 了解:尿路感染的病因、辅助检查。

案例

女,26 岁,已婚,3 天前开始畏寒发热、头痛、恶心。今晨出现右侧腰痛和尿频、尿痛症状。一上午排尿 10 余次,体温 39.6℃,脉搏 110 次 / 分,急性病容,肾区叩击痛,膀胱区有压痛,尿镜检见大量白细胞和成堆脓细胞,少许红细胞;血白细胞 12×10^9/L,中性粒细胞 0.90。

请问: 1. 该患者康复治疗原则、目的是什么? 有哪些主要的治疗手段?

         2. 如何进行健康教育?

一、概述

(一)定义

尿路感染(UTI)是指病原微生物侵入泌尿系统引起的炎症反应,一般指普通病原体引起的非特异性感染。根据感染部位可分为上尿路感染(累及肾、肾盂及输尿管)和下尿路感染(累及膀胱及尿道)。

(二)病因

最常见的致病菌是革兰阴性菌,其中以大肠埃希菌为主,占 60%~80%,其他依次有副大肠杆菌、变形杆菌等。

(三) 临床表现

1. 急性肾盂肾炎　起病急骤,可有寒战、高热,体温常升至 39℃以上,伴头痛、呕吐等全身症状,单侧或两侧腰部胀痛,肋脊角有明显压痛及叩击痛;多由下尿路感染上行所致,患者先出现尿频、尿急、尿痛等症状,再有全身症状。

2. 输尿管炎　是指输尿管壁的感染性炎症,临床表现为尿急、尿频伴有腰痛、乏力、尿液混浊等;严重时可发生血尿、肾绞痛,最终可发生肾积水;急性发作可伴有发热等全身症状。

3. 膀胱炎　是非特异性细菌感染引起的膀胱壁急性炎症性疾病,女性多见,绝大多数为上行感染所致。临床表现为起病突然,有明显尿频、尿急、尿痛,尿道烧灼感,严重时可有急迫性失禁,常见终末血尿,有时全程血尿。一般全身症状不明显。

4. 尿道炎　是指尿道黏膜的炎症性疾病,女性多见。以上行性感染途径为主,常继发于尿道黏膜损伤、尿道内异物、尿道梗阻及邻近器官炎症。急性发病时,可见尿道外口红肿,少数男性患者可发生尿道口糜烂,表面有脓性或浆液性分泌物,浅表常有溃疡。慢性尿道炎主要发生在后尿道、膀胱颈及膀胱三角区,严重时蔓延至整个尿道,尿道分泌物为浆液性或稀薄黏液,尿路刺激症状轻或无症状。

(四) 辅助检查

1. 急性肾盂肾炎　白细胞数升高,中性粒细胞核左移,血沉可增快。尿沉渣内白细胞多数显著增加,可见白细胞管型,尿液细菌培养阳性,菌落计数 $\geq 10^5/ml$。

2. 输尿管炎　尿常规异常,尿液细菌培养阳性;静脉尿路造影可见输尿管扩张或狭窄、扭曲变形,囊性输尿管炎有充盈缺损;膀胱镜检查有异常表现。

3. 膀胱炎　可有肉眼血尿;尿常规白细胞 ≥ 10 个 /HP,可有红细胞,但无管型;尿沉渣涂片革兰染色,白细胞 $\geq 15\sim 20$ 个 /HP。

4. 尿道炎　尿道分泌物涂片检查阳性;镜下可见大量白细胞。

考点提示

尿路感染定义、病因、临床表现

二、康复评定

(一) 生理功能评定

1. 疼痛　可采用视觉模拟评分法(VAS 法)。

2. 肾功能评定　包括肾小球滤过功能和肾小管浓缩功能测定。肾小球滤过功能测定有内生肌酐清除率、血尿素氮、血肌酐测定。肾小管浓缩功能测定包括尿比重、尿渗透压及尿酚红排泄试验测定。

3. 排尿功能评定　尿流动力学测定。

(二) 心理功能评定

因本病易复发,疗程较长,急性感染时起病急,病人常因对疾病认识不足和尿频、尿急、尿痛等不适,而易出现焦虑、紧张等情绪。可采用汉密尔顿焦虑量表、抑郁量表进行评定。

(三) 日常生活活动能力评定

ADL 评定采用改良巴氏指数评定表(见表 5-1)。

(四) 社会参与能力评定

主要进行生活质量评定。方法参照本套教材《康复评定》。

三、功能障碍

（一）生理功能障碍

1. 疼痛　可引起尿频、尿急、尿痛及腰痛等。

2. 肾功能障碍　感染常反复发作，持续进展可使肾功能受损害。

3. 排尿功能障碍　可引起患者尿失禁或尿潴留。

（二）心理功能障碍

因感染反复发作，患者心理产生压力，同时对生活、工作产生不同的影响，患者的心理负担加重，常常伴有焦虑、烦躁、悲观失望的情绪变化。

（三）日常生活活动能力受限

感染急性期，患者的日常活动减少。

（四）社会参与能力受限

对患者劳动、就业的影响较小，因其症状反复发作，患者的社交活动轻度受限。

四、康复治疗

（一）目标与原则

康复治疗目标为抗感染、减轻临床症状、防止肾功能损害及感染扩散、改善 ADL、提高生活质量。原则是以抗感染为主，纠正易感因素为辅，同时应用各种措施加强全身营养，提高机体免疫功能。

（二）方法

1. 物理治疗　物理因子治疗可使肾脏血管扩张、血流加速，改善肾脏的血液循环；解除血管痉挛、消炎止痛；加强利尿，促进代谢产物的排泄，促进坏死细胞的再生和肾功能的好转。

（1）超短波疗法：电极对置于肾区或膀胱区前后，无热量或微热量，15~20 分钟，每日 1 次，10~20 次为一疗程。

（2）中频电疗法：电极并置法或对置于肾区或膀胱区，电流强度以患者耐受为准，20 分钟，每日 1 次，10~20 次为一疗程。

（3）超声波疗法：将声头与肾区或膀胱区体表直接接触，移动法，电流强度 1.0~1.2W/cm^2。治疗时间为 5~10 分钟，每日 1 次，10 次为一疗程。

（4）红外线：病变区照射，温热量，15~20 分钟，每日 1 次，10 次为一疗程。

（5）蜡疗：蜡饼敷于双肾区或膀胱区，30 分钟，每日 1 次，10 次为一疗程。

（6）磁疗：磁头置于双肾区或膀胱区，磁场强度 0.2~0.3T，20 分钟，每日 1 次，10 次为一疗程。

（7）其他如针灸治疗、推拿等，可根据病情选择。

2. 心理治疗　常采用的方法有支持性心理治疗、认知疗法等。对于尿路感染患者，治疗者可通过与患者沟通，对患者指导、安慰及疏导来减轻患者焦虑、抑郁的情绪，并可以帮助患者缓解心理压力，解决患者所面临的心理困难与心理障碍，正确地认识疾病，树立战胜疾病的信心，配合治疗。

3. 其他　①全身支持治疗：卧床休息，多饮水，保持每日尿量在 2000ml 以上，注意饮食，多食用易消化、富含热量和维生素的食物。②药物治疗：目前临床所用药物主要为 β- 内酰胺类抗生素、喹诺酮类药物、磺胺类药物、氨基苷类抗生素及去甲万古霉素等。③手术治疗：如切开引流、患肾切除术等。④中医传统康复治疗：参见第一章第六节。

考点提示

尿路感染康复治疗目标和物理治疗

五、健康教育

（一）避免易感因素

1. 多饮水、勤排尿（2~3 小时排尿 1 次），注意阴部的清洁，女性患者在月经、妊娠和产褥期，特别要注意预防。

2. 尽量避免使用尿路器械，如必需留置导尿管，须严格执行无菌操作。

3. 作为易患人群，要全面了解自身疾病的特点，找出易感因素，学习与疾病相关的知识，增强自我保护的意识，积极做好预防。

（二）掌握基本防治方法

因尿路感染易复发，应教育患者认识疾病常见症状，并能按疾病的康复治疗原则作出相应处理，做到早发现、早诊断、早治疗，降低疾病复发率，减少对机体功能的损害。

（三）保持健康的生活方式

1. 合理饮食 补充多种维生素，经常食用利尿的蔬菜和水果，如冬瓜、西瓜等，对清除尿路感染有好处。

2. 生活规律 避免性生活过度，要坚持不懈开展体育运动如跑步、体操、气功等，增加泌尿系统血液循环，提高机体免疫功能。

（四）社会干预

因尿路感染发病率较高，年龄涉及广泛，应在全社会开展宣传教育，使更多的人了解尿路感染的病因、易感因素及防治办法，减少其发病率。

考点提示

尿路感染健康教育内容

六、功能结局

1. 生理功能方面 尿路易与生殖道同时感染或相互传播；上尿路感染易并发下尿路感染，而下尿路感染可单独存在；上尿路感染症状重，可损害肾功能；有尿路梗阻的患者，不易治愈，且易复发，损害肾功能。

2. 心理功能方面 症状明显时，其焦虑、抑郁、沮丧的心理障碍严重。

3. 社会参与能力方面 患者不愿参与社交活动、劳动能力下降或丧失、职业受限，从而降低患者的生活质量。

小结

尿路感染是指病原微生物侵入泌尿系统引起的炎症反应，经正确处理后大多数尿路感染均可治愈，但当疼痛、排尿功能障碍等症状明显时，容易产生焦虑、抑郁等心理障碍。康复治疗可以抗感染、减轻临床症状、防止肾功能损害及感染扩散、纠正易感因素，同时通过宣教和应用各种措施加强全身营养，提高对疾病的认识和机体免疫功能，改善心理状况和日常生活能力，提高生活质量。

目标测试

A 型题

1. 磁疗法的治疗剂量中,强磁场的剂量为
   A. 0.1T 以上　　　B. 0.2T 以上　　　C. 0.3T 以上　　　D. 0.4T 以上　　　E. 0.5T 以上

2. 超声波在人体哪一种组织传播最快
   A. 软组织　　　　B. 肌肉　　　　C. 脂肪　　　　D. 骨骼　　　　E. 血

3. 石蜡的机械作用主要用于
   A. 缓解痉挛　　　　　　　　B. 消除水肿　　　　　　　　C. 扩张血管
   D. 加深呼吸　　　　　　　　E. 加速新陈代谢

4. 静电治疗时,下列哪项是**错误**的
   A. 治疗前,患者应除去身上佩戴的一切金属物品
   B. 治疗过程一般无不适感觉
   C. 患者头部、身上有汗时,不能进行治疗
   D. 治疗过程中,除操作者外,任何人不能接触病人
   E. 雷雨天不能进行治疗

5. 肾盂肾炎最常见的致病菌是
   A. 大肠杆菌　　　　　　　　B. 溶血性链球菌　　　　　　C. 表皮葡萄球菌
   D. 阴沟肠杆菌　　　　　　　E. 脆弱类杆菌

6. 减轻尿路刺激征的重要措施是
   A. 多饮水　　　　　　　　　B. 卧床休息　　　　　　　　C. 听音乐
   D. 松弛术　　　　　　　　　E. 膀胱区按摩

（郭金达）

第四节　生殖系统感染

 学习目标

1. 掌握:生殖系统感染的定义、临床表现、康复治疗。
2. 熟悉:生殖系统感染的康复评定、健康教育。
3. 了解:生殖系统感染的病因、辅助检查。

 案例

　　男,40岁,2年前发现血精,7个月以前因劳累后突然发热、尿道口白色脓性分泌物,尿频、尿急、尿痛就诊,1天前突然发生一侧阴囊明显肿胀、阴囊皮肤发红、发热、疼痛,并沿精索、下腹部以及会阴部放射。诊断:左侧附睾炎。
　　请问: 1. 如何对患者进行健康教育?
　　　　　2. 生殖系统感染的康复治疗原则、目的及主要方法是什么?

一、概述

在生殖系统中,男女生殖系统感染有阴道炎、盆腔炎、宫颈炎、前列腺炎、附睾炎、睾丸炎等,其中尤以女性生殖系统感染多见。

(一)定义

生殖系统感染是致病菌侵入生殖系统内繁殖而引起的炎症。

(二)病因

引起生殖系统感染最常见的致病菌为革兰阴性杆菌,如大肠杆菌约占 60%~80%,其他为副大肠杆菌、变形杆菌、葡萄球菌、粪链球菌、绿脓杆菌等。此外,还有结核杆菌、淋球菌、衣原体、支原体、滴虫、厌氧菌、真菌、原虫或病毒等。

(三)临床表现

1. 男性生殖系统感染

(1)前列腺炎:急性前列腺炎发病突然,有寒战和高热,尿频、尿急、尿痛,会阴部坠胀感,可发生排尿困难或急性尿潴留,临床上往往伴发急性膀胱炎。慢性前列腺炎除具有急性前列腺炎的症状外,还会有白色分泌物从尿道口流出,俗称"滴白",常伴性功能减退和精神症状,如阳痿、早泄、头昏、乏力、失眠等症状。

(2)附睾炎:发病突然,全身症状明显,可有畏寒、高热。患侧阴囊明显肿胀、阴囊皮肤发红、发热、疼痛,并沿精索、下腹部以及会阴部放射。附睾睾丸及精索均有增大或增粗,肿大,以附睾头、尾部为甚。

(3)睾丸炎:高热、畏寒,睾丸疼痛,并有阴囊、大腿根部以及腹股沟区域放射痛。患侧睾丸肿胀、压痛,如果化脓,摸上去就有积脓的波动感觉。常伴有阴囊皮肤红肿和阴囊内鞘膜积液。

(4)精囊炎:以血精为主要临床表现,急性者可有发热、恶寒、寒战,可见下腹疼痛,并牵涉到会阴和两侧腹股沟,尿急、尿痛症状明显,并可见排尿困难、血尿。慢性者则可出现耻骨上区隐痛,并伴会阴部不适。疼痛症状在射精时明显加剧,性欲低下、遗精、早泄,精液呈粉红色或红色带血块。

2. 女性生殖系统感染

(1)外阴炎:外阴皮肤瘙痒、疼痛、烧灼感,于活动、性交、排尿及排便时加重。

(2)阴道炎:由多种细菌感染引起,主要表现为阴道排液增加,呈水样或脓性并伴有臭味,白带多,常呈灰白色,较稀薄,黏度低,有时可以见到泡沫。

(3)宫颈炎:急性宫颈炎主要症状为阴道分泌物增多,呈黏液脓性,阴道分泌物的刺激可引起外阴瘙痒,伴有腰酸及下腹部坠胀;慢性宫颈炎多见于分娩、流产或手术损伤宫颈后,病原体侵入而引起感染;临床主要症状是阴道分泌物增多、白带中夹有血丝,或性交出血,伴外阴瘙痒,腰骶部疼痛,经期加重。

(4)盆腔炎:是女性盆腔生殖器官及其周围的结缔组织、盆腔腹膜发生的炎症病变,包括输卵管炎、输卵管卵巢炎、子宫内膜炎、子宫肌炎、盆腔腹膜炎、盆腔结缔组织炎等,可一处或几处同时发病。急性盆腔炎临床表现为急性下腹疼痛、阴道有大量脓性分泌物,严重时可伴高热、头痛、寒战、食欲不振等全身症状。

考点提示
生殖系统感染定义、病因、临床表现

二、康复评定

(一)生理功能评定

1. 疼痛 可采用视觉模拟评分法(VAS 法)。

2. 排尿功能评定 可做尿流动力学测定。

3. 性功能评定 参照本套教材《康复评定》。

4. 宫颈糜烂的评定

(1)宫颈糜烂的分度:根据糜烂面积大小将宫颈糜烂分为:①轻度:指糜烂面小于整个宫颈面积的 1/3。②中度:指糜烂面占整个宫颈面积的 1/3~2/3。③重度:指糜烂面占整个宫颈面积的 2/3 以上。

(2)宫颈糜烂的程度:根据糜烂的深浅程度可分为单纯型、颗粒型和乳突型。

(二)心理功能评定

生殖系统感染的患者因病变部位特殊,表现为情绪紧张、精神压力大,患者常有焦虑、抑郁、烦躁不安、易激惹等心理状态,甚至会产生焦虑、抑郁等情况。可采用汉密尔顿焦虑量表、抑郁量表进行评定。

(三)日常生活活动能力评定

不适的躯体反应及复杂的心理变化,常常影响生殖系统感染患者参加许多日常活动,具体评定参照本套教材《康复评定》。

(四)社会参与能力评定

主要进行生活质量评定、参与社会交往和社区活动的能力评定。方法参见本套教材《康复评定》。

三、功能障碍

(一)生理功能障碍

1. 疼痛 炎症反应常常造成患者下腹部、腰部及病变生殖部位的疼痛不适。

2. 性功能障碍 部分男性患者出现射精痛、血精、早泄、遗精、性欲减退或勃起障碍。

3. 排尿功能障碍 患者常常因炎症反应造成排尿困难。

4. 生殖功能障碍 感染常造成男性或女性患者不能生育。

(二)心理功能障碍

生殖系统感染的患者因病变部位特殊,表现为情绪紧张、精神压力大,常感觉全身乏力。失眠、多梦、疑病,大多数患者对自身疾病认识不够,常常感到羞怯、焦虑、抑郁、烦躁不安、易激惹等。疾病所造成的有关性功能问题,使患者产生自卑、沮丧,并对生活失去信心等心理改变。

(三)日常生活活动能力受限

不适的躯体反应及复杂的心理变化,常常影响生殖系统感染患者参加许多日常活动,使其日常生活活动能力受限。

(四)社会参与能力受限

生殖系统感染患者常不愿参加各种社交活动,减少同其他人的交往。但此病对患者劳动、就业的影响不大。

四、康复治疗

（一）目标与原则

康复治疗目标为迅速控制炎症，以防转为慢性或反复发作。抑制感染，缓解疼痛等临床症状，减少对患者日常生活和工作的影响，减轻性功能损害，提高生活质量为目标。原则是消炎止痛、改善功能。

（二）方法

1. 物理治疗 物理因子治疗可以改善患病脏器的血液循环，促进排出聚积的炎性渗出物，控制感染，缓解疼痛。

（1）超短波疗法：电极对置于患病脏器前后，无热量或微热量，20分钟，每日一次，10次为一疗程。

（2）中频电疗法：同本章第一节。

（3）离子导入疗法：常用药物（致病菌敏感的相关抗菌药物），两个电极分别放在腰骶部和下腹，极性连接视药物而定，耐受量，每次20分钟，每日1次，10次为一疗程。

（4）超声波：同本章第一节。

（5）紫外线疗法：照射于患处，照射剂量按病情而定，一般从2MED开始，每次增加1/2~1MED，每日或隔日一次，10次为一疗程。

（6）激光疗法：①氦-氖激光照射法：散焦照射于患处，每日1次，10次为一疗程；②二氧化碳激光照射法：凝固、炭化、气化治疗宫颈糜烂，治疗次数视病情而定。

（7）其他：如磁疗、电兴奋疗法、热水坐浴疗法等，可根据病情酌情选择。

2. 心理治疗 常采用的方法有支持性心理治疗、认知疗法等。对于生殖系统感染的患者，治疗者对患者要坦诚相待，要以深入浅出、通俗易懂的方法去给患者讲解生殖系统感染的基本知识，使患者能清楚了解自身的病症，从而达到领悟和缓解病情的目标，减轻患者的不良心理反应，消除心理症状，提高治疗效果。

3. 中医传统康复治疗

（1）中药治疗：按照辨证论治的原则参考用药。如冲任虚寒用温经丸；热毒内蕴用野菊花栓；瘀血阻滞用大黄牡丹汤、痛经丸、花红片；湿热瘀滞用大黄附子薏苡仁汤、妇宝冲剂；寒凝气滞用桂枝茯苓汤等。

（2）针灸按摩：可选曲骨、中极、复溜、三阴交、肾俞、命门、关元、气海、血海、八髎等穴，可针可灸，亦可点按、揉摩。

（3）中药外敷：如用葱白、麝香少许（也可用冰片代替）、甘遂、薏苡仁、蒲公英、益母草、虎杖、败酱草等适量打粉或捣烂敷脐、下腹及腰骶部，每次30分钟，一日两次。

4. 其他 ①一般治疗：卧床休息、合理饮食、避免性生活等。②药物治疗：根据致病菌选择有效抗菌药物。③手术治疗：当脓肿形成时，可切开引流；也可根据病情采取手术治疗。

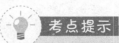

考点提示

生殖系统感染康复治疗的目标、原则和方法

五、健康教育

1. 积极预防，避免易患因素 让患者了解相关知识，增强自我防范意识，注意个人卫生，每天清洗外阴；做好经期、孕期及产褥期的卫生。应尽量控制或去除诱因，如：患有糖尿

341

病,长期应用抗菌药物、雌激素或糖皮质激素,穿紧身化纤内裤、局部药物刺激等。

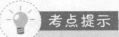

考点提示

生殖系统感染健康教育的内容

2. 掌握基本防治方法 学习了解生殖系统感染的各种病因,并采取应对的措施,做到早发现,早治疗。最佳治疗期为感染后的 1~4 个月以内,进行科学规范的检查和治疗,治疗按疗程足量用药;坚持与性伴侣进行同时治疗,治疗期间应暂停性生活,以避免交叉感染。

3. 注意生活习惯,合理饮食 禁食辛辣刺激性强的食物,生活规律,避免劳累受凉,加强锻炼身体,增强体质。

六、功能结局

1. 生理功能方面 若及早治疗,大都可治愈,若延误病情会使病情加重,导致疾病反复发作。男性患者除了有泌尿系症状外,还常常存在性功能障碍,甚至导致不育。女性患者泌尿系症状较重,也存在性功能问题,是不孕的一个因素。

2. 心理功能方面 患者常常会产生特殊心理反应,如羞怯、情绪紧张、焦虑、烦躁不安、自卑、易激惹等。

3. 社会参与方面 生殖系统感染严重者可限制患者过多的社会活动,长期下去,必将对工作、生活造成严重影响,并降低生活质量。

 小结

生殖系统感染是致病菌侵入生殖系统内繁殖而引起的炎症。生殖系统感染的患者因病变部位特殊,常情绪紧张、精神压力大,严重者会导致性功能障碍和不孕、不育,使患者容易产生自卑、沮丧,甚至焦虑、抑郁等心理问题。通过康复治疗可以迅速控制感染,缓解疼痛等临床症状,减少对相关器官的损害,减轻或避免性功能损害,恢复生理功能;通过心理治疗和健康教育,最大限度减少因疾病产生的不良心理和生活习惯对患者日常生活和工作的影响,提高生活质量和社会适应性,对个人健康、家庭幸福和社会关系均有良好影响。

目标测试

A 型题

1. 超短波治疗急性盆腔炎的主要作用

   A. 消炎、控制水肿   B. 缓解粘连   C. 促进代谢

   D. 肌肉收缩   E. 增加渗出

2. 女性生殖系统的防御机制,哪一项最重要

   A. 阴道的自净作用   B. 宫颈内口的闭合

   C. 宫颈黏液栓   D. 子宫内膜的周期性剥脱

   E. 阴道前后壁的相互合拢

3. 男,30 岁,尿频,尿不尽感,腰痛。前列腺液内白细胞 20 个 /HP,应考虑

   A. 慢性前列腺炎   B. 精囊炎   C. 慢性膀胱炎

D. 尿道炎　　　　　　　　E. 附睾炎

4. 低、中频电置于膀胱区治疗

A. 宫颈炎　　　　　　　B. 产后排尿无力　　　　　C. 盆腔炎

D. 附件炎　　　　　　　E. 尿道炎

5. 男,20岁,因突发高热、尿频、尿急、尿痛,排便困难1天来诊,前天有酗酒后露宿街头史。直肠指诊可触到前列腺肿大,表面光滑、张力大、且有明显压痛。尿液检查可见大量脓细胞、红细胞。下列**不是**该患者所患疾病的常见致病菌的是

A. 真菌　　　　　　　　B. 链球菌　　　　　　　　C. 变形杆菌

D. 葡萄球菌　　　　　　E. 大肠杆菌

6. 盆腔炎**不包括**下列哪项炎症性疾病

A. 输卵管炎　　　　　　B. 子宫周围炎　　　　　　C. 子宫内膜炎

D. 子宫肌炎　　　　　　E. 子宫颈炎

（郭金达）

第六章　常见风湿及内分泌系统疾病康复

第一节　类风湿关节炎

 学习目标

1. 掌握：类风湿关节炎的定义、临床表现、康复治疗。
2. 熟悉：类风湿关节炎的康复评定、健康教育。
3. 了解：类风湿关节炎的病因与病理、辅助检查。

案例

女,58岁,独居。双手腕、掌指、指间关节疼痛、肿胀,时轻时重,有晨僵,约30年,双手天鹅颈样畸形,饮食起居困难,RF阳性。诊断为"类风湿关节炎"。

请问：1. 该如何对该病人进行康复评定？
　　　2. 康复治疗内容包括哪些？
　　　3. 如何对其进行健康教育？

一、概述

(一)定义

类风湿关节炎又称类风湿(RA)是一种以累及周围关节为主的多系统性炎症性全身性自身免疫性疾病。本病多为一种反复发作性疾病,致残率较高。

(二)病因与病理

本病一般认为与某些病毒、支原体、细菌感染后引起的自身免疫有关,但尚未证实确切的感染因子;同时,该疾病表现出一定的遗传倾向。病理基础改变是滑膜炎。

(三)临床表现

类风湿关节炎的起病多迟缓且隐匿,关节症状出现前,可出现不典型的前驱症状,如乏力、低热、食欲减退、手足发冷等。

1. 关节症状

(1)晨僵:病损的关节在夜间长时间休息不活动,于早晨起床后出现较长时间的僵硬,如黏着样的感觉,称之为晨僵。约95%以上的RA患者均可出现,活动后症状减轻,晨僵持续时间与关节炎症的严重程度呈正比,可作为对病情活动性判断指标之一。

（2）关节肿胀和疼痛：关节痛常常是最早症状，多呈对称性、持续性的钝痛或胀痛。最常侵犯的关节依次是腕、近端指间关节、掌指关节、跖趾关节，其次是膝、踝、肘、肩、髋等关节。关节炎性肿大而附近肌肉萎缩，关节呈梭形肿胀，称梭状指。

（3）关节畸形和功能障碍：多见于较晚期的病人，关节不能保持正常位置，出现手指关节半脱位，如尺侧偏斜、屈曲畸形、天鹅颈样畸形等，同时引起该关节功能障碍。

2. 关节外症状

（1）类风湿结节：出现于 20%~30% 的患者，多位于关节隆突部及经常受压处（如肘关节鹰嘴突），结节可黏附于骨膜、肌腱或腱鞘上，结节直径自数毫米至数厘米，质硬，无压痛，多出现于类风湿因子效价高的患者，多反映病情有活动性，是本病较特异的皮肤表现。

（2）类风湿血管炎：血管炎是关节外损害的病理基础。多发生于病情较重、关节炎表现明显、类风湿因子效价高的患者，被认为是免疫复合物沉积引起。肢体末端动脉炎可表现为甲床裂片样出血、指端坏死、小腿溃疡等，病情较重者可累及多个脏器。侵犯肺部可出现胸膜炎、肺间质性病变。心脏受累时最常见的是心包炎。

（3）其他：部分病人可出现干燥综合征和小细胞低色素性贫血等。

3. 辅助检查

（1）血液检查：红细胞计数及血红蛋白浓度下降；活动期有血沉增快、C 反应蛋白增高；70% 病人血清中可测到 IgM 型类风湿因子及免疫复合物。

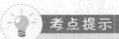

考点提示

类风湿关节炎定义、病理、临床表现、辅助检查

（2）关节 X 线检查：以手及腕关节的 X 线检查最具价值，对该病的诊断、分期、康复评定有重要意义。

二、康复评定

（一）生理功能评定

1. 疾病分期评定

（1）急性活动期：以关节的急性炎症表现为主，晨僵、疼痛、肿胀及功能障碍显著，全身症状较重，常有低热或高热。

（2）亚急性活动期：关节处晨僵，肿痛及功能障碍较明显，全身症状多不明显，少数可有低热。

（3）慢性迁延期：关节炎症状较轻，可伴不同程度的关节强硬或畸形。

（4）稳定期：关节炎症状不明显，疾病已处于静止阶段，可留下畸形并产生不同程度的功能障碍。

2. 临床活动性的评定 风湿关节炎是否在活动期，参照以下指标：

（1）晨僵持续 1 小时以上。

（2）6 个关节以上有压痛或活动时有疼痛。

（3）3 个以上关节有肿胀。

（4）发热 1 周以上，体温高于 37.5℃。

（5）握力，男 <25kPa，女 <19kPa。

（6）血沉 >27mm/h。

（7）类风湿因子测定 1：40 以上（免疫乳胶法）。

以上指标中，前 5 项中有 3 项及后 2 项中 1 项为阳性可确定为活动期。

3. 关节活动度的测量 关节活动度的测量是类风湿关节炎功能评定的重要方面,可以了解患者的日常生活活动是否受到影响,从而帮助康复医师对患者的预后进行评估并制订康复方案。

4. 疼痛评定 关节疼痛的评定可以采用 VAS 评分法(视觉分级评定法)来进行。

5. 肌力评定 肌力测定反映受累关节周围肌肉的状态。类风湿关节炎患者的肌力评定一般采用徒手肌力测定法。对手的肌力测定一般采用握力计法。测定时要注意规范化,治疗前后的肌力测定最好由同一治疗师来进行,在关节有明显疼痛、肿胀或关节活动度明显受限、关节明显畸形时不宜进行肌力测定。

6. 步态评定 下肢关节受累的患者会出现异常步态,包括疼痛步态、髋关节活动受限步态、肌无力步态和关节挛缩步态等。疼痛步态主要表现为患肢的支撑相缩短,健肢摆动速度加快,步长缩小。关节活动受限步态:髋关节活动受限步态表现为步幅减小,步态拘谨;肌无力步态:如股四头肌无力时,患肢在支撑相不能充分伸膝,需以手扶膝帮助,同时身体前倾。关节挛缩步态:如踝关节挛缩,患肢出现马蹄足,行走时患肢在摆动相过度屈髋屈膝以替代屈踝不能或出现类似偏瘫患者的画圈步态;膝关节挛缩多为屈曲挛缩,患者步态表现为短肢步态。

(二)心理功能评定

类风湿关节炎患者由于关节疼痛、肿胀、畸形会影响其活动和日常生活,容易产生焦虑、抑郁等心理问题,可采用汉密尔顿焦虑量表、抑郁量表进行评定。

(三)日常生活活动能力评定

1. 功能活动分级评定

Ⅰ级:关节功能完整,一般活动无障碍。

Ⅱ级:有关节不适或障碍,但尚能完成一般活动。

Ⅲ级:功能活动明显受限,但大部分生活可自理。

Ⅳ级:生活不能自理或卧床。

2. 体征分级评定

0 级:无疼痛、无压痛、无肿胀、无晨僵。

Ⅰ级:不活动时无,活动时有轻度疼痛;压迫时病人诉有疼痛;关节肿胀,但尚未超过关节附近骨突出部;晨僵时间在 1 小时之内。

Ⅱ级:不活动时亦疼痛,活动时疼痛加重;压迫时不仅诉痛,尚有畏惧表情或缩回该关节;肿胀明显与骨突出部相平,软组织凹陷消失;晨僵时间在 1~2 小时之内。

Ⅲ级:疼痛剧烈,关节活动因疼痛而明显受限;病人拒绝医生作压痛检查;关节高度肿胀并高出附近的骨突出部;晨僵时间大于 2 小时。

3. 类风湿关节炎患者功能障碍的评定

(1)Fries 功能障碍调查表该表共有 8 个大项目:穿衣打扮、起立、进食、步行、梳洗、上肢上举、手的功能、活动。每项里有若干小项目,患者能无困难完成为 0 分,有困难完成为 1 分,需要帮助为 2 分,不能完成为 3 分。分值越高,功能受限越严重。

(2)SOFI 评定表包括手功能、上肢功能、下肢功能测定 3 个大项,每项有 3~4 个具体完成活动,能完成为 0 分,部分完成为 1 分,不能完成为 2 分。总分越高,病损程度越重。

(四)生存质量评定

生存质量的评定包括了生理、心理、社会生活三个方面,采用问卷形式进行。包括生存质量问卷、健康评价量表等。

三、功能障碍

(一)生理功能障碍

类风湿关节炎患者生理功能障碍主要表现为疼痛和运动功能障碍。

1. 疼痛 疼痛时轻时重,多为对称性,以小关节为主,疼痛时可伴有晨僵及关节的肿胀。

2. 运动功能障碍 关节疼痛、畸形,导致患者运动功能障碍,晚期患者出现关节畸形,如"天鹅颈畸形""尺侧偏斜";膝、肘多固定在屈位,肩、髋关节受累时各方向活动均可受限。除四肢关节外,颞颌关节及颈椎也易累及,关节的畸形可以严重影响病人的正常活动,甚至生活不能自理。

3. 其他 类风湿关节炎可继发骨质疏松,严重者出现胸椎的压缩性骨折,导致胸廓变形,影响肺功能。

(二)心理功能障碍

患者由于病情反复、功能受损重,常产生焦虑、无助、绝望、依赖等心理障碍。

(三)日常生活活动能力受限

类风湿关节炎患者由于疼痛和关节畸形,运动功能障碍,影响患者的日常生活能力,严重者生活不能自理。

(四)社会参与功能受限

类风湿关节炎患者社会参与、社会交往等均有不同程度的受限。

四、康复治疗

(一)目标

镇痛、保持受累关节的正常功能、维持患部周围肌肉的正常肌力、保护关节免受进一步破坏或外加损伤。

(二)原则

解除疼痛、控制炎症、保持良好的全身状态、预防或改善功能障碍。在疾病的不同时期,康复的重点是不一样的。急性期康复治疗的重点是关节休息,尽可能使关节处于接近功能位的舒适位置上,以减轻疼痛、控制炎症、避免关节负重;亚急性期应注意维持关节活动度,进行适当的主动和被动运动,以不加重疼痛为度;慢性期以预防和矫正畸形为主,可以通过体力训练,增加关节活动度和增强肌力等手段来实现。

(三)方法

1. 物理治疗

(1)物理因子疗法

1)温热疗法:能改善局部血液循环,加速炎症消退,缓解肌肉痉挛。温热疗法对类风湿关节炎的晨僵也有效。可分为全身应用和局部应用。全身温热疗法主要方法有温泉浴、热水温浴、全身热泥浴、哈巴德水槽浴、全身或半身热泥湿布等。全身热疗传入的热度较大,对全身的影响也较大。对于身体衰弱、体温 >38℃、出血倾向明显、贫血严重、疾病急性期、非代偿性心脏病等病患慎用。局部热疗主要方法有蜡疗、中药熏药等。关节温度升高至35~36℃时,可激活关节内的软骨降解酶,破坏关节软骨。因此,在急性期禁用。

2)冷疗:可以镇痛、降低肌张力、缓解肌肉痉挛、减少炎性渗出、抑制滑膜中的胶原酶活性等。冷疗在急性期使用较多。冷疗方式有冰、冰袋、冷泉、冷水浴、氯乙烷、液氮冷冻喷雾等。

3）电疗：包括直流电离子导入、低中频脉冲电治疗、高频脉冲电治疗。直流电离子导入：适用于浅表的小关节，可用 2%~2.5% 的水杨酸（阴极）、蜂毒（阳极）、0.1% 的草乌（阳极）、0.02% 的组胺（阳极）、吲哚美辛（阴极）等导入；中低频脉冲电治疗：可以提高痛阈，缓解疼痛，防治肌肉萎缩。包括经皮电刺激、干扰电治疗、正弦调制中频电治疗等。高频脉冲电治疗：可以改善局部血液循环，消炎，镇痛，降低肌张力。高频脉冲电治疗可在组织深部产热，故宜用无热量。

4）光疗：急性期可用紫外线照射。在穴位处应用激光照射治疗等。

（2）运动治疗：

1）关节主动运动：对病变关节进行主动活动时，应在关节能承受的疼痛范围内进行。运动初始会有轻微疼痛，但坚持运动会改善血液循环而消除局部淤血，多数能收到良好的止痛效果。运动量因人而异。如果训练后疼痛和疲劳持续 1~2 小时，意味着运动量过大，应慎重。患者过于虚弱或关节活动度受限时，可采用关节主动助力运动。

2）关节被动活动：在急性期，为防止关节活动度受限，关节挛缩，应对关节进行被动活动，动作要轻柔，并避免可能导致关节畸形被动加重的活动，活动频率每日 2~3 次即可。

3）肌耐力训练：在慢性期关节炎症消退后进行。

4）肌力的训练：RA 患者可因疼痛而不坚持活动，继而导致失用性肌萎缩和肌力下降，可做肌肉的等长收缩和抗阻力的主动运动等。

5）牵引训练：关节在急性炎症期不适宜。在慢性期，关节周围肌肉、肌腱、关节囊有挛缩时，可应用关节牵引。行关节牵引时可导致关节酸痛，但不应产生肌肉痉挛。关节牵引训练之前可使用热疗，效果更佳。

在急性期，制动的关节周围肌肉应做等长肌肉收缩，防止肌萎缩。等长收缩的强度、频率随病情好转可逐步增加，但前提是不加重关节的疼痛。

在慢性期，在关节炎症稳定后，为增加肌力，可进行等张肌力训练。包括应用高阻力低重复法：负荷逐渐增加至最大负荷量；恒定负荷重复法：采用恒定负荷量，重复训练，直至肌肉疲劳。

2. 作业治疗　在炎症稳定后，开始进行作业训练。主要是进行维持日常生活活动的训练。包括进食、梳洗、更衣、写字、一些家务劳动等的训练。在训练中应注意：

（1）减少用力：家居使用的器皿应轻便，例如使用塑料餐具；应用购物车或小型推车搬运物品；避免长时间站立，在坐位进行较长时间的家务活动，如择菜等；避免蹲位大便，使用坐便器。

（2）避免小关节用力：尽量使用较大的关节来替代小关节的活动，女性最好使用肩挎包而不是用手拎包；洗浴时用手将毛巾挤压而非拧干；使用开瓶器拧开瓶盖，避免手指扭动的动作；双手握住水杯喝水而非用一只手抓住水杯柄饮水；起身时，用手掌支撑体重。

（3）避免一种姿势保持时间过长：一种姿势保持时间超过 10 分钟后，应变换姿势或做相应的牵伸活动。

在作业治疗中，对于日常生活活动困难的患者，可使用自助具改善。例如：应用长柄取物器，穿衣棒、穿鞋棒、粗柄食具等。下肢作业应包括站立、行走、蹲下、上下阶梯等，上肢作业包括矫正和预防关节畸形的作业。在进行作业治疗时要避免任何可能加重关节畸形的作业。

3. 康复辅具　矫形器的使用对类风湿关节炎患者是必要的。在急性期,矫形器的使用目的是固定病变关节于功能位,慢性期,矫形器主要应用于畸形的预防和矫正。上肢常用矫形器有依托性手夹板(制动腕、手指);功能性腕夹板(防止腕关节屈曲);腕关节尺偏夹板(防止腕关节尺侧偏);鹅颈矫形器(防止近端指间关节过伸)等。下肢常用矫形器有踝足矫形器;Swedish 膝架(控制膝关节不稳定);各种矫形鞋(治疗足内外翻、足弓塌陷等);跖骨垫(避免跖趾关节的负重,减轻疼痛)等。

4. 心理治疗　应进行适当的心理治疗。康复医师与治疗师在治疗患者时,应帮助患者树立信心,鼓励患者。

5. 康复护理　急性期加强护理很重要。

(1) 体位护理:安静制动很重要。分为全身和局部制动。急性期尤其需要全身制动,类风湿关节炎患者急性期应卧床休息。但卧床休息 3 周以上会导致失用性肌萎缩、体力下降、骨质疏松、心肺功能降低等,因此,务求在短时期内控制病情。同时,卧床休息时要注意良好的体位,避免畸形和残疾的发生,应要求患者低枕卧位,床垫不能过软,以防双髋屈曲畸形,膝关节在伸直位,踝关节处于中立位,肩关节外展略前屈,肘关节屈曲,前臂旋前 30° 左右,腕背屈 10° 左右。局部病变关节的制动:局部病变关节为防止畸形发生,采用夹板或支具制动,使之处于功能位。四肢主要关节的功能位如下:

髋关节:伸直位,无旋转;

膝关节:屈曲 15° 左右;

踝关节:背屈 90°,无内外翻;

肩关节:外展 60°,屈曲 45°,无内外旋;

肘关节:屈曲 90° 左右,前臂无旋前旋后;

腕关节:背伸 40° 左右,轻度尺侧偏;

掌指关节与指间关节:略屈曲,屈曲度从示指到小指渐增;

拇指:外展对掌,虎口张开。

即使是急性期,所谓的安静制动也并非是"完全不动",必须要保证适当的运动,即"安静和运动的动态平衡"。

(2) 生活护理:类风湿关节炎患疼痛和关节活动受限,患者日常生活活动能力受到影响,患者需要帮助与指导。对制动患者,或运动功能受限严重而制动患者,要预防压疮。对下肢功能严重受限者,强调防止跌倒、骨折。

6. 药物治疗　大致有两大类:第一类为非特异性的对症治疗药,包括肾上腺糖皮质激素及非甾体类抗炎镇痛药如吲哚美辛、丙酸衍生物(如布洛芬、萘普生)、吡罗昔康等。第二类药为改变病情或慢作用药,包括金制剂、青霉胺、雷公藤、免疫抑制剂、左旋咪唑、氯喹等。

7. 中医传统康复治疗

(1) 中药治疗:依据辨证论治的原则参考用药。如湿热重者治宜清热利湿、活血通络,用宣痹汤合二妙散、四妙勇安汤;寒湿为患治宜温阳祛寒止痛,用乌头汤;肝肾两虚治宜滋阴补肾,养血和血,畅筋骨、利关节,用六味地黄合四物汤;肾阳(气)虚治宜温阳益气、活血通络,用桂附地黄汤等。

(2) 针灸按摩:上肢可选风池、肩井、肩髃、曲池、合谷;腰部及下肢痿痹可取环跳、肾俞、命门、八髎、足三里、太溪、犊鼻等穴,可针可灸,亦可点按、揉摩。可配合穴位注射红花、丹参或维生素 B_1 和维生素 B_{12} 注射液。

（3）中药熏洗：如用鸡血藤、当归、威灵仙、赤芍、海桐皮等煎汤，每次30分钟，一日两次。

8. **手术治疗** 使用矫形器也无法矫正或功能明显受限的患者，可进行外科手术治疗。

考点提示

> 类风湿关节炎康复治疗的目的、一般治疗、物理治疗、作业治疗、矫形器使用和关节制动

五、健康教育

1. 做好宣教，使患者了解疾病的相关知识。

2. 指导病人避免感染、寒冷、潮湿、过劳、精神刺激等诱发因素，强调休息和治疗性锻炼的重要性，养成良好的生活方式和习惯。

3. 教育患者在日常生活中，如何避免加重关节畸形的活动。

六、功能结局

类风湿关节炎患者大约有 10% 在短暂发作后可以自行缓解，不留后遗症。有大约 15% 患者在极短的 1~2 年内病情进展迅速，发展到关节与骨的明显破坏。而大多数患者表现发作与缓解交替，最终出现轻重不等的关节畸形与功能受限。

小结

> 类风湿关节炎是一种以累及周围关节为主的多系统性炎症性全身性自身免疫性疾病，是一种致残率高的慢性疾病，大多患者发作与缓解交替，最终出现轻重不等的关节畸形与功能受限，严重影响患者的日常生活，使患者容易产生焦虑、抑郁等心理障碍。康复治疗能通过各种治疗方法实现镇痛、保持受累关节的正常功能、维持患部周围肌肉的正常肌力、保护关节免受进一步破坏或外加损伤的目的，还能通过心理治疗改善患者心理障碍及社会适应能力，提高患者的生存质量。

目标测试

A 型题

1. 增强下肢肌力的作业训练是
   A. 踏功率自行车 　　　　 B. 保龄球 　　　　 C. 套圈
   D. 刨木 　　　　 E. 黏土塑形

2. 作业治疗处方的内容**不包括**
   A. 治疗目标 　　　　 B. 治疗项目 　　　　 C. 治疗剂量
   D. 注意事项 　　　　 E. 作业活动分析

3. 以下哪个**不是**日常生活活动能力评定量表
   A. Barthel 指数 　　　　 B. Katz 指数 　　　　 C. PULSES
   D. FAQ 　　　　 E. FAD

4. 用间动电流治疗失用性肌萎缩主要用于

A. 疏密波、间升波　　　B. 密波　　　C. 疏波

D. 断续波、间升波　　　E. 断续波、起伏波

5. 下列哪项**不是**类风湿关节炎表现的特征

A. 以小关节为主　　　B. 呈对称性　　　C. 晨僵明显

D. 急性期关节明显肿胀　　E. 后期关节无畸形

6. 某类风湿关节炎患者近几天来手足及膝关节肿胀。疼痛加重,活动后疼痛减轻,伴有食欲不振、乏力等不适。其康复治疗**不应**

A. 卧床休息　　　B. 取平卧位,脊背挺直　　　C. 必要时使用夹板

D. 足底放护足板　　E. 经常维持膝关节屈曲位

7. 可判断类风湿关节炎活动度指标的是

A. 关节疼痛　　　B. 关节肿胀　　　C. 晨僵

D. 关节畸形　　　E. 关节功能障碍

8. 类风湿关节炎关节症状的特点是

A. 断续性

B. 不对称性

C. 时轻时重

D. 关节肿胀与疼痛、压痛不同时存在

E. 以上均不是

9. 类风湿关节炎最早的关节表现是

A. 关节肿　　　B. 关节痛　　　C. 关节压痛

D. 关节畸形　　　E. 关节晨僵

B 型题

A. 游走性关节痛

B. 持续性关节痛

C. 关节肿胀、发热、疼痛

D. 关节肿胀、压痛,活动时有摩擦感或"咔嗒"声

E. 关节疼痛,不肿胀

10. 类风湿关节炎关节痛的性质

11. 痛风关节炎疼痛的性质

12. 骨关节炎的关节疼痛性质

(郭金达)

第二节　强直性脊柱炎

📖 **学习目标**

1. **掌握**:强直性脊柱炎的定义、临床表现、康复治疗。

2. **熟悉**:强直性脊柱炎的康复评定、健康教育。

3. **了解**:强直性脊柱炎的病因与病理、辅助检查。

案例

男,25 岁,于 2 年前无明显诱因出现腰、髋关节不适,晨起腰背僵板感,遇风遇冷疼痛加重,近 2 个月翻身困难,咳嗽时胸骨体剧痛,弯腰受限。查体:X 片示腰椎侧弯、骶髋关节炎,舌体肥胖、薄黄苔,“4”字试验(+),蹲起受限。临床诊断:强直性脊柱炎。

请问: 1. 脊柱活动度的评定方法?
    2. 康复治疗方法及内容?
    3. 如何对其进行健康教育?

一、概述

(一) 定义

强直性脊柱炎(AS)是以骶髂关节和脊柱中轴关节慢性炎症为主,也可累及内脏及其他组织的慢性进展性风湿性疾病。

(二) 病因与病理

本病一般认为与遗传、感染和环境等因素有关。本病的特征性病理变化为关节囊、肌腱、韧带附着点炎症,多见于骶髂关节、椎体周围韧带、椎间盘、跖筋膜、跟腱、胸肋连接等部位。眼虹膜和主动脉根也可以出现炎症。

(三) 临床表现

1. 症状　强直性脊柱炎一般起病比较隐匿,早期可无任何临床症状,也可表现出轻度的全身症状,如乏力、消瘦、长期或间断低热、厌食、轻度贫血等。

2. 关节病变表现　AS 病人多有关节病变,且绝大多数首先侵犯骶髂关节,以后上行发展至颈椎。少数病人先由颈椎或几个脊柱段同时受侵犯,也可侵犯周围关节,早期病变关节有炎性疼痛,伴有关节周围肌肉痉挛,有僵硬感,晨起明显。也可表现为夜间疼,随着病情发展,关节疼痛减轻,而各脊柱段及关节活动受限和畸形,晚期整个脊柱和下肢变成僵硬的弓形,向前屈曲。耻骨联合亦可受累,骨盆上缘、坐骨结节、股骨大粗隆及足跟部可有骨炎症状。

3. 关节外表现　大多出现在脊柱炎后,可发生心绞痛。少数发生主动脉肌瘤、心包炎和心肌炎、结膜炎、虹膜炎、眼色素层炎或葡萄膜炎、慢性中耳炎、肺炎或胸膜炎、马尾综合征等。

(四) 辅助检查

1. 影像学检查　X 片是本病诊断的重要依据。对于临床怀疑而 X 线不能确诊者,可以行 CT 检查。

2. 实验室检查　C 反应蛋白较有意义。

考点提示

强直性脊柱炎定义、病理、临床表现、辅助检查

二、康复评定

(一) 生理功能评定

1. 疼痛评定　采用视觉模拟评分法(VAS)或简式 MPQ 疼痛问卷量表(SF-MPQ)进行疼痛评定。具体评定参照本套教材《康复评定》。此外,还可采用下列评定方法:

(1) 脊柱痛评定:分为 5 个等级。0 分:严格的触诊和叩诊无疼痛;1 分:触诊和叩诊或活动时有轻度疼痛;2 分:触诊和叩诊或活动时有中度疼痛;3 分:轻度触诊和叩诊或活动时

有疼痛,并有中度到重度的活动受限;4分:轻度触诊和叩诊时及脊柱基本不动时也有不能耐受的疼痛。

(2)夜间痛评定:根据夜间疼痛发作的频率和程度分为4个等级。0分:总体上无疼痛;1分:有时有疼痛;2分:经常疼痛或断断续续疼痛,通常影响睡眠;3分:夜间持续疼痛,明显干扰睡眠。

2. 运动功能评定

(1)脊柱活动度的评定:常用的方法包括:①借助方盘量角器,测量颈段、胸腰段脊柱前、后伸及左右侧曲的度数。②脊柱的后伸活动度:患者取俯卧位,两手撑地,保持骨盆接触地面,尽力上抬上身,测定胸骨上缘与地面的垂直距离。③指-地距离(脊柱前屈活动度评定):患者直立,膝关节伸直,向前用力弯腰以中指触地,测量中指尖与地面距离,正常为0~10cm距离越大说明脊柱前屈功能障碍越严重。应注意髋关节病变将影响结果。④枕-墙距:测量颈、胸椎后凸度程度。患者直立,足跟、臀部紧靠墙面,测定枕部与墙面距离,正常中立位枕部与墙的距离为0,而颈椎活动受限和(或)胸椎后凸畸形者该间隙增大。⑤Schober试验(腰椎活动度试验):患者直立,在背部正中线与脊嵴水平交叉点向上10cm、向下5cm各做一标记,然后令患者在保持双膝伸直时尽量弯腰曲屈,测量两点间的距离,正常可增加4~8cm,不足4cm说明腰椎前屈受限。

(2)关节活动度(ROM)检查:强直性脊柱炎常可累及髋关节和膝关节,出现关节疼痛、僵硬、活动受限,可用通用量角器进行ROM检查。

(3)胸廓活动度:通过测量胸廓呼吸活动差来了解胸廓的活动。在相当于第4肋间水平(女性乳房下缘)测定患者深呼气和深吸气时胸围的差值,正常时此值不低于2.5cm。

3. 步态分析 下肢关节受累时出现疼痛、关节挛缩畸形,常会引起步态异常,可表现为短腿步态、疼痛步态等。此外,下肢肌无力也可导致异常步态。

(二)心理功能评定

可采用汉密尔顿焦虑量表、抑郁量表进行评定。

(三)日常生活活动能力评定

通过直接观察患者的实际操作能力和间接询问两种方式,对患者包括运动、自理、交流、家务活动和娱乐活动等方面的能力进行评定,从而判断患者活动受限的程度。ADL评定可采用改良Barthel指数评定表和功能独立测量量表(FIM)。

(四)社会参与能力评定

主要是生活质量评定,指人类个体在生理、心理、精神和社会方面的主观感觉和总的满意程度的评定。对AS患者生活质量的评价可采用中文版健康状况调查问卷(SF-36)。

三、功能障碍

(一)生理功能障碍

1. 疼痛 早期主要为腰痛,也可以表现为臀部、腹股沟酸痛,可以向下肢放射,少数病例也可以颈、胸痛首发。

2. 感觉功能障碍 脊柱病变严重可以使脊神经根受压而出现肢体相应部位感觉障碍,如麻木、感觉过敏、感觉减退等。

3. 运动功能障碍 受累关节因为疼痛及关节强直、畸形等,可导致相应的运动功能障碍。

4. 心肺功能障碍 病变累及胸椎和胸肋关节将影响胸廓运动,致心肺功能下降。

5. 结构异常 驼背畸形最为常见。患者如出现髋关节强直、挛缩,膝关节代偿性屈曲,可表现为鸭步步态。部分患者出现髋、膝关节屈曲强直,以及颈椎屈曲和驼背畸形,呈现一种特殊姿势,称为"乞讨姿势"。

(二)心理功能障碍

本病患者常伴有夜间痛,影响睡眠,长期睡眠状况差,加之病情反复持久,畸形、功能障碍等,影响日常生活及工作,易引起焦虑、抑郁、绝望、无助等心理功能障碍。

(三)日常生活能力受限

患者脊柱关节的疼痛、僵硬、畸形以及合并的心肺功能障碍等都将不同程度地影响其日常生活活动。

(四)社会参与能力受限

因疼痛、畸形、活动受限等对患者的运动功能、心理功能和生活自理等产生影响,进而影响同其社会参与及交往,其生活质量也会相应减低。

四、康复治疗

(一)目标

使病人对自身所患疾病形成正确的认识,能以积极的态度面对疾病;通过多种手段控制炎症,减轻疼痛,延缓病情进展,改善关节功能;尽量减少畸形,改善机体功能状态,使病人最大限度地独立生活和工作,保持心理健康,提高生活质量和适应社会的能力。

(二)方法

1. 物理治疗

(1)姿势疗法:日常生活中正确的卧、坐、立、行姿势,对于防治脊柱及躯干大关节的畸形有着药物、理疗等无法替代的作用。

1)站姿:保持躯体挺直,站立时下颌微收,肩部自然放松,腹部内收,髋、膝、踝关节取自然位。行走时应尽量保持挺胸、收腹和双眼平视前方。

2)坐姿:宜坐硬靠背椅上,上身挺直收腹,尽可能向后靠紧椅背,将重心放于臀部和大腿上方。大腿与地面平行,膝部与大腿在同一水平面或略低,小腿与脚呈直角,两腿不要交叉,以避免脊柱扭曲。腰背部挺直,可在腰部垫一个长方形软垫,肩部朝后下方放松,头部挺直,下颌略内收,眼睛平视前方。避免坐矮凳或沙发,以免长时间处于弯腰姿势。

3)睡眠姿势:宜睡硬板床,仰卧位优于侧卧位,不垫高枕,最好不垫枕头入睡,定期俯卧有利于畸形的预防和矫正。仰卧位睡觉时,可将一枕头放在膝下,可以减轻脊柱所受张力;如脊柱生理曲度已经消失或已有强直者,可于背部垫置一枕,以防或延缓脊柱后凸畸形的形成。侧卧睡觉时,将一只枕头夹在双膝间,以免髋部过分向前滑动,并将一只长枕头靠在胸前,俯卧位时,用一只软垫放在两脚下,另一只放在腹部下,使脊柱保持直线。

(2)物理因子治疗

1)微波治疗:可以局部镇痛,改善局部血液循环,促进炎症的消散,采用非接触式辐射器,与体表距离为 10cm,功率 10~20W,每次 10~15 分钟,每天 1 次,5~10 次为一个疗程。

2)短波和超短波疗法:温热作用比较明显,对炎症的控制有良好治疗作用。多采用板状电极,患处对置或并置,微热或温热量,每次 15 分钟。如患处红、肿、热、痛明显,则采用无热量,每次 10 分钟,每天一次,根据病情决定治疗疗程,一般两周为一个疗程。

3）低、中频电疗法：包括音频电疗法、调制中频电、干扰电疗法和经皮神经电刺激疗法（TENS）等方法，以减轻疼痛、促进炎症消散、松解粘连，并有利于骨骼肌锻炼等。采用板状铅板电极或粘贴电极于患处对置或并置，剂量为耐受量，每次治疗 20~30 分钟，每天 1 次，15~20 次为一个疗程。

4）红外线：利用红外线的温热作用，增加病变部位的循环，消除局部的水肿及炎症，有助于临床症状的缓解。多采用患处局部垂直照射，灯距 50cm，温热量，每次 20~30 分钟。

5）紫外线：照射脊柱、关节局部可起到消炎镇痛作用。3~5MED，每日或隔日 1 次，3~5 次为一个疗程。

6）直流电离子导入疗法：将需要导入的药物置于与其离子极性相同的电极衬垫上，于患处对置或并置，剂量为耐受量，每次治疗 20~30 分钟，每天 1 次，15~20 次为一个疗程。

7）脊柱旋磁、局部磁片治疗，能减轻疼痛及炎症。

8）蜡疗：可以增加病变部位的血液循环，消除局部的水肿及炎症，缓解疼痛、僵硬等临床症状。常用蜡饼法，每次 30~40 分钟。脊柱部位治疗患者宜俯卧位，有利于防治脊柱后凸畸形。

9）水疗法：利用水具有比热大、导热性强的特点，通过温热作用促进局部血液循环，减轻疼痛等，另一方面在水中可以进行适当的运动训练，利用水的浮力，在水中进行康复训练，这比在地面上进行更加轻便，效果更好。常用的水疗法有全身气泡浴和涡流浴，脊柱病变广泛或病变累积多个关节的患者可选择全身水浴或矿泉浴。全身气泡浴：患者仰卧于浴盆中，浴水面过患者乳头为宜，以减少水的机械压力压迫胸部影响心脏功能。浴水温度 36~38℃，室温 22~23℃，治疗时间 10~20 分钟，每日或隔日 1 次，15~20 次为一个疗程。涡流浴：根据病变部位或数目选择合适的涡流浴装置，槽内注入 2/3 水量，水温 37%~42% 之间，治疗过程中患者应感觉舒适、无疲劳。每次 15~20 分钟，每日或隔日 1 次，15~20 次为一个疗程。

（3）运动疗法：目的在于维持脊柱的生理曲度，防止畸形；保持良好的胸廓活动度，避免影响呼吸功能；防止因为肢体的失用而引起肌肉萎缩和骨质疏松。应根据患者具体情况选择合适锻炼方法，进行长期、适当而有规律的锻炼，运动量需循序渐进增加，避免运动过量。

1）脊柱功能锻炼：目的是保持脊柱的灵活性及正确的姿势，避免出现畸形。进行颈段和腰段脊柱的前屈、后伸、左右侧屈及左右旋转等各方向的运动锻炼，以保持脊柱的灵活性。以后伸运动为主，如举臂挺腰、屈腿挺腰、仰头挺胸、俯卧后伸、半身俯卧撑、"船型"运动和伏地挺胸撑起运动等，也可指导病人坚持俯卧，或适当做俯卧撑、斜撑，利用自身体重矫正脊柱畸形。坐位或站立时保持收腹挺胸的习惯，练习背墙站立，以保持良好的姿势，防止脊柱畸形。

2）维持胸廓活动度的运动：用于增加胸廓活动度，防止僵直，保护呼吸。主要有旋转呼吸运动、扩胸运动、呼吸运动等。定时做扩胸运动和呼吸操，主要以规律性的呼吸训练和上背部伸展体操相结合，进行深呼吸练习，随着呼吸节律做扩胸运动，如双臂外展扩胸或双臂上举扩胸时吸气，还原时呼气，以保持胸廓活动度和增加肺活量，防止胸廓僵硬，影响呼吸功能。

3）四肢关节活动度训练：主要包括髋关节、肩关节、膝关节的活动。髋关节活动以屈曲为主，肩关节活动以肩上提和肩胛内收为主，膝关节活动可以通过下蹲运动与髋关节共同完成。可指导病人长期坚持做爬行锻炼，练习四肢及关节的活动功能；也可于床上仰卧位或扶持其他固定物做屈髋、屈膝运动，练习髋伸肌和外旋肌，以保持髋关节功能。此外，在主动运动的同时也可以结合关节持续被动练习器（CPM）对病变关节进行活动度训练。

4）耐力训练：周期性、节律性的有氧运动有助于改善机体的柔韧性，防治畸形及提高整体运动能力，从而提高日常生活能力。AS患者多采用中等强度的运动，一般取50%~70%年龄预计最大心率（220-年龄）为靶心率。游泳是比较适合强直性脊柱炎患者的一项综合全面的项目。游泳运动可将心、肺与四肢、腰部功能训练等有机结合起来，同时由于浮力的作用，有利于肢体最大限度的运动，还能引起脊柱的运动伸展。此外，在水中进行运动阻力较小，可以减少疼痛，水的机械按摩作用有助于血液和淋巴回流，有利于减轻水肿，提高神经的兴奋性。但运动时应注意水温，以免因关节受凉而加重炎症，造成疾病的反复。

5）多模式运动疗法：主要包括有氧运动、伸展运动和肺部运动。该疗法总共运动50分钟，分别是15分钟的热身运动（包括10分钟的台阶运动和5分钟的伸展练习）、20分钟的低张力踏步有氧运动及15分钟的降温运动（包括10分钟的扩胸运动和5分钟的伸展运动）。使患者胸廓活动度、颌胸距、脊柱前屈活动度、枕墙距、肺活量及劳动能力有明显的改善。

6）关节松动技术：根据各关节疼痛和活动受限程度不同，选择适当的手法和分级。

7）肌力训练：主要是进行腰背部强化练习，锻炼躯干肌特别是腰背部肌肉的力量。该运动也有助于维持脊柱的正常曲度，避免畸形。

2. 作业治疗　对部分脊柱强直和髋关节功能障碍的患者，应训练其穿脱衣裤、行走、下蹲、弯腰、如厕及上下楼梯等日常活动，以改善关节功能，减少畸形的发生。在日常生活活动中患者应尽量保持脊柱的功能位，使用倾斜式工作台，使双眼与操作面平行，避免脊柱的屈曲。当患者出现下蹲、弯腰困难从而引起如厕困难时，应注意对环境的改造，必要时使用辅助器具以帮助完成日常活动，如使用长把鞋拔穿鞋等。

3. 康复辅具　合理地使用矫形器可以帮助患者缓解疼痛，稳定和保护关节，预防和矫正畸形。本病累及下肢关节时，可以发生行走困难，使用助行器可以减轻脊柱、髋、膝、踝等负重关节的压力，帮助患者及早康复，进一步避免因失用而导致肌肉萎缩的发生。关节疼痛时可以使用矫形器进行固定，但佩戴过程中，不应忽略关节的活动，以免因失用而使肌肉进一步萎缩、无力。脊柱矫形器用于防止脊柱后凸畸形的作用可疑，长期佩戴矫形器，会加重腰背肌肉的萎缩及无力，使脊柱的活动度减少更见明显，骨质疏松更加严重，从而增加了骨折的风险性。

4. 心理治疗　及时恰当的心理治疗可以消除患者的心理障碍，树立起战胜疾病的信心。患者常用的心理干预措施包括：疾病知识的教育、心理的支持和疏导、自我放松的技术、心理应激的处理以及心理咨询等。

5. 其他　①内科治疗：主要为非甾体抗炎药（NSAID）、改变病情抗风湿药（DMARD）、糖皮质激素和肿瘤坏死因子拮抗药。②外科治疗：用于髋关节僵直和脊柱晚期畸形病人的矫形，应注意手术时机的选择。③中医传统康复治疗：参见本章第一节。

考点提示

　　强直性脊柱炎康复治疗目的、一般治疗、物理治疗、功能训练

五、健康教育

1. 让患者了解什么是强直性脊柱炎，了解本病的发生和发展规律，认识该病治疗的长期性和复杂性，树立长期治疗的信心。

2. 强化患者对保持正确的姿势和运动疗法对疾病的重要作用,并给予正确的指导。

3. 对药物治疗的必要性和可能出现的副作用有一定程度的认识,并告知其处理方法,加强患者对治疗的积极性和依从性。

六、功能结局

强直性脊柱炎一般预后较好,大多数患者能从事正常的工作和学习。只有少数病人表现为持续性疾病活动,严重的患者可影响正常生活和工作。

 小结

> 强直性脊柱炎是以骶髂关节和脊柱中轴关节慢性炎症为主,也可累及内脏及其他组织的慢性进展性风湿性疾病。强直性脊柱炎一般预后较好。通过康复治疗能使病人对自身所患疾病形成正确的认识,能以积极的态度面对疾病;通过多种手段控制炎症,减轻疼痛,延缓病情进展,改善关节功能;尽量减少畸形,改善机体功能状态,使病人最大限度地独立生活和工作,保持心理健康,提高生活质量和适应社会的能力。

 目标测试

A 型题

1. 下列哪项与强直性脊柱炎相关
   A. HLA-B27　　　　　　B. HLA-DR3　　　　　　C. HLA-DR4
   D. HLA-DR2　　　　　　E. 以上均不正确

2. 强直性脊柱炎最早累及
   A. 髋关节　　　　　　　B. 骶髂关节　　　　　　C. 膝关节
   D. 脊柱　　　　　　　　E. 近端指间关节

3. 强直性脊柱炎的 HLA-B27 的阳性率为
   A. 100%　　　B. 90%　　　C. 80%　　　D. 70%　　　E. 60%

4. 强直性脊柱炎晚期易伴发
   A. 严重骨质疏松　　　　B. 高血压　　　　　　　C. 糖尿病
   D. 肾病　　　　　　　　E. 以上均不是

5. 以下哪项不是强直性脊柱炎的临床特点
   A. 大多起病缓慢隐匿
   B. 症状在静止休息时加重,活动后缓解
   C. 90% 患者 HLA-B27 阳性
   D. "4"字试验可阳性
   E. 可侵犯脊柱外关节,多为对称性大关节肿痛

6. 诊断强直性脊柱炎关键检查项目是
   A. 血沉　　　　　　　　　　　　　B. 类风湿因子
   C. HLA-B27　　　　　　　　　　　D. C 反应蛋白
   E. 骶髂关节影像学检查

7. 下列哪项**不是**强直性脊柱炎的临床表现是

A. 韧带钙化   B. 椎体方形变   C. 脊柱竹节变

D. 胸廓活动受限   E. 关节对称性肿胀

(8~9 题共用题干)

男,28 岁,"腰骶部疼痛 6 月余",夜间及休息时症状加重,伴晨僵,活动后疼痛缓解,HLA-B27 阳性。查体:骶髂关节压痛,脊柱各个活动受限,胸廓活动度减低,"4"试验阳性。X 线显示:软骨下骨缘模糊,骨质糜烂,关节间隙模糊,骨密度增高及关节融合。

8. 考虑的诊断是

A. 强直性脊柱炎   B. 腰骶关节劳损   C. 类风湿关节炎

D. 急性风湿热   E. 骨关节炎

9. 该患者脊柱运动功能评定**不包括**

A. 改良 Schober 实验   B. 指地距离   C. 脊柱侧屈评定

D. 下颌胸骨距   E. Hoffmann 征

B 型题

A. 骶髂关节影像学检查   B. RF

C. ASO   D. C 反应蛋白

E. 抗角蛋白抗体谱

10. 强直性脊柱炎的重要检查项目是

11. 类风湿关节炎早期的重要检查项目是

（郭金达）

第三节 糖 尿 病

学习目标

1. 掌握:糖尿病的定义、临床表现、康复治疗。

2. 熟悉:糖尿病的康复评定、健康教育。

3. 了解:糖尿病的病因与病理、辅助检查。

案例

男,53 岁,身高 174cm,体重 54kg,3 个月来口渴多饮,多尿,易饥多食,消瘦乏力。空腹血糖 9.8mmol/L,尿糖(+++)。诊断为 2 型糖尿病。

请问: 1. 康复评定的内容?

     2. 如何对其进行运动指导?

     3. 对其进行健康教育的内容?

一、概述

(一) 定义

糖尿病(DM)是因胰岛素分泌或作用的缺陷而引起的一组以慢性高血糖为共同特征的

代谢异常综合征。

（二）病因与病理

本病的发生和发展可能与遗传、自身免疫及环境因素等综合作用有关,机制十分复杂。糖尿病基本上可分为两大类,1型糖尿病为胰岛素分泌的绝对缺乏;2型糖尿病为胰岛素抵抗和胰岛素代偿反应不足。此外,尚有少数的糖尿病患者有其特有的病因和发病机制,可归于其他特殊类型。

（三）临床表现

1. 临床分型

（1）1型糖尿病（T1DM）:与自身免疫有关,病人胰岛功能逐渐减退,胰岛素分泌不足,需用胰岛素治疗以控制代谢紊乱和维持生命。

（2）2型糖尿病（T2DM）:是最常见的一个类型,约占本病的95%,此型病人有胰岛素抵抗和胰岛素分泌不足,可以其中一个方面为主。

（3）其他特殊类型糖尿病:指目前病因已明确的继发性糖尿病。

（4）妊娠糖尿病（GDM）:指在妊娠过程中初次发现的任何程度的糖耐量异常。

2. 代谢紊乱综合征　糖、脂肪、蛋白质代谢紊乱综合征。

（1）"三多一少"表现:即多尿、多饮、多食和体重减轻。

（2）皮肤瘙痒:部分病人因高血糖刺激或并发末梢神经病变导致皮肤干燥、感觉异常,常表现为皮肤瘙痒。女性病人可因尿糖刺激局部皮肤出现外阴瘙痒。

（3）其他症状:可因高血糖导致眼房水和晶状体渗透压改变而引起屈光改变致视物模糊。

3. 并发症

（1）急性并发症

1）糖尿病酮症酸中毒（DKA）

2）高渗性非酮症糖尿病昏迷（简称高渗性昏迷）

3）感染

（2）慢性并发症:

1）大血管病变

2）微血管病变

3）神经病变

4）眼的其他病变

5）糖尿病足

（四）辅助检查

1. 血糖测定　若临床明确有糖尿病症状,空腹血糖≥7.0mml/L或随机血糖≥11.1mmol/L,并排除非糖尿病性血糖升高,即可诊断为糖尿病。

2. 口服糖耐量试验（OGTT）　当空腹血糖或随机血糖异常但未达上述糖尿病诊断标准,需进行。口服葡萄糖2小时后再测静脉血糖,<7.8mm1/L为正常,7.8~11.1mmol/L为糖耐量受损,≥11.1mmol/L为糖尿病。

3. 糖化血红蛋白Alc（HbAlc）及糖化血清白蛋白测定　有助于了解糖尿病的控制情况,HbAlc反映的是近3个月的血糖水平,糖化血清白蛋白反映近2~3周的血糖水平。

4. 其他　尿糖测定、胰岛素测定、C-肽功能测定、糖尿病抗体测定,以及血脂、水、电解质检测等。

二、康复评定

(一)生理功能评定

1. 靶器官损害程度评定

(1)糖尿病性视网膜病变的评定:视网膜病变的评定可用检眼镜、眼底荧光血管造影及光学相干断层扫描等方法进行检查。

(2)糖尿病性冠心病的评定:主要为心功能的评定。

(3)糖尿病脑血管病变的评定:主要评定糖尿病脑血管病变引起的运动功能、言语功能及认知功能障碍的严重程度。

(4)糖尿病周围神经病变的评定:包括感觉神经、运动神经和自主神经功能的评定。

(5)糖尿病肾脏病变的评定:可根据糖尿病肾功能和结构病变的演进及临床表现进行评定。

(6)糖尿病足评定:包括神经功能评定、周围血管功能评定、病变程度评定、溃疡分类等。

2. 康复疗效评定　糖尿病康复治疗疗效的评价实际上与临床治疗疗效评价是一致的，糖尿病的控制目标见表 6-1，这对判断糖尿病康复治疗的疗效具有较好的参考价值。

表 6-1　糖尿病的控制目标(2 型糖尿病)

		理想	良好	差
血糖(mmol/L)	空腹	4.4~6.1	≤7.0	>7.0
	非空腹	4.4~8.0	≤10.0	>10.0
HbAlc(%)		<6.5	6.5~7.5	>7.5

(二)心理功能评定

糖尿病患者的心理改变，主要是对疾病的有关知识缺乏而产生的焦虑、抑郁等，一般选择相应的量表进行测试评定，如 Hamilton 焦虑量表(HAMA)、Hamilton 抑郁量表(HAMD)、简明精神病评定量表(BPRS)、症状自评量表(SCL-90)等。

(三)日常生活活动能力评定

可采用改良巴氏指数评定表，高级日常生活活动能力(包括认知和社会交流能力)的评定可采用功能独立性评定量表(FIM)。

(四)社会参与能力评定

主要进行生活质量评定、劳动力评定和职业评定。

三、功能障碍

1. 生理功能障碍　如长期血糖控制不佳可导致心、脑、肾、眼及血管和神经的慢性并发症，使这些组织和器官发生功能障碍。

2. 心理功能障碍　长期的饮食控制、频繁测血糖或者注射胰岛素，给患者的生活带来极大的不便，并加重了患者的医疗经济负担，而对失明、脑梗死、截肢等严重并发症的担心更是给患者带来沉重的精神心理负担，临床主要表现为抑郁、焦虑和躯体化症状群。

3. 日常生活活动能力受限 未发生并发症时,由于乏力、易疲劳等,患者日常生活活动能力受到一定限制;若发生心、脑、肾脏、眼、大血管和神经的并发症,其日常生活活动能力则严重受限。

4. 社会参与能力受限 糖尿病慢性并发症所导致的生理功能障碍或严重的心理障碍,可不同程度地影响患者的生活质量、劳动、就业和社会交往等能力。

四、康复治疗

(一)目标

纠正糖代谢紊乱,控制高血糖,使血糖降到正常或接近正常水平;消除各种症状;防治各种急、慢性并发症的发生和发展,减少患者的致残率和病死率;通过糖尿病教育,使患者掌握糖尿病的防治知识、必要的自我监测能力和自我保健能力;改善糖尿病患者的生活质量,能和正常人一样参与正常的社会劳动和社交活动,享有并保持正常人的心理和体魄状态。

(二)原则

应坚持早期诊治、综合治疗、个体化方案及持之以恒的原则。

(三)方法

1. 物理治疗

(1)2 型糖尿病患者的运动疗法

1)运动方式:运动锻炼方法主要是有氧运动,可采取步行、慢跑、游泳、划船、阻力自行车、有氧体操等运动方式,以及适当的球类活动、太极拳、木兰拳、高地跑或登楼梯等,步行是2 型糖尿病患者最常用、简便易行的有氧运动训练方式,可根据体力逐渐增加行走的路程,每次走完以不感觉疲劳为度。

2)运动量:运动量的大小由运动强度、运动时间和运动频度三个因素决定。合适的运动量应为运动时略感气喘但并不影响对话,心率在运动后 5~10 分钟恢复到运动前水平,运动后轻松愉快,食欲和睡眠良好,虽有疲乏、肌肉酸痛,但短时休息后即可消失。

3)运动强度:运动强度是运动疗法的核心,决定着运动的效果。一般认为糖尿病患者的运动强度以中等强度或略低于中等强度为宜,由于在有效的运动锻炼范围内,运动强度的大小与心率的快慢呈线性相关,因此常采用运动中的心率作为评定运动强度大小的指标。临床上将能获得较好运动效果,并能确保安全的运动心率称为靶心率(target heart rate,THR)。靶心率的确定最好通过运动试验获得,即取运动试验中最高心率的 60%~80% 作为靶心率,开始时宜用低运动强度进行运动,适应后逐步增加至高限;如果无条件做运动试验,最高心率可通过下列公式获得,即靶心率:170- 年龄(岁),或靶心率 = 安静心率 + 安静心率 ×(50%-70%)。运动中心率监测通常用自测脉搏的方法,也可运用心率监测仪检测。由于停止运动后心率下降较快,一般在停止运动后立即测 10 秒脉搏数,然后乘以 6 表示 1 分钟脉率,其接近运动中的心率。测脉率的部位常用桡动脉或颞动脉。

4)运动时间:在运动疗法中,运动时间包括准备活动、运动训练和放松活动三部分的时间总和。2 型糖尿病患者最好每周能最少进行 150 分钟的中等强度以上的有氧运动,每次运动一般为 10~40 分钟,其中达到靶心率的运动训练时间以 20~30 分钟为宜,训练一般可从10 分钟开始,适应后逐渐增加至 30~40 分钟,其中可穿插必要的间歇时间。

5)运动频率:一般每周最少运动 3 次,相邻两次运动间隔不超过 2 天。

6)注意事项:①在制订运动方案前,应对糖尿病患者进行全身体格检查。②运动训练应严格坚持个体化原则,注意循序渐进,持之以恒。③运动时选择适合的衣裤和鞋袜,还应注意根据天气情况调整运动量等。④运动要适量,如果运动结束后 10~20 分钟心率仍未恢复,并且出现疲劳、心慌、睡眠不佳、食欲减退等情况,说明运动量过大,易诱发酮症酸中毒;运动后身体无发热感、无汗、脉搏无明显变化或在 2 分钟内迅速恢复,表明运动量过小。

7)预防运动时低血糖:应注意选择适宜的运动时间,并注意与饮食、药物治疗相互协调、配合。一般应避免空腹运动,运动时间最好在餐后 1~3 小时。运动时应随身携带饼干等含糖食品或含糖饮料,以便有低血糖先兆时可及时食用。

8)注意运动时的反应:密切监测心率、血压、心电图及自我感觉等,发现不良情况及时采取措施,并随时修改运动方案,调整运动量。

(2)1 型糖尿病患者的运动疗法:治疗原则与 2 型糖尿病不同,一旦确诊就宜首先实施胰岛素治疗和饮食控制,待血糖得到较好控制后再开始实施运动疗法。1 型糖尿病患者多为儿童,运动锻炼一方面可促进患儿生长发育,增强心血管功能,维持正常的运动能力;另一方面可提高外周组织对胰岛素的敏感性,增强胰岛素的作用,有利于血糖的控制。但在运动时应注意运动的种类、运动强度以及运动与胰岛素治疗、饮食关系。

(3)糖调节受损患者的运动疗法:由于糖调节受损是糖尿病发病前的糖代谢异常逐渐失代偿的过程,因此防治糖调节受损转化为糖尿病,是糖尿病早期预防的关键步骤,可采取运动疗法和饮食控制。

(4)糖尿病足的物理治疗:主要在于控制感染、增加血供及促进溃疡面肉芽生长。

1)推拿及运动疗法:适合早期轻度糖尿病足的患者。推拿患肢,从足趾开始向上至膝关节,每次 20 分钟,每天 1~2 次,有助于静脉和淋巴液回流和水肿的消退;早晚可坚持均匀一致的步行运动,步行中出现不适,可休息后继续行走,避免盲目加大运动量。

2)超短波治疗:电极于患部对置,无热量,10~15 分钟,可抗感染并促进溃疡愈合。

3)紫外线治疗:小剂量紫外线(1~2 级红斑量)可促进新鲜溃疡愈合,大剂量紫外线(3~5 级红斑量)可清除溃疡表面感染坏死组织。

4)红外线治疗:温热量局部照射可促进新鲜溃疡加速愈合,如患者合并肢体感觉障碍缺血应慎用,如溃疡面有脓性分泌物则禁用。

5)He—Ne 激光治疗:可刺激血管扩张,促进上皮细胞及毛细血管再生,减少炎症渗出,使组织代谢加强,促进肉芽组织生长,从而达到抗感染、镇痛、加速溃疡面愈合的作用。照射时间 15 分钟,照射时应保持光束与溃疡面相垂直,溃疡面若有渗液应及时蘸干,每日照射 1 次,15 次为一疗程,疗程间隔 1 周,照射完毕用无菌纱布敷盖溃疡面。

6)气压泵治疗:每天 1 次,每次 30 分钟。

7)旋涡浴治疗:水温 38~42℃,浴液中加入 0.5% 甲硝唑 250ml 或其他抗感染药物,治疗时喷水嘴对准治疗的重点部位,每次 30 分钟。

8)高压氧治疗:可降低血糖,提高机体对胰岛素的敏感性,增加血液氧含量,改善缺氧状态,可采用多人氧舱。

上述物理治疗应根据患者溃疡分级选择运用。糖尿病足处于 0 级时,可指导患者掌握推拿手法,鼓励患者进行适宜的运动。1~3 级的糖尿病足则可选用无热量超短波及紫外线控制感染,促进溃疡愈合。所有新鲜创面的溃疡都可运用红外线、He-Ne 激光或高压氧以促进肉芽生长,2~3 级患者还可根据设备条件加用气压泵治疗或旋涡浴治疗。

2. 作业治疗 作用主要在于改善患者的步行功能,提高患者日常生活活动能力。具体方法包括日常生活活动能力训练、矫形器具的正确使用和穿戴、拐杖或轮椅的操作技能训练、假足步行训练、适合患者的职业训练以及适当的环境改造等。

3. 康复辅具 采用特殊鞋袜以减轻糖尿病足部压力,如足前部损伤可以采用只允许足后部步行的装置来减轻负荷,即"半鞋"或"足跟开放鞋"。全接触式支具或特殊的支具靴:把足装入固定型全接触模型,该模型不能移动,可以减轻溃疡部分压力。对于步行障碍的患者还可以使用拐杖或轮椅,截肢患者则可根据情况安装假肢,以改善患者的步行功能。

4. 心理治疗

(1)支持疗法:是心理治疗的基础,其主要目标是支持患者度过心理危机,引导患者有效地去适应面对的困难。

(2)分析疗法:是通过有计划、有目的地同糖尿病患者进行交谈,听取患者对病情的叙述,帮助患者对糖尿病有一个完整的认识,建立起战胜疾病的信心。

(3)家庭心理疗法:其特点在于把着眼点放在整个家庭系统上,让每一个成员都能理解、支持、同情、体贴、爱护和帮助患者,消除患者精神上的压力,减轻躯体痛苦。尤其对于一些心理病态的儿童,治疗患儿的母亲甚至比治疗患儿本身显得更为重要。

(4)集体疗法:是以集体为对象而施以心理治疗。一般由医务人员讲解糖尿病的有关知识,然后组织患者讨论,并邀请治疗较好的患者做经验介绍,通过患者的现身说法,起到示范作用。集体心理疗法一般每周 2~3 次,每次 1 小时,以 3~4 周为 1 个疗程,个别患者必要时可重复 1 个疗程。

(5)生物反馈疗法和音乐疗法:前者借助肌电或血压等生物反馈训练,放松肌肉,同时消除心理紧张,间接地有利于血糖的控制。后者通过欣赏轻松、愉快的音乐,消除烦恼和焦虑,消除心理障碍。

5. 其他治疗 ①饮食治疗。②药物治疗:主要指口服降糖药和胰岛素的运用。③手术治疗:目前临床上逐步将手术治疗作为伴有肥胖的 2 型糖尿病患者治疗方法之一,尤其对药物控制不理想严重肥胖的 2 型糖尿病患者有治疗价值。④自我血糖监测。

 考点提示

糖尿病康复治疗的原理、原则、方法和注意事项

五、健康教育

健康教育包括知、信、行三个方面,知是掌握糖尿病知识,提高对疾病的认识;信是增强信心,坚信糖尿病通过科学合理的治疗是可以控制的;行则是通过认知行为治疗将健康的生活方式落实到患者的日常生活活动中去。通过健康教育使患者自觉地执行康复治疗方案,改变不健康的生活习惯(如吸烟、酗酒、摄盐过多、过于肥胖、体力活动太少等),控制危险因素和疾病的进一步发展。具体内容包括疾病知识指导、饮食指导、运动指导、药物指导、胰岛素使用方法、血糖的自我监测、糖尿病日记、糖尿病足等并发症的预防及应急情况的处理等。

六、功能结局

糖尿病患者如血糖控制良好,则病情进展缓慢,临床各器官的并发症较少,症状较轻,对患者的日常生活活动、工作及社交活动影响较小。如血糖长期控制不佳,其眼、肾、心、脑及血管和神经的并发症不仅明显影响患者各器官和组织的功能,有些还可直接成为糖尿病患者死亡的主要原因。

小结

　　糖尿病是由遗传因素和环境因素相互作用所致的、以持续性血糖升高为特征的全身代谢性疾病。糖尿病的康复治疗应以饮食治疗和运动治疗为基础,根据不同的病情予以药物(口服降糖药、胰岛素)治疗;同时,健康教育及血糖自我检测是保证治疗实施的必要手段。总之,早期、长期、综合、个体化的康复治疗,不仅可以把血糖控制在正常水平,还可以防止或延缓并发症,减少心脑血管事件,降低病死率和致残率。

 目标测试

A 型题

1. 糖尿病的基本病理生理变化是
   A. 生长激素分泌过多　　　　　　　　　　B. 甲状腺素分泌过多
   C. 胰升糖素分泌过多　　　　　　　　　　D. 糖皮质激素分泌过多
   E. 胰岛素绝对或相对不足

2. 判断糖尿病控制程度较好的指标是
   A. 空腹血糖　　　　　　B. 饭后血糖　　　　　　C. 糖化血红蛋白
   D. 空腹血浆胰岛素含量　　E. OGTT

3. 有氧训练中,能够反映运动强度最准确的方法是
   A. 代谢当量　　　　　　B. 靶心率　　　　　　　C. 主观感觉
   D. 最大心率　　　　　　E. 最低心率

4. 2 型糖尿病患者运动疗法的适宜运动强度为
   A. 高强度　　　　　　　B. 中高强度　　　　　　C. 中低强度
   D. 低强度　　　　　　　E. 任何强度

5. 合适的运动量应为
   A. 心率在运动后 5 分钟内恢复到运动前水平
   B. 心率在运动后 5~10 分钟内恢复到运动前水平
   C. 心率在运动后 10~15 分钟内恢复到运动前水平
   D. 心率在运动后 10~20 分钟内恢复到运动前水平
   E. 心率在运动后 15~20 分钟内恢复到运动前水平

(6~8 题共用题干)

　　患者,女,56 岁,有糖尿病史 5 年,未按医嘱使用降糖药物及定期监测血糖,自行服用中药,现左侧足跟有一直径 3cm 的溃疡,深达肌肉,表面可见脓血性分泌物。

6. 若要检测患者血糖,( )检查可反映患者最近一段时间内的血糖水平
   A. 空腹血糖测定　　　　　　　　　　　　B. 口服葡萄糖耐量试验
   C. 糖化血红蛋白测定　　　　　　　　　　D. 尿糖测定
   E. 餐后血糖测定

7. 若经医生诊断,此患者为"2 型糖尿病",则该患者目前能采用的康复运动方式为
   A. 慢走　　　　　　　　B. 跑步　　　　　　　　C. 游泳
   D. 手摇功率车　　　　　E. 体操

8. 目前最适合该患者的物理疗法为
   A. 按摩手法 　　　　B. 中频电疗 　　　　C. 紫外线
   D. 红外线 　　　　　E. 气血循环仪

（郭金达）

第七章　恶性肿瘤康复

 学习目标

1. 掌握:恶性肿瘤康复的定义、康复治疗分类和方法。
2. 熟悉:恶性肿瘤的康复评定,常见恶性肿瘤术后的康复治疗。
3. 了解:恶性肿瘤的病因、健康教育。

 案例

　　男,64 岁,有慢阻肺病史 10 余年,约半年前开始出现咳嗽、咳痰及呼吸困难症状,胸部 CT 检查示右肺门阴影增大,右下肺斑片状阴影,气管镜检查见右下肺背段开口新生物,活检病理示"鳞癌"。

　　请问: 1. 该患者的康复目标是什么?
　　　　　2. 如何对其进行心理治疗?
　　　　　3. 康复治疗的方法有哪些?

一、概述

(一) 定义

　　肿瘤是指机体在各种致癌因素作用下,局部组织的细胞基因突变,导致异常增生所形成的局部肿块。根据肿瘤的生物学特性及其对机体的危害性,将肿瘤分为恶性肿瘤和良性肿瘤两大类。恶性肿瘤又称癌症,早期即可发生浸润和转移,侵犯、破坏邻近的组织和器官的结构和功能,引起坏死出血合并感染,疗效较差,是严重危害人类生命与健康的常见病、多发病。

(二) 病因

　　恶性肿瘤的发生是一个多因素、多基因参与,多阶段形成的复杂渐进的过程,不仅有环境因素(如物理性、化学性和生物性因素),还有遗传因素、内分泌因素、免疫状态等宿主因素。

　　1. 外源性因素

　　(1) 物理因素:人类对某些物理因素致癌的认识已有近百年的历史,到目前为止已经肯定的物理致癌因素主要有电离辐射、紫外线辐射和一些矿物纤维,主要与某些职业关系密切。

　　(2) 化学因素:具有致癌作用的化学物质超过 2000 种,常见的化学致癌物包括多环芳香烃类(如煤焦油、沥青、粗石蜡、杂酚油、蒽油等)、芳香胺与偶氮染料、乙苯胺、联苯胺和亚硝胺类等。

（3）生物因素：主要为病毒感染，目前至少有 8 种病毒已被证明与人的肿瘤相关，如人类乳头瘤病毒与宫颈癌和口腔癌、乙型（丙型）肝炎病毒与原发性肝癌、EB 病毒与淋巴瘤和鼻咽癌等。其次，还有细菌，如幽门螺杆菌与胃癌及胃黏膜相关淋巴组织淋巴瘤。再次，是寄生虫，如埃及血吸虫、日本血吸虫与结肠直肠癌等。

2. 内源性因素

（1）遗传因素：目前认为，基因组遗传变异在肿瘤的发生发展过程中起重要作用，一些携带变异基因的人对环境致癌因素格外敏感而易患癌症。

（2）免疫因素：先天或后天缺陷者易发生恶性肿瘤，如丙种球蛋白缺乏症患者易患白血病和淋巴造血系统肿瘤；获得性免疫缺陷综合征（艾滋病）患者易患恶性肿瘤。

（3）内分泌因素：如雌激素与子宫内膜癌相关，雌激素和催乳素与乳腺癌有关，雄激素与前列腺癌相关等。

（三）临床表现

取决于肿瘤发生的组织、所在部位以及发展程度，一般早期多无明显症状，随着疾病的发展，症状逐渐出现，尽管表现不一，但有其共同的特点。局部表现主要有局部肿块、疼痛、溃疡、出血、梗阻和转移症状等。全身症状可有贫血、低热、消瘦、乏力等，恶性肿瘤晚期常可出现恶病质、全身各器官衰竭。

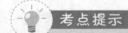

考点提示

恶性肿瘤定义、病因、临床表现

二、康复评定

（一）生理功能评定

1. 疼痛评定　多采用目测类比测痛法（VAS）、McGill 疼痛问卷法（参见表 1-1）。此外，根据癌症患者应用镇痛剂的种类和方式，将癌痛分 0~4 级，见表 7-1。

表 7-1　癌痛评定标准

级别	应用镇痛剂情况
0 级	不需使用
1 级	需非麻醉性镇痛剂
2 级	需口服麻醉剂
3 级	需口服和（或）肌内注射麻醉剂
4 级	需静脉注射麻醉剂

2. 躯体功能评定　恶性肿瘤各系统器官的功能评定多侧重于关节活动度评定、肌力评定、步行能力评定、肢体围度测量等；中枢神经功能、周围神经功能、心肺功能等。

（二）心理功能评定

1. 情绪测验　采用汉密尔顿抑郁量表、汉密尔顿焦虑量表。
2. 人格测验　采用艾森克人格问卷（EPQ）。

（三）日常生活活动能力评定

1. Barthel 指数评定　是进行日常生活能力测定的有效方法，其内容比较全面，记分简便、明确,可以敏感地反映出病情的变化或功能的进展,适于作疗效观察及预后判断的手段。Barthel 指数记分法(参见表 2-5)。

2. Kamofsky 患者活动状况评定 Kamofsky 所制定的患者活动状况评定量表,最初用于恶性肿瘤患者的评定,后来也用于其他疾病的评定,主要根据患者能否自理生活、是否需要他人照顾、能否进行正常生活和工作的情况进行评定(表 7-2)。

表 7-2 Kamofsky 活动状况评定分级标准

分数	表现	活动独立性
100	正常,无疾病表现	不需要特殊照顾
90	能正常活动,有轻微症状、体征	
80	勉强能正常活动,有某些症状、体征	
70	能自我料理生活,但不能胜任正常工作	不能工作,基本能自理生活
60	需他人帮助,生活基本自理	
50	需要一定帮助和护理	
40	不能活动,需特殊照顾	不能自我照料,病情发展需特殊照顾
30	严重不能活动,需住院照顾	
20	病情严重,需住院积极治疗	
10	病危,濒临死亡	
0	死亡	

(四)社会参与能力评定

主要进行生活质量评定。英国的 Raven 根据患者肿瘤是否得到治疗、控制及残疾状况,将肿瘤患者的生活质量分为 3 级(表 7-3)。

表 7-3 Raven 生活质量分级

肿瘤状况	残疾状况	生活质量
肿瘤已治疗得到控制	无症状	能正常生活
	因肿瘤治疗而出现残疾:	生活质量好
	器官的截断(除)	
	器官的切开或大手术	
	内分泌置换治疗	
	心理反应、精神信念改变等	
	其他:家庭、职业、社会活动等	
	因肿瘤本身而出现残疾:	生活质量好
	全身性反应	
	局部残疾	
	其他:家庭、职业、社会活动等	
肿瘤未得到控制	因肿瘤本身治疗而出现残疾	生活质量较差,生存期有限

考点提示

恶性肿瘤康复评定

三、功能障碍

(一) 生理功能障碍

1. 疼痛　肿瘤长大压迫邻近的神经、血管、器官;肿瘤浸润周围组织或远处转移至骨引起的疼痛;手术、放疗、化疗致神经等组织损伤起疼痛。

2. 躯体功能障碍

(1) 恶性肿瘤本身所致:①原发性损伤:如骨关节肿瘤破坏骨关节致肢体活动功能障碍;②继发性损伤:如恶性肿瘤对体质的消耗引起营养不良、贫血,长期卧床缺乏活动引起肌力减退、肌肉萎缩、关节纤维性挛缩、下肢静脉血栓形成等。

(2) 恶性肿瘤治疗所致:①手术损伤:如肺癌肺叶切除术后肺呼吸功能降低;乳腺癌根治术后肩关节活动障碍与上肢淋巴性水肿;喉癌全喉切除术后丧失发声、语言交流能力。②化疗损伤:如骨髓造血功能抑制、多发性神经病变。③放疗损伤:如鼻咽癌放疗后腮腺唾液分泌减少、颞颌关节活动功能障碍,骨髓造血功能抑制。

(二) 心理功能障碍

一般恶性肿瘤患者的心理反应大致分为四期:休克 - 恐惧期;否认 - 怀疑期;愤怒 - 沮丧期;接受 - 适应期。另外,一些癌症手术会切除某个器官或造成患者体像改变,如内脏造瘘、截肢、面部外观的改变等都可构成心理创伤,产生自卑、抑郁、悲观的情绪变化。同时,癌症治疗过程中伴随的副反应,如化疗所致的恶心、呕吐、脱发等会使病人感到苦恼,影响病人自尊心和自信,部分病人变得退缩,不愿与人交往。

(三) 日常生活活动能力受限

疼痛、活动受限、心肺功能下降、恶病质及心理功能障碍等,影响患者的日常生活能力,甚至生活不能自理。

(四) 社会参与能力受限

疼痛、活动受限、ADL 功能下降、心理障碍和经济负担加重,害怕失去尊严等,都会影响患者的人际交往、社会参与活动和职业能力。

四、康复治疗

(一) 分类

1. 预防性康复　在恶性肿瘤患者抗肿瘤治疗前及治疗过程中进行康复治疗的目的是尽可能减轻恶性肿瘤病症及其可能引起的功能障碍对患者精神上造成的冲击,预防残疾的发生,减轻可能发生的功能障碍及残疾的程度。

2. 恢复性康复　通过手术、化疗及放疗等抗肿瘤治疗,恶性肿瘤得到治愈或控制时进行康复治疗的目的是促进患者恢复健康,使患者功能障碍减轻至最低程度,以便能生活自理,参加力所能及的工作,回归社会。

3. 支持性康复　在患者抗肿瘤治疗过程中或恶性肿瘤仍存在并有进展时,进行康复治疗的目的是减缓恶性肿瘤的发展、改善患者的身体健康和功能,提高生活自理能力,预防继发性残疾和并发症的发生,延长生存期。

4. 姑息性康复 晚期恶性肿瘤患者病情继续恶化时进行康复治疗的目的是尽可能改善患者的一般情况,控制疼痛,预防或减轻继发性残疾和并发症的发生和发展,使患者得到精神上的支持和安慰。

(二) 原则

1. 早期同步 恶性肿瘤一经确诊,开始抗肿瘤治疗前即应开始康复治疗,并贯穿于抗肿瘤治疗的始终。

2. 综合措施 应采用心理治疗、物理治疗、作业治疗、矫形治疗、康复工程、言语治疗、营养支持疗法及康复护理等综合措施。

3. 全面康复 应包括恶性肿瘤本身或抗肿瘤治疗造成的心理障碍、躯体功能障碍的康复、全身健康的康复、形体外貌的康复及职业康复等。

4. 团队协作 应由有关临床科室、康复医学科、矫形外科、康复辅助器具部门以及患者的家属亲友、工作单位、社会福利部门等共同配合来完成。

(三) 方法

1. 心理康复

(1) 支持性心理疗法:倾听癌症患者的诉述,帮助分析,给予安慰、疏导和鼓励,使之得到心理支持,能乐观面对现实,度过心理危机。

(2) 行为疗法:针对患者的异常表现、不良行为和病态心理及时抑制,强化良好行为,建立正确的行为。

(3) 其他:对有躯体功能障碍、形象缺陷、癌痛者进行针对性的康复治疗,减轻痛苦,改善机体功能和外观形象,可使患者的心理达到新的适应。

(4) 各阶段的心理治疗

1) 确诊前后:分析纠正患者对恶性肿瘤的错误认识,使其能正确认识和对待疾病,同时动员患者的家属和同事,配合医务人员消除患者的顾虑,解决实际困难,达到心理康复。

2) 治疗前后:治疗癌症前使患者了解治疗的目的、方法,以及可能出现的副作用、残疾或功能障碍、康复治疗的方法等,使患者在治疗后能很快适应和正确对待。

3) 终末期:对悲观绝望的患者安排安静舒适的环境,给予细致周到的护理及充分的关怀和安慰,也可配合采用放松技术和必要的药物。对有严重癌痛的患者给予精神支持和镇痛治疗,减轻其身心痛苦,尽可能完成其最后心愿,直到临终。

2. 躯体康复 患者可进行适合自己的运动和功能锻炼。推荐低强度的有氧运动,以增强肌力,改善关节活动范围,提高心肺功能,运动后以不感到疲劳为准。

3. 疼痛康复

(1) 目标:①对肿瘤可以控制的患者,应采取积极治疗减轻或消除其疼痛,防止急性疼痛转为慢性疼痛。②对肿瘤不能完全控制的患者,要在治疗肿瘤的同时减轻或控制疼痛。③对晚期肿瘤患者,应尽量减轻其疼痛的程度。

(2) 措施

1) 药物治疗:WHO 提出的"三阶梯止痛"仍是癌痛治疗的最基本原则。其主要内容包括 5 个方面:①首选口服给药。②按阶梯给药:对轻度疼痛的患者主要选用对乙酰氨基酚或非甾体类消炎镇痛药(NSAIDS),如阿司匹林、对乙酰氨基酚(扑热息痛);中度疼痛应选用弱阿片类药物,如可待因;重度疼痛则选用强阿片类药物,如吗啡。③按时给药。④个体化治疗。

⑤注意具体细节。

2）物理治疗：常采用热敷、冷敷、经皮神经电刺激疗法（TENS）、按摩、针灸、夹板固定等物理治疗方法，对癌症疼痛有较好的止痛效果。

3）神经阻断：对上述治疗方法效果欠佳的患者，可在局部痛点、外周神经、自主神经、硬膜外、蛛网膜下腔及肿瘤组织中注入乙醇或苯酚（石炭酸）进行神经阻断，有较好的止痛效果。

4）外科手术：对顽固性疼痛，可以进行神经松解、神经切断、脊神经根后支切断、脊髓前柱切断等神经外科手术。

5）放射治疗：对恶性肿瘤疼痛（尤其是骨转移的疼痛）有较好、较快的止痛效果。

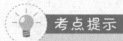

考点提示
癌症康复治疗的分类、方法

6）中医传统康复治疗：参见第六章第一节。

五、健康教育

包括宣传恶性肿瘤防治知识、恶性肿瘤患者心理变化的特点、康复治疗的目标和内容等；还应倡导积极健康的生活方式，鼓励患者有规律的生活起居、多参加户外或集体活动、做一些力所能及的家务，多和亲友沟通、保持乐观积极的心态等。

六、功能结局

恶性肿瘤一般预后不良。大多数患者发现时已有转移，术后复发或远隔转移，导致难以忍受的疼痛，身体虚弱，生理功能和心理功能障碍，甚至发生残障，生活质量差，病死率高。

七、常见恶性肿瘤康复

（一）乳腺癌

1. 康复评定

（1）心理评定：常采用汉密尔顿抑郁量表、汉密尔顿焦虑量表等情绪测验和艾森克人格问卷评定。

（2）肩关节活动范围评定：包括肩关节主动活动范围和被动活动范围的测量，应注意两侧对比。

（3）上肢围径的测量：包括上臂、前臂围径的测量，注意两侧对比。

2. 康复治疗

（1）心理治疗：少数年轻女性患者可能对根治术后一侧乳房缺如、肩胸畸形有顾虑。术前可对患者说明手术的必要性、术后注意事项和康复的可能性，解除顾虑，使其术后能很好地配合康复治疗。鼓励患者多参加一些有意义的社交活动，帮助其树立起生活的勇气和信心，放下心理负担，使患者能够尽快地投入到生活和工作中。

（2）呼吸功能康复

1）患侧胸壁手术切口较大，加压包扎会影响呼吸时的胸廓活动，最好术前先教患者作呼吸练习，术后要定时改变体位，拍打胸背部，促进呼吸道分泌物排出。

2）鼓励患者深呼吸，促使肺叶扩张，可防止肺部感染，同时可增加胸壁活动，有利于术区皮肤的放松。

3）患者能坐起或下地时需作深呼吸练习，双手放在上胸部锁骨下方，鼻吸口呼，吸气时双肩缓慢向外旋转,使胸廓扩张,呼气时胸廓放松。

（3）肩关节及上肢功能的康复:根治术后容易发生术侧肩关节及上肢的活动范围受限,应注意早期功能训练。

1）术后应使患者采取半卧位,术侧上肢处于功能位,肩外展,肘屈曲或自由放置,以枕头支持前臂和手。术后第1~2天开始肩关节被动活动,开始时外展和前屈不得超过40°;术后第4天起前屈可每天增加10°~15°,但不能超过患者的耐受范围。手术切口引流条没有撤除前必须将外展限制在45°以内,以后可逐步增加;内旋和外旋不受限制。等长收缩不产生关节活动,不会增加切口的张力,不影响切口的愈合,故可早期积极采用。

2）肘、前臂、腕和手的主动活动从术后第1天即可开始,并逐步增加活动范围和力量。

3）切口引流条撤除后,即可开始逐步用术侧上肢进行洗漱、梳头、进食等活动。

4）术后2周切口拆线后,可逐步加大活动范围,做上肢钟摆样运动、耸肩旋肩运动、深呼吸运动、双臂上举运动、手指爬墙运动、护枕展翅运动,并可适当增加抗阻运动和器械运动。①钟摆样运动:坐位或立位,身体前倾,术侧上肢自然下垂,做向前后内外方向的摆动,做内收活动时使术侧上肢的摆动超过身体中线。②耸肩旋肩运动:坐位或立位,缓慢耸肩,使肩上提达耳朵水平,然后下降,再使肩在水平面上作缓慢的内旋和外旋活动。③双臂上举运动:立位,双手紧握,伸肘、缓慢上举过头,达到尽可能的高度,然后缓慢放下。④手指爬墙运动:立位,面对墙壁,足趾离墙约30cm,双手指尖抵墙面,缓慢向上爬,使双臂保持平行,连续练习数次,然后改为侧立位,使术侧肩对墙壁,肩外展,手指尖抵墙面,缓慢向上爬,连续练习数次。肩活动范围有改善时,逐渐缩小足趾与墙的距离。⑤护枕展翅运动:坐位,双手"十指交叉",上举至额部,然后移向后枕部,将双肘移向前方,再分开移向耳部。最后将交叉的双手举至头上,再降回到起始位。以上所有动作均应缓慢进行。

5）逐渐增加日常生活的活动项目和负荷量。

（4）中医传统康复治疗

1）中药治疗:依据辨证论治的原则参考用药。如肝失疏泄、血气瘀滞者,当疏肝理气、和营定痛,用和营止痛汤、逍遥散;气血亏虚、经脉失荣者,当益气养血、缓急止痛、调补冲任,用小建中汤、香贝养营汤、二仙汤;气郁痰凝,经络涩滞者,当理气散结,通络止痛,用乳癖消、四海解郁丸、攻坚散;脾虚痰湿用香砂养胃丸;瘀毒内阻用桃红四物汤合双花甘草汤等。

2）针灸治疗:常用膻中、屋翳、合谷、足三里、肩井、期门等穴。

3）中药膏剂外敷:如阳和解凝膏、定痛膏等。

 考点提示

乳腺癌的康复评定和康复治疗

（二）大肠癌

1. 康复评定

（1）心理评定:主要采用情绪评定和人格测验。

（2）排便功能评定:包括饮食种类、大便性状与次数等。

（3）腹壁造口评定:包括腹壁造口、造口直径及周围皮肤情况。

2. 康复治疗

（1）心理康复:术前应向患者充分解释手术的必要性和术后的康复措施,解除其顾虑,

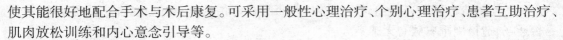

使其能很好地配合手术与术后康复。可采用一般性心理治疗、个别心理治疗、患者互助治疗、肌肉放松训练和内心意念引导等。

（2）排便功能康复

1）术前对腹壁造口部位的选择：术前就应考虑到造口是否会被腹壁皱褶阻挡而致视线不可及、不易护理，造口周围皮肤是否有异常情况而致术后容易发生并发症。

2）术后排便习惯的建立：术后开始进食后即要参照患者过去的排便习惯，每天定时灌肠，促进定时排便规律的建立。一般经 7~10 天即可建立起定时排便 1~2 次的习惯。

3）术后饮食的调整：术后早期不吃含纤维素多的食物，以防粪便的量和排便次数过多，以后根据患者粪便的性状，随时调整饮食种类，选用低脂肪、高蛋白、高热量、对肠道刺激小的细软食物，保持足够的饮水量，防止大便干秘嵌塞或腹泻；不吃产气多的食物，不吸烟，不吃口香糖，以防产气、排气过多。对大便干秘者一般不主张用大便软化剂。

（3）腹壁造口的康复：护理术后应教会患者安装粪袋，使粪袋紧贴腹壁造口处，不泄漏，粪袋更换后要及时清洗晾干保存，最好使用一次性粪袋。每次排便后或定时用温水或肥皂水清洗造口，并擦干，保持造口清洁干燥，避免粪便浸渍刺激；造口周围皮肤发生糜烂、湿疹、感染、过敏时应及时对症处理，加强造口皮肤护理；为防止造口周围瘢痕挛缩，发生造口狭窄，可自术后 1~2 周起，用手指戴上涂有液状石蜡的指套伸入腹壁造口探查扩张，每周 1 次，持续扩张 2~3 个月，使造口直径保持在 2.5cm 左右，狭窄严重时需手术切除瘢痕。

（4）日常生活康复：大肠癌治愈后为了维持健康，恢复正常的日常生活活动，须注意以下问题：

1）建立良好排便习惯，学会正确使用粪袋。

2）消除臭味：正确选择食品，防止消化功能紊乱减少产臭；始终保持人工肛门周围皮肤清洁；人工粪袋要勤倒、勤洗，每次用后以肥皂水洗刷干净，最好再用 2% 甲酚皂溶液（来苏儿溶液）浸泡 30 分钟后晾干备用；人工粪袋内放除臭剂，或使用消臭型人工粪袋；口服活性炭粉 1~2g，每日 3 次，可消除臭味。

3）正确调节饮食：大肠癌患者术后应注意适应胃肠道功能，选择合适的食品，尤其在手术后几个月内，尽量食用容易消化的食物。

4）工作、运动：术后 3 个月避免做腹内压增加的动作，如持重物、抬重物等，避免剧烈运动。

（5）社会康复：穿戴粪袋者宜穿宽松衣服，做好粪袋的护理，完全可以恢复正常社会活动、人际交往和工作；远途外出时不要吃喝生冷食物与饮料，可口服含鸦片的复方樟脑酊等药物，减少肠蠕动和排气，可以避免发生令人不愉快的情况。

（6）中医传统康复治疗：参见第一章第六节。

 考点提示

大肠癌的康复评定和康复治疗

（三）喉癌

1. 康复评定

（1）心理评定：需作情绪测验和人格测验。

（2）气管造口评定：观察套管内、造口内每日分泌物的量、颜色、气味及黏稠度等，造口是否通畅，造口周围皮肤有无感染。

（3）吞咽功能评定：观察进食时有无呛咳、声音变化等，测定吞咽动作时喉结与舌骨在30秒~1分钟内上下活动的次数和幅度。

（4）言语功能评定：可以发声时，应评定发声的清晰度、音色、声时、连贯性、流畅性。

（5）其他：如肩关节活动范围评定、斜方肌肌力评定和神经电生理检查（强度-时间曲线、肌电图等）。

2. 康复治疗

（1）心理治疗：术前应向患者充分解释手术的必要性和术后功能康复的措施，解除其顾虑，使其能很好地配合手术与康复；术后早期教会患者进行非言语交流的方式和其他康复治疗技术，使患者尽快适应新情况；如有可能，可请喉癌术后康复治疗较好的患者来与患者交流，增强患者对康复的信心和决心。

（2）康复护理

1）术后患者可能发生喉部水肿、呼吸困难，应注意口腔护理，及时清除上呼吸道分泌物，叩打背部促进呼吸道分泌物排出。

2）定时清除气管套管内的分泌物，保持套管内清洁、通畅，保持套管口周围组织清洁，每天更换套管并进行消毒，防止感染。拔去插管后，气管造口前方覆盖一块双层清洁湿纱布以保护造口，防止呼吸道感染。

3）患者应忌烟酒和辛辣食物，防止刺激。

4）保持周围环境空气清新、无烟尘刺激，温度、湿度适宜，必要时可进行超声雾化吸入，保持呼吸道湿润。

（3）吞咽功能康复：术后第1天起给予患者鼻饲，第4天开始训练吞咽活动，每3~4小时1次，每次数分钟。全喉切除术后第10天开始进食训练。

（4）言语功能康复

1）非言语方式交流：术后早期教会患者用手势、书写、文字画板等方式进行无声的非言语方式交流。

2）食管言语训练：患者出院后即可进行食管言语训练，教患者学习食管发声，使咽缩肌收缩形成类似声带的皱襞，使空气进入食管，以嗳气的方式徐徐放出气体，使皱襞振动，发生基音，再经过颊、腭、舌、齿、唇等构音器官加工成言语，一般经过4~6个月专门训练即可掌握。食管言语训练是全喉切除术后最简便可行的言语康复方法，食管言语优点是不需借助人工装置、不需手术、方法简便、音色和清晰度较好；缺点是基音低、音量较小，声时短，发音断续，不能讲较长的句子。

3）人工喉和电子喉：食管发声训练失败者，可以采用人工喉、电子喉等人工发声装置。人工喉是将呼气时的气流从气管引至口腔同时冲击橡皮膜而发音，再经口腔调节构成语言，缺点是佩戴和携带不便。电子喉是利用音频振荡器发出持续音，将其置于患者颏部或颈部做说话动作，即可发出声音，但所发出的声音略欠自然。

4）有条件时可进行喉重建术。

（5）肩关节功能的康复：术后会出现肩下垂、肩活动功能障碍可进行温热疗法、低中频电疗、超声波治疗、按摩和主动运动、抗阻运动训练等，以改善肩关节活动功能。功能障碍严重者，可用吊带牵拉、支持肩臂或进行神经肌肉移植手术。

（6）形体康复：为掩饰气管造口者的缺陷，患者不宜穿无领袒胸的衣服，可用低领掩盖颈前造口，但不可妨碍造口通气呼吸。肩下垂者可穿有垫肩的衣服。

（7）中医传统康复治疗：参见第一章第七节。

 考点提示

喉癌的康复评定和康复治疗

 小结

目前，随着医学的发展，恶性肿瘤并非均属不治之症，恶性肿瘤患者的寿命在不断延长，康复措施及手段的日新月异，已使有些恶性肿瘤患者在体力和精神上恢复到常人水平。恶性肿瘤患者的康复治疗，注重于机体功能的恢复或重建，缓解疼痛。需要优化安排患者的日常活动，以确保患者的生活质量。康复治疗可以改善患者机体功能，保持机体独立性，康复治疗在肿瘤治疗过程中具有独一无二的地位，应贯穿于肿瘤治疗的全过程。

 目标测试

A 型题

1. 关于恶性肿瘤康复治疗和临床治疗的关系，下列说法**错误**的是
   A. 两者的目的有相同之处
   B. 两者采用的措施可以是相同的
   C. 两者不能截然分开
   D. 临床治疗后才考虑康复治疗
   E. 临床治疗本身可以起到心理康复作用

2. 晚期恶性肿瘤患者姑息治疗的主要目的是
   A. 尽可能缓解肿瘤
   B. 减轻症状，维持或改善患者生活质量
   C. 节省经费
   D. 放弃抗肿瘤治疗
   E. 延长患者的生存时间

3. 乳腺癌术后肩关节功能训练**不正确**的是
   A. 术侧上肢置于功能位 　　　　　　　　B. PNF
   C. 肌肉等长收缩 　　　　　　　　　　　D. 术侧上肢钟摆样运动
   E. 护枕

4. 乳腺癌康复评定的内容**不包括**
   A. ADL 评定 　　　　　　　　　　　　　B. 心理评定
   C. 呼吸功能评定 　　　　　　　　　　　D. 经济评定
   E. 肩关节活动度评定

5. 下列关于恶性肿瘤恢复期康复原则，**错误的**是

    A. 定期复查　　　　　　　　　　　　　B. 小强度、短时间的耐力运动

    C. 合理的均衡营养　　　　　　　　　　D. 绝对卧床

    E. 职业前培训,回归社会

6. 乳腺癌根治术后应在(　　)开始肩的被动活动

    A. 术后一个月　　　　　　　　　　　　B. 术后一周

    C. 术后第 5~6 天　　　　　　　　　　　D. 术后第 3~4 天

    E. 术后第 1~2 天

7. 恶性肿瘤患者心理反应**不经历**以下哪个阶段

    A. 愤恨期　　　　　　　B. 抑郁期　　　　　　　C. 否认期

    D. 沉默期　　　　　　　E. 接受期

8. 在恶性肿瘤疼痛的物理治疗方法中,(　　)禁用

    A. 冷敷　　　　　　　　　　　　　　　B. 肿瘤局部强电流刺激

    C. 毫米波　　　　　　　　　　　　　　D. 热敷

    E. 经皮神经肌肉电刺激

9. 世界卫生组织推荐的癌症疼痛三级阶梯治疗方案主要用的是

    A. 药物治疗法　　　　　B. 介入治疗法　　　　　C. 物理治疗法

    D. 心理治疗法　　　　　E. 放射治疗法

10. 用汉密尔顿抑郁量表对癌症患者进行心理评定,在 17 项中,诊断抑郁状态总分需达到

    A. 10　　　　　B. 15　　　　　C. 20　　　　　D. 25　　　　　E. 30

11. 对某癌症患者进行全身活动功能评定,可用

    A. Barthel 指数　　　　B. Karnofsky 量表　　　C. VAS

    D. McGill 疼痛问卷　　　E. Hoffer 量表

12. 以下哪个选项不属于癌症治疗前后阶段心理障碍的心理治疗方法

    A. 治疗前使患者充分了解癌症治疗的目的、方法、作用与可能出现的副反应和功能障碍及其处理和康复治疗方法。

    B. 对有剧烈癌痛的患者给予镇痛治疗,尽量减轻其痛苦。

    C. 对治疗后可能出现严重功能障碍、残疾、毁形、毁容的患者,治疗前应使其有足够的理解和思想准备。

    D. 有可能时,请曾患同类癌症并进行同类治疗、经康复治疗后康复较好的病友来进行现身说法。

    E. 对癌症已得到控制的患者仍需对其说明有复发的可能,使之有思想准备,坚持定期复查和治疗。

13. 男,50 岁,声嘶半年入院,行纤维喉镜见声门下区肿物,取病理活检提示为高分化鳞癌。予以行全喉切除术,术程顺利,术后复查正常。现予以患者行发音重建治疗,属于癌症康复的哪一类

    A. 姑息性康复　　　　　B. 支持性康复　　　　　C. 预防性康复

    D. 恢复性康复　　　　　E. 重建性康复

  B 型题

    A. 0.3kg　　　　　　　　B. 0.5kg　　　　　　　　C. 1.0kg

D. 1.5kg   E. 2.0kg

14. 乳腺癌根治术后出院前可做的活动负荷为

15. 乳腺癌根治术后出院回家后的最初 2 周可做的活动负荷为

16. 乳腺癌根治术后出院回家一个月时可做的活动负荷为

（郭金达）

第八章 烧伤康复

 学习目标

1. 掌握:烧伤的康复评定和康复治疗
2. 熟悉:烧伤的临床分期、常见功能障碍
3. 了解:烧伤的定义、临床处理

 案例

　　女,31 岁,四肢烧伤严重,伤及真皮深层,仅残留皮肤附件,小水疱去皮后创面微湿,红白相间,感觉迟钝。患者心情沮丧,拒绝熟人探视。

　　请问: 1. 该患者属于如何评定烧伤等级?

　　　　　2. 功能体位如何保持?

　　　　　3. 该实施哪些康复治疗手段?

一、概述

(一)定义

　　烧伤是指由热力、光、电、化学物质及放射线等各种致伤因素造成的损伤。通常所称的烧伤为高温造成的热力烧伤。

(二)病因

　　最常见的致损原因是火焰,灼热气体、液体或固体等热力,其次还有电能、化学物质、激光、放射线等。

(三)临床分期

　　根据烧伤后的病理生理和临床特点,其临床过程一般分为 4 期:

　　1. **休克期(体液渗出期)** 烧伤后迅速发生的反应是体液渗出,因局部、周围或深层组织毛细血管扩张和通透性增大,血浆样液体渗入组织间隙,水分、钠盐、蛋白质丧失,如烧伤面大而深,可出现低血容量性休克。

　　2. **感染期** 创面坏死组织和渗出液利于细菌繁殖,伤后 3~5 天为感染高峰期。严重烧伤可在伤后 2~3 周因凝固坏死组织的溶解出现又一次感染高峰期。可发展为脓毒症及败血症。

　　3. **修复期** 伤后 5~8 天即开始修复,直至创面痊愈。

 考点提示

　　烧伤的定义、病因、病理特点

4. 康复期 是指烧伤创面愈合后需要一个恢复锻炼的过程。康复期长短根据具体情况而定,一般需要经过 6~18 个月。

二、康复评定

(一) 生理功能评定

1. 烧伤面积评定 常用中国九分法,小面积可用手掌法计算。

(1) 中国九分法:本法是以烧伤皮肤面积占全身体表面积的百分数来计算。见图 8-1 和表 8-1。

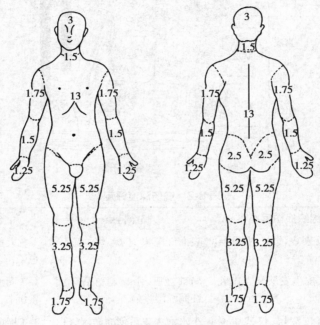

图 8-1 中国九分法示意图

表 8-1 中国九分法

部位			占成人体表面积(%)	占儿童体表面积(%)
头颈部	头部	3	9(1×9)	9+(12– 年龄)
	面部	3		
	颈部	3		
双上肢	双上臂	7	18(2×9)	18
	双前臂	6		
	双手	5		
躯干	躯干前	13	27(3×9)	27
	躯干后	13		
	会阴	1		
双下肢(含臀部)	双臀	5	46(5×9+1)	46–(12– 年龄)
	双大腿	21		
	双小腿	14		
	双足	7		

（2）手掌法：以患者并拢手指的手掌面（占体表总面积1%）为单位计算较小的烧伤面积；若为大面积烧伤，则用100减去未损伤单位数来计算。

2. 烧伤深度的评估　采用三度四分法，见图8-2和表8-2。

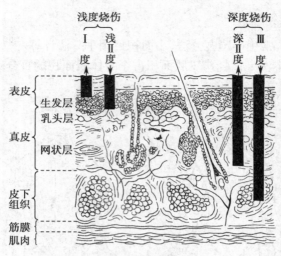

图8-2　烧伤深度分度示意图

表8-2　烧伤深度评定

深度	组织损伤层次	临床特点	创面愈合情况
Ⅰ度 （红斑型）	仅伤及表皮浅层，生发层健在	表面红斑状、干燥、烧灼感	3~7天脱屑痊愈，短期内有色素沉着
浅Ⅱ度 （水疱型）	伤及表皮生发层及真皮乳头层	局部红肿、水疱剥落后创面红润潮湿疼痛	1~2周愈合、不留瘢痕、有色素沉着
深Ⅱ度 （水疱型）	伤及真皮深层、仅残留皮肤附件	小水疱去皮后创面微湿红白相间感觉迟钝	3~4周愈合、常留下瘢痕
Ⅲ度 （焦痂型）	伤及全层皮肤，可至肌肉、骨骼	皮革样焦痂甚至炭化无痛觉血管栓塞可见骨肉	3~4周后焦痂脱落需植皮愈合留瘢痕

3. 烧伤程度评定　按烧伤面积和深度两项指标综合评估。

（1）轻度烧伤：Ⅱ度烧伤，总面积小于9%。

（2）中度烧伤：Ⅱ度烧伤，总面积为10%~29%；或Ⅲ度烧伤，总面积小于10%。

（3）重度烧伤：总面积为30%~49%，或Ⅲ度烧伤，总面积为10%~19%；或Ⅱ、Ⅲ度烧伤，总面积达不到百分比标准，但已发生休克等并发症、呼吸道烧灼或有较重的复合伤。

考点提示

烧伤的分度和烧伤面积的计算法

（4）特重烧伤：总面积在50%以上；或Ⅲ度烧伤，总面积在20%以上；或已有严重的并发症。

4. 肥厚性瘢痕的评定　目的是明确瘢痕的部位、大小、厚度、弹性、成熟程度及与周围组织（器官）的关系，作为选择整形手术的参考。可用超声测定、经皮氧分压测定、热刺激舒张指数测定等。

5. 感觉功能评定　包括疼痛、触觉、温度觉、压觉、本体觉的评定。

6. 关节活动度评定　目的在于明确关节活动障碍的程度及对日常生活活动的影响,作为选择康复治疗方法的参考和评定康复治疗效果的手段。方法可参见本套教材《康复评定》。

（二）心理功能评定

1. 焦虑　可根据躁动、恐惧等表现作出初步判断;客观评定常采用汉米尔顿焦虑自评量表。

2. 抑郁　可根据情绪低落、冷漠、失眠等表现作出初步判断;客观评定可采用汉米尔顿抑郁量表。

（三）日常生活活动能力评定

应对患者的每种活动姿势、速度、应变性、正确性等方面进行综合计分,可采用 Barthel 指数和 Katz 指数分级等方法,其中 Barthel 指数适用性更强。

（四）社会参与能力评定

以职业能力评定为主要内容。常采用美国国际残疾人中心（ICD）创的康复中工作评定和定向试验（TOWERT）的缩减版,称为"Micro-Tower"微塔法。

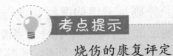

考点提示

烧伤的康复评定

三、功能障碍

（一）生理功能障碍

1. 感觉功能障碍　因皮肤损伤导致疼痛不适、触觉异常;严重烧伤者可有温度觉、压觉、本体觉丧失。

2. 运动功能障碍　较大面积和深度的烧伤可致关节活动受限、肌力下降、失用性肌肉萎缩、软组织萎缩、畸形、皮肤瘢痕、姿势异常等运动障碍。

（二）心理障碍

由于疼痛、隔离、生活不能自理、身体毁容和畸形、损伤时的惊恐场面、经济上的压力等因素促使患者情绪压抑、焦虑、自卑、烦躁、愤怒、无助、依赖、怀有敌意等。

（三）日常生活活动能力受限

较重的烧伤可严重影响肢体功能,导致日常活动受限。同时,患者所处环境、心理状态、家庭成员的态度等也是影响因素。

（四）社会参与能力受限

患者通常数月或数年不能融入社会生活环境;不能参与集体活动和劳动作业;或不能重返原工作岗位;有的终身丧失工作能力。

四、康复治疗

（一）目标

1. 促进创面愈合,改善愈合质量。

2. 消除焦虑、抑郁情绪,恢复正常的精神情绪状态,积极配合康复治疗。

3. 尽力恢复患者日常生活活动能力。

4. 抑制瘢痕的过度生长,减轻瘢痕引起的毁容和畸形。

5. 防止瘢痕挛缩,保持关节的功能位和正常活动范围,最大限度地恢复运动功能。

6. 恢复患者就业能力和消除由畸形或毁容引起的自卑心理,最终使患者重返家庭,回归社会。

（二）康复治疗分期

1. 早期或急性期 从烧伤发生起至Ⅱ度烧伤愈合或Ⅲ度损伤去痂为止。

2. 制动期 从植皮时起至移植物血管化止。

3. 后期（愈合成熟期） 自新生上皮或移植皮肤稳定覆盖创面,有瘢痕形成起,至组织愈合成熟止,需两年至数年时间。

（三）方法

1. 烧伤早期的康复 目的是预防休克、控制水肿和感染,促进创面愈合;减轻疼痛、预防肌力和肌肉耐力的减退、预防关节和皮肤活动能力的损失;康复教育以提高认识、促进自我照顾技能的发展。

（1）体位摆放:烧伤后 24~48 小时开始发生胶原合成和挛缩,因此,对于关节浅Ⅱ度及以上烧伤患者,应尽早正确体位摆放。伤后肢体趋向于屈曲位,易导致或加重挛缩,肢体位摆放的总原则是采用伸展位并配合主动活动和定时变换体位。一般参照功能位开展,可用矫形器辅助固定,每 2~4 小时适当改变体位,患者能下床后还需要持续一段时间。

1）头部:仰卧位,头居中;俯卧位,吊带悬吊前额,颅面悬空;可半小时一次交替左右头侧偏。

2）颈部:后伸位,撤掉枕头;颈前烧伤,在颈肩部置一小长枕,保持颈轻微伸展且口部闭合;颈后或两侧烧伤,保持颈中立位。

3）肩部:肩关节外展 60°~90°;腋部烧伤,肩关节外展 90°~100° 和外旋位。

4）胸腹部:放低床头,躯干伸展,脊柱下垫毛巾卷。

5）肘部:肘屈侧烧伤,肘完全伸展位,并行肘部关节活动;肘伸侧烧伤,保持屈肘 70°~90°。

6）腕和手:手背烧伤,腕掌屈,掌指关节屈曲,指间关节伸直,拇指外展;掌侧烧伤,伸直腕、掌指和指间关节;全手烧伤,轻微背伸腕部,掌指关节屈曲 80°~90°,指间关节屈曲 5°~10°。

7）脊柱:保持呈一条直线。

8）髋部:保持中立伸展位;大腿内侧烧伤,髋关节外展 15°~30°。

9）膝部:保持伸展位。

10）踝部:保持中立位。

以上体位摆放需要持续到下床以后的一段时间,必要时可用矫形器辅助固定。由于静止的体位摆放不能长期耐受,可每 2~4 小时作适当的体位改变。

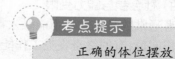

考点提示

正确的体位摆放

（2）康复辅具:适用于不能自觉维持正确功能位的患者,适时调整固定位置防止压疮。一般情况下,每日不少于 3 次解除矫形器做主动锻炼。

1）手部烧伤:以热塑夹板固定,虎口握绷带卷,指蹼填纱布。

2）下肢烧伤:注意保护胫前肌和跟腱。矫形器抬高患肢,由远及近弹性绷带包扎。

3）足踝部烧伤:穿双层贴身足垫,以海绵踝 - 足矫形器保持踝部中立位,足底蹬方盒或支撑板。

4）躯干、臀部、肢体的弹性绷带包扎;活动多者改用紧身衣或量身裁制压力衣。

（3）理疗:对烧伤创面进行清创、去痂、抗感染,配合适当的理疗。适当的理疗有助于促进创面愈合,防治感染,改善功能等。

1）紫外线照射：伤后即可采用。创面化脓及坏死多，肉芽生长不良，以中或强红斑量；分泌物少、有新鲜肉芽组织，以阈红斑量；浅而新鲜创面，以亚红斑量照射直至愈合。

2）红外线照射：尤其适合于肢端发凉患者，以产生舒适的温热感为度，每次 10~30 分钟，每日一次，15~20 次一疗程。

3）电光浴：用于大面积烧伤患者。

4）超短波：小面积烧伤常用，以并置法或对置法，微热量，每次 10~15 分钟。

5）冷疗法：多用于表浅烧伤，温度 5~10℃为宜，持续 30 分钟以上。

6）水疗：进行 35~36℃旋涡浴有利于焦痂脱落，局部烧伤可在 37.7~38.8℃水中先浸泡 5~10 分钟，再从小关节开始至大关节展开主动运动，最后由治疗师进行每个关节的被动运动，活动到最大范围，时间 30~60 分钟。

7）高压氧治疗：可以促进创面愈合、植皮的生长，减少增生性瘢痕的形成。

（4）运动疗法：目的是保持烧伤区和非烧伤区的肌力与关节活动度，控制肿胀，预防烧伤部位的挛缩和畸形，改善机体循环与组织代谢，促进创伤修复。宜少量多次进行。

1）被动关节运动：做全身所有关节全范围的被动活动练习，每个关节至少活动 10 下，每天不少于 3~4 次，睡前应做 1 次。有条件者可在水中进行。

2）主动关节活动和助力关节活动：给予必要的辅助具如助行器、矫形器等，鼓励患者早期下床和做最大范围的活动。

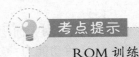

考点提示

ROM 训练

3）牵引：对瘢痕部位关节进行牵引治疗，可以有效地预防瘢痕挛缩。

（5）心理治疗：给予安抚、疏导、行为矫正等治疗，及时介绍、讲解烧伤知识可以化解患者过度的焦虑、恐慌及避免过激行为的发生。

2. 制动期的康复治疗　主要针对严重烧伤、植皮患者。

（1）目的：保护植皮区域；减轻肿胀；预防继发感染；促进伤口愈合。

（2）方法：可参见早期康复治疗。

1）体位摆放：术前小组讨论并实施，供术后立即使用。

2）制动：一般情况下制动期为 5~7 天，根据需要可延长制动时间。

3）理疗和运动疗法。

4）辅助用具：为适应性用具，如加粗手柄的汤匙、擦背器。

5）自我料理：鼓励患者完成日常生活活动及活动非制动肢体。

6）心理治疗：安慰和教育患者，鼓励并促进其主动开展训练。

3. 烧伤后期的康复

（1）目的：预防或控制瘢痕增生、促进成熟；预防或纠正挛缩、畸形；最大限度地改善日常生活活动能力；促进患者早日重返家庭和社会。

（2）方法

1）压力疗法：目的在于软化和消除瘢痕，预防或控制瘢痕增生。不同阶段的瘢痕施加不同的压力治疗，每天需持续 23~24 小时，6~18 个月为治疗周期，直至瘢痕成熟。

①弹力绷带：可促进血液回流，减轻水肿，且操作方法简单。由远及近作"8"字形缠绕肢体、躯干，可辅以夹板、加压敷料，根据边缘隆起程度判断压力大小。此法压力不均匀，易松散脱落。

②压力衣：每天 24 小时穿着。

2）理疗：采用超声波、音频、直流电离子导入等。

3）运动疗法：植皮愈合后进行，以改善血液循环、减轻水肿和炎症反应、防止关节功能障碍。

①徒手操和棍棒操：主要活动受限关节，以达到改善关节活动能力的目的。具体办法可根据需要自行设计与编排。

②器械训练：对瘢痕挛缩采用滑轮重锤牵伸和沙袋加压牵伸；对手指屈曲及握拳障碍选用握力器、捏橡皮球；对手指伸直障碍可在分指板上运动；对于肩肘关节可在滑轮装置上运动，或划船器和举重器械锻炼；固定自行车运动改善髋膝关节功能；半圆形滚动器练习改善踝关节屈伸功能。

③被动关节活动：根据病情需要，可施行关节松动术。

④瘢痕牵张和按摩：可使瘢痕的胶原纤维向顺应拉力的方向蠕变，并重新排列，还可推动局部水肿的移动，分解瘢痕与深层组织的粘连，从而使瘢痕变软变薄。a. 牵张：可以徒手进行，也可以借助于器械，但强调持续、低负荷、反复进行。b. 按摩：先在瘢痕表面均匀涂抹羊脂膏或其他含油脂较多的润肤用品，治疗师用拇指指腹在瘢痕表面及四周做环形按摩，按摩时用力沉、缓、垂直按压，保持拇指指腹与瘢痕表面紧密接触，并配合推、挤、提、捏的动作。

4）作业治疗：针对大面积深度烧伤严重影响肢体功能者。

①日常社会活动能力：鼓励患者以正常模式做日常活动练习，包括翻身、离床活动、洗漱、进食、穿脱衣、如厕、洗澡等训练。困难者可提供辅助用具。

②功能性作业训练：如增加肌力、耐力、体力训练，自我瘢痕牵张训练，提高手的灵活性、协调性和操作技能等。要求在一定时间内完成，反复练习直至掌握。

③工作能力训练：根据原有职业性质或按重新职业规划来选择训练项目，如木工、电工、键盘操作、编制衣物等。

5）心理治疗：针对患者不同的心理状态给予心理安抚与疏导，必要时寻求心理医生的帮助。

考点提示

早期和后期的创面治疗以及肥厚性瘢痕的压力治疗、挛缩的处理

五、健康教育

对患者及其家属的健康宣教包括伤口的护理技术、体位摆放原则和方法、瘢痕挛缩的影响、保持日常独立生活活动的重要性、继续活动与锻炼的必要性、瘢痕护理和防护及控制技术和原则、加压包扎的方法和注意事项等。

六、功能结局

烧伤患者的预后与烧伤面积和深度，以及创面的处理和康复治疗是否及时得当有密切关联。在我国，烧伤面积在90%以上的患者也可以获得有效救治并达到功能恢复，最终回归家庭和重返社会。

小结

　　烧伤系指热力、电能、腐蚀性化学物品及放射线等作用于人体所引起的损伤。由于致伤因子、温度高低及作用时间长短的差异,伤情多样复杂。可仅限于皮肤,也可深达肌肉和骨骼,还可合并呼吸道灼伤、继发感染等。大面积、深度烧伤在急救和有效临床治疗的同时,需配合适时全面的康复治疗以期最大限度地恢复患者生理功能、预防和减轻残障。

 目标测试

A 型题

1. 5 岁儿童从臀部至双足烧伤,按中国九分法计算应占全身体表面积的

A. 31%　　　　　B. 39%　　　　　C. 46%　　　　　D. 41%　　　　　E. 36%

2. 创面皮革样焦痂甚至炭化、无痛觉、血管栓塞可见骨肉、3~4 周后焦痂脱落、需植皮、愈合留瘢痕,按烧伤三度四分法属于烧伤

A. Ⅰ度　　　　　　　　　B. 浅Ⅱ度　　　　　　　　　C. 深Ⅱ度

D. Ⅲ度　　　　　　　　　E. 以上答案都不是

3. 以下属于重度烧伤的是

A. 烧伤总面积为 30%~49%,或Ⅲ度烧伤,总面积为 10%~19%

B. 烧伤总面积为 10%~29%;或Ⅲ度烧伤,总面积小于 10%

C. 烧伤总面积在 50% 以上;或Ⅲ度烧伤,总面积在 20% 以上

D. Ⅱ度烧伤,总面积小于 9%

E. 以上答案都不是

4. 腋部烧伤,功能位摆放为

A. 肩关节外展 40°~60° 和外旋位　　　　　B. 肩关节外展 90°~100° 和外旋位

C. 肩关节外展 90°~100° 和内旋位　　　　　D. 肩关节外展 40°~60° 和内旋位

E. 以上答案都不是

5. 足踝部烧伤,应以海绵踝 - 足矫形器保持踝部为

A. 中立位　　　　　　　　B. 背屈位　　　　　　　　C. 跖屈位

D. 内收位　　　　　　　　E. 外展位

6. 髋部烧伤的功能位应该为

A. 中立伸展位　　　　　　B. 轻度屈曲位　　　　　　C. 轻度内旋位

D. 轻度外展位　　　　　　E. 以上答案都不是

7. 大腿内侧烧伤的功能位应为

A. 髋关节外展 15°~30°　　　　　　　B. 髋关节内收 15°~30°

C. 髋关节外旋 15°~30°　　　　　　　D. 髋关节内旋 15°~30°

E. 髋关节中立伸展位

8. 手背烧伤的功能位应为

A. 腕掌屈,掌指关节屈曲,指间关节伸直,拇指外展

B. 腕掌屈,掌指关节伸直,指间关节伸直,拇指内收

    C. 腕背伸,掌指关节屈曲,指间关节伸直,拇指外展

    D. 腕背伸,掌指关节伸直,指间关节伸直,拇指内收

    E. 以上答案都不是

9. 全手烧伤的功能位应为

    A. 轻微背伸腕部,掌指关节屈曲 80°~90°,指间关节屈曲 5°~10°

    B. 轻微掌屈腕部,掌指关节伸直,指间关节屈曲 5°~10°

    C. 轻微掌屈腕部,掌指关节屈曲 80°~90°,指间关节屈曲 5°~10°

    D. 轻微背伸腕部,掌指关节伸直,指间关节屈曲 5°~10°

    E. 以上答案都不是

10. 创面化脓及坏死多,肉芽生长不良,以紫外线照射剂量应为

    A. 阈红斑量　　　　　B. 中或强红斑量　　　　　C. 亚红斑量

    D. 超强红斑量　　　　E. 弱红斑量

（马洪朝）

第九章 常见皮肤疾病康复

第一节 单纯疱疹

学习目标

1. 掌握：单纯疱疹的定义、治疗要点。
2. 熟悉：单纯疱疹的临床表现、康复评定、健康教育。
3. 了解：单纯疱疹的病因与发病机制。

案例

　　男，31岁，于半个月前后背部出现水疱，周边发红，疼痛明显，继而水疱破烂，流脓，结疤，向四周感染，最终连成片，疼痛加剧。查体：背部及生殖器可见群集性米粒大小水疱，周边皮肤发红，破损有渗出液。

　　请问：1. 该患者目前主要的功能障碍有哪些？
　　　　　2. 康复治疗的方法有哪些？
　　　　　3. 应如何让对患者进行健康教育？

一、概述

　　单纯疱疹是由单纯疱疹病毒（HSV）所致的皮肤病。多侵犯皮肤黏膜交界处，皮疹为限局性簇集性小水疱，病毒长期潜伏和反复发作为其临床特征。本病有自限性，约2周即可自愈，但可复发。

　　HSV可分为HSV-1型、HSV-2型，HSV-1主要引起生殖器以外部位的皮肤黏膜和器官的感染，HSV-2主要引起生殖器部位及新生儿的感染。人类是单纯疱疹病毒唯一的自然宿主，其传播方式主要是直接接触传染，可通过餐具或口、鼻分泌物及粪便排出病毒间接传染。主要病理改变在皮肤黏膜上皮细胞的基底层及中层，受染细胞坏死、溶解形成单房薄壁水疱。

　　本病表现形式多种，包括皮肤单纯疱疹、口腔单纯疱疹、新生儿单纯疱疹及生殖器疱疹。主要表现为群集性米粒大小水疱，好发于皮肤黏膜交界处及口腔内，如口角、唇缘、口腔、舌、咽、鼻孔周围等部位。大多单纯疱疹症状较轻。口腔单纯疱

考点提示

　　单纯疱疹的定义、病因、发病机制和临床表现

疹多很快破溃形成浅表溃疡,疼痛明显,可伴有发热、头痛、局部淋巴结肿痛。

二、康复评定

(一)生理功能评定

1. 疼痛评定　单纯疱疹引起明显疼痛,采用VAS评估量表。参照本套教材《康复评定》。

2. 感觉功能评定　疱疹局部的炎症和疼痛以及生殖器和附近皮肤的疱疹引起瘙痒、烧灼等异样感,导致局部皮肤异常感觉。参照本套教材《康复评定》。

3. 运动功能评定　参照本套教材《康复评定》。

4. 吞咽功能评定　参照本套教材《康复评定》。

(二)心理功能评定

单纯疱疹患者常伴有焦虑等心理问题。参照本套教材《康复评定》。

(三)日常生活活动能力评定

如果单纯疱疹在脸部或生殖器会影响自我照顾、日常活动、购物等。ADL评定采用巴氏指数评定表。参照本套教材《康复评定》。

(四)社会参与能力评定

主要进行生活质量评定。参照本套教材《康复评定》。

三、功能障碍

(一)生理功能障碍

1. 疼痛　急性期口腔内外疱疹疼痛影响患者进食功能。生殖器疱疹常伴有全身倦怠、发热、关节酸痛、咽痛、排尿困难及腹股沟淋巴结肿痛。

2. 感觉功能障碍　个别患者腰骶节段可有感觉障碍,严重者可有膀胱刺激症状,导致尿频、尿痛等。

3. 运动功能障碍　严重生殖器疱疹、腹股沟淋巴结肿大压痛明显者,可引起下肢运动活动能力受限。

4. 性功能障碍　生殖器部位的皮疹可导致患者勃起障碍及性交不适等。

(二)心理功能障碍

生殖器疱疹患者大多数有不洁性交史,生殖器部位反复发生疼痛性小水疱。影响夫妻感情,易产生抑郁、焦虑等心理障碍。

(三)日常生活活动能力受限

严重生殖器疱疹,腹股沟淋巴结肿大压痛,可能会影响患者部分日常生活活动功能。

(四)社会参与能力受限

颜面部疱疹影响患者容貌,有张口困难者会影响正常交流,限制患者的就业和社会交往活动。生殖器疱疹患者由性病引发家庭矛盾、社会歧视等。

四、康复治疗

(一)目标与原则

康复治疗目标是在抗病毒治疗的基础上进行,防止继发感染,缩短病程,减少复发,抑制病毒扩散,最大限度地促进患者回归社会。原则为促进局部疱疹的吸收、干燥,防止继发感染和并发症。

（二）方法

1. **物理治疗** 有消炎止痛,促进吸收、干燥,增强全身抵抗力,预防和治疗继发感染的作用。

（1）紫外线疗法:用紫外线局部照射治疗,有很好的消炎作用。每日 1 次,5~10 次一个疗程。

（2）红外线疗法:在暴露的治疗部位直接照射有消炎作用。距离 30cm,用温热剂量,每区 15~20 分钟,每日 1 次,5~10 次一个疗程。眼部禁用。

（3）激光疗法:采用激光治疗仪,直接照射皮损区有消炎止痛作用。每区 5~10 分钟,每天治疗 1 次,5~7 天为一个疗程。眼部禁止直接照射,头面部照射时,要用眼罩保护眼睛。

（4）磁疗法:磁疗灯直接照射暴露的治疗部位有消炎作用。距离 30cm,用温热剂量,每区 15~20 分钟,每日治疗 1 次,5~10 次一个疗程。眼部禁用。

（5）运动疗法:生命体征和病情平稳后,及时进行运动疗法如慢跑、走跑交替、太极拳、交谊舞等,具有提高机体免疫的作用。软组织感染有皮肤破溃的不能下池游泳,以免加重软组织的感染或污染游泳池。

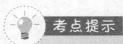

考点提示

单纯疱疹的物理治疗

2. **作业治疗** 目的是提高日常生活活动能力及社会适应能力。主要包括文体娱乐训练,循序渐进的医疗体操、太极拳等,以增强机体活动能力。

3. **心理治疗** 主要针对生殖器疱疹患者进行心理调节,包括正确认识疾病,树立战胜疾病的信心以及处理好与配偶关系,使患者保持心情愉快,生活起居有规律。

4. **药物治疗** 目前以核苷类抗疱疹病毒药疗效突出,原发病例可用阿昔洛韦、泛昔洛韦,耐药时可选用西多福韦、更昔洛韦等二线药物治疗。局部治疗以促进吸收、干燥、防治继发感染为主,可选用 0.5% 硫磺炉甘石洗剂,1% 喷昔洛韦软膏等。

5. **中医传统康复疗法** 如玉屏风散对增强复发性生殖器疱疹患者的免疫力具有一定疗效;中药超声雾化治疗对疱疹性结膜炎患者疗效较好;艾灸疗法、耳穴贴压疗法也有效。

五、健康教育

1. **预防性教育** 告知性病患者传播途径主要是性接触,并可通过母婴传播危害后代。预防性病要洁身自好,改变不良的性行为。对于生殖器疱疹患者,要向患者讲解如何自我护理、家庭隔离消毒方法、夫妻要同时积极主动接受治疗,避免性病的进一步传播。

2. **治疗性教育** 应采取保密措施,营造宽松的医疗环境,鼓励和促进患者积极就诊,就能达到早发现、早诊断和早治疗的目的。

3. **心理教育** 开展咨询服务,发放健康教育处方,讲解性病的预防和治疗,可减轻患者心理压力,消除恐惧心理,树立治愈疾病的信心。

4. **道德教育** 治疗性病不仅是为了个人健康,也是为了家庭及社会成员的健康。医务人员在性病防治中,应教育患者增强社会责任感和社会健康道德意识,使性病患者及时主动接受治疗,以避免性病的进一步传播。

六、功能结局

1. **生理功能方面** 一般轻型单纯疱疹有自限性,但易复发。女性生殖器疱疹可与宫颈癌的发生关系密切。

2. 心理功能方面　大多数生殖器疱疹患者终身有不同程度的焦虑、抑郁等心理障碍，特别是反复发作的生殖器疱疹患者更明显。

3. 社会参与能力方面　反复发作的生殖器疱疹患者，社会活动能力有部分参与受限。

 小结

　　单纯疱疹是由单纯疱疹病毒（HSV）所致的皮肤病，以簇集性小水疱、病毒长期潜伏和反复发作为其临床特征，包括皮肤单纯疱疹、口腔单纯疱疹、新生儿单纯疱疹及生殖器疱疹。治疗原则是促进局部疱疹的吸收、干燥，防止继发感染和并发症。康复目标是在抗病毒治疗的基础上进行，防止继发感染，缩短病程，减少复发，抑制病毒扩散，最大限度地促进患者回归社会。康复方法以临床对症治疗为基础，配合物理治疗，促进其康复。

 目标测试

A 型题

1. 单纯疱疹是
   - A. 传染性皮肤病
   - B. 病毒感染性皮肤病
   - C. 溃疡性皮肤病
   - D. 结核性皮肤病
   - E. 细菌性皮肤病

2. 单纯疱疹好发于
   - A. 四肢
   - B. 躯干
   - C. 黏膜
   - D. 口周
   - E. 皮肤黏膜交界处

3. 以簇集性排列为特征的水疱性皮肤病是
   - A. Kaposi 水痘样疹
   - B. 手足口病
   - C. 水痘
   - D. 白痱
   - E. 单纯疱疹

4. 单纯疱疹患者常见的生理功能障碍**不包括**
   - A. 疼痛
   - B. 感觉功能障碍
   - C. 日常生活能力下降
   - D. 运动功能障碍
   - E. 性功能障碍

5. 关于单纯疱疹，以下说法**错误**的是
   - A. 常需要矫形器及自助具
   - B. 本病属于自限性疾病
   - C. 生殖器疱疹的患者常有全身倦怠、发热、排尿困难等表现
   - D. 主要通过直接接触传播
   - E. 单纯疱疹继发细菌感染时禁用红外线疗法

（覃　莹）

第二节 带状疱疹

 学习目标

1. 掌握：带状疱疹的定义、临床表现、物理治疗方法。
2. 熟悉：带状疱疹的康复评定、健康教育。
3. 了解：带状疱疹的病因与发病机制。

 案例

　　男,47岁,无诱因出现右胸壁皮肤疼痛灼热感,继而可见疱疹累累如串珠,呈带状横形排列,灼痛难忍,两夜未寐,精神困倦。查体:右4、5肋间区皮肤3cm×7cm范围有大小不等密集成串水疱,黄色透明。
　　请问: 1. 常用的康复治疗方法有哪些?
　　　　　2. 如何对患者进行健康教育?

一、概述

　　带状疱疹是由水痘-带状疱疹病毒引起的急性感染性皮肤病。皮疹一般有沿神经走向单侧分布,伴明显神经痛的特点,有集簇性的疱疹组成,并伴有疼痛。本病好发于成人,春秋季节多见。

　　病毒经呼吸道黏膜进入血液形成病毒血症,发生水痘或呈隐性感染,以后病毒可长期潜伏在脊髓后根神经节或者脑神经感觉神经节内。当机体受到某种刺激(如创伤、疲劳、恶性肿瘤或病后虚弱等)导致机体抵抗力下降时,潜伏病毒被激活,沿感觉神经轴索下行到达该神经所支配区域的皮肤内复制产生水疱,同时受累神经发生炎症、坏死,产生神经痛。本病愈后可获得较持久的免疫,故一般不会再发。

　　本病好发于肋间神经及三叉神经支配的皮肤区域。患者常先出现轻度全身症状,如低热、全身不适、食欲不振等,1~4日后局部皮肤发红,随之出现簇集成群的绿豆大小丘疹,1~2天后迅速演变成为水疱,水疱沿神经近端发展排列呈带状,数天后,疱壁松弛、疱液混浊,再逐渐吸收、干涸。皮疹单侧分布呈带状为该病的特点,患者多自觉疼痛,剧烈难忍,常持续至皮疹完全消退后。本病有时表现不典型,包括①顿挫型:只有神经痛,无皮疹发生。②眼部带状疱疹:上眼睑、额部、头顶出现水疱群。③耳带状疱疹:面瘫、耳痛、外耳道疱疹三联征。

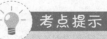 **考点提示**

　　带状疱疹的定义、病因、发病机制和临床表现

二、康复评定

(一)生理功能评定

1. 疼痛评定　采用视觉模拟评分法(VAS)或简式MPQ疼痛问卷量表(SF-MPQ)进行

疼痛评定,每周 1 次。参照本套教材《康复评定》。

2. 感觉功能评定 带状疱疹在皮疹出现前是感觉过敏,有皮损时出现感觉异常(蚁行感、痒、紧束感、麻木感)。参照本套教材《康复评定》。

3. 运动功能评定 采用徒手肌力测定法(MMT)和关节活动度评定法(ROM)对相关受累肢体进行运动功能评定。参照本套教材《康复评定》。

(二)心理功能评定

患者常伴有焦虑等心理问题。参照本套教材《康复评定》。

(三)日常生活活动能力评定

用 ADL 评定量表对包括运动、自理、交流、家务活动和娱乐活动五个方面进行评定。参照本套教材《康复评定》。

(四)社会参与能力评定

主要进行生活质量评定、劳动力评定和职业评定。可采用健康调查简表(DF-36 量表)进行生活质量及就业能力的评定。参照本套教材《康复评定》。

三、功能障碍

(一)生理功能障碍

1. 疼痛 疼痛可发生在皮疹出现前,患者多自觉疼痛,剧烈难忍,常持续至皮疹完全消退后。

2. 感觉功能障碍 带状疱疹有皮损时出现感觉异常(蚁行感、痒、紧束感、麻木感、烧灼感)或不定时抽动及其他不适的感觉。

3. 运动功能障碍 侵犯膝神经节后根时,引起面神经、听神经受累,出现面瘫。特别是肢体带状疱疹患者,可以影响肢体运动功能。

(二)心理功能障碍

带状疱疹患者容易产生焦虑、忧郁、沮丧甚者绝望等心理改变。

(三)日常生活活动能力受限

疱疹发于颜面部者由于影响容貌和视力,患者不愿外出等,对患者日常生活能力均会产生影响。

(四)社会参与能力受限

个别神经痛患者持续时间较长,会导致社会参与能力受限,影响患者的生活质量。

四、康复治疗

(一)目标与原则

康复治疗目标是早期以消炎、镇痛、提高免疫力原则为主,缓解患者焦虑情绪,控制好遗留的顽固性疼痛,提高生活质量。原则为早期介入,综合治疗,提高免疫力,根据疱疹部位和患者身体状况制订个体化治疗原则。

(二)方法

1. 物理因子治疗 有消炎镇痛、促进水肿吸收及皮肤干燥、增强机体免疫力、防治继发感染的作用。

(1)超短波疗法:采用无热量或微热量,电极并置或对置于皮损处或皮损对应的神经节区,每次 10~15 分钟,每日 1 次,10~15 次为一疗程。

（2）微波疗法：直接照射法，辐射器中心对准带状疱疹区。为减少对四周空间的辐射，辐射器距离病灶一般不超过 5~10cm。治疗剂量取无热量或微热量，功率 20~50W 之间，每次 10~15 分钟，每日 1 次，10~15 次为一疗程。

（3）中频电疗法：电极并置或对置于疼痛患处，选择止痛方。每次 20 分钟，每日 1 次或 2 次，7~10 次为一疗程。注意：电极不能置放于心前区及附近。

（4）超声波疗法：在病灶周围可用接触移动法，在易破溃或已破溃处用固定法，或在患侧相应的神经根或神经干上进行超声波治疗，亦可止痛。一般选用 0.5W/cm^2 或 1~1.5W/cm^2 的剂量，每次治疗 10~15 分钟，每日治疗 1 次，5~10 次为一疗程。

（5）紫外线疗法：照射病灶局部及相应神经根区，病灶区用Ⅱ级红斑量，神经根区用Ⅰ、Ⅱ级红斑量，每日或隔日 1 次，5 次为一疗程。注意：面部慎用，应用时必须佩戴护眼镜。

（6）激光疗法：氦-氖激光治疗功率为 5mW/cm^2，直接照射皮损区，每区 5~10 分钟，3~5 次为一疗程。半导体激光治疗：每一部位 3~5 分钟，8~10 次一疗程。注意：黑色素及黑头发部位禁止照射，避免造成灼伤。

（7）磁热疗法：病灶局部以患者感到温热为宜，每次 20 分钟，每天治疗 1~2 次，5~7 次为一疗程，主要是起收敛和止痛作用。

> 💡 **考点提示**
> 带状疱疹的物理治疗

2. 作业治疗　在疾病的急性期过后，开始进行作业训练，主要是进行维持日常生活活动能力的训练，包括进食、梳洗、穿衣、修饰等，还可以使用自助具进行辅助训练。

3. 心理治疗　通过安慰患者，讲解本病的相关知识，使患者能够正确地认识疾病，消除思想顾虑，增强其战胜疾病的信心，使其积极配合治疗，消除心理障碍。

4. 药物治疗　抗病毒药物、营养神经药物、消炎镇痛药等效果很好。

5. 中医传统康复治疗

（1）中药治疗：依据辨证论治的原则参考用药。如急性期多属肝胆湿热，胃火炽盛，用银翘三黄汤、仙方活命饮、大柴胡汤或成药六神丸、七厘散；后遗症期为气滞血瘀多见，用血府逐瘀汤、补阳还五汤等。

（2）体针：取穴合谷、曲池、足三里、三阴交，头部配风池，胸胁背部配太冲，腰背部配委中。

（3）针刺拔罐：可在疱疹上或色素沉着区常规消毒后进行点刺或叩刺，配合磁热。

五、健康教育

在治疗的同时让患者了解有关疾病的知识，积极参与配合治疗尤为重要。

六、功能结局

1. 生理功能方面　少数患者遗留重度面瘫或者重度耳聋，个别带状疱疹后遗神经痛伴随患者终身。

2. 心理功能方面　患有重度后遗神经痛或面瘫患者，终身有不同程度的焦虑、恐惧、悲观等心理障碍。

3. 社会参与能力方面　少数重度后遗神经痛和面瘫患者出现自卑心理和疼痛，使患者社会交往能力和社会参与能力受限，导致生活质量下降。

小结

　　带状疱疹是由水痘-带状疱疹病毒引起的急性感染性皮肤病,愈后可获得较持久的免疫,一般不会再发。治疗上早期以消炎、镇痛、提高免疫力为主,同时缓解患者焦虑情绪,控制好遗留的顽固性疼痛,以提高患者的生活质量。康复治疗原则为早期介入,综合治疗,提高免疫力,根据疱疹部位和患者身体状况制订个体化治疗原则。患者的康复治疗方法是在抗病毒为主的综合治疗基础上,积极进行综合康复治疗。

 目标测试

A 型题

1. 带状疱疹主要侵犯什么部位

   A. 黏膜　　　　　　　　　　　　　　B. 皮肤

   C. 皮肤黏膜交界处　　　　　　　　　D. 脊神经前根

   E. 神经节

2. 带状疱疹的病原体是

   A. 螺旋体　　　　　　B. 衣原体　　　　　　C. 细菌

   D. 病毒　　　　　　　E. 真菌

3. 右胸发生多片淡红斑,上有集簇性水疱伴神经痛,应考虑

   A. 疱疹样皮炎　　　　　　　　　　　B. 带状疱疹

   C. 单纯疱疹　　　　　　　　　　　　D. 寻常型天疱疮

   E. 脓疱疮

4. 带状疱疹由水痘-带状疱疹病毒引起,在何种情况下可激发

   A. 蚊虫叮咬　　　　　　B. 恶性肿瘤　　　　　　C. 接触生漆

   D. 患有痤疮　　　　　　E. 患有湿疹

5. 患者,男,75 岁,因感冒后左前额左眼周起群集水疱伴疼痛 5 天。最可能的诊断是

   A. 脓疱疮　　　　　　　B. 带状疱疹　　　　　　C. 单纯疱疹

   D. 天疱疮　　　　　　　E. 药疹

6. 下列关于带状疱疹临床表现的叙述**不正确**的是

   A. 典型症状发生之前常有轻度全身症状

   B. 在出现水疱之前数天可先有局部皮肤疼痛不适

   C. 皮疹沿神经走向呈带状排列

   D. 神经痛是本病的特征之一,皮疹开始消退时神经痛即消失

   E. 多见于肋间神经、颈神经、三叉神经和腰骶神经支配区域

7. 带状疱疹康复治疗的基本作用包括

   A. 消炎镇痛　　　　　　　　　　　　B. 缓解患者焦虑情绪

   C. 提高免疫力　　　　　　　　　　　D. 减轻肌肉萎缩的程度

   E. 以上全部都是

(覃　莹)

第三节 银 屑 病

 学习目标

1. 掌握：银屑病的定义、临床表现、康复治疗方法。
2. 熟悉：银屑病的康复评定、健康教育。
3. 了解：银屑病的病因与发病机制。

 案例

女，32岁。头皮、四肢、腰腹部为主出现多数鳞屑性红斑3年，加重1月。查体：四肢伸侧、腰腹部为主多数甲盖至鸡蛋大小红斑，上覆白色鳞屑，刮去表面鳞屑后，可见淡红色、折光性的半透明薄膜，再刮去该半透明薄膜，出现小出血点，呈露珠状。

请问：1. 康复治疗方案有哪些？
2. 如何对患者进行健康教育？

一、概述

银屑病俗称牛皮癣，是一种常见的慢性复发性炎症性皮肤病。该病发病以青壮年为主，对患者的身体健康和精神状况影响较大。临床一般分为寻常型、脓疱型、关节病型与红皮型四种类型。

本病目前认为免疫介导是其主要发病机制，是遗传因素与环境因素等多种因素相互作用所致的多基因遗传病。基本病理生理过程为表皮基底层角质形成、细胞增殖加速。

本病典型皮损为鳞屑性红斑，全身均可发病，以头皮，四肢伸侧较为常见，特别是肘部、膝部和骶尾部，常呈对称性。表面覆盖有干燥的银白色鳞屑，轻轻刮除鳞屑，可见小片出血点，为该病的特征。由于冬春季节气候寒冷、干燥，表皮血管收缩，皮肤血供差，临床上多数患者皮疹表现为冬春季加重，而夏秋季节自然减轻。

 考点提示

银屑病的定义、病因、发病机制和临床表现

二、康复评定

（一）生理功能评定

1. 疼痛评定　采用VAS疼痛问卷量表。参照本套教材《康复评定》。

2. 皮损严重程度评定　严重程度为皮疹红斑（E）、鳞屑（S）和斑块肥厚程度（T）评分相加：E、S、T判定标准如下：

1）红斑（E）：0：无（无红斑可见），1：轻度（呈淡红色），2：中等度（红色），3：重度（深红色），4：极重度（红色极深）。

2）鳞屑（S）：0：无（表面无可见鳞屑），1：轻度（部分皮损表面上覆有鳞屑，以细微的鳞屑为主），2：中等度（大多数皮损表面完全或不完全覆有鳞屑，鳞屑呈片状），3：重度（几乎全部皮损表面覆有鳞屑,鳞屑较厚成层),4:极重度(全部皮损表面均覆有鳞屑,鳞屑很厚成层)。

3)斑块肥厚程度(T):0:无(皮损与正常皮肤平齐),1:轻度(皮损轻微高出于正常皮肤表面),2:中等度(中等度隆起,斑块的边缘为圆或斜坡形),3:重度(皮损肥厚,隆起明显),4:极重度(皮损高度增厚,隆起极为明显)。

3. 运动功能评定　采用 MMT 和 ROM 方法。参照本套教材《康复评定》。

(二)心理功能评定

经久不愈的银屑病患者都有不同程度的心理障碍。参照本套教材《康复评定》。

(三)日常生活活动能力评定

伴有关节炎的患者,常影响自我照顾,日常活动、家庭劳动等能力受限。参照本套教材《康复评定》。

(四)社会参与能力评定

主要进行生活质量评定、劳动力评定和职业评定。参照本套教材《康复评定》。

三、功能障碍

(一)生理功能障碍

1. 疼痛　伴有关节炎的患者可出现关节疼痛。

2. 感觉功能障碍　患者一般局部皮肤增厚,瘙痒明显,反复发作导致皮肤感觉异常。

3. 运动功能障碍　关节型银屑病可导致周围关节炎或中轴关节炎,导致患者活动功能受限。

4. 结构异常　部分银屑病患者可出现指甲畸形,如顶针样改变、甲板增厚或匙状指。

(二)心理功能障碍

由于银屑病有顽固性、易复发的特点,患者易产生悲观、焦虑、抑郁等心理障碍。

(三)日常生活活动能力受限

银屑病反复发作、伴有关节炎的患者,可影响患者进食、穿衣、个人卫生及购物等日常生活能力。

(四)社会参与能力受限

长期的疾病折磨会使患者因担心被疏远歧视和被拒绝,一定程度上可能会影响患者的劳动、就业和社会交往等参与能力。

四、康复治疗

(一)目标与原则

康复治疗目标是积极控制皮损,减少复发。解除精神负担,减轻患者病痛,提高其生活质量。原则为根据疹子的部位和分期,制订个性化的综合治疗方法,局限性银屑病以外用药物治疗为主,皮损广泛严重时给予综合治疗。

(二)方法

1. 物理治疗　具有调整神经系统功能和镇静及止痒的作用。

(1)紫外线疗法:主要是消炎止痒,通常用于中、重度银屑病和局部顽固性皮疹的治疗,初始剂量为最小红斑量(MED),之后根据患者对光照之后的皮肤反应情况,决定是否在前一次照射量的基础上增加 20%~30%,每周照射 3 次,15 次为 1 个光疗疗程。

（2）激光疗法：目前应用的单频准分子激光主要有：氩氟（ArF）、氪氟（KrF）、氙氯（XeCl）和氙氟（XeF）等，皮肤科常用的为 XeCl 准分子激光。XeCl 准分子激光能很快消除皮损，是很好的治疗策略。

（3）水浴疗法：可酌情使用水浴、矿泉浴、药浴等。

（4）生物反馈疗法：将生物反馈治疗仪两个肌电接受仪及一个接地电极分别放置并固定于前臂肌，每天治疗一次，每次治疗 30 分钟，3 个月为一疗程。

2. 作业治疗　有关节功能障碍的患者，建议进行作业治疗，以改善受累关节活动度，增进肌力、耐力。

3. 辅具应用　伴有关节功能障碍的患者可使用康复辅助，如支具和矫形器，以保护关节的功能。

4. 心理治疗　首先应向患者解释病情，解除精神负担。在药物治疗的同时结合心理疏导和放松疗法可增进治疗效果。

5. 药物治疗

（1）外用药物治疗：糖皮质激素治疗主要用于顽固性皮损。维生素 D_3 衍生物、角质促成素也有一定疗效。

（2）内服药物治疗：免疫抑制剂，如甲氨蝶呤、环孢素等均有一定疗效。

6. 中医传统康复治疗

（1）普通针灸：可选取百会、天冲、四神聪、风池。上肢选曲池、外关、合谷。下肢选血海、足三里、阳陵泉、三阴交、太冲。前身选膻中、中脘、关元。背部选大椎、膀胱经背部腧穴。每日 1 次，15 次为一疗程。

（2）梅花针疗法：选取肺俞、心俞、肝俞、脾俞、肾俞，配穴为大椎、委中，在所选穴位用梅花针轻叩，再用酒精棉球闪火拔罐，或留罐 10 分钟，隔日 1 次，10 次为一疗程，连续 2 个疗程后休息 1 周。

（3）穴位注射和穴位埋线疗法：由针灸科医师执行。

五、健康教育

1. 生活指导　患者必须充分认识到科学合理的生活方式，饮食合理，营养全面，合理饮食，不偏食，不暴饮暴食等，少吃高脂肪、高胆固醇的食品，不吸烟，不酗酒。作息有规律，不过度劳累，避免受伤，注意保暖，防止潮湿及过于干燥。

2. 科学用药　不食用自己曾过敏的食物或药物，有其他的基础病时尽量不服用普萘洛尔、碳酸锂、四环素、氯喹等有可能加重或引起复发的药物。

3. 适量运动　主要参加有氧训练，如慢跑、快步走、交际舞等，以增强体质。多洗澡，培养多方面的兴趣，转移自己对疾病的注意力。

4. 注意事项　注意预防感冒，注意口腔卫生，预防咽炎、扁桃体炎等口腔炎症，避免、减少炎症诱发或加重银屑病的可能。

六、功能结局

关节病型银屑病任何关节均可受累，使关节活动受限，严重时出现关节畸形。因为治疗效果不令人满意，所以大多数患者都有不同程度的心理障碍。

小结

　　银屑病是以红斑、鳞屑为特征的慢性炎症性皮肤病。该病发病以青壮年为主,对患者的身体健康和精神状况影响较大。治疗以积极控制皮损,减少复发,解除精神负担,减轻患者病痛,提高其生活质量为目标,原则上根据疹子的部位和分期,制订个性化的综合治疗方法,局限性银屑病以外以药物治疗为主,皮损广泛严重时给予综合治疗。康复方法主要包括物理治疗、作业疗法、生物反馈疗法、心理治疗及健康教育等。

 目标测试

A 型题

1. 银屑病是
   A. 真菌性皮肤病　　　　　　B. 原因未明皮肤病　　　　　C. 细菌性皮肤病
   D. 性病　　　　　　　　　　E. 病毒性皮肤病

2. 银屑病在临床上可分为
   A. 急性、亚急性和慢性三型
   B. 寻常型、增殖型、落叶型、红斑型
   C. 重型和轻型
   D. 寻常型、脓疱型、关节病型、红皮病型
   E. 寻常型、疱疹型、关节病型、红皮病型

3. 40 岁,男性。四肢伸侧、头皮发生红丘疹及斑块,厚白鳞屑,抓后点状出血。伴右肘关节肿痛,关节呈梭形,活动受限。过去无关节炎及心脏病史。诊断为
   A. 类风湿关节炎　　　　　　B. 银屑病性关节炎　　　　　C. 风湿性关节炎
   D. 痛风　　　　　　　　　　E. 系统性硬皮病

4. 银屑病除全身及局部药物治疗外还可选用的物理疗法,**不包括**
   A. 浴疗(硫磺浴、矿泉浴等)
   B. 紫外线照射(单照或涂药后照射)
   C. 光化学疗法
   D. 生物反馈疗法
   E. 冷冻疗法

(覃　莹)

第四节　玫瑰糠疹

 学习目标

1. 掌握:玫瑰糠疹的定义、临床表现、物理治疗方法。
2. 熟悉:玫瑰糠疹的康复评定、健康教育。
3. 了解:玫瑰糠疹的病因与发病机制。

案例

某女,26 岁。一月前右上胸部出现一个 3cm×2cm 的椭圆形淡红色斑,未经治疗 2 周后自行消退,但同时躯干和四肢近端陆续出现数十个钱币大小类似皮疹,境界清楚,边缘部有明显细糠状鳞屑。

请问: 1. 该患者目前主要的功能障碍有哪些?

2. 对该患者的物理治疗方法有哪些?

一、概述

玫瑰糠疹是一种具有特征皮损的炎症性自限性皮肤病。好发于躯干和四肢近端,以大小不等,数目不定玫瑰色斑片为特征,其上有糠状鳞屑,一般持续 6~8 周而自愈。

本病多数认为与病毒感染有关,细胞免疫可能参与本病的发生。组织学特征有轻度棘层肥厚,灶性角化不全及红细胞外渗入表皮。玫瑰糠疹好发于春秋两季,中青年人发病较多,女性稍多于男性。

本病发病最初是在躯干部出现一个圆形淡红色斑,被称为母斑。母斑不断扩大,甚至可达鸡蛋大小。之后在躯干部陆续出现比较小的红斑,多时可蔓延到颈部及四肢近端,一般不发生在颜面部。皮疹分批出现,所以在患者身上可以同时看到玫瑰色、黄红色、黄褐色、淡褐色等不同颜色的皮疹。这些皮疹大多数为椭圆形,其长轴与皮肤纹理相一致。一般患者都无全身症状。

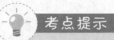 **考点提示**

玫瑰糠疹的定义、病因、发病机制和临床表现

二、康复评定

(一) 生理功能评定

1. 感觉功能评定 主要为瘙痒程度及浅感觉功能评定。参照本套教材《康复评定》。

2. 睡眠质量评定 通常通过睡眠障碍评定量表(SDRS)进行评定。参照本套教材《康复评定》。

(二) 心理功能评定

由于病程长,发生于体表,有碍美观,并且有瘙痒和全身不适等症状,导致情绪低落、压抑等。参照本套教材《康复评定》。

(三) 日常生活活动能力评定

ADL 侧重于自我照顾、日常活动等。参照本套教材《康复评定》。

(四) 社会参与能力评定

一般不影响劳动力和职业工作,主要侧重于社会参与能力评定等。参照本套教材《康复评定》。

三、功能障碍

1. 生理功能障碍 部分患者自觉发痒,痒感轻重不等。

2. 心理功能障碍 发生于身体暴露部位的皮损可使患者产生不同程度的焦虑等心理障碍。另外,患者因不同程度的瘙痒、焦虑等影响睡眠,包括入睡困难、易醒多梦等。

3. 日常生活活动能力受限 患者因该病的病程较长,有时候会影响患者的个人卫生、进食、家务、购物等日常生活活动。

4. 社会参与能力受限 长期的瘙痒、低热、头疼及身体暴露部位皮损等有关症状,一定程度上影响患者的工作及社交活动能力等。

四、康复治疗

(一)目标与原则

康复治疗目标是减轻症状,缩短病程,提高其生活质量,促进患者回归社会。原则为早期介入、综合治疗、提高免疫力、达到止痒、促进皮疹消退的目的。

(二)方法

在口服抗组胺药物、抗病毒药等药物治疗的基础上,积极进行物理治疗、心理治疗及健康教育等。

1. 物理因子治疗 激光疗法有消炎收敛作用。包括氦 - 氖激光治疗、半导体激光穴位治疗、CO_2 激光扩束照射治疗等。氦 - 氖激光治疗局部照射,功率 20mW,每处照射 10 分钟,每日 1 次,10 天为一疗程。半导体穴位治疗时分别垂直照射曲池、血海、合谷、足三里,每个穴照射 3 分钟,照射时调节输出功率为 350~400mW,患者一般无任何感觉,少数患者可出现治疗部位温热感,隔日照射 1 次,疗程 2 周。CO_2 激光扩束照射治疗移动照射皮损区,每次照射 1 分钟,每日 1 次,7 天为一个疗程。紫外线疗法也有效。

考点提示
玫瑰糠疹的物理治疗

2. 作业治疗 提高日常生活活动的自理能力及社会适应能力,强化患者的自信心并辅以心理治疗。运动疗法可以安排集体性放松功或体操,增强体质,在娱乐中治疗。

3. 心理治疗 针对负面心理,医护人员应向患者讲明本病有自限性,预后好,一般不复发,以消除患者的焦虑情绪。与患者交流、沟通,让其了解疾病的演变过程,并予以开导、劝慰、分散转移及心理暗示疗法。给予患者正确的精神鼓励,以良好的心态接受治疗,促进康复至最佳状态。

4. 药物治疗 硫磺炉甘石洗剂或糖皮质激素。必要时口服抗组胺、抗病毒、复方甘草酸苷胶囊、雷公藤、免疫调节剂等药物,对炎症的消退有良好的作用。

5. 中医传统康复疗法

(1)针灸疗法:取合谷、曲池、足三里、血海、风市,每次取 2~3 穴,每日 1 次,10 次为一个疗程。

(2)刺络拔罐:取膈俞(双)、委中(双)、尺泽(双)、大椎穴,每次选 3~4 穴,常规消毒后,右手持针快速点刺腧穴 2~3 下,少量出血为度,然后选择大小合适的火罐,拔在各穴位上,每次 3~5 分钟,每处出血 1ml 左右,隔日 1 次,6 天为一个疗程。

(3)熏蒸疗法:作用于病变部位,每次 15~20 分钟,隔日 1 次,2 周为 1 个疗程。注意温度在 42℃以下。

五、健康教育

1. 认识疾病 患病期间告知患者该病的发生发展过程及其自限性。病程中可能会出现发热、头疼等症状,需排除其他疾病,予积极物理降温等对症治疗。

2. 注意事项　避免饮酒及食用辛辣刺激食物,局部避免搔抓、热水洗烫及使用洗涤用品。维持患者皮肤黏膜的清洁及皮疹局部的干燥。

3. 心理调整　在治疗期间患者需保持心情舒畅,调整精神状态,积极配合治疗。适量运动可促进康复。

六、功能结局

如果患者搔抓使皮疹有了破溃,可能留下瘢痕。

 小结

　　玫瑰糠疹是常见的炎症性皮肤病,好发于躯干和四肢近端大小不等,以典型红色圈状游离缘向内的糠状鳞屑性斑片皮疹、皮疹长轴与皮纹平行为特征。本病康复以减轻症状,缩短病程,提高其生活质量,促进患者回归社会为目标,原则为早期介入、综合治疗、提高免疫力,达到止痒、促进皮疹消退的目的,康复方法包括口服抗组胺药物、抗病毒药等药物治疗,积极进行物理治疗、心理治疗及健康教育等。

 目标测试

A 型题

1. 下列关于玫瑰糠疹的描述正确的是

　　A. 玫瑰糠疹是一种常见的化学性损伤皮肤病

　　B. 病程有自限性,甚少复发

　　C. 多见于婴幼儿

　　D. 皮疹好发于四肢远端

　　E. 有明显瘙痒

2. 玫瑰糠疹发病多见于

　　A. 夏季　　　　　　　　B. 春秋季　　　　　　　　C. 冬季

　　D. 全年　　　　　　　　E. 与季节无关

3. 下列哪些症状与玫瑰糠疹**无关**

　　A. 母斑(先驱斑)　　　　　　　　　B. 小片圆形椭圆形淡红色鳞屑斑

　　C. 皮疹主要分布于躯干及四肢近端　　D. 尼氏征阳性

　　E. 椭圆形皮疹,长径多与皮纹走向一致

4. 玫瑰糠疹的临床特点**不包括**

　　A. 圆形或椭圆形上覆糠样鳞屑的红斑、痒

　　B. 分布主要在躯干、四肢近心端

　　C. 有的可先出现母斑

　　D. 真菌检查多为阳性

　　E. 春秋季多见,病程有自限性

5. 玫瑰糠疹采用的物理治疗方法有

　　A. 脉冲磁疗　　　　　　B. 激光疗法　　　　　　C. 紫外线治疗

　　D. 蜡疗　　　　　　　　E. B+C

6. 玫瑰糠疹的康复治疗方法有

    A. 口服抗组胺药物　　　　B. 口服抗病毒药　　　　C. 物理治疗

    D. 心理治疗　　　　E. 以上都是

（覃　莹）

第十章 常见五官科疾病康复

第一节 常见眼科疾病

 学习目标

1. 掌握：常见眼科疾病的定义、物理治疗。
2. 熟悉：常见眼科疾病的临床表现、康复目的。
3. 了解：常见眼科疾病的病因与病理。

 案例

男，5岁，突发右眼视力急剧下降，伴眼眶痛。查体：瞳孔散大，直接对光反射迟钝，视野检查表现为典型的中心暗点，眼底检查视乳头充血，轻度水肿，生理凹陷消失，周围视网膜水肿、出血及渗出物。

请问：1. 如何进行康复评定？目前主要的康复问题有哪些？
　　　2. 制定一套行之有效的康复治疗方案。

一、概述

眼科是研究发生在视觉系统，包括眼球及与其相关联的组织有关疾病的学科。常见的眼科疾病有视网膜病变、干眼症、夜盲症、失明、弱视、散光、沙眼、白内障、结膜炎、色盲、虹膜异色症、近视、远视、青光眼等。本节主要介绍睑缘炎、睑腺炎、睑板腺囊肿、泪囊炎、视神经炎。

（一）定义、病因与病理

1. 睑缘炎　是睑缘表面、睫毛毛囊及其腺组织的亚急性或慢性炎症。可分为鳞屑性睑缘炎、溃疡性睑缘炎和眦部睑缘炎三种。鳞屑性睑缘炎是由于睑缘的皮脂溢出所造成的慢性炎症。屈光不正、视疲劳、营养不良、理化因素刺激常为发病的诱因。溃疡性睑缘炎是睫毛毛囊及其附属腺体的慢性或亚急性化脓性炎症。大多为金黄色葡萄球菌感染所致。屈光不正、视疲劳、营养不良和不良卫生习惯可能是本病的诱因。眦部睑缘炎多因摩 - 阿二氏双杆菌感染所致，或与维生素 B_2 缺乏有关。

2. 睑腺炎　是指化脓性细菌侵入眼睑腺体而引起的一种急性炎症，又称麦粒肿。睑板腺受感染，称为内睑腺炎，眼睑皮脂腺或汗腺感染则为外睑腺炎。致病菌大多为葡萄球菌，特别是金黄色葡萄球菌感染眼睑腺体而引起。

3. 睑板腺囊肿又称霰粒肿 是睑板腺特发性慢性非化脓性炎症。通常由纤维结缔组织包裹,囊内含有睑板腺分泌物及包括巨噬细胞在内的慢性炎症细胞的浸润。

4. 泪囊炎 分为急性和慢性两种。急性泪囊炎大多在慢性泪囊炎的基础上发生,最常见的致病菌为金黄色葡萄球菌或溶血性链球菌。慢性泪囊炎多继发于鼻泪管狭窄或阻塞,泪液滞留于泪囊之内,伴发细菌感染,刺激泪囊壁,引起泪囊黏膜慢性炎症,产生卡他性或化脓性炎症。常见致病菌为肺炎链球菌、链球菌葡萄球菌等。

5. 视神经炎 泛指视神经的炎性脱髓鞘、感染、非特异性炎症等疾病。因病变损害的部位不同而分为视神经乳头炎及球后视神经炎。视神经炎大多为单侧性,视神经乳头炎多见于儿童,球后视神经炎多见于青壮年。

 考点提示

睑缘炎和睑腺炎的定义、病因与病理;睑板腺囊肿和泪囊炎的病因与病理

(二)临床表现

1. 睑缘炎 眼睑部有烧灼感,可有刺痒、刺痛;鳞屑性者睑缘发红,睫毛根部可见鳞屑或痂皮,睫毛易脱,能再生;溃疡性者有出血性溃疡及脓疱,日久睑缘肥厚,秃睫或睫毛乱生;眦角性者眦部皮肤浸渍或糜烂,常合并眦部结膜炎。

2. 睑腺炎 眼睑呈红、肿、热、痛等急性炎症的典型表现,触诊时可发现明显压痛的硬结,伴同侧耳前及颌下淋巴结肿痛。炎症发生 2~3 天后,病灶中间可形成黄白色脓点,外睑腺炎向皮肤方向发展,局部皮肤出现脓点,硬结软化,可自行破溃。内睑腺炎常于睑结膜面形成黄色脓点,向结膜囊内破溃,少数患者可向皮肤面破溃。睑腺炎破溃后炎症明显减轻。

3. 睑板腺囊肿 睑板上可触及境界清楚的韧性肿块。小的囊肿者多无症状,增大时可出现眼睑肿胀,可引起上睑下垂,压迫眼球可产生散光。多数睑板腺囊肿可长期不变或逐渐长大,质地变软,可流出黏稠的脂样物质。发生感染时,眼睑红肿、疼痛。

4. 泪囊炎 ①急性泪囊炎:一般鼻根部泪囊区皮肤会出现红、肿、热、痛的现象,甚至同侧面部肿胀,有时伴有耳前和颌下淋巴结肿大和压痛,眼部流泪,泪小点处可以伴有脓性分泌物溢出,当脓肿局限时可以自皮肤面破溃。②慢性泪囊炎:多表现为流泪,眼睛的分泌物较多,挤压患眼泪囊区可以看到自泪小点涌出大量脓性或者浆液性的分泌物,患眼泪道冲洗不通畅。

5. 视神经炎 ①视神经乳头炎:多为单侧,患眼视力突然急剧下降,视野缩小。眼底检查见视乳头充血、水肿,生理凹陷消失,周围视网膜水肿、出血及渗出物。②球后视神经炎:视力下降严重,甚至只有光感或失明,眼球后痛,瞳孔常中等或极度散大。

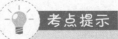 **考点提示**

睑缘炎、睑腺炎、睑板腺囊肿、泪囊炎、视神经炎的临床表现

二、康复评定

(一)生理功能评定

1. 疼痛评定 采用视觉模拟评分法(VAS)或简式 MPQ 疼痛问卷量表(SF-MPQ)进行疼痛评定。参照本套教材《康复评定》。

2. 视觉功能评定 常用视觉表进行测定,两眼分别进行,先右后左。包括:①远视力检查。②近视力检查。③视野检查。

（二）心理功能评定

常使用汉密尔顿焦虑、抑郁量表进行评定。参照本套教材《康复评定》。

（三）日常生活活动能力评定

通过直接观察和间接询问两种方式,对患者包括运动、自理、交流、家务活动和娱乐活动等方面的能力进行评定,从而判断患者活动受限的程度。ADL 评定可采用 Barthel 指数评定表和功能独立测量量表（FIM）。参照本套教材《康复评定》。

（四）社会参与能力评定

主要包括社会能力、就业能力、生活质量的评定。常使用 WHO 提供的《社会功能缺陷筛选表》进行社会生活能力的评定。生活质量的评定常使用中文版健康状况调查问卷（SF-36）。参照本套教材《康复评定》。

三、功能障碍

（一）生理功能障碍

1. 疼痛 一般炎症性的眼科疾病都有局部疼痛。

2. 视觉障碍 包括视力减退及视野的异常。视束、视交叉或视放射的病变主要引起视野的缺损。

（二）心理功能障碍

眼部疼痛、胀、痒、畏光等不适,引起焦虑;视力下降常伴有不同程度的焦虑、抑郁等情绪问题。

（三）日常生活活动能力受限

视力障碍,对阅读和书写功能产生影响,对自理活动、转移能力及家务活动也造成影响。

（四）社会参与能力受限

视力障碍患者因为影响其工作和生活的正常进行,其个人以及社会角色的实现有障碍,导致生存质量大大下降。

四、康复治疗

（一）原则

眼部的炎症性疾病,原则上以抗感染、止痛、促进炎症吸收等治疗为主。

（二）方法

1. 物理治疗

（1）超短波疗法:采用小功率治疗仪,双极并置或单极法,每次 10~15 分钟,每天 1 次,5~10 次为一个疗程。视神经炎将两极置于眼前及侧方斜对置,微热量,每次 15 分钟,1~2 天1 次,10~15 次为一个疗程。

（2）微波疗法:用于眼部炎症,用小圆柱辐射器,距离 5~8era,功率 10~15W,每次 10 分钟,每天 1 次,5~10 次为一个疗程。

（3）直流电离子导入疗法:炎症时用抗菌药物离子导入,每次 20 分钟,每天 1 次,10~15次为一个疗程。视神经炎时直流电导入维生素 B_1、烟酸或碘离子,眼枕法,每次 20 分钟,每天 1 次,10~15 次为一个疗程。

（4）He-Ne 激光疗法:低能量 He-Ne 激光散焦照射,3~5mW,每次 5 分钟,每日 1 次,15次为一个疗程。用于泪囊炎的治疗。

（5）冷热敷疗法：用于炎症的治疗。炎症初起红肿严重时行冷敷；炎症局限时行热敷，每次 10~15 分钟，每日 3~4 次。

2. 作业治疗　严重视力障碍者需要进行日常生活能力和环境适应能力训练，同时应加强对居住环境的改造。

3. 辅具应用　采用光学助视器和非光学助视器改进视觉活动能力，配备适当的助行工具如手杖、助行器等可帮助视力下降的患者提高独立能力。

4. 心理治疗　积极开展心理疏导治疗，增强抗击疾病的信心。

考点提示

常见眼科疾病康复治疗方法

5. 药物治疗　炎症性疾病根据情况应用抗菌药物治疗，根据疾病种类、病程等选择激素、血管扩张药、神经营养药、维生素等药物治疗。

五、健康教育

1. 对患者进行有关眼科常见疾病的健康教育，使患者对疾病有充分的认识，积极防治眼科疾病。

2. 注意个人和公共卫生，养成良好的生活及卫生习惯，注意用眼卫生。

3. 加强体育锻炼，提高机体抵抗力，防止用眼疲劳，补充充足的维生素。

4. 发生炎症时，严禁用手去挤压，以免炎症扩散。

5. 预防眼外伤，出现伤害时，应及时就医。并遵医嘱进行规范的治疗。

六、功能结局

大多预后良好，但对于体弱、多病、抵抗力差的患者，感染控制不及时，炎症可能扩散，可能发展为眼周蜂窝织炎，并可波及同侧面部，甚至海绵窦脓毒血栓或败血症而危及生命。睑缘炎病程长可引起慢性结膜炎和睑缘肥厚变形、睑缘外翻，泪点肿胀或阻塞，导致溢泪和外观形象受损。视神经炎如及时诊断、及时治疗，可以延缓病程发展，部分患者产生严重的视力障碍。

小结

常见的眼科疾病包括睑缘炎、睑腺炎、睑板腺囊肿、泪囊炎、视神经炎等。眼科疾病导致患者眼部不适、视力下降、视野缩小，严重者甚至会失明，给患者带来极大的困扰，影响患者的日常生活活动能力和社会参与能力。综合康复治疗可以改善患者眼部的症状，提高生活质量，延缓病程发展，改善患者心理障碍及社会适应能力。

目标测试

A 型题

1. 引起眦部睑缘炎的病因为

　　A. 衣原体　　　　　　B. 肺炎双球菌　　　　　C. 枯草杆菌

　　D. 摩 - 阿双杆菌　　　E. 金黄色葡萄球菌

2. 睫毛根部及睑缘表面附有头皮样鳞屑，睫毛易脱落，可再生是哪种疾病的特点

A. 鳞屑性睑缘炎　　　B. 溃疡性睑缘炎　　　C. 眦角性睑缘炎

D. 外睑缘炎　　　E. 内睑缘炎

3. 关于睑腺炎的物理治疗**不正确**的是

A. 早期局部热敷　　　　　　　　B. 使用敏感抗生素

C. 脓肿形成后及时挤压排脓　　　D. 超短波理疗

E. 微波疗法

4. 关于睑板腺囊肿,**错误**提法是

A. 俗名霰粒肿　　　　　　　　　B. 无明显症状

C. 应尽早切除　　　　　　　　　D. 慢性肉芽肿增生

E. 以上均不是

5. 关于慢性泪囊炎描述正确的是

A. 多见于中老年女性

B. 与鼻泪管狭窄或阻塞有关

C. 泪囊部继发细菌感染

D. 泪道冲洗时泪小点有黏性脓液流出

E. 以上均是

（覃　莹）

第二节　常见耳部疾病

学习目标

1. 掌握:常见耳部疾病的定义、物理治疗。
2. 熟悉:常见耳部疾病的临床表现、康复目的。
3. 了解:常见耳部疾病的病因与病理。

案例

男,35 岁,右外耳道渗出脓性分泌物伴疼痛 3 天。查体:体温 39.8℃,右侧外耳道有黄色脓性分泌物,耳廓牵拉痛,乳突区压痛。

请问：1. 患者主要的功能障碍有哪些?

2. 该疾病的康复治疗方法有哪些?

一、概述

耳部疾病包括耳部的炎症、耳聋、肿瘤等,其突出问题是耳聋。各种原因造成的严重性耳聋可使人处于半残疾状态,导致许多困难。本节主要介绍耳廓化脓性软骨膜炎、急性化脓性中耳炎及突发性耳聋的康复治疗。

（一）定义、病因与病理

1. 耳廓化脓性软骨膜炎　多因外伤感染,引起耳廓软骨膜的急性化脓性炎症,由于炎

症渗出液压迫可使软骨缺血坏死,影响耳廓正常形态和生理功能。常见致病菌有铜绿假单胞菌、金黄色葡萄球菌、链球菌及大肠杆菌等。造成感染的原因有创伤、烧伤、冻伤、手术、针刺、打耳环孔等。

2. **急性化脓性中耳炎** 是细菌感染引起的中耳黏膜的急性化脓性炎症。主要致病菌是肺炎球菌、流感嗜血杆菌、乙型溶血性链球菌、葡萄球菌等。常通过咽鼓管途径、外耳道、鼓膜途径、血行感染侵袭发病,以咽鼓管途径最为常见。

3. **突发性耳聋** 是指突然发生的原因不明的感音神经性聋,多在三天内听力急剧下降。具体病因不详,可能与病毒感染、迷路水肿、内耳供血障碍、自身免疫反应、颅脑外伤及窗膜破裂、精神心理因素、药物中毒等因素相关。

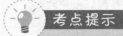

考点提示

耳廓软骨膜炎和急性中耳炎的定义、病因与病理

(二)临床表现

1. **耳廓化脓性软骨膜炎** 早期为局部疼痛感,继而红肿热痛,整个耳廓弥漫性肿大、疼痛加剧、体温升高。脓肿形成后,触之有波动感,有的破溃出脓。炎症后期软骨坏死,耳廓失去支架,挛缩形成菜花状畸形。

2. **急性化脓性中耳炎** 以耳痛、耳内流脓、鼓膜充血穿孔为特点。全身及局部症状较重,可伴有畏寒发热,听力下降,化脓前期有明显耳鸣、耳聋和剧烈耳痛,化脓期有跳动性耳鸣、严重耳聋,剧烈耳痛,一旦鼓膜发生穿孔,除耳鸣、耳聋外,疼痛消失,耳流脓逐渐消失,全身和局部症状均缓解。

3. **突发性耳聋** 突然发生的非波动性感音神经性听力损失,常为中或重度;原因不明;可伴耳鸣、眩晕、恶心、呕吐,但不反复发作;除第Ⅷ脑神经外,无其他脑神经受损症状。

考点提示

耳廓软骨膜炎和急性中耳炎的临床表现

二、康复评定

(一)生理功能评定

1. **疼痛评定** 采用视觉模拟评分法(VAS)或简式MPQ疼痛问卷量表(SF-MPQ)进行疼痛评定。参照本套教材《康复评定》。

2. **听力评定** 临床听力检查包括主观测听和客观测听。常用的主观测听方法包括语言检查法、表实验、音叉试验、纯音听阈及阈上功能测试等。客观测听有声导抗测试、电反应测听及耳声发射测听等。

3. **平衡功能评定** 参照本套教材《康复评定》。

(二)心理功能评定

常使用汉密尔顿焦虑、抑郁量表进行评定。参照本套教材《康复评定》。

(三)日常生活活动能力评定

可采用Barthel指数评定表和功能独立测量量表(FIM)。参照本套教材《康复评定》。

(四)社会参与能力评定

常使用WHO提供的《社会功能缺陷筛选表》进行社会生活能力的评定。生活质量的评定常使用中文版健康状况调查问卷(SF-36)。参照本套教材《康复评定》。

三、功能障碍

（一）生理功能障碍

1. 疼痛 耳部炎症性疾病均可引起疼痛。疼痛部位与发病部位相关，可为耳内及耳周疼痛，严重者可以放射至同侧头部。

2. 听力障碍 常分为传导性耳聋、感音神经性聋及混合性聋。常见的引起传导性耳聋的疾患有急性中耳炎，引起感音神经聋的疾患有突发性耳聋等。

3. 平衡功能障碍 前庭系统、本体感觉系统和视觉系统与中枢神经系统之间的平衡信息通过整合，共同参与维持机体平衡，上述系统疾病皆可以引起眩晕。耳科疾患常引起前庭周围性眩晕即真性眩晕，发病突然，较剧烈，持续时间短，患者常感四周景物旋转或摇摆，转头或者睁眼可以使症状加重。常见疾病有突发性耳聋等。

（二）心理功能障碍

耳科疾患常伴听力受损，严重听力障碍时，会出现沟通障碍，对患者情绪会产生不良影响。耳廓化脓性软骨膜炎可能会遗留耳廓的畸形，影响美观，这些都会对患者的情绪产生影响，从而出现焦虑和抑郁。

（三）日常生活活动能力受限

患者眩晕发作时会对转移和日常生活产生影响。严重听力受损，可致交流障碍，自理活动、阅读、书写、行走等活动无明显影响。

（四）社会参与能力受限

听力下降致患者的沟通能力下降，眩晕反复发作不仅影响其个人生活和工作，也限制了其同外界的交往，患者的生活质量可受影响。

四、康复治疗

（一）原则

耳科炎症性疾病的治疗原则是控制感染，消除疼痛，促进炎症吸收，通畅引流，防止继发性损害；突发性聋的治疗原则是改善内耳组织微循环，增加血液氧的携带量。

（二）方法

1. 物理因子治疗

（1）超短波疗法：采用小功率治疗仪，小圆电极，置于患耳对置或斜对置，无热或微热量，每次 10~15 分钟，每日 1 次，7~10 次为一个疗程。急性期用无热量。各种耳部炎症性疾病均可使用。

（2）紫外线疗法：对于外耳道和中耳炎症，3% 过氧化氢清洁外耳道后，应用体腔紫外线直接照射，4MED 开始，每日或隔日 1 次，每次增加 1MED，治疗 3~6 次。急性化脓性中耳炎于患侧乳突区照射，4~6MED，每日或隔日 1 次，每一个疗程 3~5 次。

（3）红外线疗法：采用红外线辐射器，每次 15~20 分钟，每日 1 次，治疗 10~15 次。应以患部有舒适的温热感为宜，用于炎症感染吸收期，以减少局部溢液，治疗时注意保护眼部，急性化脓期禁用。

（4）高压氧治疗：主要用于突发性耳聋的治疗。

2. 辅具应用 对严重听力下降者，可佩戴助听器。通过人工耳蜗置入是帮助重度或者极重度聋者获得或恢复部分听力。人工耳蜗置入术后的患者须进行听觉言语康复训练，训练的目的包括：重建或者增进人工耳蜗置入患者的听觉能力，重建或者改善患者的言语能力。

3. 心理治疗　以听力受损为主要表现的疾患，需进行心理支持治疗。

4. 药物治疗　对于炎症性耳科疾病，选择敏感抗生素治疗。急性化脓性中耳炎抗生素治疗疗程一般为 10 日左右，务求彻底治愈。急性化脓性中耳炎鼓膜穿孔前，用 2% 苯酚甘油滴耳，鼓膜穿孔后立即停止使用。鼓膜穿孔后，局部过氧化氢或者生理盐水彻底清洗后，局部外滴利福平滴耳液。对突发性耳聋的患者使用神经营养药和改善血液循环的药物等。

5. 手术治疗　对鼓室内有积液者或急性化脓性中耳炎全身及局部症状较重者，可选用鼓膜穿刺术或鼓膜切开术。对于梅尼埃病眩晕发作频繁、剧烈、长期保守治疗无效者，耳鸣且耳聋严重者可以考虑手术治疗；严重的感音神经性耳聋，可考虑人工耳蜗置入。

五、健康教育

1. 进行卫生宣教，积极锻炼身体，预防上呼吸道感染，积极治疗鼻部、咽喉部疾病。

2. 如发现耳痛、耳鸣、耳痛等症状时，应及时就医，并配合医生进行规范的治疗。

3. 尽量避免使用可能损害听力的药物，必须使用时应严格掌握适应证，小剂量短疗程，注意监测听力，一旦出现听力受损的征兆，立即停药并及积极治疗。

4. 尽量减少噪声的接触，保护听力。

六、功能结局

耳廓化脓性软骨膜炎宜早期治疗，否则易遗留耳廓畸形。急性化脓性中耳炎者预后一般良好，治疗不彻底者，可转变为分泌性中耳炎，或者遗留鼓膜穿孔、隐形乳突炎等。突发性耳聋患者部分可以治愈，部分会出现不可逆的听力障碍。

小结

　　耳廓化脓性软骨膜炎、急性化脓性中耳炎及突发性耳聋是耳科常见的疾病。综合性的康复治疗可以改善耳部的症状、减轻听力的损害，减少并发症的发生，减轻患者的痛苦，提高生活质量。耳科炎症性疾病的康复治疗以控制感染，消除疼痛，促进炎症吸收，改善组织血液循环，消除炎症水肿，防止继发感染或继发性损害，减少听力损害为治疗目标。突发性聋的治疗原则以改善内耳组织微循环，增加血液氧的携带量为原则。

目标测试

A 型题

1. 化脓性中耳炎的常见临床表现有

　　A. 最常见的表现为耳内闷胀感或堵塞感

　　B. 鼓膜内陷，骨膜有液平面和气泡

　　C. 化脓前期有明显耳鸣、耳聋和剧烈耳痛

　　D. 骨膜穿孔儿童通畅后无耳聋症状

　　E. 骨膜穿孔后耳痛剧烈

2. 急性化脓性中耳炎抗生素治疗需要

A. 10 天左右　　　　　B. 3 天左右　　　　　C. 5 天左右

D. 7 天左右　　　　　E. 二周左右

3. 急性化脓性中耳炎的物理因子治疗**不包括**

A. 超短波　　　　　B. 中频脉冲电治疗　　　　C. 直流电药物离子导入

D. 激光治疗　　　　E. 紫外线

4. 突发性耳聋物理治疗的目的(作用)是

A. 控制感染,促进炎症吸收

B. 消除疼痛,改善患者的生活质量

C. 通畅引流,防止继发性损害

D. 增加血液氧的携带量,改善内耳组织微循环

E. 消除炎症水肿

(覃　莹)

第三节　常见鼻部疾病

学习目标

1. 掌握:常见鼻部疾病康复治疗的目的和物理治疗。

2. 熟悉:常见鼻部疾病的病因与病理、临床表现。

3. 了解:常见鼻部疾病的康复评定、健康教育。

案例

男,41 岁,间断性鼻塞 4~5 年,逐渐加重为持续性鼻塞,伴黏涕及嗅觉减退。查体:双侧下鼻甲肿胀,表面不光滑,以后端为著,麻黄碱收敛效果差,中鼻道及嗅裂未见新生物及脓液。

请问: 1. 该患者应该进行哪些康复评定?

　　　2. 请为该患者制定一套康复治疗方案。

一、概述

鼻部疾病包括外鼻、鼻前庭、鼻腔和鼻窦的疾病,可分为感染、出血、变态反应、肿瘤、外伤、异物、先天性畸形和结构异常等。本节主要介绍急性鼻炎、慢性鼻炎、急性鼻窦炎及慢性鼻窦炎的康复治疗。

(一) 定义、病因与病理

1. 急性鼻炎　是由病毒感染引起鼻黏膜急性炎症,常波及鼻窦及咽喉部,传染性强。各种呼吸道病毒均可引起本病,常见的有鼻病毒、流感病毒、副流感病毒、腺病毒和冠状病毒等。

2. 慢性鼻炎　是鼻黏膜及黏膜下层的慢性炎症。病程持续 3 个月以上或者反复发作。常见的致病因素有慢性疾病营养不良、鼻中隔偏曲,长期吸入粉尘、刺激性化学气体等。

3. 鼻窦炎 鼻窦黏膜的炎症性疾病,多与鼻炎同时存在。

(1)急性鼻窦炎:多是在急性鼻炎的基础上伴发的鼻窦黏膜感染,病理改变主要是鼻窦黏膜的急性卡他性炎症或化脓性炎症,多为细菌直接感染所造成,常见的致病菌有肺炎链球菌、金黄色葡萄球菌等。

(2)慢性鼻窦炎:多因急性鼻窦炎反复发作未彻底治愈而迁延所致。病因认为与呼吸道感染、呼吸道变态反应、鼻腔鼻窦解剖学异常相关。

考点提示 鼻炎和鼻窦炎的定义、病因和病理

(二)临床表现

1. 急性鼻炎 潜伏期多为1~4天。早期症状多为鼻腔和鼻咽部出现干燥、痒感及刺激感、异物感或者烧灼感和喷嚏,继而出现鼻塞、流涕、嗅觉减退和鼻音。鼻腔检查见鼻黏膜充血、肿胀,下鼻甲充血、肿大,鼻道分泌物增多。一般病程为1~2周。

2. 慢性鼻炎

(1)慢性单纯性鼻炎:交替性鼻塞,多涕,一般为黏液涕,继发感染时为脓涕。检查见鼻腔黏膜充血,下鼻甲肿胀,表面光滑,柔软富于弹性。

(2)慢性肥厚性鼻炎:单侧或双侧持续鼻塞。鼻涕不多,黏液性或黏脓性。常有闭塞性鼻音、耳鸣和耳闭塞感,以及有头痛、头昏、咽干、咽痛。检查见下鼻甲黏膜肥厚,鼻甲肥大,表面不平,呈结节状或呈桑葚状,尤以下鼻甲前端和后端游离缘为甚。

3. 急性鼻窦炎 全身症状与局部症状持续存在12周以内。因常继发于上呼吸道感染或急性鼻炎,故原有症状加重,出现畏寒、发热、食欲减退、便秘、全身不适等。局部症状包括鼻塞、脓涕、头痛或局部疼痛、嗅觉改变。检查见局部红肿和压痛,鼻腔黏膜充血肿胀。

4. 慢性鼻窦炎 病程超过12周。有轻重不一的全身症状如精神不振、易倦、头痛头昏、记忆力减退、记忆力不集中等。局部症状包括鼻塞、脓性鼻涕、头痛、嗅觉减退或消失。检查可见中鼻道或嗅裂处有黏脓性分泌物。

考点提示 鼻炎和鼻窦炎的临床表现

二、康复评定

(一)生理功能评定

1. 疼痛评定 采用视觉模拟评分法(VAS)或简式MPQ疼痛问卷量表(SF-MPQ)进行疼痛评定。参照本套教材《康复评定》。

2. 视觉功能评定 参照本章第一节。

3. 嗅觉评定 嗅觉功能检查有主观检查法和客观检测法。主观检查法包括五味试嗅液检测法,客观检查法包括嗅觉诱发电位。

(二)心理功能评定

常使用汉密尔顿焦虑、抑郁量表进行评定。参照本套教材《康复评定》。

(三)日常生活活动能力评定

可采用Barthel指数评定表和功能独立测量量表(FIM)。参照本套教材《康复评定》。

(四)社会参与能力评定

常使用WHO提供的《社会功能缺陷筛选表》进行社会生活能力的评定。生活质量的评定常使用中文版健康状况调查问卷(SF-36)。参照本套教材《康复评定》。

三、功能障碍

(一) 生理功能障碍

1. 疼痛 可分为鼻部局部疼痛和鼻源性头痛。鼻源性头痛是由鼻病引起的疼痛,分为感染性和非感染性。感染性鼻源性头痛常伴有鼻或鼻窦的急性感染。

2. 嗅觉障碍 以嗅觉减退和嗅觉丧失常见,多数属暂时性,少数为永久性,为鼻黏膜肿胀、肥厚或嗅器变性所致。

3. 视功能障碍 是本病的并发症之一。主要表现为视力减退或失明(球后神经炎所致)。多与后组筛窦炎和蝶窦炎有关,是累及管段视神经和眶内所致。

(二) 心理功能障碍

慢性炎症迁延不愈以及鼻塞、头痛等影响睡眠,长期流涕可能对患者的公共形象产生影响等多种因素可不同程度地造成患者的心理功能受限。

(三) 日常生活活动能力受限

鼻部疾患使患者的嗅觉、呼吸功能受影响,从而致使其日常生活活动受限。

(四) 社会参与能力受限

部分鼻科疾患可能会引起头痛,并伴有流涕、鼻塞等,可能会引起患者工作效率的低下,对外界失去兴趣和关心,从而影响其社会生活能力,患者的生活质量也会有所降低。

四、康复治疗

(一) 目的

控制感染,促进炎症吸收,减少分泌物,恢复鼻腔通气通畅,消除疼痛及改善其他症状,防止继发性感染及严重并发症。

(二) 方法

1. 物理治疗

(1) 超短波疗法:采用小功率治疗仪,小号电极鼻翼两侧对置或鼻窦部并置,急性无热量或微热量,每次 10~15 分钟,每天 1 次,5~10 次。用于各种鼻部炎症性疾病的治疗。

(2) 微波疗法:用 1% 麻黄碱收缩鼻甲后,将微波治疗机的针状辐射器插入一侧鼻腔的下鼻道,对准下鼻甲,接触法,温热量,8~10gr,每侧治疗 3 分钟,每周 1~2 次,治疗 4~6 次。常用于慢性鼻炎和慢性鼻窦炎,可以帮助清洁鼻腔,排净鼻腔内分泌物。

(3) 直流电离子导入法:多用于治疗鼻窦炎。鼻窦炎用抗菌药物离子导入,急性鼻炎分泌物较多或鼻塞症状严重者,可选用 0.1% 肾上腺素导入。治疗前清洗干净鼻腔,将电极液浸湿棉条充填鼻腔内,电流量 1~3mA,每次 15~20 分钟,每日 1 次,10 次为一个疗程。

(4) 紫外线疗法:鼻腔内照射,3~5MED,隔日照射 1 次,3~6 次为一个疗程。用于各种鼻部和鼻窦炎症性疾病。

(5) He-Ne 激光疗法:于局部或者穴位(迎香),5~10mW,每部位 5 分钟,最长 20 分钟,每天 1 次,5~10 次。常用于慢性鼻炎和慢性鼻窦炎。

(6) 红外线疗法:每次 15~20 分钟,每天 1 次,5~8 次,用于炎症吸收期。

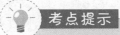

考点提示

鼻炎和鼻窦炎的康复治疗目的和物理治疗

2. 心理治疗 对慢性鼻炎和鼻窦炎等病情迁延的患者给予必要的心理支持,耐心倾听对方诉说并作出解释,针对性用药,重点减轻或解除患者痛苦。

3. **药物治疗** 除了使用抗感染相关药物外,适当使用滴鼻剂以减轻症状,必要时使用镇痛解热剂。鼻窦炎可根据病情使用抗菌药物及局部使用糖皮质激素、黏液促排剂治疗。

4. **手术治疗** 当慢性鼻窦炎药物治疗无效时,可考虑手术治疗。

五、健康教育

1. 进行卫生宣教,积极锻炼身体,提高机体抵抗力,增强全身免疫功能,避免劳累受凉,预防感冒。

2. 积极去除病因,治疗鼻腔及鼻窦疾病,避免有害粉尘的刺激,改正不良挖鼻习惯。

3. 急性期者,应积极治疗,注意休息,及时就医。

六、功能结局

急性鼻炎及鼻窦炎可因感染直接蔓延或者不当擤鼻,出现筛窦炎和上颌窦炎等多种并发症。长期慢性鼻炎可导致鼻黏膜增生、肥厚。急性鼻窦炎及时诊治可以使绝大多数患者获得治愈,病变严重可发生骨髓炎及颅内或眶内并发症,一般多见于幼儿。

 小结

鼻炎和鼻窦炎是鼻部常见的炎症疾病,有急慢性之分。急性鼻病病程短,症状明显,可因感染蔓延造成多种并发症;慢性鼻病病程长,多因急性鼻病反复发作未彻底治愈而迁延所致。鼻科疾病的治疗目的是控制感染,促进炎症吸收,减少分泌物,恢复鼻腔通气通畅,消除疼痛及改善其他症状,防止继发性感染及严重并发症。康复治疗的及时介入可以有效缓解症状,减轻或解除患者痛苦,提高患者的生活质量。

 目标测试

A 型题

1. 急性鼻炎物理因子治疗**不包括**

    A. 超短波治疗   B. 激光治疗

    C. 紫外线治疗   D. 直流电药物离子导入治疗

    E. 红外线治疗

2. 急性鼻炎作鼻部按摩常用的两个穴位是

    A. 太阳穴、迎香穴   B. 鼻通穴、迎香穴   C. 迎香穴、合谷穴

    D. 风池穴、合谷穴   E. 合谷穴、鼻通穴

3. 慢性鼻炎的常见临床类型是哪两种

    A. 慢性单纯性鼻炎、慢性萎缩性鼻炎

    B. 慢性萎缩性鼻炎、慢性增生性鼻炎

    C. 慢性单纯性鼻炎、慢性增生性鼻炎

    D. 慢性浸润性鼻炎、慢性肥厚性鼻炎

    E. 慢性单纯性鼻炎、慢性肥厚性鼻炎

4. 慢性肥厚性鼻炎的物理治疗是哪种方法

A. 超短波疗法　　　B. 微波疗法　　　C. 氦 - 氖激光疗法

D. 高频电凝固疗法　　　E. 以上均是

（覃　莹）

第四节　常见咽部疾病

学习目标

1. 掌握:常见咽部疾病的定义、治疗目的和物理治疗。
2. 熟悉:常见咽部疾病的病因、病理、临床表现。
3. 了解:常见咽部疾病的康复评定、健康教育。

案例

　　女性,21 岁,3 天前受凉后出现咽痛、发热、恶寒等症状。查体:体温 38.7℃,咽后壁色红,双侧扁桃体Ⅱ度肿大、充血,表面可见黄白色脓点。

　　请问: 1. 如何进行康复治疗?

　　　　　2. 健康教育的主要内容是什么?

一、概述

　　咽部疾病是指咽喉发生的疾病。咽是呼吸及消化道的门户,病原体容易通过呼吸及进食引起感染;也可因进食不慎或外界暴力引起外伤等。本节主要介绍咽炎、扁桃体炎及喉炎康复治疗。

(一) 定义、病因与病理

1. 咽炎

(1) 急性咽炎:是咽黏膜、黏膜下组织及咽部淋巴组织的急性炎症。炎症早期可局限,随病情进展常可涉及整个咽腔。

(2) 慢性咽炎:为咽部黏膜、黏膜下组织及淋巴组织的弥漫性炎症,较多见。

　　病因主要为病毒和细菌感染,病毒感染以柯萨奇病毒、腺病毒引起者居多。细菌感染以链球菌、葡萄球菌和肺炎双球菌为主。病变主要在黏膜层,表现为咽部黏膜慢性充血。黏膜及黏膜下结缔组织增生。黏液腺可肥大,分泌功能亢进,黏液分泌增多。多见成年人,病程长,易复发。

2. 急性扁桃体炎　　为腭扁桃体的急性非特异性炎症,常伴有不同程度的咽部黏膜和淋巴组织的炎症,常继发于上呼吸道感染。主要致病菌为乙型溶血性链球菌。本病在病理形态上可分为急性卡他性扁桃体炎、急性化脓性扁桃体炎。

3. 慢性扁桃体炎　　通常发生在大龄儿童和年轻人,多由于急性扁桃体炎反复发作或因腭扁桃体隐窝引流不畅,窝内细菌、病毒滋生感染而演变为慢性炎症。主要致病菌为链球菌和葡萄球菌。病理类型分为增生型、纤维型和隐窝型。

4. 喉炎　　是喉黏膜的卡他性炎症,常发生于鼻、口腔或咽部感染后,在病毒感染基础上继发细菌感染,常见的致病菌有金黄色葡萄球菌等。慢性喉炎主要表现为双侧声带黏膜炎性病变。病因包括:鼻部、咽部慢性炎症直接扩展到喉部;急性喉炎反复发作;下呼吸道慢性炎症;用声过度和长期吸入有害气体和粉尘;烟酒过度等。

（二）临床表现

1. 急性咽炎 起病较急,初起时咽部干燥、灼热、粗糙感。继有咽痛,吞咽时明显,疼痛可放射到耳部。全身情况一般较轻。

2. 慢性咽炎 咽部可有各种不适感,如异物感、灼热感、干燥感、痒感、刺激感和轻微的疼痛等。常有黏稠的分泌物黏附并刺激咽后壁,晨起时常出现较频繁的刺激性咳嗽。

3. 急性扁桃体炎 起病急,可有畏寒、高热、头痛、食欲下降、疲乏无力、周身不适、便秘等。局部症状主要为剧烈咽痛,多伴吞咽痛,常放射至耳部。检查见咽部黏膜弥漫性充血,以扁桃体及双侧腭弓最为明显,腭扁桃体肿大。急性化脓性扁桃体炎是表面可见黄白色脓点或在隐窝口处有黄白色渗出,可形成假膜。

4. 慢性扁桃体炎 常有急性扁桃体炎反复发作病史,发作时常有咽痛;发作间歇期可有咽内发干、发痒、异物感、刺激性咳嗽等轻微症状。可有消化不良、头痛、乏力、低热等全身反应。检查见扁桃体大小不等,表面凹凸不平,与腭弓可有粘连。

5. 喉炎 声音嘶哑是最主要的症状,声音变低沉、粗糙,晨起症状较重,随活动增加,咳出喉部分泌物而逐渐好转。喉部分泌物增加,常觉得有痰黏附。喉部常有不适感如刺痛、烧灼感、异物感、干燥感等。

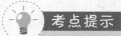

考点提示

咽炎、扁桃体炎和喉炎的定义、病因、病理和临床表现

二、康复评定

（一）生理功能评定

1. 疼痛评定 采用视觉模拟评分法（VAS）或简式 MPQ 疼痛问卷量表（SF-MPQ）进行疼痛评定。参照本套教材《康复评定》。

2. 言语功能评定 咽喉科疾病主要引起的是发声（音）异常,表现在音质、音调、音量方面。所以应该重点从上述几个方面进行评定。参照本套教材《康复评定》。

（二）心理功能评定

常使用汉密尔顿焦虑、抑郁量表进行评定。参照本套教材《康复评定》。

（三）日常生活活动能力评定

可采用改良 Barthel 指数评定表和功能独立测量量表（FIM）。参照本套教材《康复评定》。

（四）社会参与能力评定

常使用 WHO 提供的《社会功能缺陷筛选表》进行社会生活能力的评定。生活质量的评定常使用中文版健康状况调查问卷（SF-36）。参照本套教材《康复评定》。

三、功能障碍

（一）生理功能障碍

1. 疼痛 咽喉部疾患的最常见症状。疼痛的性质不一,有刺痛、钝痛、烧灼痛、隐痛、跳痛、胀痛等,可为阵发性或持续性。

2. 发声异常 主要是声音嘶哑。原因有声带麻痹、炎症、发声过度等。

（二）心理功能障碍

咽喉科疾病常有疼痛、异常感觉、咳嗽及咳痰,慢性炎症症状反复,会引起病人焦虑、抑郁。

（三）日常生活活动能力受限

咽喉部疾患使患者的进食功能受限,口语交流困难,从而致使其日常生活活动受限。

（四）社会参与能力受限

声嘶的患者由于其交流能力在一定程度上受限,就业范围变窄,生活质量也相对降低。

四、康复治疗

（一）原则

炎症性疾病急性期主要应控制感染、消炎、消肿、镇痛、减少分泌物,缓解局部和全身症状,预防并发症。慢性期应消炎,加强局部血液循环,改善组织营养,预防并发症。

（二）方法

1. 物理因子治疗

（1）超短波疗法:使用小功率治疗仪,咽喉部对置,急性期者无热量,慢性者微热量,每次 10~15 分钟,每日 1 次,5~10 次。常用于急慢性咽炎、喉炎及急慢性扁桃体炎等。

（2）音频电疗或调制中频电疗法:咽喉部对置,每次 15~20 分钟,1~2 天 1 次,10~15 次为一个疗程,用于咽喉疾患慢性炎症期。

（3）超声波疗法:主要采用超声雾化吸入疗法,吸入抗菌药物、黏液稀释药物或中药,每次 10~20 分钟,每次 1 次,10 次为一个疗程。用于急慢性咽喉炎、扁桃体炎等。

（4）紫外线疗法:将石英导子伸入咽喉部,4~6MED,每天 1 次,2~3 次为一个疗程。用于急慢性咽喉炎、扁桃体炎等。

2. 发声训练　慢性喉炎可以进行发声训练。主要是改变错误的发音习惯,包括发音器官放松训练、呼吸训练、起音训练、轻柔说话训练等。

3. 心理治疗　病情反复及情绪不良的患者给予必要的心理支持。

4. 药物治疗　①抗感染治疗:根据病情需要选择敏感的抗菌药物,强调早期治疗,对于病毒感染者,可使用抗病毒药物。②糖皮质激素:对于局部充血肿胀明显者,可以适当使用糖皮质激素。③局部治疗:对于全身症状较轻或没有症状的咽部疾病,可以选用复方硼砂溶液含漱、口服各种喉片对症治疗。

5. 手术治疗　对于慢性扁桃体炎反复急性发作,或者并发扁桃体周脓肿病史者可以考虑行扁桃体切除术。

五、健康教育

1. 对患者进行有关疾病的知识宣传,使患者对疾病有充分的认识,积极防治疾病。

2. 养成良好的生活习惯,加强身体锻炼,避免过度烟酒、过食刺激性食物。

3. 避免接触粉尘以及不良气体,多饮水。

4. 注意保护声带,正确发声,避免声带的过度使用。

5. 积极治疗与咽喉科疾病相关的鼻部疾患如鼻窦炎等,以及胃食管反流病。

六、功能结局

一般功能结局良好。少数急性咽炎、扁桃体炎可波及邻近组织,引起急性中耳炎、鼻炎、鼻窦炎、喉炎及下呼吸道的急性炎症。急性扁桃体炎可引起扁桃体周蜂窝织炎、扁桃体周脓肿、咽旁脓肿。

 小结

　　咽炎、扁桃体炎及喉炎是常见的咽部疾病。咽部炎症常与上呼吸道感染有关,有疼痛、咳嗽咳痰、声嘶等表现,影响吞咽和发声功能,甚至造成进食困难,给患者造成了很大的困扰。咽喉科疾病的治疗原则为:炎症性疾病急性期以控制感染、消炎、消肿、镇痛、减少分泌物,缓解局部和全身症状,预防并发症为主;慢性期以消炎,加强局部血液循环,改善组织营养,预防并发症为主。

 目标测试

A 型题

1. 慢性咽炎是以下面哪种病理改变为主
   A. 以咽部黏膜、淋巴组织的慢性炎症为主
   B. 以咽部黏膜下及淋巴组织的慢性炎症为主
   C. 以咽部黏膜慢性炎症为主
   D. 以咽部黏膜、黏膜下及淋巴组织的慢性炎症为主
   E. 以咽部淋巴组织的慢性炎症为主

2. 对于急性扁桃体炎,下列哪种物理治疗效果最佳
   A. 红外线疗法 + 超短波疗法
   B. 紫外线疗法 + 超短波疗法
   C. 紫外线疗法 + 红外线疗法
   D. 直流电药物导入疗法 + 超短波疗法
   E. 紫外线疗法 + 直流电疗法

3. 慢性咽炎的临床特点**不包括**
   A. 病程长　　　　　　B. 症状顽固　　　　　　C. 发病急
   D. 疲劳时加重　　　　E. 较难治愈

4. 急性喉炎最有效的治疗措施是
   A. 应用有效抗生素　　B. 超声雾化吸入抗生素　　C. 手术治疗
   D. 物理因子治疗　　　E. 禁声

(覃　莹)

第五节　常见口腔疾病

 学习目标

1. 掌握:常见口腔疾病的定义、治疗目的和物理治疗。
2. 熟悉:常见口腔疾病的病因、病理、临床表现。
3. 了解:常见口腔疾病的康复评定、健康教育。

案例

女,26岁,3年来开、闭口及咀嚼时疼痛,近期加重,伴颞部疼痛、头晕、耳鸣。查体:颞下颌关节压痛,张口受限,张口时下颌偏斜,下颌左右侧运动受限。张口活动时出现关节弹响,为清脆的单响声。口腔检查有牙合关系紊乱,关节放射线平片示关节间隙改变。

请问:1. 如何进行康复评定？目前主要的康复问题有哪些？
　　　2. 制定一套行之有效的康复治疗方案。

一、概述

口腔疾病是原发于口腔的疾病,是口腔在外界理化因子的损害、病原的侵入、牙颌面发育异常以及全身性疾病等情况下出现的病理现象。本节主要介绍复发性口腔溃疡、下颌第三磨牙冠周炎、颞下颌关节紊乱病、急性化脓性腮腺炎等疾病的康复治疗。

(一) 定义、病因与病理

1. **复发性口腔溃疡又称复发性阿弗他溃疡**　病因复杂,包括免疫、遗传、环境、系统性疾病相关因素。

2. **下颌第三磨牙冠周炎又称智牙冠周炎**　是指第三磨牙萌出不全或阻生时,牙冠周围软组织发生的炎症。第三磨牙萌不能正常萌出,形成较深的盲袋,食物残渣易进入盲袋不易清除,导致细菌滋生。当机体抵抗力下降时可急性发作。

3. **颞下颌关节紊乱病**　是多因素导致的颞下颌关节及咀嚼肌群出现功能、结构与器质性改变的一组疾病的总称。病因包括:外伤、微小创伤、精神紧张、寒冷刺激、夜磨牙、进食硬物等致咀嚼肌直接受损;开口过大或者因牙科治疗需长时间大张口,不良修复体等,导致咀嚼肌过度伸展或拉长,出现肌疲劳;关节结构表面不平使关节盘的运动受阻或产生摩擦,从而使关节盘始终前移;此外,可能与一些自身免疫疾病相关。

4. **急性化脓性腮腺炎**　是腮腺组织的化脓性感染,是最为常见的唾液腺炎症疾病。最常见的致病菌是金黄色葡萄球菌,其次是链球菌。

考点提示

复发性口腔溃疡、智齿冠周炎和急性化脓性腮腺炎的定义、病因

(二) 临床表现

1. **复发性口腔溃疡**

(1) 轻型复发性口腔溃疡:最为常见,溃疡不大,每次3~5个,边界清楚,圆形或者椭圆形溃疡,好发于唇、颊、舌、口底等非角化黏膜区。

(2) 重型复发性口腔溃疡:溃疡常单个发生,大而深。深及黏膜下层直至肌层。周边红肿隆起,基底较硬,边缘整齐清晰。初期好发于口角,后向口腔后部移行到咽旁、软腭等。

(3) 疱疹样复发性口腔溃疡:溃疡较小,数目多,可达数十个,散在分布于口腔黏膜的任何部位,以舌腹、口底多见,邻近溃疡可以融合,黏膜发红充血,疼痛较明显。

2. **下颌第三磨牙冠周炎**　炎症早期,仅磨牙后区不适。炎症加重时,局部有自发性跳

痛,放射至耳颞区,波及咀嚼肌出现张口受限,咀嚼和吞咽时疼痛加重。

3. 颞下颌关节紊乱病 主要有关节局部酸胀或疼痛、关节弹响和下颌运动障碍。疼痛部位可在关节区或周围,可伴有压痛。弹响可为清脆的单响声或碎裂的连响声。常见的运动阻碍为张口受限,张口时下颌偏斜,下颌左右侧运动受限等。

4. 急性化脓性腮腺炎 常单侧受累,早期腮腺区疼痛、肿胀、压痛。导管口轻度红肿、疼痛。炎症进一步发展,腮腺区以耳垂为中心肿胀明显,耳垂被上抬,疼痛明显,呈持续性疼痛或跳痛。

考点提示

复发性口腔溃疡、颞下颌关节紊乱病、智牙冠周炎的临床表现

二、康复评定

(一)生理功能评定

1. 疼痛评定 采用视觉模拟评分法(VAS)或简式 MPQ 疼痛问卷量表(SF-MPQ)进行疼痛评定。参照本套教材《康复评定》。

2. 颞下颌关节活动度评定 可用直尺直接测量颞下颌关节的活动。还可以在张口时用示指和中指屈曲放入口中以粗略判断张口的功能,正常时可将两指放入口中。

3. 咀嚼肌肌力评定 通过触摸咀嚼肌肌腹活动来评估咀嚼肌肌力。咬合力可通过将压舌板分别置于两侧磨牙之间,嘱患者对抗向外的拉力用力咬压舌板而加以判断。

4. 吞咽困难评定 参照本套教材《康复评定》。

5. 构音困难评定 参照本套教材《康复评定》。

(二)心理功能评定

常使用汉密尔顿焦虑、抑郁量表进行评定。参照本套教材《康复评定》。

(三)日常生活活动能力评定

可采用 Barthel 指数评定表和功能独立测量量表。参照本套教材《康复评定》。

(四)社会参与能力评定

常使用 WHO 提供的《社会功能缺陷筛选表》进行社会生活能力的评定。生活质量的评定常使用中文版健康状况调查问卷(SF-36)。参照本套教材《康复评定》。

三、功能障碍

(一)生理功能障碍

1. 疼痛 复发性口腔溃疡常疼痛剧烈呈烧灼痛;下颌第三磨牙冠周炎炎症加重时,出现自发性跳痛,可放射至耳颞区;颞下颌关节紊乱的疼痛常位于下颌区,并伴有局部的弹响。

2. 下颌运动障碍 常由于炎症所致的疼痛、肿胀,咀嚼肌群及颞下颌关节受累等原因导致下颌运动受限。

3. 咀嚼功能障碍 由于疼痛、牙齿松动或颞下颌关节受累等原因所致。

4. 吞咽障碍 炎症所致的疼痛、局部肿胀,损伤所致的下颌、舌和咽喉部肌肉的运动异常均可造成吞咽功能障碍。

5. 构音障碍 以上引起吞咽障碍的原因也可造成构音障碍。

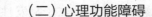

（二）心理功能障碍

口腔科疾病所致的疼痛常较为剧烈,常影响患者的睡眠和情绪,长期慢性疼痛等容易使患者产生焦虑和抑郁。

（三）日常生活活动能力受限

部分口腔科常见疾病影响了张口及咀嚼、吞咽功能和进食能力,构音异常可影响患者口语交流,均可使 ADL 相对受限。

（四）社会参与能力受限

疼痛、进食困难等会使患者的生活质量下降。合并构音障碍致患者不愿意开口说话,可使患者的交往能力受限。

四、康复治疗

（一）原则

口腔炎症性疾病的治疗原则是控制感染,消除急性炎症;通畅引流,防止感染扩散;慢性炎症应清除病原刺激物。复发性口腔溃疡应消除致病因素,促进溃疡愈合。颞下颌关节紊乱病给予消炎、止痛、解除咀嚼肌痉挛、恢复正常的咬合功能及下颌运动功能等。

（二）方法

1. 物理治疗

（1）超短波疗法:常采用小功率治疗仪。应用于第三磨牙冠周炎、涎腺炎等时,将小圆电极于患病部位对置或斜对置,每次 10~15 分钟,每天 1 次,5~10 次为一个疗程。应用于颞下颌关节紊乱时,将小圆电极对置于双侧颞颌关节,每次 10~15 分钟,每天 1 次。

（2）微波疗法:小圆形辐射器对准患区,辐射器与皮肤距离 5cm,10~15W,每次 5~10 分钟,每日或隔日 1 次,10~15 次为一个疗程。主要用于第三磨牙冠周炎、涎腺炎等,以及颞下颌关节紊乱病的治疗。

（3）直流电离子导入疗法:常用于涎腺炎慢性期、颞下颌关节紊乱。针对不同的疾病,选择不同的导入液,涎腺炎常选用抗菌药物或碘离子,颞下颌关节紊乱选择钙离子或碘离子。每次 15~20 分钟,每日或隔日 1 次,10~15 次为一个疗程。

（4）氦 - 氖激光疗法:用于复发性口腔溃疡。通过光导纤维或原光束照射,3~5mW,每次 3~5 分钟,每日 1 次,5~8 次为一个疗程。

（5）磁疗:常用旋磁疗法,磁头置于患牙对应的面颊部,每次 15~20 分钟,每日或隔日 1 次,10~15 次为一个疗程。对于复发性口腔溃疡,以磁珠敷贴于耳穴。在颞下颌功能紊乱中亦可应用。

💡 **考点提示**

复发性口腔溃疡、颞下颌关节紊乱病的治疗目的和物理治疗

2. 作业治疗 对于存在张口受限、咀嚼和吞咽障碍的患者,应进行评估,通过改变食物性状等方法,促进进食。

3. 辅具应用 部分患者需要进行口腔专科器械矫治,缺牙的患者佩戴义齿。

4. 心理治疗 因为疼痛、口咽部不适,患者常有焦虑问题。操作时应轻柔,以减轻患者痛苦。

5. 药物治疗 对口腔科的感染性疾病,应选用敏感的抗菌药物进行治疗。对于复发性口腔溃疡的患者,局部应用促进溃疡愈合的药物,及时补充 B 族维生素和维生素 C。

6. 口腔专科治疗及手术治疗 对第三磨牙冠周炎进行牙周盲袋的清洗、龈瓣盲袋或拔牙术等。急性化脓性腮腺炎脓肿形成时应及时切开引流。

五、健康教育

1. 对患者进行有关疾病的知识指导,使患者对疾病有充分的认识,积极防治疾病。
2. 正确的刷牙、漱口,定期使用牙线清除牙齿邻面的菌斑。
3. 定期口腔检查及进行洁牙治疗对口腔科疾病做到早期发现,早期治疗。
4. 对于已有的口腔疾患积极处理如缺牙时,及时佩戴义齿以避免因咬合异常而致颞下颌功能紊乱。

六、功能结局

复发性口腔溃疡的预后一般良好。第三磨牙冠周炎一般结局良好,但感染控制不好可导致炎症扩散,产生颌面部及颌下间隙感染。急性化脓性腮腺炎感染扩散可以致局部组织脓肿形成,或邻近组织的感染。颞下颌关节紊乱早期治疗功能结局良好,晚期治疗可能遗留不同程度的颌面咀嚼肌群的发育不对称,造成五官对称性不协调。

 小结

　　常见的口腔科疾病包括复发性口腔溃疡、下颌第三磨牙冠周炎、颞下颌关节紊乱病、急性化脓性腮腺炎等。口腔科炎症性疾病的治疗原则是控制感染,消除急性炎症治以缓解疼痛,通畅引流,防止感染扩散。复发性口腔溃疡应去除病因,增进机体健康,减轻局部症状,促进溃疡愈合。颞下颌关节紊乱病予消炎、止痛、解除咀嚼肌痉挛、恢复正常的咬合功能及下颌运动功能等。

 目标测试

A 型题

1. 唇、颊、舌、口底等非角化黏膜区反复出现小溃疡多见于
　　A. 轻型口疮　　　　　　　　　　　B. 口炎性口疮
　　C. 疱疹样口疮　　　　　　　　　　D. 口腔感染
　　E. 单纯疱疹

2. 复发性口腔溃疡的病因不包括
　　A. 内分泌障碍　　　　　　　　　　B. 高血压
　　C. 消化道功能紊乱　　　　　　　　D. 变态反应
　　E. 病毒感染

3. 治疗和预防复发性口腔溃疡可以用下述哪两种维生素
　　A. 维生素 C、B 族维生素　　　　　B. 维生素 C、维生素 K
　　C. 维生素 C、维生素 E　　　　　　D. 谷维素、B 族维生素
　　E. 维生素 K、B 族维生素

4. 关于颞下颌关节病的治疗哪项不正确
    A. NASID 类止痛药   B. 纠正不良咀嚼习惯
    C. 矫正咬合关系   D. 局部直流电药物离子导入疗法
    E. 鼓励患者多做张口运动

（覃　莹）

实 训 指 导

实训一　慢性疼痛康复

【实训目的】

1. 能够完成慢性疼痛的康复评定。
2. 学会制定慢性疼痛的康复治疗方案。

【实训准备】

1. 物品:白纸、直尺、铅笔、简式 McGill 疼痛问卷等。
2. 器械:如经皮神经电刺激治疗仪、牵引装置、运动疗法设备等。

【实训学时】

2 学时

【实训方法与结果】

(一)实训方法

1. 学生每 4~6 人一组,随机抽取典型病例中的一种。
2. 由教师指导进行分析讨论,对所选病患的疼痛进行康复评定,并以小组讨论形式设计该患者的康复治疗方案。
3. 以小组为单位,选出 1 人扮演患者,其余学生扮演治疗师,练习慢性疼痛患者的康复评定及康复治疗方法,可角色轮换。

(二)实训结果

1. 独立完成慢性疼痛病例中患者的疼痛常用评定方法。
2. 小组讨论该病例的短期和长期康复治疗目标。
3. 初步拟定慢性疼痛康复治疗方案:

(1)物理因子治疗:经皮神经电刺激疗法、热疗和冷疗、超声波疗法、光疗法、生物反馈疗法。

(2)运动疗法及手法治疗:被动运动、主动 - 助力运动、主动运动、牵伸运动、放松训练、牵引、按摩、关节活动度训练、肌力训练、关节松动术、PNF 技术等。

【实训评价】

完成本次实训报告:包括实训目的与要求;实训所需物品器械;实训步骤和内容,重点记录康复评定方法及评定结果、初步的康复治疗方案;注意事项;实训体会。

(任丽伟)

实训二 痉 挛 康 复

【实训目的】

1. 能够完成痉挛的康复评定。
2. 学会制定痉挛的康复治疗方案。

【实训准备】

1. 物品:生活用品若干、痉挛综合评定量表和笔、纸等。
2. 器械:平衡板、量角器、手杖、矫形器、步行架等。

【实训学时】

2 学时

【实训方法与结果】

(一)实训方法

1. 学生每 4~6 人一组,分组对提供的痉挛病例进行分析讨论,包括患者目前存在的功能障碍、需进行哪些康复评定、制定康复目标、给出康复治疗方案。

2. 教师指导学生确定讨论结果的可行性。

3. 学生每 2 人一组,一人扮演患者,一人扮演治疗师,练习对痉挛患者的康复评定方法并记录评定结果,练习痉挛患者的康复治疗方法。教师巡回指导。

(二)实训结果

1. 独立完成肌痉挛病例中患者的痉挛常用评定方法。

2. 小组讨论该病例的短期和长期康复目标。

3. 初步拟定肌痉挛的康复治疗方案,包括:

(1)神经生理疗法:① Rood 技术:挤压法、牵拉法、运动控制法。② Bobath 技术。③ Brunnstrom 技术。④ PNF 技术。

(2)被动运动和按摩:①采用温和、缓慢、持续的牵张手法对痉挛的肢体进行牵拉。②按摩手法:推法、按揉法、擦法和挤压法。

(3)物理因子疗法:①温热疗法:超短波、红外线。②冷疗法:冷水槽法、冰块致冷法。

(4)矫形器的使用:各部位抗痉挛矫形器的使用。

【实训评价】

完成本次实训报告:包括实训目的与要求;实训所需物品器械;实训步骤和内容,重点记录康复评定方法及评定结果、初步的康复治疗方案;注意事项;实训体会。

(任丽伟)

实训三 脑卒中康复

【实训目的】

1. 能够完成脑卒中的康复评定。
2. 学会制定脑卒中的康复治疗方案。

【实训准备】

1. 物品:认知评定量表、Brunnstrom 运动恢复评定格式化表、ADL 评定量表、软枕。
2. 器械:训练垫、训练椅、肋木、上下台阶、上下肢功能评价仪等。

【实训学时】

2 学时

【实训方法和内容】

(一) 实训方法

1. 给出脑卒中病例由学生进行分组讨论,内容包括脑卒中的功能障碍、评定方法、治疗方法。
2. 制定康复治疗目标和治疗方案。
3. 学生每 2 人一组,分别扮演治疗师和患者,练习脑卒中的康复评定和运动训练方法,也可两组合并进行,角色互换。

(二) 实训结果

1. 初步完成脑卒中的运动分期、肌力、肌张力等运动功能评定。
2. 分组讨论并制定康复目标和康复计划。
3. 制定各分期的康复治疗方案,包括:
(1) Brunnstrom Ⅰ~Ⅱ期:体位摆放、床上训练、体位转移、坐位平衡训练。
(2) Brunnstrom Ⅲ~Ⅳ期:抑制痉挛、诱发正常运动模式、站立训练。
(3) Brunnstrom Ⅳ~Ⅴ期:运动训练、作业训练、行为治疗、心理治疗等。

【实训评价】

完成本次实训报告:包括实训目的与要求;实训所需物品器械;实训步骤和内容,重点记录初步的康复治疗方案、康复评定方法及评定结果;注意事项;实训体会。

(李 方)

实训四 颅脑损伤康复

【实训目的】

1. 能够完成颅脑损伤的康复评定。

2. 学会制定颅脑损伤的康复治疗方案。

【实训准备】

1. 物品:格拉斯哥昏迷量表、格拉斯哥结局量表、定向遗忘试验检查表、洛文斯顿作业治疗用认知评定、纸、笔、录音机。

2. 器械:直立床、运动训练器械、认知功能训练用具等。

【实训学时】

2 学时

【实训方法和结果】

(一)实训方法

1. 学生分组对提供的颅脑损伤病例进行分析讨论,包括颅脑损伤类型、功能障碍特点、康复分期、康复评定和康复治疗方法。

2. 制定康复治疗计划与方案。

3. 学生每 2 人一组,进行角色扮演,一人扮演患者,一人扮演治疗师,练习颅脑损伤患者康复评定和康复治疗的方法,也可两组合并进行,角色互换。

(二)实训结果

1. 完成颅脑损伤的严重程度评定、认知功能评定。

2. 分组讨论颅脑损伤的康复分期,制定康复目标。

3. 制定颅脑损伤的康复方案,包括:

(1)急性期康复:综合促醒治疗、被动关节活动训练、物理因子治疗、夹板和矫形器的使用。

(2)恢复期康复:注意障碍的康复训练、记忆障碍的康复治疗、思维障碍的康复训练、失认症的康复治疗、失用症的康复治疗、行为障碍的康复治疗。

(3)后遗症期康复:日常生活活动能力的训练、矫形器和辅助器具的应用、认知、言语等障碍的功能训练、职业训练等。

【实训评价】

完成本次实训报告:包括实训目的与要求;实训所需物品器械;实训步骤和内容,重点记录康复评定方法及评定结果、初步的康复治疗方案;注意事项;实训体会。

(李　方)

实训五　脊髓损伤康复

【实训目的】

1. 能够完成脊髓损伤的康复评定。

2. 学会制定脊髓损伤的康复治疗方案。

【实训准备】

1. 物品：评定量表、大头钉、米尺、衣裤、袜子和鞋等。
2. 器械：握力计、捏力计、普通轮椅、手杖、腋杖、步行式助行架、前方有轮式助行架、自助具、平衡仪等。

【实训学时】

2 学时

【实训方法与结果】

（一）实训方法

1. 学生分组对提供的脊髓损伤患者典型病例进行分析讨论，包括患者目前主要功能障碍、康复功能评定、康复治疗的机制和目标、康复治疗方法与训练计划。
2. 康复治疗练习

（1）轮椅减压训练：① C_5 损伤患者将一侧上肢放在靠背后面，肘关节伸展与轮椅把手锁住，躯干侧屈、旋转、前屈，片刻后再换另一侧。双侧上肢轮流进行。② C_6 损伤患者躯干向一侧倾斜，对侧臀部离开椅面减轻压力，稍待片刻后再换另一侧。③胸髓损伤患者利用双上肢支撑轮椅扶手或轮椅轮使臀部悬空进行减压。

（2）床-轮椅间的转移训练：滑板转移、侧方转移、垂直转移、平行转移。

（3）助行器步行方式训练、持腋杖步行训练、日常生活活动能力的训练（以四肢瘫患者、截瘫患者为例）。

3. 阶段性操作教学，示教—学生模仿练习—教师纠错—学生自主练习。
4. 学生每 2 人一组，进行角色扮演，一人扮演患者，一人扮演治疗师。练习脊髓损伤患者康复评定和治疗的方法，也可两组合并进行，角色互换。

（二）实训结果

1. 初步完成脊髓损伤病例中患者的康复功能综合评定量表。
2. 小组讨论脊髓损伤的康复治疗机制，初步拟定可行性康复治疗目标。
3. 掌握脊髓损伤的康复治疗训练的主要方法。

【实训评价】

完成本次实训报告：包括实训目的与要求；实训所需物品器械；实训步骤和内容，重点记录初步的康复治疗方案、康复评定方法及评定结果；注意事项；实训体会。

（王丽岩）

实训六　帕金森病康复

【实训目的】

1. 能够完成帕金森病的康复评定。
2. 学会制定帕金森病的康复治疗方案。

【实训准备】

物品:皮尺、三角尺、量角器、秒表;生活用品若干;帕金森病综合评定量表和笔、纸等。
器械:矫形器等。

【实训学时】

2 学时

【实训方法与结果】

(一)实训方法

1. 学生分组对提供的帕金森病病例进行分析讨论,包括帕金森病功能障碍特点、康复评定和康复治疗方法。

2. 学生每 2 人一组,进行角色扮演,一人扮演患者,一人扮演治疗师,练习帕金森病患者康复评定和康复治疗的方法,也可两组合并进行,角色互换。

(二)实训结果

1. 初步完成帕金森病的运动功能、日常生活活动能力等评定。

2. 分组讨论帕金森病的康复治疗目标和计划。

3. 制定帕金森病的康复治疗方案,包括

(1)松弛训练:PNF 技术、深呼吸法、想向法。

(2)姿势矫正训练:矫正颈部前屈、脊柱后凸、下肢屈曲、内收挛缩。

(3)关节活动度训练:主要为膝、肩、肘、手指等关节。

(4)平衡步态训练:练习高抬脚、跨障碍行走、跟节律行走。

【实训评价】

完成本次实训报告:包括实训目的与要求;实训所需物品器械;实训步骤和内容,重点记录康复评定方法及评定结果、初步的康复治疗方案;注意事项;实训体会。

(李　方)

实训七　脑性瘫痪康复

【实训目的】

1. 能够完成脑性瘫痪的康复评定。

2. 学会制定脑性瘫痪的康复治疗方案。

【实训准备】

1. 物品:评定量表、拼图、色彩书、笔、布偶娃娃等。

2. 器械:矫形器等。

【实训学时】

2 学时

【实训方法与结果】

（一）实训方法

1. 学生分组对提供的脑性瘫痪患者典型病例进行分析讨论,包括患者的临床分型、目前主要功能障特点、康复功能评定、康复治疗的机制和目标、康复治疗方法与训练计划。

2. 阶段性操作教学,视频示教—学生模仿练习—教师示教纠错—学生自主练习。

3. 学生每 2 人一组,进行角色扮演,一人扮演患者,一人扮演治疗师。练习脑性瘫痪患者康复评定和治疗的方法,也可两组合并进行,角色互换。

（二）实训结果

1. 初步完成脑性瘫痪的康复功能评定(主要有功能独立性评定、肌力评定和痉挛评定),并作出临床分型(主要有痉挛型、手足徐动型的 Bobath、Vojta 治疗技术,作业疗法如进食训练、穿衣训练、用厕训练)。

2. 小组讨论脑性瘫痪的康复治疗机制,初步拟定可行性康复治疗目标。

3. 掌握脑性瘫痪的康复治疗训练的主要方法。

【实训评价】

完成本次实训报告:包括实训目的与要求;实训所需物品器械;实训步骤和内容,重点记录康复评定方法及评定结果、初步的康复治疗方案;注意事项;实训体会。

（王丽岩）

实 训 八 骨 折 康 复

【实训目的】

1. 能够完成骨折的康复评定。
2. 学会制定骨折瘫痪的康复治疗方案。

【实训准备】

1. 物品:通用量角器、软尺、直尺、橡皮带、ADL 评定量表、Berg 量表、Hoffer 步行能力分级表、Holden 功能步行分类表、纸笔、手表等。

2. 器械:握力计、上 / 下肢 CPM 机、体操棒、肋木、墙拉力器等。

【实训学时】

2 学时

【实训方法与结果】

（一）实训方法

1. 学生分组对提供的病例进行分析讨论,包括骨折类型、功能障碍所在、康复临床分期、康复评定和康复治疗方法。

2. 针对病例制定具体康复治疗计划与方案。

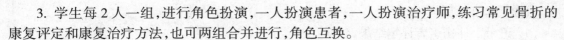

3. 学生每 2 人一组,进行角色扮演,一人扮演患者,一人扮演治疗师,练习常见骨折的康复评定和康复治疗方法,也可两组合并进行,角色互换。

(二)实训结果

1. 骨折的一般情况评定,运动功能评定主要包括肌力评定、关节活动范围评定、步态分析、平衡功能评定、下肢功能评定等,日常生活活动能力评定。

2. 记录评定结果并进行分析讨论,确定康复治疗目标。

3. 根据讨论结果及康复治疗目标,包括:

(1)Ⅰ期康复:患肢主动运动训练、健肢与躯干的正常活动训练、患肢肌肉等长收缩训练、患肢抬高、持续被动关节活动训练、物理因子治疗等。

(2)Ⅱ期康复:物理因子治疗、恢复关节活动范围训练、增强肌力训练、恢复日常生活活动能力训练等。

【实训报告】

完成本次实训报告:包括实训目的与要求;实训所需物品器械;实训步骤和内容,重点记录康复评定方法及评定结果、初步的康复治疗方案;注意事项;实训体会。

(李　强)

实训九　手外伤康复

【实训目的】

1. 能够完成手外伤的康复评定。
2. 学会制定手外伤的康复治疗方案。

【实训准备】

1. 物品:冷水、温水、棉签、铅笔橡皮头、量杯、弹力带、橡皮泥、螺母、回形针、硬币、别针、尖头螺丝、卷尺、量角器、纸和笔等。

2. 器械:手夹板、滑轮、握力计、音叉、手容积测量仪、调制电脑中频治疗仪、手指锻炼器、九孔插板。

【实训学时】

2 学时

【实训方法与结果】

(一)实训方法

1. 学生分组讨论手外伤病例,包括手外伤功能障碍、康复评定和康复治疗方法。
2. 制定康复治疗计划与方案。
3. 学生每 4~6 人一组,进行角色扮演,一人扮演患者,一人扮演物理治疗师,一人担任作业治疗师,一人担任职业治疗师,其他同学共同参与制定康复评定和康复治疗的方法,可角色互换。

（二）实训结果

1. 记录手外伤患者评定结果,包括:

（1）一般检查:视诊、触诊、动诊（检查手部关节主动和被动活动范围）、量诊（测定关节活动度、肢体周径、肢体长度和容积）。

（2）手功能评定:关节活动度、手指肌腱功能评定、肌力、感觉、手体积、灵巧性和协调性。

2. 制定康复治疗目标。

3. 根据康复治疗分期制定康复治疗方案,包括:

（1）伤后或术后 3 周内行理疗、功能位固定、轻柔的辅助主动活动、主动活动。

（2）伤后或术后 3~6 周尽早活动并进行感觉再训练。

（3）伤后或术后 6~12 周进行抗阻活动及继续进行感觉再训练,恢复效果良好,可进入功能训练和职能训练。

【实训评价】

完成本次实训报告:包括实训目的与要求;实训所需物品器械;实训步骤和内容,重点记录康复评定方法及评定结果、初步的康复治疗方案;注意事项;实训体会。

（杨文东）

实训十　运动损伤康复

【实训目的】

1. 能够完成运动损伤的康复评定。
2. 学会制定运动损伤的康复治疗方案。

【实训准备】

1. 物品:支持带、弹性绷带、夹板、软尺。
2. 器械:量角器、矫形器、起立架、训练阶梯、平行杠、牵引装置等。

【实训学时】

2 学时

【实训方法与结果】

（一）实训方法

学生以 4~6 人一组,选择病例进行运动损伤的康复评定及康复治疗方案设计,并根据设计的方案练习康复治疗,可角色扮演并角色互换;教师全场巡视并适当指导,维持实训秩序。

（二）实训结果

1. 运动损伤的康复功能评定方法包括:前交叉韧带强度评定、Lachman 试验和反 Lachman 试验、Mcmurray 试验、肌力评定、ROM 评定、肢体围度测量、肩关节功能评定、疼痛评定。

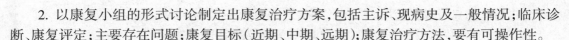

2. 以康复小组的形式讨论制定出康复治疗方案,包括主诉、现病史及一般情况;临床诊断、康复评定;主要存在问题;康复目标(近期、中期、远期);康复治疗方法,要有可操作性。

3. 练习并演示康复治疗方案中的治疗方法,能够熟练操作。

【实训评价】

完成本次实训报告:包括实训目的与要求;实训所需物品器械;实训步骤和内容,重点记录康复评定方法及评定结果、初步的康复治疗方案;注意事项;实训体会。

(杨文东)

实训十一　颈椎病康复

【实训目的】

1. 能够完成颈椎病的康复评定。
2. 学会制定颈椎病的康复治疗方案。

【实训准备】

1. 物品:量角器、直尺、铅笔、握力计、叩诊锤等。
2. 器械:颈托、针灸针、推拿治疗床、多功能牵引治疗床、中频治疗仪、超短波治疗仪、超声波治疗仪、红外线治疗仪等。

【实训学时】

2学时

【实训方法与结果】

(一) 实训方法

1. 学生分组对颈椎病病例进行分析讨论,包括分型、临床特点、康复评定和康复治疗方法。
2. 针对具体疾病类型制定康复治疗计划与方案。
3. 学生每2人一组,进行角色扮演,一人扮演患者,一人扮演治疗师,练习颈椎病患者康复评定和康复治疗的方法,也可两组合并进行,角色互换。

(二) 实训结果

1. 颈椎病的康复功能评定

(1) 特征性检查:①椎间孔挤压试验;②臂丛神经牵拉试验;③椎间孔分离试验;④前屈旋颈试验;⑤低头试验;⑥仰头试验;⑦椎动脉扭曲试验;⑧屈颈试验。

(2) 颈椎活动度的评定:主要从前屈、后伸、旋转和侧屈进行评定。

(3) 肌力评定:①以徒手肌力评定法对易受累的肌肉进行肌力评定,并与健侧对照;②使用握力计测量屈指肌肌力。

2. 记录评定结果并进行分析,讨论颈椎病的康复治疗原则,确定康复治疗目标。

3. 根据讨论结果及康复治疗目标,制定康复治疗方案:

（1）卧床休息及颈托使用。

（2）颈椎牵引：牵引方法、牵引角度、牵引重量及牵引时间。

（3）手法治疗：推拿、关节松动术。

（4）物理因子治疗：超短波疗法、超声波疗法、红外线疗法、电脑中频治疗、红外线治疗。

（5）针灸治疗：常见穴位的选择。

（6）制定颈椎病患者常用的运动治疗处方。

【实训评价】

完成本次实训报告：包括实训目的与要求；实训所需物品器械；实训步骤和内容，重点记录初步的康复治疗方案、康复评定方法及评定结果；注意事项；实训体会。

（李　强）

实训十二　关节置换术康复

【实训目的】

1. 能够完成关节置换术的康复评定。

2. 学会制定关节置换术的康复治疗方案。

【实训准备】

1. 物品：通用量角器、Harris 髋关节评分表、HSS 膝关节功能评分表、纸笔等。

2. 器械：矫形器、运动治疗床、下肢 CPM 机、常规运动治疗设备等。

【实训学时】

2 学时

【实训方法与结果】

（一）实训方法

1. 学生分组对提供的关节置换术病例进行分析讨论，包括康复评定、康复治疗基本原则、康复治疗方法。

2. 制定康复治疗方案。

3. 学生每 2 人一组，进行角色扮演，一人扮演患者，一人扮演治疗师，练习关节置换术后患者康复评定和康复治疗方法，也可两组合并，角色互换。

（二）实训结果

1. 关节置换术的功能评定

（1）术前评定：关节活动度、关节周围肌力、疼痛、姿势与步态、下肢长度与围度、髋关节和膝关节功能评定、日常生活能力评定。

（2）术后评定：伤口愈合情况、肿胀与疼痛、关节活动度、肌力、神经系统检查、活动与转移能力等。

2. 记录评定结果并进行分析。

3. 明确康复治疗基本原则,确定患者康复治疗目标。

4. 针对不同的康复分期制定具体康复治疗方案

(1) 术前康复治疗:在手术前对患者进行康复教育和康复指导。

(2) 术后康复治疗:①控制疼痛;②冰疗等物理因子治疗;③体位摆放;④呼吸训练;⑤踝泵运动;⑥肌力训练;⑦关节活动度训练;⑧负重训练及步行训练;⑨ CPM 训练;⑩本体感觉训练。

【实训报告】

完成本次实训报告:包括实训目的与要求;实训所需物品器械;实训步骤和内容,重点记录康复评定方法及评定结果、初步的康复治疗方案;注意事项;实训体会。

(李　强)

实训十三　骨关节炎康复

【实训目的】

1. 能够完成骨关节炎的康复评定。

2. 学会制定骨关节炎的康复治疗方案。

【实训准备】

1. 物品:通用量角器、握力计、Harris 髋关节功能评分表、HSS 膝关节功能评分表、焦虑自评量表(SAS)、抑郁自评量表(SDS)、Barthel 指数分级量表、PT 床、软尺、纸笔等。

2. 器械:矫形器、蜡疗仪、红外线治疗仪、电脑中频治疗仪、短波治疗仪、超短波治疗仪等。

【实训学时】

2 学时

【实训方法与结果】

(一) 实训方法

1. 学生分组对提供的骨关节炎病例进行分析讨论,包括临床表现、功能障碍、康复评定和康复治疗方法。

2. 针对具体病例制定康复治疗计划与方案。

3. 学生每 2 人一组,进行角色扮演,一人扮演患者,一人扮演治疗师,练习骨关节炎患者的康复评定和康复治疗方法,也可两组合并,角色互换。

(二) 实训结果

1. 康复功能评定包括生理功能评定,如患肢肢体围度及受累关节周径、疼痛程度、关节活动范围、关节周围肌群肌力、关节功能评估、步态分析;心理功能评定如焦虑自评量表(SAS)、抑郁自评量表(SDS);日常生活活动能力评定如 Barthel 指数分级法。

2. 记录评定结果并进行讨论,明确康复治疗目标。

3. 根据讨论结果及康复治疗目标,制定康复治疗方案,包括休息与运动的平衡、物理治疗(如物理因子治疗、运动治疗、能量节约技术、关节保护技术)、辅助器具、心理治疗、其他治疗(如药物治疗、针灸及推拿)等。

【实训报告】

完成本次实训报告:包括实训目的与要求;实训所需物品器械;实训步骤和内容,重点记录康复评定方法及评定结果、初步的康复治疗方案;注意事项;实训体会。

(李　强)

实训十四　慢性阻塞性肺疾病康复

【实训目的】

1. 能够完成慢性阻塞性肺疾病的康复评定。
2. 学会制定慢性阻塞性肺疾病的康复治疗方案。

【实训准备】

1. 物品:皮尺、沙袋、枕头、靠背椅等。
2. 器械:手指血氧仪、听诊器、血压计、秒表等。

【实训学时】

2学时

【实训方法与结果】

(一)实训方法

1. 学生分组对提供的慢性阻塞性肺疾病患者病例进行分析讨论,讨论内容:慢性阻塞性肺疾病功能障碍特点、康复评定方法、康复治疗方法、预测康复结局。
2. 制定康复治疗计划与方案。
3. 学生每2人一组,进行角色扮演,一人扮演患者,一人扮演治疗师,练习慢性阻塞性肺疾病患者康复治疗的方法可以两组合并,角色互换。

(二)实训结果

1. 独立完成肺部听诊、运动能力评定等康复功能评定。
2. 分组讨论慢性阻塞性肺疾病的康复治疗机制,确定康复治疗目标。
3. 制定慢性阻塞性肺疾病的康复治疗方案:

(1)呼吸训练:膈肌呼吸、缩唇呼吸。

(2)排痰训练:体位引流、手法排痰、咳嗽训练、理疗。

(3)运动训练:下肢训练、上肢训练、呼吸机锻炼。

【实训评价】

完成本次实训报告:包括实训目的与要求;实训所需物品器械;实训步骤和内容,重点记录康复评定方法及评定结果、初步的康复治疗方案;注意事项;实训体会。

(郭 华)

实训十五　冠心病康复

【实训目的】

1. 能够完成冠心病的康复评定。
2. 学会制定冠心病的康复治疗方案。

【实训准备】

1. 物品:冠心病病例、健康状况调查问卷(SF-36)和笔等。
2. 器械:活动平板、功率自行车、手摇车、必要的等长收缩运动器械、12 导联运动心电图仪、血压计。

【实训学时】

2 学时

【实训方法与结果】

(一) 实训方法

1. 学生分组对提供的冠心病病例进行分析讨论,讨论内容:冠心病类型、功能障碍特点、康复分期、康复评定和康复治疗方法、预测康复结局。
2. 制定康复治疗计划与方案。
3. 学生每 2 人一组,进行角色扮演,一人扮演患者,一人扮演治疗师,练习冠心病患者康复评定和康复治疗的方法,也可两组合并,角色互换。

(二) 实训结果

1. 独立完成心电运动试验、生存质量评定(如健康状况调查问卷 SF-36)等康复功能评定。

(1) 心电运动试验

1) 症状限制性运动试验:以运动诱发呼吸或循环不良的症状和体征、心电图异常及心血管运动反应异常作为运动终点的试验方法。

2) 低水平运动试验:常以特定的心率、血压和症状为终止指标。

3) 常用试验方案:

①活动平板运动试验:最常用改良 Bruce 方案。

②踏车试验:运动负荷:男性 300(kg·m)/min 起始,每 3min 增加 300(kg·m)/min;女性 200(kg·m)/min 起始,每 3min 增加 200(kg·m)/min。

③手摇车试验:用于下肢功能障碍者。运动起始负荷 150~200(kg·m)/min,每级负荷增量 100~150(kg·m)/min,时间 3~6 分钟。

④等长收缩试验:一般采用握力试验。常以最大收缩力的 30%~50% 作为运动强度,持续收缩 2~3 分钟。还可采用定滑车重量法,即通过一个滑轮将重力(重锤)引向患者的手或

腿,受试者进行抗阻屈肘或伸膝,并始终保持关节角度不变。测试的重力负荷可以从 2.5kg 开始,每级持续 2~3 分钟,负荷增加 2.5kg,直至受试者不能继续保持关节角度为止。

(2)生存质量评定:采用生存质量评定量表评定,如健康状况调查问卷(SF-36)。

2. 记录评定结果并分析,确定康复治疗目标。

3. 根据康复治疗目标,针对康复分期制定康复治疗方案。具体方法:

(1)Ⅰ期康复:①床上活动。②呼吸训练。③坐位训练。④步行训练。⑤保持大便通畅。⑥上楼。⑦心理康复与常识宣教。

(2)Ⅱ期康复:散步、医疗体操、气功、家庭卫生、厨房活动、园艺活动、邻近区域购物等。

(3)Ⅲ期康复:有氧训练(制定有氧训练运动处方)、循环抗阻训练、柔韧性训练、医疗体操、作业训练、放松性训练、行为治疗、心理治疗等。

【实训评价】

完成本次实训报告:包括实训目的与要求;实训所需物品器械;实训步骤和内容,重点记录康复评定方法及评定结果、初步的康复治疗方案;注意事项;实训体会。

(郭　华)

实训十六　高血压病康复

【实训目的】

1. 能够完成高血压病的康复评定。
2. 学会制定高血压病的康复治疗方案。

【实训准备】

1. 物品:皮尺、沙袋、枕头、靠背椅等。
2. 器械:活动平板、功率自行车、手摇车、电子血压心率测量仪等。

【实训学时】

2 学时

【实训方法与结果】

(一)实训方法

1. 学生分组对提供的高血压病病例进行分析讨论,讨论内容:高血压标准、临床和康复问题,康复治疗的机制、目标和方法,预测康复结局。

2. 制定康复治疗计划与方案。

3. 学生每 2 人一组,进行角色扮演,一人扮演患者,一人扮演治疗师,练习高血压病患者康复评定和康复治疗的方法,也可两组合并,角色互换。

(二)实训结果

1. 独立完成血压测量、根据病例中的检查报告将患者进行高血压分级、分期等康复功能评定。

2. 记录评定结果并分析,确定康复治疗目标。

3. 制定高血压病的康复治疗方案:

(1) 纠正危险因素:生活指导、低盐饮食、降低体重、控制情绪。

(2) 运动疗法:①运动处方制定(运动类型、强度、持续时间和频率等)。②运动处方实施(医疗步行、抗阻运动、降压体操等)。③运动处方调整。

【实训评价】

完成本次实训报告:包括实训目的与要求;实训所需物品器械;实训步骤和内容,重点记录康复评定方法及评定结果、初步的康复治疗方案;注意事项;实训体会。

(郭　华)

实训十七　糖尿病康复

【实训目的】

1. 能够完成糖尿病的康复评定。

2. 学会制定糖尿病的康复治疗方案。

【实训准备】

1. 物品:棉签、音叉、皮尺等。

2. 器械:秒表、血压仪、运动平板或功率自行车等。

【实训学时】

2 学时

【实训方法与结果】

(一) 实训方法

1. 学生分组对提供的糖尿病患者病例进行分析讨论,讨论内容:糖尿病功能障碍特点、康复评定方法、康复治疗方法、预测康复结局。

2. 制定康复治疗计划与方案。

3. 学生每 2 人一组,进行角色扮演,一人扮演患者,一人扮演治疗师,练习糖尿病患者康复治疗的方法,也可两组合并,角色互换。

(二) 实训结果

1. 独立完成生理功能评定和分析生化检查报告单等康复功能评定。

2. 分组讨论糖尿病的康复治疗机制,确定康复治疗目标。

3. 制定糖尿病的康复治疗方案:

(1) 饮食疗法。

(2) 运动治疗:①运动方式;②运动强度;③运动时间;④运动频率。

(3) 糖尿病足康复治疗:①按摩治疗;②运动治疗;③正负压治疗;④感染溃烂创口和坏疽的处理;⑤糖尿病足的预防。

【实训评价】

完成本次实训报告:包括实训目的与要求;实训所需物品器械;实训步骤和内容,重点记录康复评定方法及评定结果、初步的康复治疗方案;注意事项;实训体会。

（郭　华）

实训十八　烧伤康复

【实训目的】

1. 能够完成烧伤的康复评定。
2. 学会制定烧伤的康复治疗方案。

【实训准备】

1. 物品:通用量角器、小长枕、毛巾卷、热塑夹板、绷带卷、纱布、弹力绷带、压力衣。
2. 器械:悬吊装置、牵引器、踝矫形器。

【实训学时】

2 学时

【实训方法与结果】

（一）实训方法

1. 学生分组对提供的烧伤病例进行分析讨论:患者目前主要功能障碍、康复功能评定、康复治疗的机制和目标、康复治疗方法与训练计划。

2. 学生每 2 人一组,进行角色扮演,一人扮演患者,一人扮演治疗师。练习对烧伤患者做评定和治疗,可角色互换,也可两组合并为一组进行。

（二）实训结果

1. 完成康复评定

（1）烧伤面积评定:采用中国九分法或手掌法计算烧伤面积。

（2）烧伤深度评定:采用三度四分法。

（3）烧伤严重程度评定:按烧伤面积和烧伤深度两项指标,分轻、中、重和特重四种。

（4）关节活动度评定:对主要关节活动范围进行测量。

2. 康复治疗

（1）早期(急性期)康复治疗:包括①理疗:能说出相应的治疗项目及作用、目的。②运动疗法:少量多次进行,关节被动活动,主动关节活动,助力关节活动,定时体位变换和摆放。③矫形器应用:海绵踝 - 足矫形器保持踝部中立位,由远及近弹性绷带包扎,热塑夹板固定,虎口握绷带卷,指蹼填纱布等。④心理康复:说出适当的方法。

（2）制动期康复治疗:说出相应的康复原则和方法。

（3）后期(愈合成熟期)康复治疗:包括①压力治疗:弹力绷带、烧伤压力衣疗法。②理疗:说出相应的内容和方法。③运动疗法:徒手操、棍棒操、器械训练。④被动关节活动。

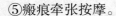

⑤瘢痕牵张按摩。

【实训评价】

完成本次实训报告：包括实训目的与要求；实训所需物品器械；实训步骤和内容，重点记录康复评定方法及评定结果、初步的康复治疗方案；注意事项；实训体会。

（马洪朝）

参 考 文 献

1. 倪朝明 . 神经康复学 . 第 2 版 . 北京 : 人民卫生出版社 ,2013.

2. 张长杰 . 肌肉骨骼康复学 . 第 2 版 . 北京 : 人民卫生出版社 ,2013.

3. 何成奇 . 内外科疾病康复学 . 第 2 版 . 北京 : 人民卫生出版社 ,2013.

4. 张绍岚 , 何小花 . 疾病康复 . 第 2 版 . 北京 : 人民卫生出版社 ,2014.

5. 关骅 , 张光铂 . 中国骨科康复学 . 北京 : 人民军医出版社 ,2011.

6. 邓倩 . 临床康复学 . 第 2 版 . 北京 : 人民卫生出版社 ,2014.

7. 葛均波 , 徐永健 . 内科学 . 第 8 版 . 北京 : 人民卫生出版社 ,2013.

8. 贾建平 , 陈生弟 . 神经病学 . 第 8 版 . 北京 : 人民卫生出版社 ,2013.

9. 陈孝平 , 汪建平 . 外科学 . 第 8 版 . 北京 : 人民卫生出版社 ,2013.

10. 窦祖林 . 作业治疗学 . 第 2 版 . 北京 : 人民卫生出版社 ,2013.

11. 燕铁斌 . 物理治疗学 . 第 2 版 . 北京 : 人民卫生出版社 ,2013.

12. 李胜利 . 语言治疗学 . 第 2 版 . 北京 : 人民卫生出版社 ,2013.

13. 王玉龙 . 康复功能评定学 . 第 2 版 . 北京 : 人民卫生出版社 ,2013.

14. 李庆涛等 . 临床骨科康复治疗学 . 北京 : 科学技术文献出版社 ,2009.

15. 郭华 . 中西医结合内科学 . 西安 : 第四军医大学出版社 ,2007.

16. 徐林 . 人工关节置换手术学 . 上海 : 第二军医大学出版社 ,2009.

17. 杨述华 , 邱贵兴 . 关节置换外科学 . 北京 : 清华大学出版社 ,2005.

18. 蒋协远 , 王大伟 . 骨科临床疗效评价标准 . 北京 : 人民卫生出版社 ,2005.

19. 中华医学会 . 临床诊疗指南骨质疏松症和骨矿盐疾病分册 . 北京 : 人民卫生出版社 ,2006.

20. 王福根 . 康复病案分析 . 北京 : 科学出版社 ,2006.

21. 陈立典 . 传统康复方法学 . 北京 : 人民卫生出版社 ,2013.

22. 杜建 , 陈立典 . 中西医结合康复学 . 北京 : 人民卫生出版社 ,2006.

23. 王岩 . 骨科疾病病案分析 . 北京 : 科学出版社 ,2008.

24. 陆廷仁 . 骨科康复学 . 北京 : 人民卫生出版社 ,2007.

25. 励建安 . 临床运动疗法学 . 北京 : 华夏出版社 ,2005.

目标测试参考答案

绪论

1. B   2. E   3. C   4. B   5. E   6. E   7. D   8. A   9. E

第一章

第一节

1. B   2. D   3. A   4. A   5. E

第二节

1. B   2. A   3. D   4. C   5. E   6. D

第三节

1. C   2. C   3. A   4. D   5. E   6. A

第四节

1. E   2. B   3. E   4. E   5. C   6. B

第五节

1. A   2. D   3. D   4. E   5. B   6. C

第六节

1. B   2. C   3. C   4. B   5. D   6. A   7. A   8. E   9. D   10. B

11. E

第七节

1. B   2. D   3. A   4. E   5. A   6. A   7. B   8. C   9. D   10. E

第八节

1. E   2. A   3. B   4. C   5. D   6. A   7. E   8. B   9. D   10. C

第九节

1. C   2. B   3. A   4. A   5. A   6. C   7. B   8. D   9. A   10. B

第二章

第一节

1. A   2. E   3. E   4. B   5. A   6. D   7. B   8. C   9. B   10. A

第二节

1. E   2. D   3. E   4. E   5. E   6. B

第三节

1. C   2. C   3. D   4. A   5. D   6. B   7. D   8. B   9. C   10. A

第四节

1. B   2. B   3. A   4. E

第五节

1. C 2. E 3. C 4. C 5. C 6. A

第六节

1. C 2. C 3. A 4. A 5. A 6. A 7. A 8. D 9. C 10. A

第七节

1. B 2. C 3. A 4. C 5. A 6. B 7. D 8. B 9. A 10. D

第八节

1. D 2. A 3. D 4. E 5. B 6. B 7. E 8. B 9. A

第九节

1. C 2. D 3. C 4. D 5. E 6. E 7. B 8. C 9. A

第三章

第一节

1. A 2. D 3. C 4. E 5. C 6. B 7. A 8. E 9. C 10. D

第二节

1. C 2. B 3. A 4. C 5. D 6. A

第三节

1. C 2. A 3. C

第四节

1. B 2. D 3. E 4. E 5. D 6. C 7. D 8. C 9. A 10. D

第五节

1. A 2. D 3. B 4. C 5. C 6. A 7. A 8. E

第六节

1. E 2. A 3. C 4. B 5. E

第七节

1. B 2. E 3. C 4. C 5. A

第八节

1. C 2. E 3. C 4. C 5. E 6. E 7. D 8. C 9. A 10. B

第九节

1. D 2. E

第十节

1. A 2. C 3. D 4. C 5. B

第十一节

1. C 2. E 3. B 4. D 5. E 6. D 7. B 8. A 9. C

第四章

第一节

1. C 2. B 3. D 4. E 5. C 6. B 7. A 8. D 9. E 10. D
11. B 12. E 13. D 14. D

第二节

1. A 2. A 3. A 4. A 5. A

第三节

1. D   2. B   3. A   4. B   5. C   6. E

第四节

1. A   2. E   3. D   4. B   5. E   6. E   7. C   8. D   9. B   10. A

11. D   12. E   13. B

第五节

1. E   2. E   3. A   4. E   5. B   6. C   7. C   8. A   9. C   10. D

第六节

1. B   2. C   3. A   4. B   5. C   6. E   7. D

第五章

第一节

1. B   2. E   3. E   4. D   5. C

第二节

1. C   2. E   3. C

第三节

1. C   2. D   3. B   4. D   5. A   6. A

第四节

1. C   2. A   3. A   4. B   5. A   6. E

第六章

第一节

1. A   2. E   3. E   4. E   5. E   6. E   7. C   8. C   9. B   10. B

11. B   12. C

第二节

1. A   2. B   3. B   4. A   5. E   6. E   7. E   8. A   9. E   10. A

11. E

第三节

1. E   2. C   3. A   4. C   5. B   6. C   7. D   8. C

第七章

1. D   2. B   3. B   4. D   5. D   6. E   7. D   8. B   9. A   10. C

11. A   12. B   13. D   14. A   15. C   16. D

第八章

1. B   2. D   3. A   4. B   5. A   6. A   7. A   8. A   9. A   10. B

第九章

第一节

1. B   2. E   3. E   4. C   5. A

第二节

1. E   2. D   3. B   4. B   5. B   6. D   7. E

第三节

1. B   2. D   3. B   4. E

第四节

1. B   2. B   3. D   4. D   5. E   6. E

第十章

第一节

1. D   2. A   3. C   4. C   5. E

第二节

1. C   2. A   3. B   4. D

第三节

1. E   2. B   3. E   4. E

第四节

1. D   2. B   3. C   4. E

第五节

1. A   2. B   3. A   4. E

《常见疾病康复》教学大纲

一、课程性质

《常见疾病康复》是中等卫生职业教育康复技术专业一门重要的专业核心课程,是研究多种疾病的康复预防、康复评定、康复治疗的基本理论和基本技能的科学。

本课程主要内容包括绪论、常见功能障碍康复、常见神经系统疾病康复、常见骨骼肌肉系统疾病康复、常见呼吸及循环系统疾病康复、常见消化及泌尿生殖系统疾病康复、常见内分泌及代谢系统疾病康复、恶性肿瘤康复、烧伤康复、常见皮肤疾病康复,以及常见五官科疾病康复等。

本课程的主要任务是培养学生具有良好的文化修养和较强的职业能力,具有一定的社会交往能力和协调沟通能力,养成良好的职业素质和细心严谨的工作作风。通过病例讨论、演示、录像、多媒体课件等教学方式来展开理论知识和实践技能的教学活动,突出实践技能和职业能力的培养,通过"教学做"一体化的教学活动,使学生能运用康复功能评定技术和各种康复治疗技术对临床常见疾病所导致的各种功能障碍提供康复医疗服务,提高学生的综合素质。

本课程是以康复技术工作岗位任职需求为前提,以疾病实际康复过程为载体,以项目导向为主线,进行职业岗位和典型工作任务分析,确定学习目标,重在实际应用能力的培养,为学生岗位综合能力的形成打下坚实的基础,从而为从事康复医疗的各行业输送合格的"技能应用型人才"。

二、课程目标

通过本课程的学习,学生能够达到下列要求:

(一)职业素养目标

1. 具有良好的人文精神、职业道德,重视医学伦理,自觉尊重患者人格,保护患者隐私。

2. 具有良好的法律意识,自觉遵守有关医疗卫生法律法规,依法行医。

3. 具有良好的服务意识,能将预防和治疗疾病、促进健康、维护大众的健康利益作为自己的职业责任。

4. 具有良好的人际沟通能力,能与患者及家属进行有效沟通,与相关医务人员进行专业交流。

5. 具有终生学习理念和不断创新精神。

6. 具有良好的身体素质、心理素质和较好的社会适应能力,能适应基层医疗卫生工作的实际需要。

7. 具有良好的团队意识,能与康复团队成员团结协作,共同为病人提供全面周到的康复服务。

（二）专业知识和技能目标

1. 掌握康复科室常见疾病的康复评定及康复治疗方法。

2. 熟悉常见疾病所导致的各种功能障碍表现。

3. 了解常见疾病的病因、病理、发病机制、健康教育和功能结局。

4. 能够独立进行疾病的康复评定和康复技术操作。

5. 学会分析患者现存或潜在的功能问题,制订合理的康复治疗方案,并客观评定康复效果。

三、学时安排

教学内容	学时		
	理论	实践	合计
绪论	2		2
第一章　常见功能障碍康复			
第一节　慢性疼痛	1	2	3
第二节　压疮	1		1
第三节　痉挛	1	2	3
第四节　挛缩	1		1
第五节　吞咽障碍	1		1
第六节　神经源性膀胱和肠道功能障碍	2		2
第七节　感觉和认知功能障碍	2		2
第八节　言语障碍	1		1
第九节　儿童发育、精神与行为障碍	2		2
第二章　常见神经系统疾病康复			
第一节　脑卒中	6	2	8
第二节　颅脑损伤	4	2	6
第三节　脊髓损伤	6	2	8
第四节　帕金森病	1	2	3
第五节　阿尔茨海默病	1		1
第六节　周围神经损伤	4		4
第七节　脑性瘫痪	6	2	8
第八节　多发性硬化	1		1
第九节　脊髓灰质炎后遗症	1		1
第三章　常见肌肉骨骼系统疾病康复			
第一节　骨折	4	2	6
第二节　手外伤	4	2	6

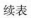

续表

教学内容	学时		
	理论	实践	合计
第三节　运动损伤	6	2	8
第四节　颈椎病	4	2	6
第五节　关节置换	2	2	4
第六节　骨关节炎	2	2	4
第七节　腰椎间盘突出症	2		2
第八节　慢性运动系统疾病	2		2
第九节　脊柱侧凸	1		1
第十节　骨质疏松症	1		1
第十一节　儿童进行性肌营养不良	2		2
第四章　常见呼吸及循环系统疾病康复			
第一节　慢性阻塞性肺疾病	2	2	4
第二节　支气管哮喘	1		1
第三节　慢性心力衰竭	2		2
第四节　冠状动脉粥样硬化性心脏病	2	2	4
第五节　原发性高血压	2	2	4
第六节　周围血管疾病	2		2
第五章　常见消化及泌尿生殖系统疾病康复			
第一节　慢性胃炎	1		1
第二节　消化性溃疡	1		1
第三节　尿路感染	1		1
第四节　生殖系统感染	1		1
第六章　常见风湿及内分泌系统疾病康复			
第一节　类风湿关节炎	1		1
第二节　强直性脊柱炎	1		1
第三节　糖尿病	2	2	4
第七章　恶性肿瘤康复	4		4
第八章　烧伤康复	2	2	4
第九章　常见皮肤疾病康复			
第一节　单纯疱疹	1		1
第二节　带状疱疹	1		1
第三节　银屑病	1		1
第四节　玫瑰糠疹	1		1
第十章　常见五官科疾病康复			
第一节　眼科疾病	1		1

教学内容	学时		
	理论	实践	合计
第二节　耳部疾病	1		1
第三节　鼻部疾病	1		1
第四节　咽部疾病	1		1
第五节　口腔疾病	1		1
合计	108	36	144

四、课程内容和要求

章节	教学内容	教学目标		教学活动参考	参考学时	
		知识目标	技能目标		理论	实践
绪论	1. 疾病康复的基本概念 2. 疾病康复的内容与目标 3. 疾病康复的基本原则 4. 临床思维方式和基本程序 5. 疾病康复在现代医学中的地位和作用	1. 掌握:疾病康复的基本概念、内容与目标。 2. 熟悉:疾病康复的基本原则、在现代医学中的地位和作用。 3. 了解:疾病康复的临床思维方式与临床基本程序。		理论讲授 多媒体演示	2	
一、常见功能障碍康复	(一)慢性疼痛 1. 概述 2. 康复评定 3. 功能障碍 4. 康复治疗 5. 健康教育 6. 功能结局	1. 掌握:慢性疼痛的概念、康复治疗目的、常见康复治疗方法。 2. 熟悉:慢性疼痛的康复评定、功能障碍、健康教育。 3. 了解:慢性疼痛的常见病因。		理论讲授 案例教学 情境教学 多媒体演示 教学见习	12	4
	实训1　慢性疼痛康复		1. 能够完成慢性疼痛的康复评定。 2. 学会制定慢性疼痛的康复治疗方案。	技能实践		
	(二)压疮 1. 概述 2. 康复评定 3. 功能障碍 4. 康复治疗 5. 健康教育 6. 功能结局	1. 掌握:压疮的分期评定、预防。 2. 熟悉:压疮的病因、康复治疗方法、健康教育。 3. 了解:压疮的定义、好发部位。		理论讲授 案例教学 情境教学 多媒体演示 教学见习		

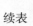

章节	教学内容	教学目标		教学活动参考	参考学时	
		知识目标	技能目标		理论	实践
	(三)痉挛 1. 概述 2. 康复评定 3. 功能障碍 4. 康复治疗 5. 健康教育 6. 功能结局	1. 掌握:痉挛的评定方法和康复治疗方法。 2. 熟悉:痉挛的定义、临床分类、康复治疗目标。 3. 了解:痉挛发生的病因及病理。		理论讲授 案例教学 情境教学 多媒体演示 教学见习		
	实训2　痉挛康复		1. 能够完成痉挛的康复评定。 2. 学会制定痉挛的康复治疗方案。	技能实践		
	(四)挛缩 1. 概述 2. 康复评定 3. 功能障碍 4. 康复治疗 5. 健康教育 6. 功能结局	1. 掌握:挛缩的定义、康复评定方法、分类。 2. 熟悉:挛缩的主要功能障碍、康复治疗方法。 3. 了解:挛缩的病因及发病机制。		理论讲授 案例教学 情境教学 多媒体演示 教学见习		
	(五)吞咽障碍 1. 概述 2. 康复评定 3. 功能障碍 4. 康复治疗 5. 健康教育 6. 功能结局	1. 掌握:吞咽障碍的康复评定和康复治疗。 2. 熟悉:吞咽障碍的临床表现、功能障碍。 3. 了解:吞咽障碍的定义、病因与分类。		理论讲授 案例教学 情境教学 多媒体演示 教学见习		
	(六)神经源性膀胱和肠道功能障碍 1. 神经源性膀胱功能障碍 2. 神经源性肠道功能障碍	1. 掌握:神经源性膀胱和肠道功能障碍的康复评定和康复治疗。 2. 熟悉:神经源性膀胱和肠道功能障碍的临床表现、功能障碍。 3. 了解:神经源性膀胱和肠道功能障碍的定义、病因与分类。		理论讲授 案例教学 情境教学 多媒体演示 教学见习		
	(七)感觉和认知功能障碍 1. 概述 2. 康复评定 3. 功能障碍 4. 康复治疗 5. 健康教育 6. 功能结局	1. 掌握:感觉和认知功能障碍的定义、临床分型、物理治疗及作业治疗。 2. 熟悉:感觉和认知功能障碍的康复评定、健康教育。 3. 了解:感觉和认知功能障碍的病因、辅助检查。		理论讲授 案例教学 情境教学 多媒体演示 教学见习		

章节	教学内容	教学目标		教学活动参考	参考学时	
		知识目标	技能目标		理论	实践
	（八）言语障碍 1. 概述 2. 康复评定 3. 功能障碍 4. 康复治疗 5. 健康教育 6. 功能结局	1. 掌握：言语障碍的康复评定、物理治疗及作业治疗。 2. 熟悉：言语障碍的定义、临床表现、健康教育。 3. 了解：言语障碍的病因、辅助检查。		理论讲授 案例教学 情境教学 多媒体演示 教学见习		
	（九）儿童发育、精神与行为障碍的康复 1. 儿童注意缺陷多动障碍 2. 儿童孤独症 3. 儿童智力低下	1. 掌握：常见儿童发育、精神与行为障碍的康复评定和康复治疗。 2. 熟悉：常见儿童发育、精神与行为障碍的临床表现、功能障碍。 3. 了解：常见儿童发育、精神与行为障碍的定义、病因及发病机制。		理论讲授 案例教学 情境教学 多媒体演示 教学见习		
二、常见神经系统疾病康复	（一）脑卒中 1. 概述 2. 康复评定 3. 功能障碍 4. 康复治疗 5. 健康教育 6. 功能结局	1. 掌握：脑卒中的定义、分类及临床表现、运动功能评定与训练方法。 2. 熟悉：脑卒中的诊断要点、ADL训练、健康教育。 3. 了解：脑卒中的病因、辅助检查。		理论讲授 案例教学 情境教学 多媒体演示 教学见习	30	10
	实训3　脑卒中康复		1. 能够完成脑卒中的康复评定。 2. 学会制定脑卒中的康复治疗方案。	技能实践		
	（二）颅脑损伤 1. 概述 2. 康复评定 3. 功能障碍 4. 康复治疗 5. 健康教育 6. 功能结局	1. 掌握：颅脑损伤的定义、常见功能障碍类型、脑损伤严重程度评定、认知功能评定和训练。 2. 熟悉：颅脑损伤的分期康复、预后评定。 3. 了解：颅脑损伤的病因、病理、临床表现、辅助检查。		理论讲授 案例教学 情境教学 多媒体演示 教学见习		
	实训4　颅脑损伤康复		1. 能够完成颅脑损伤的康复评定。 2. 学会制定颅脑损伤的康复治疗方案。	技能实践		

章节	教学内容	教学目标		教学活动参考	参考学时	
		知识目标	技能目标		理论	实践
	（三）脊髓损伤 1. 概述 2. 康复评定 3. 功能障碍 4. 康复治疗 5. 健康教育 6. 功能结局	1. 掌握：脊髓损伤的定义、功能障碍的评定、康复治疗技术。 2. 熟悉：脊髓损伤的分类、并发症，功能障碍，不同损伤平面患者的功能预后。 3. 了解：脊髓损伤的病因，矫形器和自助具的选择和使用技术。		理论讲授 案例教学 情境教学 多媒体演示 教学见习		
	实训5 脊髓损伤康复		1. 能够完成脊髓损伤的康复评定。 2. 学会制定脊髓损伤的康复治疗方案。	技能实践		
	（四）帕金森病 1. 概述 2. 康复评定 3. 功能障碍 4. 康复治疗 5. 健康教育 6. 功能结局	1. 掌握：帕金森病的定义、临床表现、认知功能评定及训练方法。 2. 熟悉：帕金森病常见的功能障碍、评定方法、治疗方法。 3. 了解：帕金森病的病因、病理。		理论讲授 案例教学 情境教学 多媒体演示 教学见习		
	实训6 帕金森病康复		1. 能够完成帕金森病的康复评定。 2. 学会制定帕金森病的康复治疗方案。	技能实践		
	（五）阿尔茨海默病 1. 概述 2. 康复评定 3. 功能障碍 4. 康复治疗 5. 健康教育 6. 功能结局	1. 掌握：阿尔茨海默病的定义、认知功能评定及训练方法。 2. 熟悉：阿尔茨海默病的主要功能障碍、临床表现。 3. 了解：阿尔茨海默病的病因、病理。		理论讲授 案例教学 情境教学 多媒体演示 教学见习		
	（六）周围神经损伤 1. 概述 2. 康复评定 3. 功能障碍 4. 康复治疗 5. 健康教育 6. 功能结局	1. 掌握：周围神经损伤的定义、康复评定和康复治疗。 2. 熟悉：周围神经损伤的临床表现、功能障碍和康复目标。 3. 了解：康复治疗在周围神经损伤疾病中的作用、适应证和禁忌证。		理论讲授 案例教学 情境教学 多媒体演示 教学见习		

章节	教学内容	教学目标		教学活动参考	参考学时	
		知识目标	技能目标		理论	实践
	（七）脑性瘫痪 1. 概述 2. 康复评定 3. 功能障碍 4. 康复治疗 5. 健康教育 6. 功能结局	1. 掌握：脑性瘫痪概念、康复评定、康复治疗方法。 2. 熟悉：脑性瘫痪的临床分型、临床表现及其主要功能障碍。 3. 了解：脑性瘫痪病因。		理论讲授 案例教学 情境教学 多媒体演示 教学见习		
	实训7 脑性瘫痪康复		1. 能够完成脑性瘫痪的康复评定。 2. 学会制定脑性瘫痪的康复治疗方案。	技能实践		
	（八）多发性硬化 1. 概述 2. 康复评定 3. 功能障碍 4. 康复治疗 5. 健康教育 6. 功能结局	1. 掌握：多发性硬化的康复评定、康复治疗。 2. 熟悉：多发性硬化的临床表现、辅助检查。 3. 了解：多发性硬化的定义、病因与病理、临床分型。		理论讲授 案例教学 情境教学 多媒体演示 教学见习		
	（九）脊髓灰质炎后遗症 1. 概述 2. 康复评定 3. 功能障碍 4. 康复治疗 5. 健康教育 6. 功能结局	1. 掌握：脊髓灰质炎后遗症的主要功能障碍；康复评定内容；康复治疗原则和基本方法。 2. 熟悉：脊髓灰质炎后遗症的病理生理；临床表现；瘫痪分型。 3. 了解：脊髓灰质炎的病因。		理论讲授 案例教学 情境教学 多媒体演示 教学见习		
三、常见肌肉骨骼系统疾病康复	（一）骨折 1. 概述 2. 康复评定 3. 功能障碍 4. 康复治疗 5. 健康教育 6. 功能结局	1. 掌握：骨折的定义、康复评定和康复目标，常见骨折的康复治疗。 2. 熟悉：骨折的临床表现、愈合、康复问题。 3. 了解：康复治疗在骨折中的作用，康复治疗的适应证与禁忌证，注意事项。		理论讲授 案例教学 情境教学 多媒体演示 教学见习	30	12
	实训8 骨折康复		1. 能够完成骨折的康复评定。 2. 学会制定骨折的康复治疗方案。	技能实践		

续表

章节	教学内容	教学目标		教学活动参考	参考学时	
		知识目标	技能目标		理论	实践
	（二）手外伤 1. 概述 2. 康复评定 3. 功能障碍 4. 康复治疗 5. 健康教育 6. 功能结局	1. 掌握：手外伤康复的定义，功能评定和评定要点 2. 熟悉：手外伤康复治疗中的常见问题处理、手部骨折后的康复治疗。 3. 了解：屈指肌腱修复术后、伸肌腱修复术后、屈肌腱松解术后、周围神经修复术后的康复治疗。				
	实训9 手外伤康复		1. 能够完成手外伤的康复评定。 2. 学会制定手外伤的康复治疗方案。	技能操作		
	（三）运动损伤 1. 概述 2. 康复评定 3. 功能障碍 4. 康复治疗 5. 健康教育 6. 功能结局	1. 掌握：运动损伤的康复治疗。 2. 熟悉：肌肉损伤、韧带损伤、肌腱损伤、关节软骨损伤的康复评定、健康教育。 3. 了解：运动损伤的病因与病理、辅助检查。		理论讲授 案例教学 情境教学 多媒体演示 教学见习		
	实训10 运动损伤康复		1. 能够完成运动损伤的康复评定。 2. 学会制定运动损伤的康复治疗方案。	技能操作		
	（四）颈椎病 1. 概述 2. 康复评定 3. 功能障碍 4. 康复治疗 5. 健康教育 6. 功能结局	1. 掌握：颈椎病的定义、分型及临床表现；颈椎病康复治疗原则、治疗方法及手法治疗。 2. 熟悉：颈椎病的病因与病理；康复评定方法。 3. 了解：颈椎病的注射疗法；颈椎病的预后。		理论讲授 案例教学 情境教学 多媒体演示 教学见习		
	实训11 颈椎病康复		1. 能够完成颈椎病的康复评定。 2. 学会制定颈椎病的康复治疗方案。	技能操作		

章节	教学内容	教学目标		教学活动参考	参考学时	
		知识目标	技能目标		理论	实践
	（五）关节置换术 1. 概述 2. 康复评定 3. 功能障碍 4. 康复治疗 5. 健康教育 6. 功能结局	1. 掌握：关节置换术的定义，康复治疗的基本原则、目的、治疗要点以及注意事项，常见并发症。 2. 熟悉：髋关节及膝关节置换术的适应证及禁忌证，康复治疗的目标。 3. 了解：髋关节及膝关节置换术的康复评定方法。		理论讲授 案例教学 情境教学 多媒体演示 教学见习		
	实训12　关节置换术康复		1. 能够完成关节置换术的康复评定。 2. 学会制定关节置换术的康复治疗方案。	技能实践		
	（六）骨关节炎 1. 概述 2. 康复评定 3. 功能障碍 4. 康复治疗 5. 健康教育 6. 功能结局	1. 掌握：骨关节炎的康复评定；康复治疗目的；康复治疗方法。 2. 熟悉：骨关节炎的定义及临床特点。 3. 了解：骨关节炎的病因、病理。		理论讲授 案例教学 情境教学 多媒体演示 教学见习		
	实训13　骨关节炎康复		1. 能够完成骨关节炎的康复评定。 2. 学会制定骨关节炎的康复治疗方案。	技能实践		
	（七）腰椎间盘突出症 1. 概述 2. 康复评定 3. 功能障碍 4. 康复治疗 5. 健康教育 6. 功能结局	1. 掌握：腰椎间盘突出症的康复治疗原则及方法。 2. 熟悉：腰椎间盘突出的临床表现及康复评定。 3. 了解：腰椎间盘突出症的定义和分类。		理论讲授 案例教学 情境教学 多媒体演示 教学见习		
	（八）肩关节周围炎 1. 概述 2. 康复评定 3. 功能障碍 4. 康复治疗 5. 健康教育 6. 功能结局	1. 掌握：肩关节周围炎的临床表现和康复治疗方法。 2. 熟悉：肩关节周围炎的康复评定、健康教育。 3. 了解：肩关节周围炎的病因与病理。		理论讲授 案例教学 情境教学 多媒体演示 教学见习		

续表

章节	教学内容	教学目标		教学活动参考	参考学时	
		知识目标	技能目标		理论	实践
	（九）脊柱侧凸 1. 概述 2. 康复评定 3. 功能障碍 4. 康复治疗 5. 健康教育 6. 功能结局	1. 掌握：脊柱侧凸的临床表现及康复治疗方法。 2. 熟悉：脊柱侧凸的康复评定和健康教育。 3. 了解：脊柱侧凸的病因与病理。		理论讲授 案例教学 情境教学 多媒体演示 教学见习		
	（十）骨质疏松症 1. 概述 2. 康复评定 3. 功能障碍 4. 康复治疗 5. 健康教育 6. 功能结局	1. 掌握：骨质疏松症康复治疗的目标，骨质疏松症的物理疗法、作业疗法。 2. 熟悉：骨质疏松症的定义、临床表现以及药物疗法、饮食疗法和预防。 3. 了解：骨质疏松症的危险因素、分类，康复辅具应用。		理论讲授 案例教学 情境教学 多媒体演示 教学见习		
	（十一）儿童进行性肌营养不良 1. 概述 2. 康复评定 3. 功能障碍 4. 康复治疗 5. 健康教育 6. 功能结局	1. 掌握：儿童进行性肌营养不良的定义。 2. 熟悉：假肥大型肌营养不良的临床表现、康复目的。 3. 了解：假肥大型肌营养不良的病因与病理、康复治疗。		理论讲授 案例教学 情境教学 多媒体演示 教学见习		
四、常见呼吸及循环系统疾病康复	（一）慢性阻塞性肺疾病 1. 概述 2. 康复评定 3. 功能障碍 4. 康复治疗 5. 健康教育 6. 功能结局	1. 掌握：慢性阻塞性肺疾病的定义、严重程度分级、呼吸训练、排痰技术及运动训练。 2. 熟悉：慢性阻塞性肺疾病的康复评定、健康教育。 3. 了解：慢性阻塞性肺疾病的主要危险因素、合并的肺外表现。		理论讲授 案例教学 情境教学 多媒体演示 教学见习	11	6
	实训14　慢性阻塞性肺疾病康复		1. 能够完成慢性阻塞性肺疾病的康复评定。 2. 学会制定慢性阻塞性肺疾病的康复治疗方案。	技能实践		

章节	教学内容	教学目标		教学活动参考	参考学时	
		知识目标	技能目标		理论	实践
	（二）支气管哮喘 1. 概述 2. 康复评定 3. 功能障碍 4. 康复治疗 5. 健康教育 6. 功能结局	1. 掌握：支气管哮喘的定义、临床表现、运动疗法。 2. 熟悉：支气管哮喘的康复评定、健康教育。 3. 了解：支气管哮喘的病因及病理、辅助检查。		理论讲授 案例教学 情境教学 多媒体演示 教学见习		
	（三）慢性心力衰竭 1. 概述 2. 康复评定 3. 功能障碍 4. 康复治疗 5. 健康教育 6. 功能结局	1. 掌握：慢性心力衰竭的康复评定方法和康复治疗方法。 2. 熟悉：慢性心力衰竭的分期和分级。 3. 了解：慢性心力衰竭的康复治疗目标。		理论讲授 案例教学 情境教学 多媒体演示 教学见习		
	（四）冠状动脉粥样硬化性心脏病 1. 概述 2. 康复评定 3. 功能障碍 4. 康复治疗 5. 健康教育 6. 功能结局	1. 掌握：冠心病的定义、康复评定方法、康复治疗方案。 2. 熟悉：冠心病的危险因素、主要功能障碍、康复分期。 3. 了解：冠心病的临床表现、康复治疗原理		理论讲授 案例教学 情境教学 多媒体演示 教学见习		
	实训15　冠心病康复		1. 能够完成冠心病的康复评定。 2. 学会制定冠心病的康复治疗方案。	技能实践		
	（五）原发性高血压 1. 概述 2. 康复评定 3. 功能障碍 4. 康复治疗 5. 健康教育 6. 功能结局	1. 掌握：原发性高血压的定义、康复评定方法、康复治疗方法。 2. 熟悉：原发性高血压的康复治疗目标。 3. 了解：原发性高血压的康复治疗机制。		理论讲授 案例教学 情境教学 多媒体演示 教学见习		
	实训16　高血压病康复		1. 能够完成高血压病的康复评定。 2. 学会制定高血压病的康复治疗方案。	技能实践		

章节	教学内容	教学目标		教学活动参考	参考学时	
		知识目标	技能目标		理论	实践
	（六）周围血管疾病 1. 血栓闭塞性脉管炎 2. 静脉炎和血栓性静脉炎 3. 下肢深静脉血栓形成 4. 急性淋巴管炎和淋巴结炎	1. 掌握：周围血管疾病的康复治疗目的、物理治疗。 2. 熟悉：周围血管疾病的定义、临床表现。 3. 了解：周围血管疾病的病因、病理、辅助检查。		理论讲授 案例教学 情境教学 多媒体演示 教学见习		
五、消化及泌尿生殖系统疾病康复	（一）慢性胃炎 1. 概述 2. 康复评定 3. 功能障碍 4. 康复治疗 5. 健康教育 6. 功能结局	1. 掌握：慢性胃炎的定义、临床表现、康复治疗。 2. 熟悉：慢性胃炎的康复评定、健康教育。 3. 了解：慢性胃炎的病因与病理、辅助检查。		理论讲授 案例教学 情境教学 多媒体演示 教学见习	4	
	（二）消化性溃疡 1. 概述 2. 康复评定 3. 功能障碍 4. 康复治疗 5. 健康教育 6. 功能结局	1. 掌握：消化性溃疡的定义、临床表现、康复治疗。 2. 熟悉：消化性溃疡的康复评定、健康教育。 3. 了解：消化性溃疡的病因与病理、辅助检查。		理论讲授 案例教学 情境教学 多媒体演示 教学见习		
	（三）尿路感染 1. 概述 2. 康复评定 3. 功能障碍 4. 康复治疗 5. 健康教育 6. 功能结局	1. 掌握：尿路感染的定义、临床表现、康复治疗。 2. 熟悉：尿路感染的康复评定、健康教育。 3. 了解：尿路感染的病因、辅助检查。		理论讲授 案例教学 情境教学 多媒体演示 教学见习		
	（四）生殖系统感染 1. 概述 2. 康复评定 3. 功能障碍 4. 康复治疗 5. 健康教育 6. 功能结局	1. 掌握：生殖系统感染的定义、临床表现、康复治疗。 2. 熟悉：生殖系统感染的康复评定、健康教育。 3. 了解：生殖系统感染的病因、辅助检查。		理论讲授 案例教学 情境教学 多媒体演示 教学见习		

章节	教学内容	教学目标		教学活动参考	参考学时	
		知识目标	技能目标		理论	实践
六、常见风湿及内分泌系统疾病康复	（一）类风湿关节炎 1. 概述 2. 康复评定 3. 功能障碍 4. 康复治疗 5. 健康教育 6. 功能结局	1. 掌握：类风湿关节炎的定义、临床表现、康复治疗。 2. 熟悉：类风湿关节炎的康复评定、健康教育。 3. 了解：类风湿关节炎的病因与病理、辅助检查。		理论讲授 案例教学 情境教学 多媒体演示 教学见习	4	2
	（二）强直性脊柱炎 1. 概述 2. 康复评定 3. 功能障碍 4. 康复治疗 5. 健康教育 6. 功能结局	1. 掌握：强直性脊柱炎的定义、临床表现、康复治疗。 2. 熟悉：强直性脊柱炎的康复评定、健康教育。 3. 了解：强直性脊柱炎的病因与病理、辅助检查。		理论讲授 案例教学 情境教学 多媒体演示 教学见习		
	（三）糖尿病 1. 概述 2. 康复评定 3. 功能障碍 4. 康复治疗 5. 健康教育 6. 功能结局	1. 掌握：糖尿病的定义、临床表现、康复治疗。 2. 熟悉：糖尿病的康复评定、健康教育。 3. 了解：糖尿病的病因与病理、辅助检查。		理论讲授 案例教学 情境教学 多媒体演示 教学见习		
	实训17 糖尿病康复		1. 能够完成糖尿病的康复评定。 2. 学会制定糖尿病的康复治疗方案。	技能实践		
七、恶性肿瘤康复	1. 概述 2. 康复评定 3. 功能障碍 4. 康复治疗 5. 健康教育 6. 功能结局 7. 常见恶性肿瘤康复	1. 掌握：恶性肿瘤康复的定义、康复治疗分类和方法。 2. 熟悉：恶性肿瘤的康复评定，常见恶性肿瘤术后的康复治疗。 3. 了解：恶性肿瘤的病因、健康教育。		理论讲授 案例教学 情境教学 多媒体演示 教学见习	4	
八、烧伤康复	1. 概述 2. 康复评定 3. 功能障碍 4. 康复治疗 5. 健康教育 6. 功能结局	1. 掌握：烧伤的康复评定和康复治疗。 2. 熟悉：烧伤的临床分期、常见功能障碍。 3. 了解：烧伤的定义、临床处理。		理论讲授 案例教学 情境教学 多媒体演示 教学见习	2	2
	实训18 烧伤康复		1. 能够完成烧伤的康复评定。 2. 学会制定烧伤的康复治疗方案。	技能实践		

章节	教学内容	教学目标		教学活动参考	参考学时	
		知识目标	技能目标		理论	实践
九、常见皮肤疾病康复	（一）单纯疱疹 1. 概述 2. 康复评定 3. 功能障碍 4. 康复治疗 5. 健康教育 6. 功能结局	1. 掌握：单纯疱疹的定义、治疗要点。 2. 熟悉：单纯疱疹的临床表现、康复评定、健康教育。 3. 了解：单纯疱疹的病因与发病机制。		理论讲授 案例教学 情境教学 多媒体演示 教学见习	4	
	（二）带状疱疹 1. 概述 2. 康复评定 3. 功能障碍 4. 康复治疗 5. 健康教育 6. 功能结局	1. 掌握：带状疱疹的定义、临床表现、物理治疗方法。 2. 熟悉：带状疱疹的康复评定、健康教育。 3. 了解：带状疱疹的病因与发病机制。		理论讲授 案例教学 情境教学 多媒体演示 教学见习		
	（三）银屑病 1. 概述 2. 康复评定 3. 功能障碍 4. 康复治疗 5. 健康教育 6. 功能结局	1. 掌握：银屑病的定义、临床表现、康复治疗方法。 2. 熟悉：银屑病的康复评定、健康教育。 3. 了解：银屑病的病因与发病机制。		理论讲授 案例教学 情境教学 多媒体演示 教学见习		
	（四）玫瑰糠疹 1. 概述 2. 康复评定 3. 功能障碍 4. 康复治疗 5. 健康教育 6. 功能结局	1. 掌握：玫瑰糠疹的定义、临床表现、物理治疗方法。 2. 熟悉：玫瑰糠疹的康复评定、健康教育。 3. 了解：玫瑰糠疹的病因与发病机制。		理论讲授 案例教学 情境教学 多媒体演示 教学见习		
十、常见五官科疾病康复	（一）常见眼科疾病 1. 概述 2. 康复评定 3. 功能障碍 4. 康复治疗 5. 健康教育 6. 功能结局	1. 掌握：常见眼科疾病的定义、物理治疗。 2. 熟悉：常见眼科疾病的临床表现、康复目的。 3. 了解：常见眼科疾病的病因与病理。		理论讲授 案例教学 情境教学 多媒体演示 教学见习	5	
	（二）常见耳部疾病 1. 概述 2. 康复评定 3. 功能障碍 4. 康复治疗 5. 健康教育 6. 功能结局	1. 掌握：常见耳部疾病的定义、物理治疗。 2. 熟悉：常见耳部疾病的临床表现、康复目的。 3. 了解：常见耳部疾病的病因与病理。		理论讲授 案例教学 情境教学 多媒体演示 教学见习		

章节	教学内容	教学目标		教学活动参考	参考学时	
		知识目标	技能目标		理论	实践
	（三）常见鼻部疾病 1. 概述 2. 康复评定 3. 功能障碍 4. 康复治疗 5. 健康教育 6. 功能结局	1. 掌握：常见鼻部疾病康复治疗的目的和物理治疗。 2. 熟悉：常见鼻部疾病的病因与病理、临床表现。 3. 了解：常见鼻部疾病的康复评定、健康教育。		理论讲授 案例教学 情境教学 多媒体演示 教学见习		
	（四）常见咽部疾病 1. 概述 2. 康复评定 3. 功能障碍 4. 康复治疗 5. 健康教育 6. 功能结局	1. 掌握：常见咽部疾病的定义、治疗目的和物理治疗。 2. 熟悉：常见咽部疾病的病因、病理、临床表现。 3. 了解：常见咽部疾病的康复评定、健康教育。		理论讲授 案例教学 情境教学 多媒体演示 教学见习		
	（五）常见口腔疾病 1. 概述 2. 康复评定 3. 功能障碍 4. 康复治疗 5. 健康教育 6. 功能结局	1. 掌握：常见口腔疾病的定义、治疗目的和物理治疗。 2. 熟悉：常见口腔疾病的病因、病理、临床表现。 3. 了解：常见口腔疾病的康复评定、健康教育。		理论讲授 案例教学 情境教学 多媒体演示 教学见习		

五、说明

（一）教学安排

本教学大纲主要供中等卫生职业教育康复技术专业教学使用，第四学期开设，总学时为144学时，其中理论教学108学时，实践教学总学时36学时，学分为8学分（根据模板计算学分144/18）。

（二）教学要求

1. 本课程对理论部分教学要求分为掌握、熟悉、了解3个层次。掌握：指对基本知识、基本理论有较深刻的认识，并能综合、灵活地运用所学的知识解决实际问题。熟悉：指能够领会概念、原理的基本含义，解释临床现象。了解：指对基本知识、基本理论能有一定的认识，能够记忆所学的知识要点。

2. 本课程重点突出以岗位胜任力为导向的教学理念，在实践技能方面分为能够和学会2个层次。能够：指能独立、正确地按照评定步骤解决患者存在的功能障碍问题，规范、熟练地完成各种康复治疗技术操作。学会：指在教师的指导下能初步按照康复评定及治疗步骤要求实施康复技术操作。

（三）教学建议

1. 本课程依据康复医学治疗技术（士）岗位的工作任务和职业能力要求,强化理论实践一体化,突出"做中学、做中教"的职业教育特色,根据培养目标、教学内容和学生的学习特点以及职业资格考核要求,提倡项目教学、案例教学、任务教学、角色扮演、情境教学等方法,利用校内外实训基地,将学生的自主学习、合作学习和教师引导教学等教学组织形式有机结合。

2. 教学过程中,采用形成性考核和终结性考核相结合。形成性考核的目的是改进完善,是在教学过程中对学生的学习态度、各类作业、阶段测验、实习手册等进行多元评价,加强实践性教学环节的评价;终结性考核的目的在于作出判断,是在课程结束时,对学生整体知识和技能情况的评价以及毕业综合考试。考核过程中注意强调目标考核和理论与实践一体化考核,注意培养学生主动学习的方法,强调综合能力评价,结合康复病例分析,培养学生分析问题和解决问题的能力,注重发展学生的综合职业能力。

（郭　华）